上海卫生政策研究年度报告（2016）

ANNUAL REPORT OF SHANGHAI HEALTH POLICY RESEARCH (2016)

上海市卫生和计划生育委员会
上海市医药卫生发展基金会　组编
上海市卫生发展研究中心

科学出版社
北京

内 容 简 介

本书是《上海卫生政策研究年度报告》系列绿皮书的第五辑，该绿皮书由上海市卫生和计划生育委员会、上海市医药卫生发展基金会和上海市卫生发展研究中心联合组织编写，自2012年起每年出版一辑，定位于打造上海卫生政策信息发布的“制高点”、政策评价的“权威版”和政策导向的“风向标”。结合上海市卫生和计划生育委员会2016年度工作重点和上海市卫生政策研究成果，本年度绿皮书共设置了卫生规划、医药卫生体制改革、公共卫生、医院管理、基层卫生、学科与人才、药政管理、计生与家庭发展、卫生筹资与保障、国际园地10章，以及《2016年上海市主要卫生计生统计数据》《2016年度国家主要卫生计生政策文件一览表》和《2016年度上海市主要卫生计生政策文件一览表》3个附录，是2016年度上海卫生政策研究成果和重要数据文献的集中展示。

本书可为上海市及其他地区从事卫生管理与改革相关工作的各级领导同志提供有价值的参考信息，能够帮助基层卫生管理人员理解、把握卫生政策及其走势，也可作为卫生政策研究人员的参阅读物。

图书在版编目(CIP)数据

上海卫生政策研究年度报告. 2016/上海市卫生和计划生育委员会，上海市医药卫生发展基金会，上海市卫生发展研究中心组编. —北京：科学出版社，2017.2

ISBN 978-7-03-051843-9

Ⅰ. ①上… Ⅱ. ①上… ②上… Ⅲ. ①卫生工作-方针政策-研究报告-上海-2016 Ⅳ. ①R-012

中国版本图书馆CIP数据核字(2017)第031382号

责任编辑：潘志坚 闵 捷
责任印制：谭宏宇 / 封面设计：殷 靓

科学出版社 出版
北京东黄城根北街16号
邮政编码：100717
http://www.sciencep.com
南京展望文化发展有限公司排版
上海叶大印务发展有限公司印刷
科学出版社发行 各地新华书店经销

*

2017年2月第 一 版 开本：787×1092 1/16
2017年2月第一次印刷 印张：34 1/2
字数：810 000

定价：140.00元

(如有印装质量问题，我社负责调换)

编委会名单

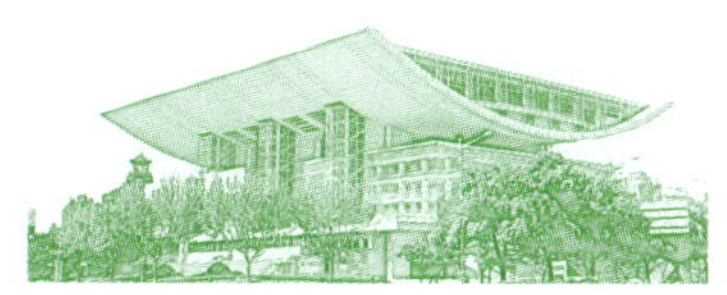

序

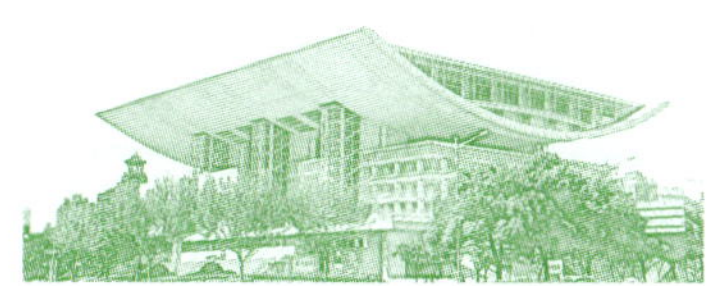

金鸡唤出扶桑日，彩凤翱翔中华春。在这辞旧迎新之际，我们又迎来新的《上海卫生政策研究年度报告》。

作为展示上海卫生计生政策研究成果的“绿皮书”，《上海卫生政策研究年度报告》紧贴工作实际、紧扣时代脉搏，从实践立场、学术视角，见证了过去一年上海贯彻落实“创新、协调、绿色、开放、共享”的发展理念、推进卫生计生改革发展的重要实践。报告荟萃了众多卫生计生政策研究的真知灼见，为上海深化医药卫生体制综合改革试点、编制《“健康上海2030”规划纲要》、推进医学科技创新体系建设等重大决策，发挥了重要的参谋助手作用。“绿皮书”日益成为上海卫生计生政策信息发布的“制高点”、政策评价的“权威版”、改革走势的“风向标”。

当前，上海正按照“四个全面”战略布局要求，加快向具有全球影响力的科技创新中心进军，迈向卓越的全球城市。在这个进程中，卫生计生改革发展要与城市发展的新目标、新定位相匹配，坚持新时期卫生和健康工作方针，把健康融入所有政策，围绕普及健康生活、优化健康服务、完善健康保障、建设健康环境、发展健康产业等五大重点，推进健康上海建设。希望广大卫生政策研究机构和智库增强使命感、责任感，紧紧把握重大机遇，共同踏上这个伟大的征程，融入到新时期健康领域的改革发展实践中来。同时，也希望广大政策研究者立足当下，继往开来，砥砺前行，为上海健康事业发展奉献宝贵的智慧，为实现健康上海建设的宏伟目标做出更大贡献！

梅花香自苦寒来，新的征程即将开启。让我们齐心协力、努力拼搏，共同谱写上海健康事业的美好明天，也衷心祝愿上海卫生政策研究收获更加丰硕的果实。

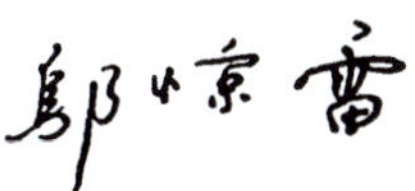

2017年1月

主编寄语

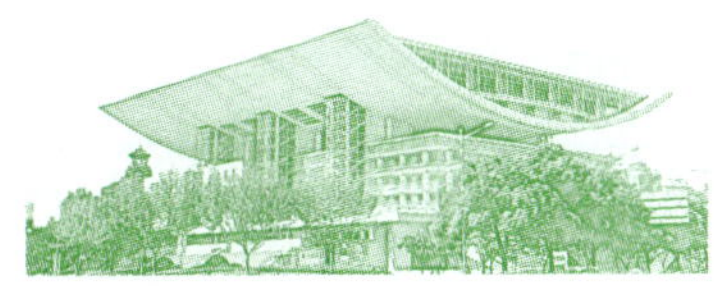

2016年是不平凡的一年！今年，上海市被国家列为综合医改第二批试点省份，取得了建立现代医院管理制度、分级诊疗制度建设、基本医保制度改革、药品供应保障机制改革、公共卫生体系建设医改5项重点改革的阶段性胜利。2017年来临之际，让我们共同来回顾和总结过去一年上海卫生改革取得的成绩，展望鸡年更大的宏伟蓝图。

“十三五”规划期间，上海市提出了统筹推进医疗保障、医疗服务、公共卫生、药品供应、监管体制综合改革等5项主要任务和8项相关领域改革的思路。2016年在《“健康中国2030”规划纲要》的指引下，上海市正在积极编制《“健康上海2030”规划纲要》，贯彻“共建共享、全民健康”的指导思想，从普及健康生活、优化健康服务、完善健康保障、建设健康环境、发展健康产业5个战略举措出发，以建设健康文化为亮点，将健康融入所有政策，进一步提高医疗卫生服务质量，改善健康公平。2015年上海市卫生总费用已达1 536.6亿元，占GDP6.12%，人均卫生总费用为6 362元，仅次于北京市，社会卫生支出占卫生总费用的57.43%，说明社会保障资金的贡献占有主导的地位。而个人现金卫生支出已处于较低的水平(21.8%)。

2016年度的《上海卫生政策研究年度报告》(简称“绿皮书”)由上海市卫生和计划生育委员会各业务处室及相关委属单位，上海市卫生发展研究中心，上海各大医学院校、医院和各区县卫生计生委供稿，共设置了10章：卫生规划、医药卫生体制改革、公共卫生、医院管理、基层卫生、学科与人才、药政管理、计生与家庭发展、卫生筹资与保障、国际园地。其中，根据编委会专家的意见，今年的绿皮书新增了“国际园地”，旨在探寻对上海医改有益的国际经验。今年的绿皮书从10个方面反映了上海医药卫生体制改革已取得的阶段性成效。

一是完善健康保障机制。重点是巩固上海市城乡统一的基本医保体系，深化医保支付方式改革，加强医保管理服务。鼓励商业保险机构开发各类医疗、健康保险产品。加强基本医疗保险、城乡居民大病保险、医疗救助与商业健康保险之间的衔接。

二是优化基本公共卫生服务。落实基本公共卫生服务均等化，加强慢性病和重大传染病防控，加强计划生育服务管理。在食品安全方面，深入推进风险监测评估。近5年，上海市传染病防治工作取得明显成效，甲、乙类传染病发病率控制在150/10万以下，处于历史最低水平。此外，2016年上海市已为52万名符合条件的居民提供免费的大肠癌筛查服务。

三是推进“管办分开”。由上海申康医院发展中心代表上海市政府履行办医主体的职能，各区成立公立医院管理委员会，建立完善公立医院外部治理架构。

四是加快建设全球的科创中心和亚洲医学中心。强调协同创新机制，着重聚焦学科发展与人才建设，特别要重视医院科研竞争力的分析和评价。

五是努力推进家庭医生制度和分级诊疗模式。对上海市240家社区卫生服务中心开展新一轮社区卫生服务综合改革的评价工作。

六是优化医疗服务，为市民提供优质、高效的整合型医疗服务。引导患者合理使用急救医疗资源，加强“供给侧”建设；2016年新建11个医疗急救(120)分站，畅通患者分流路径，加强急救能力建设；加强儿童健康服务体系和能力建设；对部分医院开展医疗服务项目成本核算和比价研究。

七是努力建设医养整合性体系。积极探索医养结合的各种模式，在新增公办养老床位、老年人日间服务中心、“长者照护之家”、养老机构中设置医疗服务设施等方面，已完成2016年的上海市政府实事项目。

八是采取渐进式降低药品加成的方式。通过调整医疗服务价格、完善财政补偿措施、实施上海市社会化药品集团采购组织(group purchasing organization，GPO)工作模式和价格谈判机制，改革药品采购机制，优化医院运行机制等综合措施，积极推进医药分开改革。

九是构建基于大数据的医疗卫生科学管理体系。探索“互联网+”与健康服务、卫生管理、医院管理的深度融合。

十是加快发展健康产业。上海要成为国际高端医疗服务业、中医药健康产业和促进生物医药产业发展的基地。聚焦医疗服务、健康管理和促进、医药和设备研发、中医药、健康金融和老年健康服务六大板块，以制度创新推进健康服务业的“供给侧”改革，更大程度上激发市场活力。

此外，读者在本书中还可以学习到对健康期望寿命的计算方法、卫生总费用的测算、医院医疗服务项目成本分析和比价研究以及社区卫生服务综合评价等一系列的研究分析方法。

展望2017年，我们将按照习近平总书记新年贺词的精神，让卫生改革发展成果惠及更多的人群，让人民生活更加幸福美满。

胡善联

上海市卫生发展研究中心首席顾问、教授

2017年1月

目录

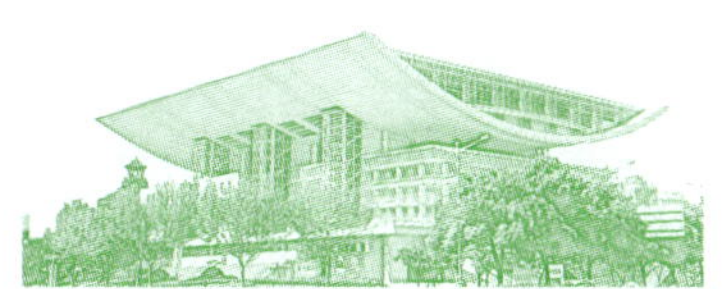

序

主编寄语

第一章　卫生规划

"健康上海2030"规划纲要基本思路研究　邬惊雷　肖泽萍　付　晨等 / 3

上海市"十三五"期间深化医药卫生体制改革思路研究　沈晓初　曹吉珍　赵益民等 / 11

上海市医学科技创新发展基本思路研究　黄　红　肖泽萍　王剑萍等 / 20

上海市儿童健康服务能力建设(2016～2020年)基本思路研究　王磐石　吴向泳　张　帆等 / 27

亚洲医学中心城市的内涵及特征研究　白　鸽　周　帅　戴瑞明等 / 34

科创中心建设背景下的医学科技创新发展研究　陈　文　蒋虹丽　尹述颖等 / 40

上海健康服务业发展策略分析　吴凌放　金春林　付　晨等 / 49

区域卫生规划中治疗床位规划模型研究　熊雪晨　罗　力　李　晨等 / 58

第二章　医药卫生体制改革

上海市医药分开改革路径和措施研究　许　速　邬惊雷　付　晨等 / 67

上海市公立医院外部治理架构研究　许　速　付　晨　冷熙亮等 / 70

构建基于大数据的医疗卫生科学管理体系　许　速　付　晨　冷熙亮等 / 75

上海市综合类医疗服务项目比价研究　金春林　许　速　付　晨等 / 78
上海市手术类医疗服务项目比价研究　王海银　许　速　付　晨等 / 86
上海公立医院药品集团采购(GPO)的探索和实践
蒋小华　张璐莹　彭　靖等 / 94
新医改政策下金山区分级诊疗模式的实践及思考
石　暐　杨　健　周永辉等 / 102
上海市降低药品加成转换补偿机制短期效果评价研究
——以浦东新区为例　荆丽梅　陈　茹　李　明等 / 111

第三章　公共卫生

上海市传染病防治法律保障研究　王磐石 / 123
上海市健康期望寿命分析的必要性及可行性研究
虞慧婷　王春芳　方　博等 / 129
构建上海市食品安全风险监测评估体系研究
王磐石　周艳琴　吴晓霞等 / 137
上海市公立医院健康促进的认知及满意度影响因素研究
——基于医护人员的现况分析　鲍　勇　沈秋明 / 143
上海市医疗机构开展门诊健康教育的需求、现状及对策分析
黄晓兰　高晶蓉　魏晓敏等 / 154
上海市二次供水设施设备分类编码规则的研究
沈　月　刘晔翔　葛燕萍等 / 165
浦东新区“证照分离”改革试点工作评估研究　夏志远　陈英耀 / 173

第四章　医院管理

上海市级医院急诊医疗服务现状与思考　杨　丽　赵　蓉　邱珮琪等 / 183

上海市三级甲等医院 2015 年度科研竞争力分析

金春林　牛玉宏　李　娜等 / 189

上海市五家试点医院医疗服务项目成本核算结果分析研究

彭　颖　李潇骁　王海银等 / 199

基于 DRGs 的上海市嘉定区公立医疗机构服务质量与绩效评价研究

杨山石　何　梅　汤　洁等 / 207

嘉定区居民就医体验研究　谢春艳　陈　多　王常颖等 / 216

第五章　基层卫生

上海市 2015 年度社区卫生服务综合评价结果概述

何江江　钟　姮　汤真清等 / 227

上海市基层中医药服务能力提升工程效果评估

李　芬　陆超娣　甘银艳等 / 236

健康老龄化视角下上海市医养结合策略思考

王　颖　杨颖华　李水静等 / 244

普陀区老年护理资源配置的探索与思考

李文秀　罗　力　刘　晨等 / 252

社区卫生服务中心实施慢性病长处方的效果评估及政策建议

——以枫林街道社区卫生服务中心为例

李　婷　林其意　黄　涛等 / 262

第六章　学科与人才

上海医学学科建设策略研究　丁汉升　牛玉宏　顾青青等 / 273
完善上海市公立医院科技评价体系研究　梁　鸿　张宜民　方　帅等 / 283
临床研究项目绩效评价指标构建　王海银　杨　燕　王　瑾等 / 292
我国卫生技术评估流程及规范研究　王海银　张晓溪　房　良等 / 301
加强上海市远郊地区基层卫生人才队伍建设的研究　邬惊雷　郑　锦　倪艳华等 / 308
上海某大型综合性医院建立医师分类管理的探索和实践　王兴鹏　胡影萍 / 318

第七章　药政管理

国家基本药物基层免费供应可行性分析——以上海市 65 岁以上老年人为例　王力男　何江江　金春林 / 327
上海市抗肿瘤药物临床使用规范管理实施策略研究　章　雄　吴文辉　杨　燕等 / 334
合理用药之辅助用药管理办法研究　苏　红　华雪蔚　吴文辉等 / 343
妨碍社会零售药店执业药师培训意愿的因素分析　宁　博　吕　军 / 351
医药代表行业发展现状及对策研究　吴文辉　康　琦　熊玉琦等 / 360

第八章　计生与家庭发展

关于完善上海市失独家庭扶助关怀政策的研究　樊　华　崔元起　丁　燕等 / 369

上海市流动老人生存发展及对医疗卫生服务影响分析
——基于2015年上海市流动人口卫生计生动态监测调查数据
沈　可　胡　湛　杨　雪 / 375

上海市老年家庭照顾者的照料负担及支持性政策研究
陈　蓉　黄晓燕 / 383

上海市计生药具政府采购流程构建研究　吴乾渝　杜学礼　唐文娟等 / 390

第九章　卫生筹资与保障

2015年上海市卫生总费用核算报告　肖泽萍　金春林　张晓溪等 / 401

上海市市级公立医院经济运行分析　金春林　王力男　姜　鹏等 / 416

上海市公立医院财政分类投入机制及探索
李　芬　王力男　彭　颖等 / 427

上海统一城乡居民医保制度增强群众“获得感”
郑树忠　吕春艳　许　宏等 / 433

上海市城镇职工基本医疗保险个人账户运行情况分析
王力男　张　敏　何江江等 / 437

上海市医疗保险按绩效付费方式改革研究
陈　文　张　超　张璐莹等 / 445

上海市建立老年护理商业保险的可行性研究
丁汉升　吴　蔚　叶　波等 / 451

上海市日间手术医疗保险支付的实证研究
张薇薇　李国红　倪思明等 / 460

完善上海市基本医疗保险体系研究：基于商业健康保险视角

陈珉惺　王力男　杨　燕等 / 470

第十章　国际园地

关于英国、荷兰卫生服务体系和卫生筹资情况的介绍

肖泽萍　徐崇勇　龚　莉等 / 479

英国大数据项目研究进展与临终关怀体系介绍

王常颖　王力男　金春林等 / 486

上海与加拿大毕业后医学教育比较及启示

王力男　彭　颖　方　吕等 / 492

附　录

附录一　2016 年上海市卫生计生统计公报 / 499

附录二　2016 年度国家主要卫生计生政策文件一览表 / 525

附录三　2016 年度上海市主要卫生计生政策文件一览表 / 530

第一章

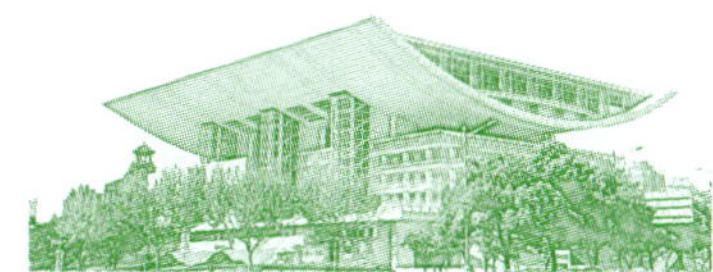

卫生规划

今年是“十三五”开局之年，也是健康中国建设付诸实践的第一年，国家出台了《“健康中国2030”规划纲要》和医改“十三五”规划，而加快建设科技创新中心和亚洲医学中心城市是上海“十三五”发展的重要目标。本章主要围绕健康上海建设、医改“十三五”规划、医学科技创新以及亚洲医学中心城市等重点专题展开，既有综合性的“健康上海2030”规划纲要思路和“十三五”医改发展思路研究，也有围绕某个角度如医学科技创新、亚洲医学中心城市以及健康服务业发展方面思路和方法的研究。针对“全面两孩”政策放开后2017年可能面临的生育高峰，本章收录了上海市民普遍关注的儿童健康服务能力建设基本思路研究相关文章。同时，针对最为核心的医疗床位资源，本章还收录了上海市医疗机构设置规划编制时采用的床位测算模型研究论文。

“健康上海2030”规划纲要基本思路研究

邬惊雷　肖泽萍　付　晨　徐崇勇　许明飞

【导读】　党的十八届五中全会将健康中国建设提升为国家战略，2016年10月，《“健康中国2030”规划纲要》正式出台，成为未来15年推进健康中国建设的行动纲领。本研究从上海实际出发，分析了上海落实健康中国建设的基础和形势，提出了健康上海建设的指导思想、基本原则、战略目标，从健康生活、健康服务、健康保障、健康环境以及健康产业五个方面提出了健康上海建设的战略任务，是对未来15年健康上海建设的总体框架的谋划，为科学编制《“健康上海2030”规划纲要》奠定了基础。

健康是促进人的全面发展的必然要求，是经济社会发展的基础条件，是上海迈向卓越的全球城市的重要标志，也是广大市民的共同愿望。

上海市委、市政府一直致力于打造健康之城，增进人民群众健康福祉。新中国成立以来特别是改革开放以来，本市健康事业的改革发展取得了显著成就，健康服务体系不断完善，城乡环境面貌明显改善，市民身体素质和健康水平持续提高。2015年，本市平均期望寿命已达82.75岁，婴儿死亡率、孕产妇死亡率分别下降到4.58‰、6.66/10万，居民主要健康指标处于发达国家和地区水平，为建成国际经济、金融、贸易、航运中心和社会主义现代化国际大都市，在更高水平上全面建成小康社会，奠定了良好的健康基础。同时，由于人口老龄化和高度国际化，以及疾病谱、生态环境、生活方式不断变化，本市仍然面临多重疾病威胁并存、多种健康影响因素交织的复杂局面。特别是当前健康服务需求与供给之间的矛盾依然比较突出，健康领域之间、健康领域与经济社会发展之间的协调性仍需加强，必须把市民健康放在优先发展的战略地位，推进健康上海建设，努力全方位、全周期保障市民健康。

健康是上海建设面临的重要战略机遇。未来15年，是上海落实“四个全面”战略布局要求、加快向具有全球影响力的科技创新中心进军、迈向卓越的全球城市的关键时期。上海健康领域的改革发展要与城市发展的新目标、新定位相匹配，与创新驱动发展、经济转型升级相协调。未来15年，上海经济持续稳定增长将为维护市民健康奠定坚实的物质基础，信息技术与医药科技

第一作者：邬惊雷，男，上海市卫生和计划生育委员会主任。
作者单位：上海市卫生和计划生育委员会(邬惊雷、肖泽萍、付晨、徐崇勇、许明飞)。

发展将为提高健康服务水平提供有力的技术支撑，人民群众日益增长的多样化、多层次健康服务需求为健康领域发展开拓了新空间，体制机制改革不断深化为“将健康融入所有政策”构建了良好的制度保障。上海必须紧紧抓住战略机遇，进一步增强责任感、使命感，主动适应广大市民的健康需求，从健康影响因素的广泛性、社会性、整体性出发，从健康服务供给侧和需求侧同时发力，强化跨部门协作和社会联动，紧紧依靠人民群众，共同推进健康上海建设，全面提高市民健康素质，实现人民健康与城市经济社会协调发展，为国家参与全球健康治理、履行“2030 年全球可持续发展目标”的国际承诺，做出更大的贡献。

一、“健康上海 2030”建设总体战略

（一）指导思想

推进健康上海建设，必须高举中国特色社会主义伟大旗帜，全面贯彻党的十八大和十八届三中、四中、五中、六中全会精神，以马克思列宁主义、毛泽东思想、邓小平理论、“三个代表”重要思想、科学发展观为指导，深入贯彻习近平总书记系列重要讲话精神，紧紧围绕统筹推进“五位一体”总体布局和协调推进“四个全面”战略布局，牢固树立创新、协调、绿色、开放、共享的发展理念，坚持新时期卫生与健康工作方针，坚持基本医疗卫生事业的公益性，坚持提高医疗卫生服务质量和水平，坚持正确处理政府和市场关系，落实健康中国建设总体部署，持续推进“共建共享、全民健康”的战略主题，将健康融入所有政策，以普及健康文化和生活、优化健康服务、完善健康保障、建设健康环境、发展健康产业为重点，全面深化体制机制改革，转变健康领域发展方式，全方位、全周期维护和保障市民健康，大幅提高居民健康水平和生命质量，进一步改善健康公平，提升全体市民的幸福感，为上海建成“四个中心”和社会主义现代化国际大都市、加快向具有全球影响力的科技创新中心进军、打造卓越的全球城市做出更大的贡献。

（二）基本原则

1. 健康优先

把健康放在优先发展的战略地位，将健康融入公共政策制定和实施的全过程，加快形成有利于健康的社会氛围、生活方式、生态环境和经济社会发展模式，形成大健康的治理格局，促进健康与经济社会协调发展。

2. 改革创新

加快健康重点领域和关键环节改革步伐，破除利益固化藩篱，发挥科技创新和信息化的支撑作用，推进健康领域的理论创新、制度创新、管理创新和技术创新，建立促进全民健康的制度体系。

3. 科学发展

坚持新时期卫生与健康工作方针，转变健康服务模式，优化健康服务供给，构建以人民健康为中心的整合型服务体系，推动健康事业以人为本发展、绿色集约发展、均衡协调发展、创新智慧发展。

4. 促进公平

立足于全人群和全生命周期，推进健康基本公共服务均等化，强化基本医疗卫生服务的公益

性，改善妇女儿童、老年人、残疾人、低收入、外来人员等重点人群健康服务，实现更高水平的全民健康。

5. 共建共享

完善政府主导、多部门合作、全社会参与的工作机制，发挥政府的组织和引领作用，凝聚企业、社会组织、社区的力量，强化个人健康责任，形成全社会维护和促进健康的强大合力，推进人人参与、人人享有。

（三）战略目标

到 2020 年，城市公共政策充分体现健康理念，建立与上海经济社会发展水平相适应、城市功能定位相匹配、以市民健康为中心的整合型健康服务体系，健康基本公共服务更加优质均衡，多层次健康服务和健康保障体系进一步完善，绿色安全的健康环境基本形成，健康产业规模和质量显著提升，基本实现健康公平，居民健康水平进一步提高，成为亚洲医学中心城市、亚洲一流的健康城市。

到 2030 年，将健康融入所有政策，形成比较完善的促进全民健康的服务体系、制度体系和治理体系，实现健康治理能力现代化，健康与经济社会协调发展，健康公平持续改善，人人享有高质量的健康服务和高水平的健康保障，全民健康水平大幅提高，生活质量不断提升，健康期望寿命达到全球城市的先进水平，健康产业成为城市支柱产业，率先实现可持续健康发展目标，成为具有全球影响力的健康科技创新中心和全球健康城市的典范。

二、“健康上海 2030”建设战略举措

关键是结合上海实际，推进落实《“健康中国 2030”规划纲要》明确的五大重点任务。

（一）普及健康生活

1. 加强健康教育

完善健康教育服务体系，建立健全各部门分工协作、全社会共同参与的健康促进与健康教育服务机制，完善以需求为导向的健康教育工作模式，健全健康素养和行为监测体系，多途径收集居民健康需求和健康行为信息，建立健康教育内容动态调整机制，强化健康教育项目的规范管理；开展全民健康教育，构建全方位立体化的健康资讯传播网络，有效扩大健康知识和技能信息的受众范围。打造健康教育项目和活动品牌，提高公众参与度，推广全民健康生活方式，加强高危生活方式干预，提高全民健康素养；加强重点人群健康教育，根据老年人、妇幼、流动人口、高危人群和高危场所的实际，创新健康教育策略，促进重点人群的健康；加强学校健康教育，把健康教育纳入各级各类学校教育范畴，将健康教育开展情况作为对学校进行评估的重要内容，完善学校健康教育模式和工作机制，发挥学校健康教育对家庭、社区和社会的引导和辐射作用。

2. 塑造健康行为

加强控烟限酒，严格执行法规，推进无烟环境建设，实现公共场所全面禁烟，将青少年作为吸烟预防干预的重点人群，努力减少新增吸烟人口；加强限酒健康教育，实施有害使用酒精监测和

干预，减少酗酒，对酒精使用造成的相关疾病提供治疗干预措施。引导合理膳食，建立健全居民营养监测制度，全面普及膳食营养和健康知识，引导居民形成科学的膳食习惯。特别要对孕妇、儿童、老人、低收入人群等重点人群实施营养干预，逐步解决居民营养不足与过剩并存问题。减少不安全性行为和药物滥用，强化社会综合治理，以高校学生、流动人群、青少年以及性传播高危人群为重点，加强性健康、性道德和性安全的宣传教育和干预，减少意外妊娠和性病、艾滋病等疾病的传播。加强毒品预防教育和戒毒医疗服务体系建设，完善集生理脱毒、心理康复、就业扶持、回归社会于一体的戒毒康复模式，最大限度减少毒品对个人、家庭和社会的危害。促进居民心理健康和精神卫生，大力开展心理健康科普，加强对老人、青少年、儿童、特殊职业人群、慢性病患者、流动人口等重点人群的心理健康服务，完善严重精神障碍患者服务管理体系，逐步建立覆盖所有社区的心理健康促进服务体系，促进患者康复和回归社会。

3. 建设健康文化

普及健康文化理念，完善健康文化建设机制，弘扬以人民健康为中心的医院文化，在全社会形成良好的健康文化。增强公众对个人健康负责的意识，引导市民形成科学就医理念和对医疗服务结果的合理预期。强化政府在健康文化建设中的主体地位，将健康文化建设融入城市文化建设体系，强化企业保护员工健康权益的意识，加强员工健康教育和健康管理，普及入职体检和常规体检，落实带薪休假制度，发挥企业在建设健康环境中的关键作用。坚持公立医院公益性办院方向，强化以患者为中心、健康促进为导向的医院服务理念，提高医务人员的职业道德水准。

4. 提高身体素质

完善全民健身公共服务体系，把公共体育服务设施纳入相应的城乡规划，统筹利用绿化空间、楼宇、学校体育设施，实现市、区、街镇和居村四级健身场地全覆盖，形成便捷可及的体育生活圈。广泛开展全民健身运动，使体育成为市民的生活方式，丰富和完善全民健身活动体系，大力发展群众喜闻乐见的运动项目，打造一批有影响力的健身活动品牌。加强体医结合和非医疗健康干预，促进全民健身与全民健康深度融合，制定体育锻炼标准和指南，建立针对不同人群、不同环境、不同身体状况的运动处方库，形成“体医结合”的健康管理与服务模式，发挥全民健身、科学健身在健康上海建设中的基础性作用。

（二）优化健康服务

1. 强化公共卫生服务

推进基本公共卫生服务均等化，结合本市居民疾病负担和主要健康危险因素，适时调整完善本市公共服务项目和内容，不断提升基本公共卫生服务的公平性和可及性，保证人人享有。实施慢性病综合防治战略，依托“上海健康云”平台，完善预防、治疗、健康管理“三位一体”融合发展的慢性病防控机制，实现慢性病患者健康管理全覆盖。加强重大传染病防控，优化传染病和相关环境因素等监测体系，完善传染病病原综合检测平台和病原微生物网络实验室体系，规范疫苗预防接种管理，加强重大传染病、重点传染病防控和突发急性传染病防治。加快计划生育服务管理转型，推动计划生育工作目标向提高出生人口素质、优化人口结构、服务家庭发展转变，加强对计划生育特殊家庭的扶助关怀，构建以生育支持、幼儿养育、青少年发展、老人赡养、病残照料为主题的家庭发展政策框架，积极鼓励市民按政策生育。

2. 加强全人群健康管理服务

加强居民健康风险监测，建立居民疾病和健康危害因素监测、预警体系，精准研判影响本市居民健康的重大疾病和主要健康危险因素，围绕常住人口，加强疾病经济负担研究，开展居民健康期望寿命监测、统计。促进健康老龄化，建设全覆盖、整合型的老年健康服务体系，加快老年医学和护理学科发展，完善医疗卫生机构与养老机构合作机制，加强老年人健康管理，完善老年照护统一需求评估标准和相关制度，建立长期护理保险和商业保险等多层次护理保障制度，促进老年医疗、康复、护理、生活照料、安宁疗护的有序衔接。加强妇幼保健，持续推进优生促进工程，完善出生缺陷预防、干预三级网络，全面开展生殖健康促进，建立早期生命健康管理与疾病诊治综合体系，完善危重孕产妇、新生儿会诊抢救网络，提高儿科、产科服务能力。维护残疾人健康，增强市民的残疾预防意识，开展全人群、全生命周期的残疾预防，完善残疾人康复服务体系，实施精准康复，为城乡贫困残疾人、重度残疾人提供基本康复服务，加大低收入残疾人医疗救助力度。

3. 提供优质、高效整合型医疗服务

建成分工明确、功能互补、密切协作、运行高效的整合型医疗服务体系，把三级甲等医院建设成为具有一定国际影响力的危重疑难病症诊疗中心和本市医疗技术创新、临床医学人才规范化培养的主要基地，把三级乙等和部分有条件的二级综合性医院建设成为区域医疗中心，把部分二级医院转型为康复医疗机构或老年医疗护理机构，把社区卫生服务中心打造成为政府履行基本卫生计生服务职能的平台、全科医生执业平台、市场资源整合平台、居民获得基本卫生计生服务项目的服务平台、医养结合的支持平台。优化医疗资源配置，加强儿科、产科、老年护理、急救、康复等短缺资源配置，促进优质医疗资源向郊区、基层流动和辐射，加强郊区区域医疗中心建设，积极推进远程医疗服务体系建设。推进医疗服务供给模式创新，做实家庭医生签约服务，使家庭医生成为居民健康和卫生经费的“守门人”；依托互联网等信息技术，推进健康医疗大数据应用，发展智慧医疗服务，建立统一的信息惠民服务门户，优化就医流程，改善就医体验；完善医疗联合体、医院集团等分工协作模式，放大优质医疗资源的辐射效应。进一步提高医疗质量，加快医疗服务质量管理与控制体系与国际接轨，建立公立医院医疗服务评价体系，加强医保监督管理，促进医院服务质量持续改进。

4. 推进海派中医药传承创新

加强中医治未病服务，促进中医药与公共卫生服务、康复护理、健康管理相结合。提高中医药服务能力，加强中医药重点专科建设，提高重大疑难疾病、急危重症的中医临床疗效，大力推广中医药适宜技术和中医非药物疗法，提升基层中医药服务能力。推进海派中医传承创新，梳理和继承历代海派中医名家学术理论和学说，弘扬当代名老中医药专家学术思想和临床经验，加强以海派中医流派为基础的临床中心和专病专科基地建设，发挥上海中医药国际化人才、中医药标准化建设和中医药服务贸易优势，推进海外中医中心建设，传播中医药文化，提高中医药国际化水平。

5. 加快医学科技创新

完善医学科技创新制度，健全医学科技投入机制和激励机制，建立“产、学、研、用”良性互动机制，支持医疗卫生机构、医学科研机构、生物医药企业联合开展医学科技创新。打造医学科技创新平台，推进研究型医院建设，建立医学协同创新集群，打破学科界限和行政隶属关系，整合新兴学科、交叉学科和边缘学科，推进基础研究、临床研究和转化应用的协同合作。推动医学前沿科技发展，以严重危害人类健康的疾病为重点，开展致病机制、预防、诊断和治疗等方面的联合攻关，发展组学技术、干细胞与再生医学、新型疫苗、生物治疗等医学前沿技术，加快重大传染病防治、慢性病防控、生殖健康和重大出生缺陷防控、精准医学、转化医学和智慧医疗等领域关键技术突破。

（三）完善健康保障

1. 完善医疗保障制度

健全以基本医疗保障为主体、其他多种形式的补充保险和商业健康保险为补充的多层次医疗保障体系，建立统一的城乡居民基本医保制度，健全重特大疾病医疗保障机制，完善罕见病医疗保障制度，建立覆盖城乡居民、与基本医疗保险制度相衔接的长期护理保险制度。优化医保管理服务，逐步建立与城乡居民可支配收入挂钩的个人缴费机制、与筹资水平相适应的基本医保待遇调整机制。完善基本医保制度间转移接续制度，实现跨省异地安置退休人员住院医疗费用直接结算和符合转诊规定的异地就医住院费用直接结算。全面实现医保智能化监控，加强医保患者自费医疗费用的监管。深化医保支付方式改革，完善医保基金预算管理，积极推进按病种付费、按人头付费，探索按疾病诊断相关分组付费(DRGs)、按服务绩效付费等复合型付费方式。

2. 发展商业健康保险

坚持市场主导、政府引导原则，鼓励商业保险机构开发各类医疗和疾病保险产品，鼓励发展各种形式的商业护理保险。落实税收等优惠政策，实施医保个人账户资金自愿购买商业健康保险政策，鼓励企业、个人参加个人税优型商业健康保险。加强商业健康保险与基本医疗保险、城乡居民大病保险、医疗救助等之间的制度衔接。支持商业健康保险公司开展健康管理服务，探索管理式医疗，促进商业健康保险从理赔型保险向管理型保险发展。推进国际医疗保险结算，促进医疗机构与国际接轨。到2030年，商业健康保险赔付支出占卫生总费用比重显著提高。

3. 完善药品供应保障体系

深化药品、医疗器械流通体制改革，健全药品、医疗器械现代流通网络与追溯体系，完善本市医药采购服务与监管信息系统，建立健全覆盖药品招标、采购、配送、使用全过程的服务与监管机制。稳步实施药品分类采购、带量采购、联合采购，探索建立部分高价药谈判采购机制，将部分反映突出、疗效确切的高价自费药品通过集中招标采购纳入医保支付范围。实施国家药物政策，提高二、三级医院基本药物使用比例，探索部分基本药物在社区免费提供，健全药品储备制度，强化短缺药品保障，强化价格、采购、医保等政策的衔接，建立药品价格信息监测和信息公开制度。

（四）建设健康环境

1. 广泛开展爱国卫生运动

加强城乡环境卫生综合治理，完善城乡生产、生活、生态空间规划，持续开展城乡环境卫生整洁行动，提高城乡居住环境质量，到2030年，实现国家卫生城区全覆盖，把上海建设成为人居环境干净整洁、适宜居民生活的美丽家园。建设健康城区和健康村镇，将健康融入城乡规划、建设和管理，优化城乡生态绿化布局，开展健康社区、健康村镇、健康单位、健康家庭建设，不断提升城

市品质和宜居水平。

2. 加强影响健康的环境问题治理

实施最严格的环境保护制度，实行环境质量目标考核，加强大气、水、土壤污染防治。强化环境风险防范，全面提升辐射环境监测、预警和应急能力，强化危险废物源头管控和全过程监管，加强有毒有害污染物和重金属排放控制，保障居民人体健康。建立健全环境与健康监测评估制度，建立覆盖污染源监测、环境质量监测、人群暴露监测和健康效应检测的环境与健康综合监测网络及风险评估体系，开展环境污染对人群健康影响的评价，探索建立高风险区域重点项目健康风险评估制度。

3. 构建安全的食品药品环境

完善与特大型现代化国际大都市相符合的食品安全现代治理体系，实施食品安全全过程、全覆盖的监管。落实食品生产经营各类企业的主体责任，健全食品安全地方标准和食品安全风险监测评估体系，完善食品安全全程追溯体系，构建严密高效的食品安全社会共治体系，建设市民满意的食品安全城市。完善药品医疗器械安全现代治理体系，鼓励以临床价值为导向的创新研究，加大对创新和临床急需新药、医疗器械的审评审批和服务力度。完善药品医疗器械安全全程监管，完善药品医疗器械追溯体系和检验检测体系，确保市民用药安全。

4. 完善公共安全体系

强化安全生产和职业健康，切实落实企业的安全生产主体责任和政府部门的安全监管责任，加强安全生产风险等级管控、责任考核追究，强化重点行业领域安全生产监管，加强职业病危害普查与源头治理。促进道路交通安全，提升道路交通设计规划、建设和管养水平，完善道路交通安全管理体系，强化道路交通安全应急保障，培养道路交通安全文明意识。预防和减少伤害，建立伤害综合监测体系，构建全链条缺陷产品召回管理体系，减少和消除产品伤害，预防和减少自杀、意外中毒，提高学生的自我保护意识。提高突发事件应急能力，加强全民安全意识教育，完善城乡公共消防设施布局，打造立体化的卫生应急救援体系，强化突发公共卫生事件的风险监测和评估，完善应急指挥系统，加强各部门即时应急联动。健全口岸公共卫生体系，建立全球疫情信息智能监测预警、口岸精准检疫的口岸传染病预防控制体系，妥善应对突发公共卫生事件。

（五）发展健康产业

1. 加快医疗服务业发展

培育以健康为主题的产业园区，促进现代健康产业集群式发展，形成健康管理、健康保险、健康养老、医疗康复、药品和医疗器械、健康信息化等全产业链集聚的产业园区，成为健康上海的创新实践区。坚持市场化、高端化、国际化、集约化发展方向，加快上海国际医学园和新虹桥国际医学中心建设，推进园区内高端医疗服务业集聚发展。促进医疗与互联网、科技、旅游、养老等的融合，培育健康服务新业态，发展基于信息技术的智慧健康产业和精准医疗服务，打造具有国际竞争力的医疗旅游目的地。同时，大力发展中医药健康服务业。

2. 积极发展健身休闲运动产业

以体育竞赛表演、场馆服务、教育培训、体育用品制造与销售等为重点，不断扩大体育产业门类规模。进一步优化市场环境，积极推广政府和社会资本合作模式，推进社会力量参与健身休闲

设施规划、建设、运营。运用市场机制，探索建立政府引导、社会资本共同参与的体育产业投资基金。鼓励体育与旅游会展、影视传媒、运动康复等相结合，发展体育产业新业态。推进体育项目协会改革，实施体育场馆资源所有权、经营权分离。完善政府购买体育设施公益性服务的机制和标准，健全体育设施公益性开放评估体系，鼓励经营性体育设施开展公益性开放服务。推动体育与住宅、休闲、商业综合开发，打造一批城市体育服务综合体。

3. 促进生物医药产业发展

加快生物医药科技创新，以上海市张江高科技园区为主要基地，加强生物医药科研基础设施建设，整合国际创新资源，建成以企业为主体、产学研用相结合的生物医药科技创新体系。推进以基因技术、脑科学、微生物组计划、人工智能、可穿戴设备、医疗大数据等为代表的健康科技创新，抢占生物医药、高端医疗装备制高点，扶持一批健康产业技术创新中心和具备先发优势的引领型创新企业。围绕肿瘤、心脑血管、自身免疫性等重大疾病，组织开展针对新靶点、新机制的创新药物以及新释药系统、新型制剂的研制，积极推进靶向抗肿瘤创新药物和新制剂的产业化。推动新型免疫检查点抑制剂抗体、抗体药物偶联物、新型疫苗等开发，加快免疫细胞治疗、干细胞、基因治疗的研发，积极推动抗肿瘤和治疗心衰等重组细胞因子药物的产业化。加强基于中药经方、传统名方新用途、新剂型的研发，推动创新中药的临床和产业化。聚焦创新性强、附加值高的数字医学影像设备、个性化定制器械与体外诊疗仪器、微创介入与植入医疗器材等方向，加快高端医疗器械发展。

上海市“十三五”期间深化医药卫生体制改革思路研究

沈晓初　曹吉珍　赵益民　张昀羿　柯　林　刘元凤

【导读】 深化医药卫生体制改革是维护人民群众健康福祉的民生工程和推进经济社会建设的重大发展工程，“十三五”期间，上海市医药卫生体制改革面临一系列新的问题和挑战。本文在广泛调研基础上，充分听取政府机构、医疗卫生单位和高校、研究机构等专家意见，分析了“十三五”期间深化医药卫生体制改革面临的形势，提出了统筹推进医疗保障、医疗服务、药品供应、公共卫生、监管体制综合改革等5项主要任务和8项相关领域改革思路。

一、形势分析

“十三五”时期，经济发展新常态和深化医改关键期碰头，医疗卫生事业中的老问题和新情况叠加，发展问题和改革任务交织，巩固已有的改革成果和拓展深化新领域的改革并重，上海医药卫生体制改革面临一系列新的问题和挑战。

（一）医疗保障体系有待进一步完善

不同基本医疗保险制度的保障水平仍然存在一定差距，均等化水平有待进一步提升。自费药品和耗材使用较为普遍，群众实际医疗费用负担仍然较重，医保保障水平高和个人实际自付比例高现象并存，个人疾病经济风险仍然存在。医保费用管理精细化程度不够，医保支付方式改革亟需加快推进。老年医疗护理保障制度建设仍在起步阶段，高龄老人医疗护理保障计划需加快扩大试点。商业健康保险发展较慢，与基本医疗保险的互补效果还不明显。

（二）医疗服务体系有待进一步健全

各级各类医疗机构的功能定位没有有效落实，规范有序的就诊秩序尚未形成。康复、老年医疗护理、精神卫生、妇儿、中医等资源的总量不足或结构性不合理。公立医疗机构运行机制有待进一步转变。与国际化大都市定位相匹配的现代医疗服务业发展较慢。基层医务人员薪酬水平

第一作者：沈晓初，男，上海市发展和改革委员会主任、党组书记。
作者单位：上海市发展和改革委员会（沈晓初、曹吉珍、赵益民、张昀羿、柯林、刘元凤）。

仍需提高，绩效工资制度的激励作用有待加强。全科医生人才缺口较大，服务能力亟需提升。居民对全科医生的信任、对社区卫生服务能力的认可度有待进一步提高。

（三）药品供应保障体系有待进一步健全

药品流通环节较多，部分药品价格虚高，“以药补医”“以药腐医”现象仍然存在，药品采购供应模式仍需完善。药品质量综合评价工作尚在初期，医保药品带量采购工作仍处于小范围试点阶段。

（四）公共卫生服务体系有待进一步加强

公共卫生形势依然严峻，新发和输入性传染病持续威胁城市公共卫生安全。人口老龄化趋势明显，疾病谱转变及生活方式改变造成慢性病疾病负担加重，健康管理难度加大。卫生监督机构建设需要进一步加强，卫生监督智能化水平有待提高。

（五）医药卫生综合监管体制有待进一步完善

医疗服务全行业监管和医疗保险基金监管的科学化、精细化水平有待提高，公立医院评价体系有待进一步完善，涵盖药品采购供应全流程的信用监管机制有待进一步健全，不同监管体系有待衔接整合。

二、总体考虑

（一）指导思想

“十三五”时期是上海深化医药卫生体制改革的关键时期，要以邓小平理论、“三个代表”重要思想、科学发展观为指导，全面贯彻党的十八大和十八届三中、四中、五中全会精神，坚持“四个全面”协调推进的战略布局和“创新、协调、绿色、开放、共享”的发展理念，把推进健康中国建设贯穿到深化医改的各个领域和全过程。

1. 以基层为重点，坚持正确的卫生与健康工作方针

紧紧围绕上海建设“四个中心”、社会主义现代化国际大都市的总体目标和加快向具有全球影响力的科技创新中心进军的新要求，积极适应新形势、新变化、新要求，按照“保基本、强基层、建机制”和“打基础、管长远、可持续”的基本原则，坚持正确的卫生与健康工作方针，以基层为重点，以改革创新为动力，预防为主，中西医并重，坚持提高医疗卫生服务质量和水平。

2. 以人为本，提高广大人民群众和医务人员的获得感

坚持基本医疗卫生事业的公益性，坚持正确处理政府和市场关系，将公平可及、群众受益作为改革出发点和立足点，以提升人民群众健康素质和水平为根本目的，充分调动医务人员和社会力量的积极性和创造性，巩固扩大改革成果，让人民群众对改革有更多的获得感。

（二）改革目标

一是建成全覆盖、可持续的基本医疗卫生制度，实现人人享有安全、有效、公平、可及的基本

医疗卫生服务。二是推进健康城市建设，健康服务策略从以治疗为中心的疾病管理模式转变为以健康为中心的全程管理模式，提高市民健康素养，建成面向全体居民、覆盖全生命周期的健康管理和疾病预防控制体系。三是现代医疗服务业快速发展，能够满足居民多层次、多样化的医疗卫生需求。四是推进亚洲医学中心城市建设，医学科技创新体系进一步完善，医疗卫生服务能级和管理水平明显提升，医疗服务国际竞争力显著增强。

到2020年，居民主要健康指标继续保持发达国家和地区的先进水平，居民看病就医的可及性、费用负担和满意度得到明显改善，家庭医生服务基本覆盖全市家庭，个人卫生支出占卫生总费用的比例降低到20%左右。

三、主要任务

基于“十三五”期间深化医药卫生体制改革面临的形势分析和总体考虑，本文提出了统筹推进医疗保障体系建设、医疗服务体系建设、公共卫生服务体系建设、药品供应保障体系建设、医药卫生监管体制综合改革5项主要任务和健全医药卫生管理体制、完善政府投入机制、理顺医疗服务价格、改革药品价格形成机制、加强医学学科和人才队伍建设、推进卫生信息化建设、加快发展互联网医疗服务、加快社会各方面支持8项相关领域改革的总体思路。

（一）统筹推进医疗保障体系建设

1. 完善基本医疗保险制度管理体制

健全城乡居民基本医疗保险制度，完善基本医疗保险管理和经办运行机制，进一步提高医保经办能力和效率。与定点医药机构建立医保协议化管理机制。在确保基金安全和有效监管的前提下，鼓励以政府购买的方式，委托具有资质的商业保险机构经办各类医疗保险管理服务。

2. 进一步提高基本医疗保障水平

建立与经济发展水平相适应的筹资机制，逐步缩小各类基本医疗保险制度之间的待遇差距。综合考虑基本医保基金承受能力，将技术适宜、费用合理的诊疗项目和医用耗材纳入医保支付范围，对临床使用广、疗效确切的高价自费项目和医用耗材试行医保梯度支付政策。进一步加强定点医疗机构参保人员自费医药费用管理。区分不同级别不同类型医疗机构，明确自费比例管理目标，逐步降低参保人员个人自费比例。

3. 深化医保支付方式改革

完善医保预算管理政策，深化医保费用数学模型应用，提高医保总额预付管理的科学化、精细化水平。积极探索适应家庭医生制度、临床路径管理要求的按病种、按人头、按绩效等支付方式改革，进一步增强医保对医疗行为的激励约束作用。加快推进临床路径管理，扩大按病种付费的病种数和住院患者按病种付费的覆盖面。完善医保梯度支付政策，协同促进建立分级诊疗制度。

4. 积极发展补充医疗保险

继续支持职工医疗互助保障计划、中小学生和婴幼儿住院互助基金、市民社区医疗互助帮困计划及其他各类补充医疗保险的发展。探索拓展职工医保个人账户资金使用范围，研究制订个

人账户资金自愿购买商业医疗保险办法。完善城乡居民大病保险制度。鼓励开发与基本医疗保险相衔接的各类商业健康保险产品。积极推进上海医疗机构与商业健康保险机构合作。完善国际医疗保险服务平台。

5. 完善城乡医疗救助制度

加大医疗救助力度,继续拓展救助覆盖面,形成特殊救济对象、低保家庭、低收入家庭和支出型贫困家庭的医疗救助梯度政策体系。到 2020 年,取消住院医疗救助封顶线,低保、低收入家庭住院自负医疗费救助比例不低于 90%。完善和优化医疗救助"一站式"服务工作及流程。进一步规范疾病应急救助基金管理,健全疾病应急救助制度。

6. 协同推进长期护理保险制度建设

扩大高龄老人医疗护理保障计划覆盖范围和受益人群。建立覆盖居家和机构的多层次的老年护理服务体系,形成与之相适应的梯度化保障的政策支撑体系。探索建立符合上海实际、覆盖城乡居民、与基本医疗保险制度相衔接的长期护理保险制度。

(二) 统筹推进医疗服务体系建设

1. 科学合理布局医疗资源

强化区域卫生规划和医疗机构设置规划的引领约束作用,从严控制公立医院床位规模、建设标准和大型医用设备配备。落实各级各类医疗机构功能定位,三级医院以急危重症、疑难病症诊疗、专科医疗服务和临床科研、教学为主要功能;部分二级医院定位为区域医疗中心,部分二级医院转型为康复医疗机构或老年护理机构;社区卫生服务机构承担一般常见病、多发病、诊断明确的慢性病的诊疗和健康教育、预防、保健、康复、计划生育技术指导等综合服务。合理控制公立医疗机构数量和规模,鼓励社会力量举办非营利性医疗机构。

2. 推进建立现代医院管理制度

围绕建立现代医院管理制度,继续深化公立医院改革,破除公立医院逐利机制,落实政府的领导责任、保障责任、管理责任、监督责任,坚持"转方式、立秩序、建机制、促联动"的基本原则,建立维护公益性、调动积极性、保障可持续的运行新机制。将公立中医医院综合改革纳入框架内同推进、同落实。完善公立医院法人治理结构和治理机制,落实公立医院人事管理、内部分配、运营管理等自主权。取消药品加成(不含中药饮片),推进公立医院补偿从服务收费、药品加成收入和财政补助三个渠道向服务收费和财政补助两个渠道转变。通过调整医疗服务价格、加大政府投入、改革支付方式、降低医院运行成本等,建立科学合理的补偿机制。实施全面预算管理,将公立医院所有收支纳入预算管理,强化公立医院专业化、精细化管理。深化公立医院内部绩效考核与分配制度改革,在薪酬水平、增长机制、内部结构和绩效考核等方面体现行业特点。运用大数据方法,测算公立医院病种组合指数,建立公立医院医疗服务评价体系和管理机制。按照"招采合一、量价挂钩、分类采购"的原则,健全符合上海实际的药品和高值医用耗材采购工作机制。加强预约和分诊管理,优化医疗服务流程,改善患者就医环境和就医体验。公立医院药占比(不含中药饮片)总体降到 30%左右,百元医疗收入(不含药品收入)中消耗的卫生材料降到 20 元左右。

3. 稳步推进分级诊疗制度建设

做实家庭医生签约服务,以 60 岁以上老年人、慢性病患者为主体,以自愿签约为原则,推进

居民与家庭医生签约，在此基础上，形成“1＋1＋1”的签约医疗机构组合(1家社区卫生服务中心家庭医生、1家区级医院、1家市级医院)，在优先覆盖重点人群的基础上，逐步提高签约率，确保签约居民有效服务率。构建以家庭医生为核心的有序诊疗秩序，使家庭医生成为居民健康、卫生资源与卫生费用的“守门人”。充分发挥中医药在常见病、多发病和慢性病防治中的作用，满足居民首诊看中医的需求。家庭医生定期对签约居民进行健康评估和分类管理，提供有针对性、防治结合、中西医融合、持续有效的健康管理服务。赋予家庭医生一定的卫生资源，通过签约居民优先就诊、畅通双向转诊、慢性病患者“长处方”、转诊“延伸处方”等优惠政策，引导签约居民优先利用家庭医生诊疗服务，逐步实现定点就诊、社区首诊。探索家庭医生“管费用”，建立以签约居民为切入点、信息系统支撑的医保费用管理机制。建立签约服务激励约束机制。二、三级医院加大对基层医疗机构的支持力度。

4. 深化社区卫生服务综合改革

将社区卫生服务中心打造为政府履行基本卫生职责的公共平台、政府提供全科医生执业的工作平台、市场资源引入的整合平台、居民获得基本卫生服务项目的服务平台和医养结合的支持平台。确立社区卫生服务基本项目，制定社区卫生服务项目标准，实施全面预算管理，建立以基本项目与标化工作量为基础、信息化为支撑的政府补偿机制、人力资源管理机制和薪酬分配机制，激发社区卫生服务活力。充分发挥中医药服务特色与优势，提升社区中医药服务能力。

5. 建立符合医疗卫生行业特点的人事和收入分配制度

建立符合卫生行业特点和公立医疗机构功能定位的岗位管理制度，逐步探索实行编制使用备案制。以公立医疗机构的工作负荷和病种组合指数为主要依据，合理核定医务人员岗位数，完善机构内部专业技术岗位结构比例控制标准。以岗位管理为主实行资源配置与考核激励。落实公立医疗机构用人自主权。研究制定符合医疗卫生行业特点的薪酬改革方案，建立健全收入分配激励约束机制。完善绩效工资制度，公立医疗机构通过科学的绩效考核自主进行收入分配，多劳多得、优绩优酬，重点向临床一线、业务骨干、关键岗位以及支援基层和有突出贡献的人员倾斜。医务人员个人薪酬不得与医院的药品、耗材、大型医学检查等业务收入挂钩。

6. 加快老年医疗护理服务体系建设

统筹医疗服务与养老服务资源，形成规模适宜、功能互补、安全便捷的健康养老服务网络。加大存量资源调整力度，逐步将中心城区和部分郊区社区卫生服务中心治疗床位转为老年医疗护理、康复床位。发挥中医药在健康养老中的作用。逐步推广居家舒缓疗护服务。推进上海市老年医学中心建设，鼓励社会资本参与老年医疗护理服务体系建设。加快推进护理站等护理机构的组建。

7. 推进中医药事业发展

完善中医药事业发展政策和机制。调整完善中医药医疗资源布局，推进中医医疗机构建设。加强中医重点专科建设，提升重大和疑难疾病临床诊疗水平。加强中医药适宜技术推广应用，进一步提升基层中医药服务能力。推进中医药传承创新，进一步完善中医药科技创新体系。继续加强与国际标准化组织、世界卫生组织(World Health Organization，WHO)合作，开展中医药国际标准和中医临床评价研究。

8. 大力发展非公立医疗机构

在符合规划总量和结构的前提下，为社会办医疗机构预留空间。加快落实对非公立医疗机构在纳入规划、市场准入、医保定点、重点专科建设、职称评定、学术地位、等级评审、技术准入等方面与公立医疗机构同等对待的政策。鼓励和引导社会资本举办具有一定规模的高端医疗机构和老年医疗护理、康复、精神卫生、中医、儿科、产科等医疗机构。鼓励名老中医开办中医诊所。重点推进上海国际医学园区、上海新虹桥国际医学中心建设。完善医师多点执业办法。

（三）统筹推进公共卫生服务体系建设

1. 大力推进健康城市建设

建设“上海健康云”平台，实现对高血压、糖尿病、脑卒中等重点疾病的自动识别、筛选推送、有序分诊，支持社区卫生服务中心、综合性医疗机构和公共卫生专业机构协同落实“三位一体”的全程健康管理，有效支撑居民自主健康管理。进一步提升健康城市建设的社会动员和支持能力。积极整合健康教育与健康促进资源，引导市民掌握更多的健康自我管理技能。努力提高人群的健康行为形成率，切实促进整个城市人群健康与环境健康协调发展。

2. 加强公共卫生服务能力建设

健全统一的应急指挥体系，统筹全市卫生应急救援力量，加强联防联控，提升公共卫生应急处置能力，有效保障特大型城市公共卫生安全。推进院前急救体系建设，完善“120”网络布点，对院前急救人员实施分级分类科学管理，构建分类救护服务模式。提升传染病监测、预警和防控能力，继续将传染病发病率控制在较低水平。健全慢性病防治网络，遏制主要慢性病发病率的上升势头。加强严重精神障碍患者服务管理。完善妇幼健康服务与管理。加强职业健康风险监控和服务能力建设。加强食品安全风险预测预警和突发事件处置能力建设。加强外来人口公共卫生服务管理。完善“一校一医”的有效对接。推进卫生监督智能化、标准化建设，强化生活饮用水、学校、公共场所、消毒产品和涉水产品卫生监督。依法依规加强预防接种管理。

3. 规范基本和重大公共卫生服务项目管理

落实国家和上海市基本和重大公共卫生服务项目，推进实施公共卫生分级分类服务与管理。根据上海公共卫生形势和市民需求，合理调整基本和重大公共卫生服务项目。完善基本公共卫生服务规范，强化绩效考核和督导评估，提高公共卫生服务的利用效率和管理效能。

（四）统筹推进药品供应保障体系建设

1. 完善基本药物制度

完善基本药物配备使用和医保支付政策。对接国家基本药物目录，充分考虑基层常见病、慢性病用药与公立医院用药的衔接问题，及时调整上海基本药物增补目录。逐步提高二、三级医院基本药物使用比例，进一步推动公立医院和其他医疗机构优先使用基本药物。保障特定人群基本用药。

2. 健全药品和医用耗材采购机制

完善“阳光平台”功能，全面支撑药品分类采购模式，建立健全覆盖药品招标、采购、配送、使用全过程的服务与监管机制，向社会公开药品采购信息。推进构建药品集中采购新机制，实行一

个平台、上下联动、公开透明、分类采购。稳步推进药品带量采购，完善试点药品质量综合评价指标。推进仿制药质量和疗效一致性评价工作，扩大药品带量采购范围。扩大药品“大包装、简包装”集中招标采购品种范围。探索建立部分高价药品谈判采购机制。推进高值医用耗材通过“阳光平台”进行采购，公布单独收费的植（介）入耗材采购、使用、管理等信息。在保证质量的前提下鼓励采购国产高值医用耗材。

3. 优化药品供应链管理

建立涵盖药品采购、配送、使用、监管等全过程的药品供应链管理规范。推动医疗机构通过“阳光平台”集中统一支付医药货款，实现对医药采购“资金流”的有效监管。鼓励医疗机构公开招标选择银行开设账户，由银行提供医药周转金服务，缩短医疗机构付款时间。进一步规范药品结算流程，鼓励医疗机构与医药生产企业直接结算医药货款、医药生产企业与配送企业结算配送费用。鼓励医疗机构以隶属关系、区域合作、医疗联合体等形式开展药品集团采购，实现量价挂钩，整合医院药品内外部物流，切实降低采购供应总成本。

（五）统筹推进医药卫生监管体制综合改革

1. 完善医疗服务监管机制

加强医疗服务全行业监管，完善机构、人员、技术、设备的准入和退出机制。完善信息化监管平台，运用“制度＋科技”手段，对医疗机构、医师的执业行为实行实时、全程、智能化监管，将监管结果应用到院长绩效考核。实施医疗机构分类监管，加大公立医院运行指标在行业内公示力度，并逐步向社会公示，强化社会监督。

2. 建立公立医院医疗服务评价体系和管理机制

依靠卫生信息化支撑，运用大数据方法、卫生经济学和疾病诊断相关分组（DRGs）管理原理，测算公立医院病种组合指数。分析病种与效率、技术、费用、资源的相关关系，科学评价公立医院服务效率、工作负荷、技术水平、费用控制、资源配置、患者结构的合理性，建立以公益性为导向、客观可量化的医疗服务评价体系。逐步将评价结果与政府投入、医保支付、费用控制、床位规模、岗位设置、绩效工资总量核定等挂钩，对公立医院实行差别化定位、管理和资源配置。

3. 加强药品采购供应信用监管

建立健全涵盖药品采购供应全流程的信用管理机制，与市级公共信用信息服务平台对接，强化信息共享、联动奖惩机制。加强医药企业的信用分类管理。完善药品领域严重违法、失信企业与相关责任人员重点监管制度。健全医生医德档案，将严重违规处方、私自采购药品、收受药品器械回扣等作为违法违规行为，与医师定期考核、职称晋升等挂钩。

4. 加强药品质量安全监管

强化政府监管责任，严格药品研究、生产、流通、使用、价格、广告监管，规范流通秩序，提高合理用药水平。落实企业主体责任，依法查处违法违规企业，严厉打击制售假冒伪劣药品行为。对上海基本药物中标品种实行全覆盖抽验，加大对重点品种的监督抽验力度，抽验结果定期向社会发布。加强药品不良反应报告与监测，健全药品安全预警和应急处置机制。

5. 完善医保监管体系

推进医保网上监管系统建设，完善医保卫生协同管理工作机制，进一步加大对定点医药机构的监管力度。建立和完善执业医师约谈制度。建立医保诚信管理制度，将执业医师和参保人员纳入诚信管理体系。完善反医保欺诈多部门联合执法的长效工作机制。建立完善解决“门诊限量配药、假出院”问题的长效管理机制。

（六）深入推进相关领域改革

1. 健全医药卫生管理体制

健全政府部门间的协调机制，形成政策合力。继续加强委市合作，进一步强化全行业属地化管理。深化公立医院“管办分开”，政府部门履行领导责任、保障责任、管理责任、监督责任，集中抓好规划、投入、监管、评价等宏观管理，办医主体受政府委托，履行国有资产出资人职责，通过战略规划管理、全面预算管理、绩效管理、资产管理、投资建设、审计监督等开展中观管理，医院院长集中抓好服务、质量、绩效、分配、学科建设等微观管理。

2. 完善政府投入机制

优化财政支出结构，加大政府卫生投入力度，落实各项卫生投入政策，形成职责明确、分级负担、事权与支出责任相适应的政府卫生投入机制。坚持增加投入与转变运行机制相结合，充分发挥财政资金的政策引导作用，确保财政资金使用绩效。稳步推进部门综合预算管理，将公立医院所有收支全部纳入部门预算统一管理。对中医、传染病、精神病、职业病、妇产科、儿科以及康复等专科医院给予投入倾斜政策。

3. 理顺医疗服务价格

逐步推进医院项目成本核算，开展医疗服务价格比价关系研究，建立科学合理的目标价格和成本体系。按照“总量控制、结构调整、有升有降、逐步到位”的原则，合理调整医疗服务价格，提高手术、诊疗、护理等体现医务人员技术劳务价值的服务价格，降低大型设备检查治疗和常规化验价格，实施鼓励社会资本办医的价格支持政策，建立科学合理的医疗服务价格体系。坚持调放结合，逐步实行公立医疗机构医疗服务项目价格分类管理，逐步推进医疗服务定价方式改革。

4. 改革药品价格形成机制

发挥市场在药品价格形成过程中的决定性作用，减少政府对药品价格的直接干预。药品实际交易价格主要由市场竞争形成，并与药品集中采购、医保支付方式等改革政策衔接。对部分药品建立价格谈判机制，通过谈判降低部分专利药品、独家生产药品价格。制定药品价格行为规则，指导生产经营者遵循公平、合法和诚实信用的原则合理制定价格。健全药品价格监测体系。

5. 加强医学学科和人才队伍建设

构建与具有全球影响力的科技创新中心相匹配的医学、药学研究与创新体系。完善医学学科布局，加强临床重点学科和“尖峰、高峰、高原”学科建设。以国际先进水平为目标，加大转化医学、康复医学、全科医学、妇产科和儿科等学科建设力度。鼓励医疗机构和医护人员推广使用适宜技术。进一步完善住院医师、专科医师规范化培训制度。建立健全公共卫生医师规范化培训制度。实施促进市级医院临床技能和临床创新计划。加强卫生机构与教育机构的合作，研究制订紧缺人才队伍建设政策。进一步完善继续医学教育制度。加强医院管理人才、医学领军人才、学科带头人、优秀青年医学人才培养。完善职称评审、岗位设置、教育培训等政策，健全医务人员职业发展的制度安排。规范医师执业管理，建立执业医师电子注册制度。加强卫生行风建设。

6. 推进卫生信息化建设

构建"三医联动"数据共享平台，逐步实现居民基本健康信息和公共卫生、医疗服务、医疗保障、药品管理、综合管理等应用系统业务协同，促进医疗卫生、医保和药品管理等系统对接、信息共享，推动建立综合监管、科学决策、精细服务的新模式。促进电子健康档案与外部系统的互联互通，实现与公安、民政、残联等部门及社会组织的信息共享和利用。建立统一的信息惠民服务门户，为居民提供咨询、预约、查询、支付等线上健康服务。

7. 加快发展互联网医疗服务

探索"医疗＋互联网"的融合方式，实现医疗服务线上与线下的资源整合，创新驱动医疗服务新模式。鼓励通过互联网技术开展慢性病管理、预约挂号、远程诊疗、保险理赔等业务。加强规划引导，制定智能医疗设备和健康数据有关标准，完善医学影像、心电、检验会诊等远程协同服务系统，在确保安全的前提下逐步开放健康数据。

8. 加强社会各方面支持

充分发挥医药卫生行业协会、学会等社会组织作用，加强行业自律、监督和职业道德建设。探索建立住院患者第三方信息告知制度，保障患者知情选择权，减少医患矛盾。继续深化医患纠纷人民调解工作，依法处置医患纠纷。完善医疗责任保险制度。完善医警联动工作机制。发挥医务社工在促进医患和谐中的积极作用。

上海市医学科技创新发展基本思路研究

黄 红 肖泽萍 王剑萍 倪元峰 陆雯娉 张 勘

【导读】 根据党中央、国务院关于加快实施创新驱动发展战略、建设创新型国家的要求，深入贯彻落实全国卫生与健康大会精神，结合上海市建设具有全球影响力的科技创新中心，上海市卫生和计划生育委员会(本书以下简称“市卫生计生委”)主动服务国家战略，聚焦“医学科技创新”，开展了科创中心建设背景下的医学科技创新发展研究，回顾和梳理本市卫生计生系统学科人才建设实践，以问题为导向，分析取得的成效，研究改革创新的重点任务。本研究进一步提出五点具有操作性的政策举措。

“十三五”期间是全面建成小康社会的决胜阶段，是上海建设具有全球影响力的科技创新中心的关键时期。根据国家卫生计生委、科技部等五部门《关于全面推进卫生与健康科技创新的指导意见》(国卫科教发〔2016〕50 号)，为贯彻落实市委、市政府《关于加快建设具有全球影响力的科技创新中心的意见》(沪委发〔2015〕7 号)，上海市卫生计生委不断加快改革步伐，健全激励机制，完善政策环境，激发医学创新活力和转化能力，促进形成符合行业特点的可持续发展的上海医学科技创新体系。下一步，作为全市医学科技创新工作的指导性文件下发，进一步提升科技治理能力，服务国家卫生与健康科技发展战略，争取为建成亚洲医学中心城市，建设具有全球影响力的科创中心作出重要贡献。

一、发展目标和基本原则

(一) 发展目标

到 2020 年，基本形成与上海科创中心建设目标相匹配的医学研究与创新体系，巩固上海医学科技发展领先地位，医学科技影响力、辐射力显著增强，中医药国际化和标准化建设位居国内前列，为建设亚洲医学中心城市提供支撑。

第一作者：黄红，女，上海市卫生和计划生育委员会党委书记。
作者单位：上海市卫生和计划生育委员会(黄红、肖泽萍、王剑萍、倪元峰、陆雯娉、张勘)。

1. 科技创新能力不断增强

建设具有国际影响力的医学科技创新平台和若干研究型医院，努力在精准医学、转化医学等重点领域取得突破，主持和参与国际多中心临床研究，形成一批具有国际话语权的重大疾病诊治规范和标准，学科建设与临床研究接近国际先进水平，重大疑难疾病的诊治能力保持全国领先，国家科学技术奖项保持“十二五”高位水平。

2. 科技创新人才队伍不断发展

继续培养和引进高水平医学科技创新人才，培育健康相关专业青年人才，加快公共卫生等薄弱和紧缺领域人才的国际化培养，着力打造全球医学科技创新人才高地。“两院”院士、外籍院士以及在国际重要学术机构任职者的人数进一步增加，国际影响力进一步显现。

3. 科技创新机制体制不断完善

跨部门、跨领域的统筹联动与协同创新机制基本建立，科技成果转移转化制度不断健全，逐步形成高等院校和科研机构知识创新、企业技术创新、医疗卫生机构转化创新相结合的协同创新体系，产学研互为支撑、协同发展，科技成果转化率和贡献率不断提高。

4. 中医药创新能力进一步提高

成为中医药防治重大疾病临床研究基地，建设中药复方现代创新研究基地，打造中医药国际化、国际标准化和中医药国际教育培训基地，巩固中医药文化传承和发展研究基地的建设。

（二）基本原则

1. 坚持科技引领

面向世界科技前沿，紧跟全球医学科技创新潮流，发挥上海医学科技资源集聚的优势，与全球医学科技创新主导者全面合作，成为我国重大疾病领域医学科技创新的领跑者、新型医学技术领域科技创新的全球合作者、临床诊疗规范与技术标准的全球制定者。

2. 坚持需求导向

面向国家重大需求，准确把握当前人民群众面临的主要健康问题，聚焦急需发展的关键技术，搭建医学科技创新重大关键技术研究系统集成平台和核心创新平台，在我国重大疾病的医学科技原始创新方面取得标志性突破，在提高重大疾病防治能力方面走在全国前列并挤入全球先进行列。

3. 坚持制度创新

加快医学科技制度创新和平台搭建，打破学科边界、机构限制和管理壁垒，推动医学科技创新资源整合，激发医学科技创新的活力，形成科技创新活动丰富活跃的氛围。加强知识产权保护，推动产学研深度合作，促进基础研究、应用研究、成果转化和产业化的紧密结合，大幅度提高科研成果转化应用效率。

4. 坚持开放协同

融入全球医学科技创新网络，服务国家医学科技重大战略，在与全球医学科技创新主导者的合作中，构建以著名医学科研机构为重点、辐射全球的医学科技创新体系，推动科研数据、科技资源、实验设施的开放共享，促进医学科技资源的综合集成和高效利用。

二、促进完善制度和体系建设

（一）推进科技创新平台建设，建立共享共赢机制

加强部门联动，推进医学科技创新管理平台建设，整合医学科技创新资源，促进临床与科研紧密对接，打造临床医学研究高地，推动重大科研成果产业化。坚持中西医并重，建设中医药国际化、国际标准化和传承发展研究基地，发挥中医药创新能力。建立研究型医院评价指标体系，推进研究型医院建设。聚焦一批重大医学科技创新工程和项目，强化“医研企协同”，力争在医学科技前沿领域有大的创新，在核心关键技术领域取得大的突破。支持医学技术、信息、人才等要素跨区域流动，进一步提升上海医学科技的辐射力、影响力。

（二）积极融入全球化创新，提升开放协同水平

设立战略方向推进平台，集聚多个学科力量，共同凝练研究方向，协同推进创新研究；构筑前沿方向探索平台，鼓励研究人员以群体创新方式、从多角度进行攻关；搭建学科交叉促进平台，组织跨单位、跨领域科研人员深入交流，促成相互间合作；创新方式、多点着力，促进形成学科交叉、有机融合的群体创新局面。跨越原有学科界限和行政隶属关系，以某一骨干和带头学科为主体，整合新兴学科、交叉学科和边缘学科，包含医学基础研究、临床研究、转化应用、工程学、材料学等协同合作，打造体现新的学科生长点特色的创新研究学科群。重点加强各团队间的协同创新能力，争取在若干医学领域突破一批领先的关键技术，实现重点领域跨越式发展，并带动健康产业发展，突显上海卫生事业在全国的引领作用。

（三）加强全行业管理的统筹协调，形成良好创新氛围

加强卫生科技创新、学科和人才建设工作的全行业管理，强化顶层设计，制定配套政策。完善与政府相关部门的联动协作，形成有利于资源向卫生科技事业汇聚的工作机制。按照本市加强财政科技投入联动与统筹管理的工作要求，健全以政府为主导，医院、学校、科研院所和社会机构等共同参与的本市卫生系统科技多元化投入机制。

营造鼓励创新、宽容失败的创新文化与环境，鼓励科研人员持续研究和长期积累；对从事基础前沿研究、临床应用研究、成果转化研究等人员建立分类评价制度，重点激励有重大科技贡献的领军人才、青年拔尖人才和优秀创新团队。健全鼓励创新的分配激励机制，医疗卫生机构可参照高校和科研院所享受科技成果转化收益分配政策；加大科研人员股权激励力度，提高医学科研人员薪酬水平，充分体现其创新与转化的价值。

三、促进关键领域取得重大突破

（一）全面提高传染病防治水平

定位于“协同性、多中心、规模性流行病学与防控干预研究”，进行规模化队列研究，自主研发传染病诊断、预防和防护产品，制定适合我国国情的重大传染病临床治疗方案，建立与发达国家

水平相当的防治技术平台，应用推广研究成果，为降低发病率、病死率（“两率”）提供科技支撑，带动相关产业发展，全面提高我国传染病的预防、诊断、治疗和控制水平。

（二）新药创制带动上海医药产业跨越式发展

重点推进靶向抗肿瘤创新药物的产业化，加快发展治疗心脑血管疾病和糖尿病等的药物研发，加强新技术、新材料、新剂型在新药研发与生产中的应用。推动新型长效和偶联抗体药物、疫苗、基因药物、细胞及基因治疗等开发和应用。针对多成分、多靶点的创新中药和重要品种的二次开发，开展中药材和中药质量标准可控性、中药毒性物质微量检测、中药药效物质基础和安全性的评价等关键技术研究，推进中药的国际认可与注册。运用“仿创结合、系统集成”，研制重大疾病及突发疾病的急需药物，研制符合国际规范的化学药、中药和生物药，实现自主创新为主的战略转型，带动上海医药制造业的跨越发展。

（三）精准医学与个性化医疗引领新业态

聚焦肿瘤、心脑血管疾病、内分泌代谢疾病、罕见病等疾病，加强精准医学技术研究，引导疾病诊疗从“通用型”向“个体化”“精准化”发展。加快分子诊断、生物治疗、干细胞与再生医学等精准医学领域发展，推进医学队列研究和科研信息数据共享。推进人类表型组研究。加快新型疾病特异性分子标志物和药物靶标研究。构建具有国际先进水平的创新药物和医疗器械临床试验平台，支持自主创新药物、新型生物医药材料和高端医疗技术装备的研发和应用，促进精准医学发展。

（四）生物医药前沿领域形成新突破

在脑科学、类脑与人工智能方面，围绕认识脑、保护脑、模拟脑的主线，开展大脑工作机制、重大脑疾病智能诊断、类脑智能算法及硬件等研究，推动脑疾病诊疗方式和类脑人工智能产业发展，促进上海成为国际脑科学与类脑人工智能研究中心。在国际人类表型组研究方面，围绕基因—环境—表型的互作机制等核心科学问题，开发具有自主知识产权的表型组测量分析技术系统及标准体系，建立标准统一的人类表型组大数据库，形成人类表型全面测量与系统遗传分析技术平台。在干细胞研究方面，围绕组织功能修复，在干细胞基础理论与应用方面取得具有国际影响的研究成果，实现干细胞在一些重大疾病治疗中的率先突破，发展具有自主知识产权的干细胞技术与产品，在上海形成一套完整的国内领先的再生医学产业链，推动以干细胞治疗为核心的再生医学成为继药物、手术治疗后的第三种治疗途径。

（五）移动医疗到智慧医疗不断优化

加快推进数字与移动医疗技术创新，融合互联网、物联网、移动通信技术与医学技术，研发新型智能可穿戴医疗设备、信息采集设备和医院物联网设备。建立基于数据分析的健康和疾病风险评估模型，发展医院—社区—家庭—个人之间实时信息共享技术，健康与疾病监测、追踪和干预技术以及远程医疗技术。在健康管理、疾病预警监测、疾病诊疗和护理、功能康复等应用领域，开发基于移动网络、具备智能感知和远程传输、控制功能的远程指导平台、应用终端及其相关软件，构建适合医院、个人、家庭、社区应用场景的移动诊疗系统，突破大规模应用的精度、安全性等产业化关键技术，推进相关产品和应用平台的技术标准体系建设。贯通院前、院中、院后信息化系统，实现数据共享，“实时结算、互联互动、及时响应”的高效医疗服务功能。在智慧医疗、健康管理、养老照护、妇婴保健等领域发展新业态、新模式，培育一批面向全国市场的移动医疗服务品牌。

（六）学科建设和临床研究能力不断提升

以临床医学和公共卫生领域为重点，加强内涵建设，做大做强市级医疗机构临床医学中心和重点学科，做实做全区域医疗机构重点专科，坚持学科、人才、项目和成果“四位一体”联动发展，逐步强化临床护理学、老年医学、康复医学、全科医学、急诊和重症医学、儿科学、精神病与精神卫生学、临床麻醉学、临床检验与病理学、临床药学、临床营养学等重要薄弱学科，加快妇幼卫生与儿童保健学、传染病学、卫生检验学、输血医学、眼卫生学、健康教育与促进学、流行病学、环境卫生与职业卫生学、循证公共卫生与卫生经济学等学科发展，提升本市公共卫生服务和保障能力。

聚焦高发病率、高患病率、高致残率、高死亡率和高疾病负担的重大疾病，开展多中心临床研究，形成一批规范化、可推广的临床指南和技术标准。对肺部肿瘤、胃肠肿瘤、肝胆胰肿瘤、妇科肿瘤等常见恶性肿瘤开展防治关键技术研究，建立早期筛查体系和随访制度，形成临床综合治疗方案，提高患者的 5 年生存率。建立同一社区人群多种慢性病前瞻性队列，系统分析恶性肿瘤、心脑血管疾病、内分泌代谢性疾病等慢性非传染性疾病的致病因素、发病机制和影响因素。

四、促进国家级医学中心建设

（一）国家临床医学研究中心建设

建设代谢性疾病、消化系统疾病、口腔疾病、老年疾病等国家临床医学研究中心。紧密结合临床需求导向，以规范化诊治为目标，建设协同创新研究网络，完善临床信息库和生物样本库，成为生物大数据研究中心；开展前瞻性临床协作研究，研发诊疗新技术、新方法、新药物，制定诊治指南和专家共识，将成果转化应用到临床，惠及广大患者，打造临床医学和转化研究的高地，为建设国家创新体系做出贡献。

（二）国家转化医学重大科技基础设施建设

作为我国首个综合性国家级转化医学中心，利用高等院校理工学科基础，联合医疗机构、科研机构和相关企业的生物医学优势力量，力求医理、医工多学科交叉融合。紧扣转化医学的核心，整合并建立开放协同的多学科研究力量和技术平台，开展从临床实践到基础研究、医药产品、技术开发及卫生政策，再回到临床实践的循环往复的转化型研究，提高基础研究成果的转化效率，促进新技术、新产品和新药开发。创新研发医疗技术与设备，实现如质子刀等重大新型医疗仪器与装备的国产化，同时转化出一批具有自主知识产权的适宜医疗仪器和装备。

（三）国家肝癌科学中心建设

聚焦肝癌研究的重大科技关键问题，建成国家肝癌集成研究中心、国家肝癌研究优势资源共享平台、肝癌研究高层次人才培养基地、国际学术交流与合作中心，显著降低肝癌发病率、病死

率。综合应用分子生物学和现代高通量技术，将肿瘤分子生物学、基因组学、蛋白质组学等基础研究与临床研究有机整合，开展肝癌生物治疗新途径和综合治疗新方案的探索，在肝癌预警、早期诊治、优化治疗、抗复发转移方面建立新技术、新方法、新体系。

（四）国际热带病联合研究中心建设

以“资源共享、优势互补、合作共赢”为导向，建立国内防治科研基地与海外研究基地，建设国际热带病联合研究中心。开展重要热带病和寄生虫病生物学基础研究，在寄生虫疫苗候选抗原分子筛选、重要寄生虫及其媒介的群体遗传结构方面开展研究；开展热带病诊断技术、药物和疫苗研发，构建新型的寄生虫病诊断技术，研发新型药物和诊断试剂；开展空间流行病学与监测预警技术研究，制定适用于现场防治工作的预警方案，提升防治研究水平。

（五）国家儿童医学中心建设

建设以儿童重大疑难疾病诊治为核心的国家级儿科医疗机构，涵盖医疗、科研、教学、预防和管理功能，实现“五位一体”总体布局。承担全国或区域性疑难儿童危重疾病诊治，带动全国或区域内医疗服务能力的提升；协助制定我国儿童重大疑难疾病的诊疗指南和行业规范；确定儿童健康问题研究的学科发展方向，从国家层面组织国际顶尖水平的临床医疗与科学研究合作，推动研究成果向临床应用转化，从而引领我国儿童卫生事业的全面发展。

五、促进人才集聚与培养成长

（一）优化人才集聚与培养的支撑体系

创新“医教协同”机制，实施“医学领军人才、优秀学科带头人和优秀青年医学人才”培养计划，对人才、项目和团队等进行多途径支持，造就一批科技创新领军人才，着力培养一批优秀学科带头人、首席科学家、临床研究领军人才；重点培养一批基础研究型、临床与公共卫生研究型、产业转化型的创新尖子人才，依托各类“医研企”创新基地，加快培养一批科技成果转移转化领军人才。加快形成与国际惯例接轨的人才制度和支撑体系，探索实施更加开放、灵活和柔性的人才引进和流动政策。完善人才的激励机制、竞争机制、导向机制、保障机制和培训机制，使高端医学科技人才“既能培养得出来，也能留得住”。

（二）面向全球集聚高端医学创新人才

积极实施海外高层次人才引进计划，强化创新型人才引进导向。通过国家和上海“千人计划”、上海“浦江人才计划”等人才引进计划，积极引入一批海外高层次创新创业人才。吸引世界一流领军人才领衔上海重大医学科技研究任务，完善与国际一流团队交流合作机制。对高精尖人才、优秀人才、急需紧缺的特殊人才等不同类型的海外高层次人才，分类开辟专门渠道、实行特殊政策，实现海外高层次人才的精准、快速引进，充分发挥医学科技人才的创新活力和主动性，使上海成为亚太地区对科技创新人才最具吸引力、人才发展环境最优越、人才创新贡献最突出的区域之一。

（三）建立高效能的科研创新团队，优化人才队伍结构

现代医学技术具有高技术、高投入、高风险和高附加值的特点，这就要求有一批高素质的既懂技术创新又懂市场运作并具有国际视野的复合型人才队伍。探索以学科领军人才为中心，建立跨学科、跨部门、跨地域的开放式科技创新团队，构建学术管理与业务（行政）管理相协同的运行机制，实施科技创新团队的分类管理和科学的多层次目标系统管理。建设一支多学科交叉融合、跨领域、“产、学、研”一体化、海内外结合的人才队伍。

六、促进科技成果的转移转化

（一）完善医学科技成果转移转化机制

积极贯彻国家有关要求，完善企业研发费用计核方法，调整目录管理方式，扩大研发费用加计扣除优惠政策适用范围。落实国家对包括天使投资在内的投向种子期、初创期等创新活动投资的相关税收支持政策。强化生物医药企业在应用研究、中试、技术开发、商品化、产业化等科技创新各环节的作用。鼓励和支持企业以推进大健康产业发展为目标，围绕医疗产业和健康产业等方面开展科技成果转化。在互惠互利的基础上，加快推进产学研合作、医研企合作，鼓励企业与医疗机构采取联合建立研究开发平台、技术转移机构或者技术创新联盟等产学研合作方式，共同开展研究开发、成果应用与推广、标准研究与制定、适宜技术推广等活动。

（二）建立健全科技成果监管、评价和准入制度

深入贯彻知识产权保护、生物安全等法律法规，建立健全卫生科技创新成果监管、评价、准入等制度体系。优化现行医疗服务新项目审批流程，鼓励和规范卫生科技创新成果的准入应用，加强对创新技术、产品及服务的临床研究和应用发展的监管。建立卫生技术及健康科技成果评估体系，制定卫生技术及科技成果评估实施意见，大力推进对医疗产品和技术的评估工作，从源头提升健康科技成果质量。

（三）建立健全科技成果转化激励制度

鼓励各类创新主体通过技术入股、股权奖励、股票期权、项目收益分红、岗位分红等方式参与技术和成果转移转化活动。医疗机构以技术转让或者许可方式转化职务科技成果的，应当从技术转让或者许可所取得的净收入中提取不低于70%的比例用于奖励科研负责人、骨干技术人员等重要贡献人员和团队，转化收益用于人员激励的部分不计入绩效工资总额基数。完善医疗机构绩效工资和科研经费管理制度，给予基础科研稳定的财政拨款或财政补助，提高科研项目人员劳务支出比例。探索采用年薪工资、协议工资、项目工资等方式聘任高层次医学转化人才。

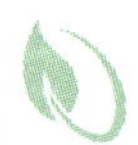

上海市儿童健康服务能力建设(2016～2020年)基本思路研究

王磐石　吴向泳　张　帆　徐崇勇　闵　琛　李　晨　许明飞

【导读】 2016～2020年是贯彻落实"全面两孩"政策、深化医药卫生体制改革、加强儿童健康服务体系和能力建设以及提高儿童健康水平的重要时期。本文全面梳理总结了"十二五"时期上海市儿童健康事业主要进展，分析了面临的发展形势，提出了2016～2020年上海市儿童健康服务能力建设的发展理念和发展目标，明确了优化资源布局、推进科技创新、创新运行机制、完善医疗服务、深化医防融合、加强队伍建设和强化组织领导等主要任务。

一、"十二五"时期主要进展

"十二五"时期，上海市加快儿童健康事业发展，认真落实2012年市政府第147次常务会议关于加强儿科、产科资源建设的决定，不断加强儿科医疗资源配置，努力提高儿童健康服务质量和水平。2015年，全市婴儿死亡率为4.58‰，其中户籍人口婴儿死亡率为2.46‰，非上海户籍人口婴儿死亡率为6.58‰；全市孕产妇死亡率为6.66/10万，其中户籍人口孕产妇死亡率为4.16/10万，非上海户籍人口孕产妇死亡率为9.08 /10万，继续保持发达国家和地区水平。

(一) 儿童健康服务资源配置不断加强

本市新建上海市妇幼保健中心、上海市儿童医院普陀新院和上海市第一妇婴保健院东院，新增上海市第一妇婴保健院、复旦大学附属妇产科医院、上海交通大学医学院附属国际和平妇幼保健院300张床位。扩大市级综合医院儿科规模，郊区"5＋3"项目新建医疗机构产科和儿科床位达到总床位数的10%，新增上海交通大学医学院附属新华医院、上海市同济医院儿科床位345张。发挥社会办医作用，建设各类儿科医疗机构15家。截至2015年底，全市提供儿科诊疗服务的医疗机构共有179家，其中，设置儿科床位的医疗机构有68家，提供儿科门诊服务的医疗机构有141家，提供急诊服务的有76家，总床位数达到3 600张(每千常住儿童床位数为1.63张)，全市儿科执业(助理)医师达到3 205人[每千常住儿童儿科执业(助理)医师数为1.45人]。2015

第一作者：王磐石，男，上海市卫生和计划生育委员会副主任。
作者单位：上海市卫生和计划生育委员会(王磐石、吴向泳、张帆、徐崇勇、闵琛、李晨、许明飞)。

年，全市儿科出院人次为 18.57 万，门急诊人次为 1 345.13 万。

（二）儿科医疗运行模式不断创新

积极探索儿科医疗联合团队和联合体模式，2012 年，上海市儿童医院联合普陀区 4 家医院，成立上海市儿童医院普陀区联合团队；2014 年，复旦大学上海医学院和复旦大学附属儿科医院联合 8 家医院，组建复旦大学儿科医疗联合体，充分发挥优质儿科医疗资源的辐射带动作用，儿童就近就诊率显著上升。

（三）学科和人才队伍建设迈上新台阶

推进小儿外科、小儿心血管等临床医学中心建设，加强儿科学、发育行为儿科学与儿童保健学等重点学科发展，启动“儿童重大疾病”“重大出生缺陷”等重要疾病联合攻关，推广儿科医学先进适宜技术项目，儿科医学科技创新能力不断提高，一批儿科医学项目获得国家和本市科技奖项。加强本科阶段儿科临床医学教育，上海交通大学医学院于 2012 年恢复五年制临床医学专业儿科方向，共招录学生 133 名。2010 年实施住院医师规范化培训制度，共招录儿科规培生 747 名。2013 年启动专科医师规范化培训，共招录儿科类专科医师 322 人。通过“儿科强基层”继续医学教育项目，提升社区卫生服务中心全科医生儿科服务能力。

（四）儿童健康服务保障力度加大

各级财政加大对儿童健康服务的投入，“十二五”期间本市建设财力对市级儿科医院建设项目的投入比例从“十一五”时期的 60%提高到“十二五”时期的 80%；国家财政和本市财政共同投入资金，支持儿科专科和危重会诊抢救中心建设。同时，充实加强儿科医疗服务力量，市、区县两级新增事业编制近 2 000 名。探索儿科医疗服务价格形成机制和向儿科倾斜的内部绩效考核与薪酬分配制度。形成了以居民保险为主体，上海市中小学生、婴幼儿住院医疗互助基金为补充的儿童医疗保险制度，儿童医疗保障覆盖范围进一步扩大、保障水平进一步提高。

二、发展形势分析

（一）儿童健康服务需求持续增长导致儿科服务资源总量不足

随着全面两孩政策的实施，“十三五”期间本市常住出生人口预计为 130 万；2020 年本市 0～14 岁儿童人数预计为 250 万，比 2015 年增加 30 万。同时，来沪就医儿童人数也会相应增长，保障儿童健康服务的任务加重。

（二）儿科资源配置结构不合理导致资源利用不均衡

儿童专科医院和优势医院所在区域的儿科资源相对丰富，郊区相对短缺。儿童专科医院和优势医院超负荷运行，床位使用率高达 107%；综合医院尚未充分发挥儿科资源优势，二、三级医疗机构儿科床位使用率分别为 92%和 81%；社区卫生服务中心儿童健康服务能力相对薄弱，开设儿科门诊服务的仅有 23 家。

（三）儿童健康服务人员职业成就感相对不足

儿科医务人员工作量过大，职业风险高，薪酬待遇过低，导致儿科医务人员流失，人才招聘和引进困难。

（四）儿童健康服务保障力度不够

儿童健康服务项目价格与成本不完全匹配，导致儿科医务人员劳动价值得不到充分体现，运行补偿机制尚不完善。

三、发展理念和发展目标

（一）指导思想

树立创新、协调、绿色、开放、共享的发展理念，坚持儿童优先基本原则，以保障儿童生存和健康发展权利为宗旨，全面深化改革发展，落实健康中国建设战略。进一步全面深化医药卫生体制改革，把保障儿童健康放在卫生计生工作的突出位置，推进儿童健康服务以人为本发展、均衡协调发展、内涵质量发展、创新智慧发展，疾病诊治和健康管理并重，加快儿科医学科技创新，发挥中医药特色和优势，努力提高儿童健康水平。

（二）基本原则

1. 坚持科学谋划、适度超前发展

依法保障儿童健康合法权利，主动服务“四个中心”、社会主义现代化国际大都市和科技创新中心建设，以需求和问题为导向，在供给侧扩大儿童健康服务供给，在需求侧通过预防减少疾病发生，落实“全面两孩”生育政策，科学谋划，完善具有上海特点的儿童健康服务体系，促进儿童全面健康成长。

2. 坚持平等发展、促进服务公平

营造公平和有利于儿童健康成长的社会环境，让每一位儿童享有平等的健康权利和机会。把实现好、维护好、发展好儿童健康权益作为儿童健康服务的根本出发点。从儿童最广泛、最迫切的医疗和保健服务需求出发，合理配置医疗卫生资源，提高儿童健康服务能力，满足多层次的儿童健康服务需求。

3. 坚持协同推进、提高运行效率

深化医疗、医保、医药“三医联动”，加强中西医结合，推进政策协同和制度创新。建立儿童专科医院、综合医院儿科、社区卫生服务中心和妇幼保健机构协同机制，推进分级诊疗，引导有序就医，提高儿童健康服务体系运行效率。

4. 坚持优化服务、夯实基层基础

积极稳妥推进服务模式创新和医学科技创新，提升优质资源辐射能力，优化服务流程，改善儿童就医体验。深挖潜力、盘活存量、补齐短板、发展增量，加强综合医院和社区卫生服务中心儿童医疗和保健服务能力建设，夯实基层基础，提高儿童健康服务的可及性。

5. 坚持预防为主、促进儿童健康

关注儿童健康行为和疾病谱变化，全面加强胎儿、新生儿、婴幼儿等儿童各年龄期的健康管理，普及科学、权威的儿童健康知识，从源头保障儿童健康水平。

（三）发展目标

1. 总体目标

到 2020 年，建成与上海城市功能定位相适应、与儿童健康需求相匹配的儿童健康服务体系，进一步提高出生人口素质，形成引领全国、具有国际影响力的儿童健康服务高地。进一步完善儿童基本医疗卫生制度，形成分工明确、功能互补、上下联动、协同创新的运行机制，让儿童都享有便捷、均等、优质、连续的健康服务，使儿童健康服务人员共享儿童健康事业改革发展的成果、拥有职业尊严和发展成就感，促进儿童健康服务机构再上发展新台阶，儿童健康继续保持发达国家和地区的水平。

2. 主要指标

到 2020 年，基本满足儿童健康服务需求，实现全市每千名 0～14 岁常住儿童拥有儿科执业（助理）医师数不低于 1.55 人，核定床位不低于 2.2 张。儿童健康管理进一步加强，0～6 岁儿童保健管理率不低于 90%，儿童免疫规划疫苗接种率不低于 98%，新生儿、儿童主要疾病筛查率不低于 90%。儿童健康服务感受度进一步提升，实现全市三级医疗机构挂号后急诊平均候诊时间不超过 1 小时，门诊预约挂号后平均候诊时间不超过 2 小时。儿童健康水平进一步提高，实现全市新生儿死亡率低于 6‰，婴儿死亡率低于 7‰，5 岁以下儿童死亡率低于 8‰的目标。

四、主要任务

（一）优化资源布局，完善服务体系功能

着眼于资源共享、优势互补、协同合作，强化包括儿童专科医院、综合性医院儿科、社区卫生服务中心和妇幼保健机构在内的儿童健康服务体系功能建设。落实儿童专科医院和优势医院建设任务，完成复旦大学附属儿科医院、上海儿童医学中心、上海交通大学医学院附属新华医院新增儿科床位建设项目。加强综合医院儿科建设，二级以上综合医院必须提供儿科门诊服务，三级综合医院和承担区域医疗中心任务的二级综合医院应当提供急诊服务，并设立儿科床位，床位数原则上为医院核定床位的 5%，最低不少于 30 张，对儿科床位根据政府卫生投入政策予以支持。加强中医儿科建设，支持中医医疗机构开展儿童健康服务，三级综合性中医医疗机构应当提供儿科门急诊服务，并设立儿科床位，鼓励二级中医医疗机构提供儿科服务。社区卫生服务中心等基层医疗机构应当依托全科门诊等形式，提升儿科诊疗能力，加强儿童保健服务。加强危重新生儿救治能力，妇产科医院必须设立新生儿床位，提供医疗服务的妇幼保健机构应当开设儿童保健门诊。引导和鼓励社会力量举办儿童医疗机构，逐步形成多层次的儿童健康服务体系。

（二）推进科技创新，打造儿科医学高地

聚焦儿科医学科技发展前沿，营造良好的创新氛围，增强儿科医学创新内动力，主动服务科

技创新中心建设。重点围绕健康管理、重大疾病防治、疑难危重疾病诊治，建设一批儿科医学尖峰、高峰和高原学科。建成小儿外科、普通儿科学、小儿心血管、儿童保健（发育与行为儿科）、少儿卫生、新生儿、儿童血液肿瘤、儿童呼吸、儿童急重症、儿童肾脏10个儿科类重点学科；建设5个中医、中西医结合儿科类临床优势专科；培养10位具有国际影响力的儿科领军人才，建立10个高端儿科海外研修团队，提升在国际儿科医学科技创新领域的参与权、话语权和规制权。对儿科类科研课题予以政策倾斜，同等条件下，优先资助儿科类课题及人才培养项目。

（三）创新运行机制，推进区域协同发展

着力解决突出问题，缓解优质资源供需矛盾，提高儿童健康服务体系的运行效率。以就近结对、兼顾传统合作关系为主要原则，依托三级儿童专科医院和优势医院，在全市构建东南西北中五大区域儿科联合团队，加强技术支撑和辐射，解决儿科常见病、多发病方面的临床服务需求，形成专科医院和优势医院支撑区域医疗中心、区域医疗中心支撑社区卫生服务中心的格局，提高各级医疗机构儿科服务同质化水平；同时，社区卫生服务中心帮助疑难杂症患者转诊至上级医疗机构。在本市东部形成上海儿童医学中心与浦东新区、奉贤区的儿科联合团队，在南部形成复旦大学附属儿科医院与徐汇区、闵行区、金山区、松江区、青浦区的儿科联合团队，在西部形成上海市儿童医院与静安区、普陀区、长宁区、嘉定区的儿科联合团队，在北部形成上海交通大学医学院附属新华医院与虹口区、杨浦区、宝山区、崇明县的儿科联合团队，在中部形成上海交通大学医学院附属瑞金医院与黄浦区的儿科联合团队。儿科联合团队的组建由儿童专科医院和优势医院与区卫生和计划生育委员会（本书以下简称“区卫生计生委”）签约，以区域医疗中心为平台、社区卫生服务中心为延伸，推动区域内儿科联合团队纵向发展，将优质医疗资源辐射到社区。

儿科联合团队以品牌、技术为纽带，发挥学科引领和技术辐射作用，建立有效合作和管理运行构架，规范诊疗标准和服务流程，统一开展专业技术人员培训，实现儿科联合团队内学科、技术联动发展和医师双向互助流动，建立预约挂号、双向转诊、危急重症转运绿色通道，提升儿童服务能力和技术水平。市级综合医院可根据自身儿科情况，加入相应儿科联合团队，实现共同发展。

（四）完善医疗服务，引导就近有序就医

注重医疗服务标本兼治，加强预警和引导，改善群众就医体验。改善门急诊环境，在全市综合医院和中医、中西医结合医院建设50个标准化示范儿科门急诊项目。优化儿科门急诊服务流程，鼓励有条件的医疗机构开设儿科延时门诊和夜门诊，减少排队等候时间。加强医疗服务质量管理，完善市区两级质控网络，落实医疗安全和质量核心制度，规范诊疗行为。保障儿科药品供应，加强儿童合理用药宣传和指导。

结合社区卫生服务综合改革，做实家庭医生签约服务，将有儿童的家庭作为家庭医生重点签约的对象，把儿童健康管理纳入服务内容，对在上级医疗机构就诊患儿及时加强随访管理。推进儿科分级诊疗制度，引导门诊重心下沉，把儿童常见病、多发病解决在基层。推进预约服务，逐步提高市级医疗机构儿科门诊预约服务比例，到2020年超过50%。全面推行分时段预约，对预约患者和预约转诊患者优先安排就诊。运用互联网手段，提供就诊信息查询服务，建立儿科服务预警和信息发布机制，引导市民就近、错峰、有序就医。多渠道开展儿童健康知识科普宣传、教育和

咨询，普及儿童疾病防治常识，引导市民形成科学就医理念和习惯。

（五）深化医防融合，加强儿童健康管理

围绕儿童健康管理，以疾病诊治和健康管理并重，推动儿童健康管理科学、规范、持续发展。充分发挥各级妇幼保健等专业机构在儿童健康管理中的技术支撑作用，充分发挥医疗卫生机构在儿童疾病管理中的纽带作用，以社区卫生服务中心为平台，运用互联网技术推进儿童健康管理服务。加强爱婴医院管理，推广使用母子健康手册，落实儿童早期发展项目，推进儿童早期发展示范基地创建，促进儿童生理、心理和社会能力等生长发育潜力的全面发展。充分发挥家庭作为儿童第一学校的作用，多渠道普及儿童常见病、多发病防治和中医预防保健知识，逐步提高儿童健康的家庭自主管理意识和能力，把儿童健康的"金钥匙"交给市民。落实国家和本市基本公共卫生服务项目，加强儿童保健管理，规范化、温馨化地开展儿童免疫规划疫苗接种，保持高水平接种率，做好流感、肺炎等二类疫苗的宣传，增强家长为儿童接种二类疫苗的意愿。健全完善基于居民电子健康档案的儿童、青少年健康信息管理系统，将儿童保健、学生体检、儿童眼病和牙病防治发展信息一并纳入。加强新生儿遗传代谢性疾病和听力筛查，推广新生儿先天性心脏病、唐氏综合征等疾病筛查，推进筛查、诊治和康复的全程管理。加强儿童罕见病诊治，发布儿童主要罕见病名录，建设上海市儿童罕见病诊治中心。深化"医教结合"工作模式，继续加强"一校一医"工作，加强在托儿所、幼儿园、中小学的疾病预防工作，充分发挥学校在学生传染病、慢性病预防控制中的主体作用和在心理健康促进中的基础性作用，进一步健全家庭、学校、医疗机构三位一体的"防—治—康"工作机制。完善特殊儿童入学健康评估机制，为每一个特殊儿童明确一个医学诊断，建立一份健康档案，制定一份特教方案，落实一个康复方案。

（六）加强队伍建设，激发人才发展活力

创新人才培养和发展机制，充分调动医务人员积极性，提升职业荣誉感，促进人才队伍可持续发展。加强医学院校儿科专业教育，适时扩大儿科类招录规模。加强毕业后医学教育，加大儿科住院医师、专科医师（含儿童保健医师）规范化培训。根据医学院校和规范化培训医院的教学容量以及本市儿科医疗人才需求，每年制定合理的招录规模，并在临床医学博士专业学位和硕士专业学位招生中增加儿科领域的招生数量，严格控制培训质量，输送合格儿科人才。按需开展临床医生转岗培训，获得儿科医师转岗培训合格证书后，可在原执业范围基础上增加儿科执业范围。加强全科医生儿科常见病、多发病诊治技能培训，持续推进"儿科强基层"继续医学教育，提高基层医务人员儿童健康服务能力。将儿科人才纳入卫生行业紧缺人才预警和管理机制。制定有利于儿科医师流动的多点执业政策。以儿科床位和服务对象为基础要素，充实儿科医护编制，配足儿科护士数量，加强岗位管理。改善儿科医务人员执业环境，医疗机构配备医务社工，强化人文关怀，进一步加强医患沟通，促进医患和谐。深化人事、收入分配制度改革，向儿科医师等紧缺岗位倾斜，完善职称评审标准，以岗位职责、工作负荷、服务质量、服务效果为要素建立健全绩效考核办法，根据考核结果进行绩效工资分配，体现按绩分配，优绩优酬，确保公立医疗机构儿科医务人员收入水平达到同级别机构同类人员的平均水平或以上，增加岗位吸引力。

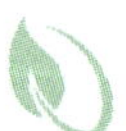

（七）强化组织领导，实施监督评估

各级政府要切实加强领导，落实责任，根据区域实际，调整优化区域内的儿童健康服务资源；加大投入力度，在保障政府主渠道支持的基础上，鼓励和引导社会资本参与儿童健康服务发展，形成多元化的办医格局。加强对供需双方的行为调控，实施儿童健康服务分类管理，减轻个人就医负担。通过开展医疗服务价格比价关系研究，科学调整提升儿科诊疗、检查等服务项目价格，体现儿科医务人员的技术劳务价值。各级政府要把儿童健康服务资源配置落实情况纳入政府目标责任管理，健全完善监督评估工作机制，建立督办、评估和问责制度，加强规划的宣传和舆论引导，确保规划实施和推进。

亚洲医学中心城市的内涵及特征研究

白　鸽　周　帅　戴瑞明　熊雪晨　霍兆桦　周奕男　罗　力

【导读】 亚洲医学中心城市是上海在20世纪90年代中期就提出的奋斗目标，然而其内涵、特征等尚缺乏相关理论研究基础，本研究在文献评阅和专家咨询论证的基础上，对亚洲医学中心城市的定义和具备的特征进行研究，为实现亚洲医学中心城市的目标提供理论依据和支撑。

上海在20世纪90年代中期提出亚洲医学中心城市的建设目标，之后连续将其写入上海卫生事业发展五年规划，新一轮医改方案也提出上海将于2020年建成亚洲医学中心城市。然而亚洲医学中心城市的目标是什么？内涵是什么？特征是什么？如何与上海“四个中心”建设进行衔接？这些方面尚无相关理论研究。为明确亚洲医学中心城市的内涵和特征，本研究通过搜索有关期刊、书籍、政府文件、政府网站等途径，广泛收集国内外关于医学中心城市的基本理论、观点思路、界定方法，研究提出医学中心城市含义和特征。在此基础上，通过个别专家访谈、焦点组座谈的形式进行专家咨询和论证，丰富和完善亚洲医学中心城市的内涵和特征。

一、亚洲医学中心城市的发展目标

本研究提出建设亚洲医学中心城市的目标和愿景是实现上海医疗卫生事业的“立地”和“顶天”，即拥有适宜的基本卫生服务提供能力，不断改善上海民众生活质量，让人民生活得更好、更健康；同时拥有较强的技术及其辐射能力，服务于经济社会发展大局，不断提升上海的国际形象。

二、亚洲医学中心城市的内涵

亚洲医学中心城市的基础是适宜的基本卫生服务提供能力，标志是较强的技术及其辐射能力。适宜的基本卫生服务提供能力，主要体现在：卫生资源规模数量适宜、布局合理、结构优化，医疗卫生服务供需平衡，医疗保障完备，市民多层次医疗卫生需求得到有效满足，公共卫生事件

基金项目：上海市人民政府决策咨询卫生计生专项(项目编号：2016－2－M01)。
第一作者：白鸽，女，讲师。
作者单位：复旦大学公共卫生学院(白鸽、周帅、戴瑞明、熊雪晨、霍兆桦、罗力)，上海健康信息协同研究中心(周奕男)。

应急处理及时、有效。较强的技术及其辐射能力，主要体现在：具备较领先的医学研发、交流和应用能力，拥有一批亚洲一流的医生群、学科群和医院群，充分满足本市居民卫生服务的技术要求，吸引国内外患者就医，承担国际、国内卫生救援任务，服务全国，面向亚洲。

围绕亚洲医学中心城市的发展目标，可见其内涵包括“一流的医学学科、一流的医疗服务体系、一流的医疗保障制度、一流的公共卫生服务、一流的应急处置网络、一流的医学人才”，其中医学学科、医疗服务和医学人才是为了实现“顶天”的目标，而应急处置网络、公共卫生服务和医疗保障制度则是为了实现“立地”的目标。

（一）一流的医学学科

学科建设已成为各级医疗机构的发展重点，其水平直接反映了机构的医学综合水平和学术地位，而城市的医学学科建设，体现了城市的科技创新能力，可以协调城市卫生事业的健康发展，增强卫生科技系统的整体素质和力量，也可促进其经济和社会作用的发挥。在学科领域，亚洲医学中心城市的内涵主要包含：① 高产高质的学术成果。学术成果的多少和优劣决定了城市发展的潜力和高度。② 成熟的医药企业研发基地。医药企业的规模大小、所处行业的地位高低决定了医学中心城市的建设和发展影响力。③ 兴盛的转化医学。转化医学是推动基础学术研究与临床诊疗实践的协同合作，推动科研成果迅速、有效地转化为临床应用产品。这些是衡量医学科创能力的重要指标，也受到各大城市的高度认可和推崇。

（二）一流的医疗服务体系

医疗服务体系建设是促使医疗机构发展的立身之本，也是医疗机构可持续健康发展的重要保证，是以人为本、提高群众满意度的重要体现。在医疗服务体系领域，亚洲医学中心城市的内涵主要包含：① 拥有高端的医院。医院不仅应拥有高超的医疗技术和设施设备，提供高质、个性化的治疗方案，并应通过国际认证，与国际接轨，可完成国际医保结算等。② 拥有前沿的医疗技术。至少拥有一项世界或亚洲顶尖的医疗技术，具体体现在治愈率高、治疗效果领先，技术应用创新性和垄断性等方面。③ 拥有较大规模的服务量，应在覆盖常住人口的基础上，对于周边区域有一定的覆盖，具体可体现在外地患者住院人数、手术人次数及高难度手术人次数方面。

（三）一流的医疗保障制度

医疗保障制度是城市社会保障体系的重要组成部分，是社会成员共享经济社会发展的有效途径。随着经济社会的快速发展，政府对于社会保障尤其是医疗卫生领域的投入逐步增加，而群众对于医疗服务的需求也逐步多元和丰富。在医疗保障制度领域，亚洲医学中心城市的内涵主要包含：① 覆盖人群广泛。群众参保率高，尤其是重点人群、弱势人群的参保率应达到较高的比例。② 保障水平高。健康筹资水平高，群众自付医药费用较低，社会因病致贫的比例发生较低。③ 商业保险蓬勃发展。不仅为群众提供丰富多样的医疗保险选择，尤其是覆盖全生命周期、重点人群的保险项目，也为医疗服务的监管提供强有力的支撑。

（四）一流的公共卫生服务

公共卫生服务是预防控制疾病流行，培养良好卫生习惯和文明生活方式，从而最终保护和提高人群健康水平的途径和方法。随着全球化的发展和疾病谱的演变，疾病越发不局限于某个区域或者某个时间段，SARS、埃博拉病毒疫情的爆发，麻疹等传染性疾病的复活，让公共卫生的发展得到各国越来越多的重视。在公共卫生领域，亚洲医学中心城市的内涵主要包含：① 覆盖人群广泛。不仅包含城市户籍人群，一般要覆盖常住人口，甚至全人群。② 重点关注人群突出。在开展常规公共卫生服务的同时，重点关注妇女、儿童、老人、慢性病患者、精神疾病患者、传染病患者等人群的公共健康。③ 服务内容广泛。开展形式多样、内容丰富的公共卫生服务项目，一般包含妇女和儿童卫生、传染病控制、慢性病管理、营养健康、环境监测、学校卫生等方面。

（五）一流的应急处置网络

应急处置网络是政府及其他公共机构在突发事件的事前预防、事发应对、事中处置和善后恢复过程中，建立应对机制，通过科学、技术、规划与管理等应对手段，保障公众生命健康和财产安全，从而促进社会和谐健康发展。应急处置网络的质量和效率决定了城市医学中心发展水平的重要指标。在应急处置网络领域，亚洲医学中心城市的内涵主要包含：① 急救站点完备。急救医疗机构布局合理，急救硬件设施充足，如急救车辆等。② 急救信息系统发达。急救信息系统应能协助选择恰当的医疗机构和急救路线等，缩短急救反应时间。③ 应急教育普及广泛。应当充分利用报刊、广播、电视、网络等对社会公众开展广泛的应急急救常识宣传教育，提高群众自救互救技能。对重点人群和行业开展培训，提高那些处于或有可能最先到达事故现场、伤病患者面前的行业一线人员的应急急救技能。

（六）一流的医学人才

人才是构建医疗机构和学科发展的重要支撑，受到各级卫生行政管理部门及各类医疗机构的重视。随着医疗行业战略从“外延式”的发展模式向“内涵式”发展的转型，实施以加强人才建设为核心的模式愈发显得重要。在医学人才领域，亚洲医学中心城市的内涵主要包含：① 拥有一流的医学院校。医学院校在全球综合实力和各专业（临床医学、公共卫生、基础医学、护理学、药学等领域）排名靠前。② 拥有高端医学领军人才。顶级学科领军人才是医学中心城市建成和发展的推动力。③ 拥有高学历的人才数量多。构筑人才高地是建设和发展的基础，医学中心城市的建设发展离不开医学类高学历人才的聚集。

在医学学科、医疗服务体系、医疗保障制度、公共卫生服务、应急处置网络、医学人才六个方面创建一流的过程中，也必将提升群众的健康状况，具体体现在三大健康指标（居民期望寿命、孕产妇死亡率、婴儿死亡率）的改善和市民健康素养的提高。

三、亚洲医学中心的特征

在 2016 年 8 月发布的《上海市卫生计生改革和发展“十三五”规划》（沪府发〔2016〕57 号）[1]

中首次对亚洲医学中心城市进行了解释，指出其基本特征包括：① 医学科技处于亚洲领先水平，对周边国家和地区具有较强的辐射力和影响力，成为亚洲医学交流、教育与培训的重要集散地。② 高端医疗服务业发达，较好地满足在沪外籍人士的就医需求，并吸引周边国家和地区患者来沪就医。③ 基本医疗卫生制度健全，居民享有较高的基本医疗保障待遇，居民健康水平处于亚洲前列。

本研究在此基础上，结合亚洲医学中心城市的发展目标，将亚洲医学中心城市的特征定为规模化、国际化、竞争力、效应和支持系统五个维度。

（一）规模化

规模化是要求亚洲医学中心城市不同层级的医疗机构应具备针对性的服务定位、对象、服务内容和评估办法，并为服务对象提供适宜规模的服务量。在三级医疗机构层面，应以疑难重症疾病诊断治疗为主，领域应以全国为覆盖区域，并推进三级医院优质资源向郊区转移，应将外地患者住院人数，三、四级手术人次数列为主要的考核指标。在二级医疗机构层面，应以常见疾病和一般复杂疾病治疗为主，领域应覆盖上海市常住人口，并加强区域医疗中心的建设和短缺医疗卫生资源配置，推进向康复和护理资源的转型。在社区卫生服务机构方面，则应以家庭医生制度为依托，完善运行机制，打造成具有资源整合、服务和管理功能的平台。

（二）国际化

国际化要求亚洲医学中心城市能够满足周边国家的医疗服务需求，尤其是高端医疗服务、医疗旅游等的推广。因此，一方面需要推动已建立医疗机构的国际标准化认证，加强与国际医疗保险机构合作；另一方面要扩大医疗服务领域对外开放，调整和新增资源优先考虑社会医疗机构，鼓励社会资本建成一批有一定规模、影响和品牌特色的社会医疗机构。支持社会力量提供体检、医学检验、影像检查、健康管理、医疗旅游、健康咨询、卫生检测和评价服务。

（三）竞争力

竞争力要求亚洲医学中心城市拥有良好的发展潜力，具体体现在学科建设、医疗技术、应急处置和人才建设四个方面。① 在学科建设方面，应成立专项资金，坚持学科、人才、项目和成果联动发展，不断加大优势和薄弱学科的建设；创造良好的政策环境，支持医疗卫生机构、医学科研机构、生物医药企业联合开展应用医学领域研究，实现医学基础研究、临床研究与生物医药产业发展的良性互动。② 在医疗技术方面，应把握国际医学科技进步大方向，以严重危害人类健康的疾病为重点，开展致病机制、诊断、治疗和预防等方面的联合攻关，推进精准医疗、生物治疗、分子诊断、干细胞与再生医学、脑科学等前沿领域研究，加强临床队列研究和科研信息数据共享，并筛选一批适宜医学技术重点推广应用。③ 在应急处置方面，要求完善基于公共卫生事件的风险监测和评估体系，围绕急救网络、运行模式、人才队伍、信息系统、硬件设施、院前院内衔接、法制保障等方面，全面推进院前医疗急救体系建设，完善“120”网络布点，提升城市公共安全保障能力和日常急救服务水平。④ 在人才建设方面，应依托医学院校打造亚洲一流的医学人才队伍，加快医学领军人才、学科带头人、优秀青年医学人才培养，逐步形成定位明晰、层次分明、衔接有序

的医学人才培养体系。

（四）效应

效应要求亚洲医学中心城市应保障公共卫生安全，并提升群众健康水平。在保障公共卫生方面，要求应完善公共卫生服务体系，并调整推进公共卫生服务项目，促进公共卫生服务管理的精细化和全程化。在提升群众健康水平方面，应大力开展健康教育、健康促进工作，不断提高市民的健康素养。

（五）支持体系

支持体系要求亚洲医学中心城市具备政府主导的多元化卫生筹资机制，强化政府对卫生领域的基本公共服务投入责任，引导社会资金参与卫生事业发展。

综上，对应亚洲医学中心城市的发展目标，“顶天”要求亚洲医学中心城市应具有适宜的规模、良好的国际形象和充分的竞争力，“立地”则要求亚洲医学中心城市要实现医疗卫生服务地理和经济等方面的可及性和公平性，保障群众的健康，拥有较好的效应和支持系统。此外，对应亚洲医学中心城市的内涵，本研究将内涵分为具体的内容，并对应相应的特征，详见表1。

表1　亚洲医学中心城市内涵与特征对应表

内　涵	内　容	特　征
医学学科	学术成果	竞争力
	医药企业研发基地	竞争力
	转化医学	竞争力
医疗服务	高端医院	国际化
	前沿医疗技术	竞争力
	服务量	规模化
医疗保障	保障覆盖人口	国际化
	健康筹资	支持系统
公共卫生	公共卫生服务	效应
应急网络	急救反应时间	竞争力
医学人才	医学院校	竞争力
	顶级学科领军人才	竞争力
	高学历医生	竞争力
健康结果	群众健康情况	效应

四、亚洲医学中心城市的发展借鉴

本研究通过对国内外相关政策法规和期刊文献的研究发现，亚洲医学中心的相关政策主要由上海发布，但上海对于亚洲医学中心城市的含义、功能和评估并无明确的定义，而与城市建设相关的健康城市、卫生城市建设的发起较早，相关的概念较为明确，评估考核的方法也较为成熟，

黄敬亨(2011)[2]、翟羽佳(2014)[3]等已开展了细致和广泛的研究，虽然各自侧重点不同，但其城市建设的理念可作为亚洲医学中心城市的借鉴和参考。而国外建设医疗中心城市的实践，可以归结为兴建医院、发展学科、提升服务质量三条途径，目标基本上是围绕吸引辐射范围内的患者就医。其中，2003 年新加坡经济发展局、旅游局和企业发展局联合提出“新加坡国际医疗”计划[4]，该计划旨在使新加坡发展成为一个亚洲主要的医疗中心，明确提出医疗卫生的产业化发展道路，将医疗作为发展旅游、创收外汇的支柱产业，这一思路对上海的亚洲医学中心城市建设有一定的借鉴意义。

参考文献

[1] 上海市人民政府. 上海市卫生计生改革和发展“十三五”规划(沪府发〔2016〕57 号). 2016.
[2] 黄敬亨，邢育健，乔磊. 健康城市运行机制的评估——SPIRIT 框架. 中国健康教育，2011，(1)：66 - 68.
[3] 翟羽佳，郭俠. 尤海菲国际健康城市计划的理论与实践. 医学与哲学，2014，(13)：50 - 54.
[4] 戴月明，新加坡医疗体系优势及其对上海的启示. 科学发展，2013，(7)：107 - 112.

科创中心建设背景下的医学科技创新发展研究

陈　文　蒋虹丽　尹述颖　谢泽宁　罗雅双

【导读】 为建设具有全球影响力的科技创新中心，上海需要以健康与经济社会协调发展为价值导向推进医学科技创新发展。从促进健康的目标出发，对于基础研究—转化研究—产业化—实践应用的科创链，既要大力培育各环节的创新成果，更迫切需要实现有规划、有布局、有机制保障的学科集聚，汇聚强劲的创新发展动力。同时，要强化协同创新机制，形成健康科学各学科间及跨学科的集成和协作链，以搭建平台、注入资源、培育领军人才、规范监管等为内容的积极公共政策作为抓手和支撑，营造良好的创新环境，着重聚焦学科发展与人才建设。

一、上海医学科技创新发展的主要观点和基本思路

（一）医学科技创新应以健康与经济社会协调发展为价值导向

医学科技创新高度活跃，在全球科技创新浪潮中占有重要地位。为了建设具有全球影响力的综合性开放型科技创新中心，上海医学科技创新需要以健康与经济社会协调发展为价值导向，不仅瞄准医学技术前沿，促进医学相关产业发展，更重要的是，以健康需求引领医学科技创新，在维护和促进健康、提升居民健康素质，进而推动经济发展的创新实践方面走在全国乃至世界前列。

1. 医学科技创新、经济社会进步与健康的辩证关系

经济社会进步为医学科技创新储备了丰富的资源。上海集聚了世界创新人才、科技要素和高新科技企业，医学科技创新能力和水平位于全国前列，汇聚创新、创造、创意、成果，具有完善的科技创新基础设施和服务体系，生物医药产业具备加快实现跨越式发展的基础条件，科技与产业融合发展，科技金融资源聚集，均是上海医学科技创新发展的有利前提。反之，经济社会发展中的产业困局、技术障碍也成为推动科学发展的原动力。医学科技创新对于促进经济社会发展的意义，遵循科学发明→技术创新→产业发展→经济社会发展的一般规律。

另一方面，医学科技创新旨在维护和促进健康，实现健康与社会和谐发展更具有现实意义，

第一作者：陈文，男，教授，复旦大学公共卫生学院院长。
作者单位：复旦大学公共卫生学院（陈文、蒋虹丽、尹述颖、谢泽宁、罗雅双）。

即科学发明→技术创新→产业发展→健康→经济社会发展。健康是基本人权，是促进人的全面发展的必然要求，是经济社会发展的基础条件，这是国际组织长期以来大力倡导的发展理念[1]，中国政府也已将“健康”议题提升至国家战略高度。《“健康中国 2030”规划纲要》明确提出“健康优先”原则，即“把健康摆在优先发展的战略地位，立足国情，将促进健康的理念融入公共政策制定实施的全过程，加快形成有利于健康的生活方式、生态环境和经济社会发展模式，实现健康与经济社会良性协调发展”。

2. 以健康需求引领医学科技创新

医学科技创新发展重点是瞄准医学技术前沿，表现为医学及相关领域创新技术的成功研发、快速的技术转化和大规模的产业化生产，促进医学相关产业发展。但是，不同于其他领域，医学科技创新的价值不应止步于产业发展，而是进一步通过临床治疗、人群健康干预和个人健康管理等途径，以改善人的健康状况、提高人的健康素质为最终目的。无论是对医学科技创新规划进行整体布局，还是选择优先突破的关键技术，都应以健康需求为标准，以健康结果评价医学科技创新的成果。

（二）联通基础研究—转化研究—产业化—实践应用的科创链

1. 在科创链的各个环节大力培育创新成果

经过资源、技术、人才的长期储备，上海医学科技创新的基础良好，基础研究—转化研究—产业化—实践应用科创链上的每个环节均有可能率先实现“点”上的突破。

传统的医学技术创新如药物、新型生物医药材料、高端医疗设备等，依然是国际医学领域的创新热点，期望本土相关研究及其技术转化有所进步。医学科技创新还包括在精准医学、干细胞与再生医学、脑科学、材料基因组等国际前沿领域的基础研究中争取更快进展，抢占发展先机。同时，整合医学、转化医学在国内的进展方兴未艾，联结基础研究和临床应用的理念开始影响医学的创新思路。

如何将新材料、人工智能等领域的技术进步与临床实践应用需求相结合，创新性地开发学科交叉的应用价值，也开始受到更多关注。以大数据为特征的新型信息技术正逐渐被引入到医疗与健康领域，基于个体健康信息的大数据正在积累和整合，将有望催生健康服务新业态，促进智慧医疗的实现和升级换代。

2. 学科集聚的实现需要有规划、有布局、有机制的保障

为了汇聚强劲的创新发展动力，迫切需要发挥政府的外部推动作用，制定响应健康需求的医学科技创新规划，进行符合医学科学发展规律的策略布局，确定优先、重点攻关方向，破除体制机制障碍，实现学科集聚。

当前基础研究—转化研究—产业化—实践应用科创链的薄弱之处在于如何以“点”上的突破快速带动整个链条的价值实现。有别于传统意义的科技成果转化，学科集聚应以合理的规划目标为导向，通过全面、有效的机制沟通产、学、研、用各环节的相关者。创新主体无论是科研机构、高等院校还是高新技术企业、中介组织，多个环节同步进展，有望在短期内形成更多创新创意，集中力量攻克科创链条上的难关，获得集成化的创新成果，缩短转化应用、实现健康价值的周期，并可能由此衍生出新的创新模式。但是，单个创新主体往往受困于技术依赖的专业思维局限，并缺

少动员各类社会资源的能力；并且，医学科技创新具有很强的正外部性经济属性，市场机制下的资源投入不足。这些都要求政府发挥积极作用，形成规划，汇聚各界智慧，导入多方资源，理顺机制，联通科创链各个环节。

（三）健康科学各学科间及跨学科的集成和协作链亟需机制创新助力

1. 强化协同创新机制

搭建硬件实施完备的平台或中心并不足以促成多学科协作的局面，强化基于平台形式的多学科、跨学科协同创新机制，打破学科壁垒更为关键。

学科专业在建立学科规范、标准和内在逻辑性的同时，也形成了学科之间的相对封闭甚至冲突，人才培养与用人机制、科研项目申报评审机制、基于科研成果的绩效考核机制不断加强这种封闭性。为了加速各学科之间的交叉、渗透、融合，应依赖数据信息的交换，转变激励机制，形成知识、思想、专业技能、技术的分享，鼓励健康科学诸多学科的协同创新。例如，对于严重影响健康、经济负担沉重的疾病，亟需致病机制、预防、诊断、治疗和康复等相关专业开展联合攻关，聚合现有的医学科技创新能力，最大限度地提升科技创新成效。

2. 制定与实施有利于营造创新环境的公共政策

发挥市场机制作用、引入社会资本的同时，坚持政府主导、政策先行，制定与实施以搭建平台、注入资源、培育领军人才、规范监管等为内容的公共政策，营造良性的创新环境。

从其他国家的经验来看，受到创新要素、资源的种种限制，政府没有能力也无需对科技创新实行垄断。政府作用体现在以国民健康需求为导向，制定具有前瞻性的中长期规划与公共政策，扫清创新路径上的体制机制障碍，规范市场的运作，进行必要的基础建设。此外，上海具有特定的城市优势，有利于营造创新环境，可以走出医学科技创新发展的特色道路，包括兼容并蓄的海派文化特征，对长江三角洲地区城市群的辐射能力，人才高地建设积蓄的各类人才储备，国际金融中心较为成熟的科技金融运作等。

（四）医学科技创新应着重聚焦学科发展与人才建设

知识更迭、技术变革、产业升级、医学创新模式转变、更多社会资源参与创新，都不会改变医学科技创新发展的根基："人才"是创新的基本要素和不竭动力。重视创新的发达国家将人才建设置于战略地位，一方面凭借经济社会、学科专业、生活环境等先占优势吸引全球顶尖人才，另一方面放眼长远，重视人才培养和团队培育本土化，希望不完全依赖于人才引进。

医学科技创新人才建设，特别是国际领先水平的学者、领军人物培养周期长，上海在短期内应重视高端人才引进。引进目的以建设高水平创新团队、带动本土青年人才成长为重，以共享成熟创新成果为轻。优化医学教育体系，创造有利条件，使更多在读后备人才接受国际化培养，形成全球发展视野。塑造以上海为中心的长三角创新创业生态系统，以高效的社会管理、公平的发展机遇、对技术创新的倾斜激励吸引人才流入，以宜业宜居、保障完善、生活便捷、迁移自由的开放化城市集群环境留住人才。发现、理解并支持社会创新模式，并将其与传统创新主体加以整合。

当前，学科依然是人才培养和创新技术开发的基本单位。第一，坚持做好做强独立学科，追

赶世界先进水平。第二，根据防病治病实践的需求，动员多学科、跨学科的联合创新，避免单一学科创新思维僵化、研发成果与临床应用脱节的问题。第三，加强颠覆性技术研发领域与该技术应用领域在人才建设中的合作，如大数据专业与健康科学，培养理解多个学科基本思维范式的复合型人才，使其成为沟通不同学科语言的“翻译”，推动协同创新的实现。

二、上海医学科技创新发展面临的形势

（一）上海建设科技创新中心的战略思想

上海市建设科技创新中心应紧紧围绕“十三五”国家科技创新规划[2]，有力支撑“中国制造2025”“互联网＋”“健康中国 2030”“健康上海 2030”[3]“军民融合发展”“一带一路”建设“长江经济带”等重要国家、地区战略的实施，进行科技创新前瞻性布局，充分发挥科技创新在推动产业迈向中高端、拓展发展新空间、提高发展质量和效益中的核心作用。

1. 聚焦全面前瞻布局，实现基础理论、技术和顶尖人才培育的重大突破目标

上海建设具有全球影响力的科技创新中心的战略基础，在于持续加强科学研究，培育重要的科技创新力量，打造世界知名的科学研究中心。其内在含义表现为：聚焦重大科学问题，制定和实施国际性大科学计划和大科学项目，力争在更多基础领域和前沿领域实现理论层面和技术层面的率先突破；完善以国家重点实验室为引领的科研基地建设，按功能定位和实际需求优化科研基地的整合；培育创造一批具有国际领先水平的学者、科技领军人物、高技术人才和高水平创新创业团队，鼓励重要领域的青年科技人才脱颖而出，发展壮大创新型企业家队伍，将上海打造成具有国际竞争力和影响力的科学研究中心。

2. 聚焦改革体制机制，全力动员各类创新资源

上海建设具有全球影响力的科技创新中心的制度基础，在于具有创新激励功能与导向的体制机制环境，激发科技创新的动力活力。党的十八届三中全会对深化科技体制改革作了全面部署，并强调要“健全技术创新激励机制”，其不仅意味着使收入分配结果逐渐向科技创新要素倾斜，更是隐含了经济发展和产业结构面临的重大挑战，因此迫切呼吁体制政策环境的深刻变革。聚焦体制机制创新的内涵包括[4, 5]：使市场在创新资源的配置中起决定性作用，健全企业科技骨干员工的参股分配机制，加快科技成果的资本化和产业化过程，强化知识产权保护力度，充分保障科技产权的经济民主权利，营造鼓励创新、包容失败的市场环境，鼓励各类人才迸发创新智慧。

3. 聚焦改善科技创新生态环境，营造科技创新文化

上海建设具有全球影响力的科技创新中心的环境基础，在于以科技创新政策为支撑的城市科技创新生态环境的营造，建设全球领先的科技创新孵化基地。即通过构建开放式创新的制度环境，降低科技创新活动门槛，促进创新要素的高效流动，营造友好的科技创新生态环境，打造尊重知识、尊重科技创新价值、尊重科技成果产业化规律的新型城市创新文化，形成全社会乐于创新、勇于创新的大众创新、万众创业的文化氛围，培育开放、统一、公平、竞争的市场环境，建立健全科技创新和产业化发展的服务体系和支持创新的功能型平台，建设各具特色的创新园区，营造鼓励创新、宽容失败的创新文化和社会氛围。

4. 聚焦培育新兴产业,促进形成创新产业集群

上海建设具有全球影响力的科技创新中心的功能选择,应形成符合国际产业发展趋势的创新产业集群,强调以协同创新为载体,通过推动产业的合理化和高级化,最终促进产业关联、产业融合与产业升级。产业合理化方面,科学研究和技术开发产生出的新知识、新技术能够催生新的产业部门,技术进步改变要素组合模式,导致分工深化、产业迂回度提高、中间环节增加、附加价值增大。在此过程中,原有产业和产业部门将被逐步分解,衍生出新的产业和产业部门;产业高级化方面,新技术、新知识能够改造传统产业,驱动产业组织模式的升级转型。新技术在创立新的产业和部门的同时,也必然要求对原有的产业和产业部门进行改造,赋予传统产业以新的内涵和面貌。

5. 聚焦人才建设,创新人才管理激励机制

上海建设具有全球影响力的科技创新中心的资源布局重点在于人才建设,打造国际化人才高地。纵观硅谷模式、新加坡模式,国际人才竞争力强的科技创新中心一般具有三个特征[6]:① 人才来源与构成国际化,即一个国家能够大量吸收国际人才并加以利用。② 人才概念与素质国际化,表明一个国家自身能够培养大量具有国际竞争力的人才。③ 人才流动与竞争的国际化,即一个国家培养和吸收的人才能够流动到全球竞争中。上海建设国际人才竞争力强的科技创新中心,必须朝着这三个方向努力,应该通过适度引进培育应用型高科技创新人才,充分发挥企业家在推进技术创新和科技成果产业化中的重要作用,打通科技人才便捷流动、优化配置的渠道,建立更为灵活的人才管理机制,强化收入分配激励机制,鼓励创新创造活动,集聚一批站在行业科技前沿、具有国际视野和产业化驱动能力的领军人才。

(二) 当代医学科技创新发展的特点

1. 医学创新模式加速转变

当今医学发展的趋势特征是:生命与健康规律的认识趋向整体,疾病的控制策略趋向系统,传统医学模式正走向 4P 医学模式:预防性(preemptive)、预测性(predictive)、个体化(personalized)和参与性(participatory)。医学科技创新发展越来越依赖于多学科、跨领域的交叉渗透融合和紧密协同的团队合作。紧密围绕医学科技发展的需求,加强医学研究资源的共享集成,推动不同学科和技术领域间的交叉融合,促进前沿技术、基础研究和临床研究的紧密衔接,加速医学创新模式的转变成为当前医学科技创新的重点。基于医学模式和医学创新模式的变化,生命科学技术领域的合作创新策略经历了一系列变迁:从产业和学术合作的两部门创新模式,到多部门共同参与的开放式创新,再到互联网时代背景下发挥社会合作力量,具体包括产业介入的学术医学中心的产学合作创新,多个利益相关者尤其是"公私合作(public-private-partnerships, PPP)"创新模式,借鉴软件业开源模式的生物医药研发创新,通过众筹募集研发资金,通过游戏外包来招募、吸引和组织普通民众,帮助解决疑难生命科技问题的社会创新模式,如 Foldit 科学游戏[7]等。

2. 医学科技创新高度活跃

随着现代科学技术的飞速发展,医学成为发展最迅速、创新最活跃、影响最深远的科技创新领域之一,已经成为新一轮科技革命的引领性力量。近年来,基础研究和转化研究向纵深发展,

使得医学研究的深度和广度不断拓展，从分子、细胞、组织、器官、系统到整体层面的研究，推动现代的医学科技创新呈现出预测化、预防化和个体化诊疗的新趋势；以精准医学与预防、人工智能、先进材料技术、数字诊疗装备、养老助残技术、移动医疗、3D打印等为代表的新技术不断突破，极大实现了医学科技创新在自然科学、工程技术、社会科学范围内的全面整合；传统健康理念下的医学实践与现代医学的结合、中医现代化及与西医的融合发展已经成为我国医学科技发展的突出特色[8]。总之，多学科的交叉、渗透、融合日益广泛，医学逐步成为促进生物、材料、管理、信息、工程等学科领域集成融合应用的重要引擎，并且诸多学科碰撞产生的理论与应用成果进一步推动着医学科技创新范式发生新的革命性变革，创造出更具多样性的创新产出。

3. 产业竞争态势日趋激烈

在当今国际竞争格局中，众多国家继续将医学科技创新作为科技战略布局的优先和重点发展领域，医学科技创新水平已成为衡量一个国家科技创新水平的重要标志，医学及关联领域正成为世界科技竞争的主战场。在技术驱动和需求拉动的双重影响下，全球健康产业持续增长和快速发展，美国一如既往居于领先地位，欧洲发展势头强劲，日本沿着"生物产业立国"的战略目标继续前进，我国也已经将生物医药确定为战略性新兴产业。但我国以药品仿制、同构现象严重为代表的自主创新水平弱的劣势已经成为参与国际竞争的重要瓶颈，与建设世界科技强国的目标相比，我国医学科技创新的整体能力和发展水平仍有较大提升空间。总体上看，我国医学科技基础仍然薄弱，原始创新能力和水平仍相对落后，科技创新体系还不够完善，激励创新的政策制度环境还需进一步优化等。

（三）上海市医学科技创新发展的未来展望

1. 上海市医学科技创新发展现状

上海市医学科技创新的主体包括政府办相关医学科研机构（国家级医学科研机构和上海市附设性医学科研机构）、医院附设医学科研机构（已建成35个临床医学中心）、高等院校医学研究机构、医药企业、社会组织等。上海科技统计年鉴数据显示，2008～2013年上海研究与开发经费中对医学研究机构的投入逐年增长，占GDP的比例从2.58%增长到3.60%，近年生物制造企业对新产品开发的经费支出也有较快增长。

对医学科技创新研究成果的统计表现为发表医学科技论文、医学科技成果获奖、申请专利、生物制造业工业总产值等。2010年以后，与以往相比，以上成果数量均呈现较快的年度递增趋势。临床诊疗能力不断提高，上海在神经外科、肝脏肿瘤、听觉医学、心血管病、整复外科、手外科、骨科、口腔科、风湿病、糖尿病、消化外科等领域临床诊疗水平已经处于国内乃至世界领先水平[9]。

但是，上海医学科技创新也存在问题：创新环境方面，医学科技创新文化和环境不够完善，医学科技公共服务平台不够健全，不利于实现开放式的医学科技创新；创新基础方面，政府对医学科研管理能力仍然比较薄弱，一流的医学科研机构较为缺乏，并且医学研究机构体制受限，科研人员科技创新动力不足；人才建设方面，上海市人才竞争力、创新创业能力、国际化程度有待提升[10]，加之高层次人才流失严重，人才紧缺问题凸显；此外，目前的医学科技创新主体以公益性医学科研机构为主，资金来源主要为政府资助，医药企业参与较少[11]。

2. 上海市医学科技创新发展的展望

(1) 与科创中心建设要求关联：科创中心建设是国家战略，要求具备全世界瞩目的、已有或即将有重大突破的科技元素，涵盖从构思、设计、方法学突破、产生结果的应用转化的完整知识链，典型的如开发和使用医学3D打印技术。

全球医学科技发展趋势表现为：① 更加重视健康，健康科学是竞争激烈的领域。② 更加重视新技术研发和应用。③ 医工结合是目前医学发展的重要标志。④ 全社会参与。当前中国医学科技发展的状态，绝大部分是跟跑，少数是并行发展，极少数是领跑。科技创新需要改变环境，需要中华文化复兴。

(2) "补短板、增特色"：上海是健康城市、医学中心，在以下方面具有潜力和竞争力：① 临床医学患者多、医疗技术高，发展应体现为医学科技的突破。② 医工结合。③ 建立临床试验医院，推动新药研发。上海医学科技创新发展应把握医学科技发展的大趋势，在重大领域进行布局。医学科技创新既包括科技发展在医学领域的应用，还包括原创的医学科技，突破在于理、工、医、文交叉融合，探索颠覆技术和大数据在医学中应用。上海讨论的医学科技创新重点可以有生物医药与健康产业、海洋产业、新能源与新材料、智慧制造等。

(3) 重在实现医学科技转化：医学科技创新的发展趋势是"转化"，基础研究成果转化为临床应用，实现产业化，需要医、理、工、产结合，科学发展与产业发展交融。管理部门更应遵循国际惯例和经验，对技术发展及其应用发挥推动作用，营造科研发展的宽松环境。上海应成为政策高地，对于层出不穷的新技术，关注如何将其转化到临床应用。

(4) 关注患者受益与感受度：临床应用是牵引。不仅关注高精尖医疗，还要能够普惠与适宜，考虑社会和医疗保险能够承受。基础研究与临床研究应紧密结合，比如多中心研究仍存在合作障碍，生物样本库尚未实现共建共享。

(5) 聚焦学科与人才建设：在医学科学史上，科学家是自发成长的，需要科学环境，尊重科学发展的规律。上海存在一边外流、一边引不进来的人才问题，既懂临床、又有科研思路的复合型人才缺乏。因此，上海亟待形成政策高地，如形成匹配的人才引进政策，以及科技研发与产业化的系列政策。此外，已有的科研资源也尚未发挥应有作用。

(6) 发挥上海基础优势：科技发展既有科学家内在驱动，也需要政府布局和推动。有关创新技术，涉及精准医学、慢性病防控、新发突发传染病、再生医学与器官替代、中医药发掘和继承、新药研发、人工智能的医学应用。老年产业可以探索私人基金会筹资等PPP模式。

三、上海医学科技创新发展的政策建议

(一) 融合多渠道资源集中投入学科点(群)的"做强"与"补缺"

以"做强"或"补缺"为目标，筛选上海市优先建设学科，遴选合适的牵头机构，由该机构通过招标、协议等方式与数个单位形成学科点建设组合。确保牵头机构带领下的学科点稳定地获得政府的定向投入，确保在一段规划时期内，不再重复进行基于科研项目的招投标申报，减少管理成本，改变研究资源分散的局面。在较短的时间内，集中力量实现优势学科的优先突破或劣势学科(如老年医学)的重大进步，形成对其他学科建设的示范作用，并探索关联的学科群发展模式。

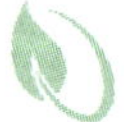

根据本地特点，上海的医学科技创新主体以政府举办为主，优先建设学科的牵头机构可能产生于具有优势学科基础的高校与研究机构，由国家资助建成的重点项目平台，不具有学科优势但具有开展研究条件的研究机构和科研型医院。

此外，重视产业研发实力。以良好的经济社会环境、优质的创新服务，继续吸引跨国医药公司为代表的外资企业和国内大型企业在上海建立研发中心，以他们的技术创新带动上游、下游产业的改造升级。确保形成规范的社会管理秩序、宽松的创新文化环境，借力成熟的金融投资工具，促进中小微企业的创新创业发展，从中培育技术创新的新兴力量。

（二）成立学、研、用融合的健康科学研究院

打好“上海牌”，依托本地医院优势专科和优势健康学科，成立独立的健康科学研究院，由具有丰富临床经验和健康科学学科的领军人才兼职任职，提出实践应用的需求，把握创新研究的方向。同时，对外招聘科研人员、科研辅助人员组成专职的科研队伍。同步进行跨医院、跨区县、跨机构的诊疗平台、生物样本库、个人健康医疗数据库等基础信息建设，与研究院共享大信息资源。

在有条件的情况下，组合“区域牌”。在长江三角洲地域内，在更大的人群范围中，对于上海域内优势不显著、但是其他地区具备研究实力的健康学科和产业部门，积极联络、筹划组建多地机构组成的区域性研究院或研发中心，联合开展多学科合作，更好地发挥学科集聚效应。

（三）规划并实施灵活的复合型、多层次人才建设举措

持续引进医学科技创新领军人才，建立、培养本土研究人员为主的研究团队，同时选拔青年骨干人才，有步骤地培育多层次的人才梯队，实现中长期人才储备。此外，前瞻性地制定创新技术的生产、操作、维护等技术型人才培养方案，加快技术成熟后的产业化和应用推广进程。

为了应对跨学科合作创新与产学研用协同创新的需求，进行复合型人才培养的规划，在多个专业理论学习基础上增加相应的实践，重在培养和发挥复合型人才在多方合作中的协调、管理能力。

采取更加灵活的人事薪酬管理方式，在一定条件下，允许高校、研究机构的专职研究人员兼职或保留原职，在其他学科研究岗位或产业部门从事相关工作，一方面推动科研成果转化的孵化器建设，另一方面更好地理解创新需求，重新设定或调整研究方向。

（四）大力发展、完善医学科技创新服务

最大限度地借力上海城市建设成果，选择适合上海城市特色的医学科技创新发展道路。更多地引入竞争机制，依靠市场作用，增加新兴创新主体的活力，形成成果加速转化的动力和压力。对于医学科技创新各类活动例如研究开发、技术转移、检验检测认证、创业孵化、知识产权、科技咨询等，有利于动员社会资源发展服务性的管理机构、服务部门和中介组织，以及建设相关必要的生活、文化设施。

学习国际经验，允许资本市场运作与医学科技创新结合，逐步形成政府投入、风险投资、其他社会资源等多源融资渠道。探索多样化的 PPP 模式，尤其是注重学习国际化非营利性基金会在创新项目选择和管理中的丰富经验。提高新形势下政府对市场监管的能力和效率，规范市场秩

序，为中小微创新型企业创造宽松的发展环境，期望以此为基础，优选出具备国际竞争力的本土企业，强化医学科技创新发展链条上较为薄弱的产业环节。

参考文献

[1] World Health Organization. Macroeconomics and health: Investing in health for economic development. Report of the Commission on Macroeconomics and Health, 2001.

[2] 国务院. 国务院关于印发“十三五”国家科技创新规划的通知(国发〔2016〕43 号). 2016.

[3] 复旦大学课题组. “健康上海 2030”规划纲要平行研究. 2016.

[4] 徐诤. 上海建设科创中心的政策和环境研究. 科学发展, 2015, (79): 70 - 78.

[5] 中共上海市委、上海市人民政府. 上海推进科创中心建设 22 条意见发布. 2015.

[6] 沈荣华. 上海科创中心建设呼唤国际人才中心. 科学发展, 2015, (80): 28 - 30.

[7] 徐胡昇. 生命健康科技创新 2.0 及其公众认知研究. 中国科学技术大学, 2015.

[8] 中华人民共和国科学技术部. 关于印发医学科技发展“十二五”规划的通知. 2011.

[9] 丁汉升, 杜丽侠, 冯泽昀. 上海建设具有国际影响力和竞争力的医学科技创新中心研究//上海卫生政策研究年度报告(2015). 北京: 科学出版社, 2016: 26 - 35.

[10] 汪怿. 上海建设全球科技创新中心的人才问题——基于上海科技人员的抽样调查. 上海经济研究, 2015, (4): 113 - 122.

[11] 陈国政. 上海科技创新环境面临的问题与对策建议. 上海经济研究, 2013, (02): 52 - 59.

上海健康服务业发展策略分析

吴凌放　金春林　付　晨　何　达　方欣叶　陈珉惺

【导读】 本文在对健康服务业进行概念界定和特征分析的基础上，借鉴国外健康服务业发展经验，分析了上海发展健康服务业所面临的挑战，提出上海健康服务业发展要实现规模扩展、特色培养和环境营造等总体思路，要聚焦医疗服务、健康管理和促进、医药和设备研发、中医药、健康金融和老年健康服务六大板块，以制度创新推进健康服务业的供给侧改革，以政府合理定位促进健康服务业发展形成合力，以合理支付、合适产品和规范市场促进健康服务业需方市场形成，以激励性财政税收机制为健康服务业发展注入动力，以“互联网＋”加快健康产业链有效整合和充分融合。

近期，《“健康中国2030”规划纲要》的出台为健康服务业的发展提出了新的要求。国务院《关于促进健康服务业发展的若干意见》[1]（国发〔2013〕40号，以下简称《意见》）提出了健康服务产业到2020年规模达到8万亿元的目标。上海作为改革开放的前沿城市，在健康服务业的发展上也需要发挥排头兵作用。

一、健康服务业的概念界定与特征分析

（一）内涵和外延界定

健康服务产业是健康产业的重要组成部分，其重点落脚在“服务”上。学术界目前对“健康服务业”还没有统一的定义，较为简洁的定义为：健康服务业是围绕人民群众健康，贯穿预防、治疗、康复等环节的服务业集群。2013年，《意见》作为国家首个关于健康服务业的指导性文件，明确了健康服务业的基本定义，指出健康服务业的三大核心构成为医疗服务、健康管理和健康保险，五大外延支撑分别是药品、医疗器械、保健用品、保健食品和健身产品。

《国家统计局关于印发〈健康服务业分类（试行）〉的通知》[2]（国统字〔2014〕18号）是目前开展健康服务业统计监测的主要依据。该分类将健康服务业分为四大部分：医疗卫生服务，健康管理与促进服务（包括健康教育、健康科研和技术服务、健康出版、体育健身等），健康保险和保障

第一作者：吴凌放，女，上海市医学科学技术情报研究所副所长、上海市卫生发展研究中心副主任。
作者单位：上海市医学科学技术情报研究所、上海市卫生发展研究中心（吴凌放、金春林、何达、方欣叶、陈珉惺），上海市人口与发展研究中心（金春林），上海市卫生和计划生育委员会（付晨）。

服务以及其他与健康相关的服务。前三部分是核心内容,包括以维护和促进人类身体健康状况或预防健康状况恶化为主要目的的服务活动。第四部分是与健康服务相关的产业,包括相关健康产品的批发、零售和租赁服务。相关健康产品可以理解为《意见》所指的“五大外延支撑”,但统计部门将统计范围限定在流通领域,以示与健康制造业有所区分。经对统计部门确定的健康服务业四大部分所对应的各“国民经济行业分类小类”的总产出进行简单加总,2014 年 1～12 月份,上海按照《国家统计局关于印发〈健康服务业分类(试行)〉的通知》确定的健康服务业的总产出约为 2 156 亿元。

(二) 主要特征

健康服务业的主要特征可概括为“一个基本理念、三个链式联结、三个业态关系和三个主体合力”。

1. 一个基本理念

即以人为本。健康是民生的重要内容,健康权是公民的基本权利。因此,健康服务业的发展以满足公众健康需求为根本前提,其产业链一头连着民生福祉,一头连着社会经济发展。

2. 三个链式联结

即健康链—产业链—价值链。健康链以人的健康为核心,覆盖与人的健康相关的各个方面。产业链以满足人的健康为目的,各种与人的健康相关的资源通过若干产业层次,不断向下游服务业转移直至直接满足公众健康需求。价值链是相关产业创造价值的过程,既包括经济价值,也包括社会价值。三个链式相互衔接形成复杂生态系统。

3. 三个业态关系

即经济产业、社会事业与公共服务业。健康服务业具有经济产业功能,能够为全社会创造经济产值。健康服务业具有社会事业功能,能够促进社会公共利益的实现。健康服务业具有公共服务功能,能够提供满足公众健康需求的具有共同消费性质的服务。因此,健康服务业的发展既要着力激发整个产业的活力,又要有利于社会公共利益的实现,还要满足公众健康服务的多样化需求。国际经验表明,健康服务业集群的发展最初都是源于对健康服务的需求,而在发展过程中则逐渐过渡到对产业不同属性的均衡发展。

4. 三个主体合力

即政府、市场与社会组织。在世界范围内,政府与市场作为推动健康服务业发展的主体已没有争议,区别主要在于政府与市场所占的比例为多少的问题。对于公共品,可以通过政府直接举办机构予以提供;对于准公共品,政府可以通过直接举办的形式提供,也可以重点补贴供方或弱势群体,发挥社会组织的专业化优势;对于纯粹私人产品,则市场机制发挥决定性作用。总体而言,由于健康服务业具有较强的公共性,政府要承担规制职能,包括规划、准入、制定标准、监管以及部分价格的控制等。

二、健康服务业发展的国际经验及借鉴

总结国际上健康服务业发展比较成功的案例,有以下几个特点。

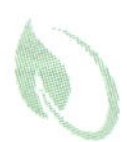

1. 在经济发达的都市圈选址

很多国家将健康服务业集群选择在经济发展水平较高的都市圈内。例如，美国 3/4 以上的现代生物产业资源集中在波士顿、旧金山、费城、纽约等 9 个都市圈[3]。在英国，伦敦的生命科学产业集群形成了庞大的规模，囊括了多家世界级研究机构、医院和医学院校、生物医学工程公司、大型制药和保健品企业等[4]。

2. 以医疗设施或医学院校为核心建设集群

例如，位于美国休斯敦的德克萨斯医疗中心以各类医疗设施群为建设核心，包括 21 家著名医院、6 家儿科护理医院、8 家专业护理设施、3 家公共卫生机构、3 所医学院、6 所护士学校、2 所药学院、8 家学术和研究机构等[5]。美国波士顿地区依靠麻省理工学院、怀特希德生物医学研究所、哈佛大学、波士顿大学等世界著名学府，吸引和聚集了世界顶级的科研人才和企业，使波士顿成为著名的"医疗圣地"。英国伦敦的生命科学产业集群，依托牛津大学、剑桥大学两所世界著名的大学，为集群发展提供科学技术和人才支持[6]。

3. 提供宽松的投资发展环境

投资环境主要是指优惠政策的增加以及限制政策的减少。例如，美国波士顿医疗服务业依靠政府的研发税收减免政策促进了集群的创新和发展。迪拜健康城拥有自由贸易区优惠政策，可以实现 100%免税、100%外国所有权、无公司税、无所得税、无关税、无限制的资本、贸易壁垒和配额、竞争定价、诊所租赁服务。

4. 重视政府和中介组织的协同作用

政府拥有规划和政策制定的职权，在健康服务业的发展过程中具有重大的影响作用。例如，美国的北卡莱罗纳州、纽约州等多个州和地区把发展生物技术产业集群作为重要的发展战略，有效地推动了这些地区健康服务业的发展[7]。英国政府通过成立 12 个地区发展委员会帮助集群尖端生物技术研发，助力剑桥生物园的发展壮大[8]。有效的中介组织则能够在健康服务业的发展中起到催化剂的作用。例如，休斯敦德克萨斯医疗中心就是由基金会发起的；丹麦-瑞典生物谷学会对生物谷的发展发挥了积极的推动作用；波士顿医疗生物产业集群的发展过程中，生物技术工业组织以及马萨诸塞州生物技术委员会等中介机构在协调企业、政府和公共教育部门之间关系等方面发挥了重要作用[9]。

以上国际经验带来的启示：一是在选址上要注重经济发展水平因素的影响。一般情况下，经济相对发达地区比欠发达地区具有更多种类、更大规模的健康服务产业基础，医药相关的高校、科研院所等较为密集，金融、投资体系相对完备，中介组织和机构相对发达。二是强化以医疗服务为核心的多元化发展。要提供尽可能多样化的服务，以满足不同的需求，保持规模效应。同时，要有若干一流的和有特色的健康服务，以保持产业的不可替代性。三是营造相对宽松的投资发展环境。健康服务业发展具有投资规模大、周期长、风险高的特征，改善投资环境，对其发展至关重要。四是注重产学研联动发展。强化本地医学院校、研究机构、优势企业和医院的联合互动。五是强化政府和中介组织的协同作用。尤其在建设初期，政府的引导可以大大提高产业集聚的效率。但政府在推进过程中也要严格限定职责范围，有所为有所不为，以营造良好的发展氛围为主，重视引导和培育健康服务业自我发展能力。

三、上海健康服务业发展面临的挑战

上海作为我国特大型城市和改革开放的前沿城市，经济发展水平较高，区位优势明显，拥有6所高等医学院校，十多家大型三甲医院，健康资源配置和医疗技术水平全国领先，上海交通大学医学院附属瑞金医院、复旦大学附属中山医院、复旦大学附属华山医院等三甲医院在国内各类医院排行榜上均名列前茅。上海张江生物医药产业园集聚了众多生物医药生产、研发和服务机构。上海国际医学园区和上海新虹桥国际医学中心已吸引了一批高端医疗服务和科研机构入驻，产业集聚的态势正在成型。产业链的发展，也带来了不同层次健康服务业人力队伍的发展，可以说，上海已经具备了健康服务业发展的良好基础。然而，挑战也十分明显。

1. 上海面临着土地资源紧缺、商务成本不断上升的挑战

这一情况下，健康服务业在上海如何布局，是上中下游全产业链较为全面地发展，还是在医疗服务、健康管理、健康金融、医药的全球研发、老年健康服务等方面予以侧重，需要作出选择。

2. 健康服务资源总量尚待进一步丰富

以医疗为例，一定数量和质量的医疗资源是提升医疗品质的基础条件。经对历年上海卫生统计年鉴的数据进行整理分析，尽管上海医疗资源配置水平全国领先，但近年来人均医疗资源增长不明显，与需求相比存在差距，全市常住人口增长了41%，年门急诊人次数增长了155%，出院人数增长了134%，但医师数仅增长了36%，床位数仅增长了41%。上海在资源总量和近年增长幅度等指标上均低于北京。

3. 互联网等高科技的广泛应用为健康服务业带来了新的发展动力

如穿戴式移动医疗设备的应用、大数据在疾病预防和健康管理中的应用、远程医疗在医疗资源跨区域整合中的应用等，要求上海结合具有全球影响力的科创中心的建设，及时跟上这一产业发展的节奏。

4. 当前改革推进中尚未解决的一些共性问题在上海亦有显现

如社会办医领域的开放程度不足、难有制度性的突破；真正符合不同人群需求（尤其是高层次人才及外籍人士）的高端医疗服务偏少，尚未形成一定的市场规模；拥有自主创新知识产权的科技成果和创新性专业人才仍相对缺乏，整个健康服务业的投资渠道还比较有限；健康服务业相关领域的监管上存在漏洞，管理手段有限；卫生领域的主要社会组织活力不足，独立开展工作的能力和服务水平都有待提高等。

健康服务业发展事关上海经济结构转型与创新驱动发展，如何借鉴国际发展经验、明确产业发展规划，将上海打造成为全国健康服务业先锋基地，成为当前的关键议题。

四、上海健康服务业发展思路和政策建议

（一）总体思路

紧紧抓住上海具有国际影响力的科创中心建设和自贸试验区建设的重要契机，以增进人民健康为出发点和落脚点，以创新、集聚、融合、提升为主线，通过完善制度环境、引导供给侧改革，

着力增加供给、优化结构、创新模式，较高水平地满足人民群众多层次、多样化的健康服务需求，将健康服务业培育成为上海经济转型升级的新引擎。

1. 规模扩展

健康服务业总规模得到进一步提升，竞争力、影响力、渗透力和辐射力不断增强，与相关产业的融合发展不断推进。

2. 特色培养

在全国率先建成功能完善、投入多元、覆盖城乡的健康管理和医疗服务体系，医药研发、中医药、健康金融等行业发展水平全国领先，在智慧医疗、第三方服务、医养结合等领域形成一批具有国际竞争力的领军单位、知名品牌和关键技术，比较优势和核心竞争力显著增强。

3. 环境营造

在公立医院综合改革、社会资本办医、多层次医疗保险制度建设等方面取得显著进展，政策支持体系逐步健全，行业规范与标准体系不断完善，政府监管和行业自律机制更加有效，人民群众健康意识和素养明显提高，形成有利于产业可持续发展的良好环境。

（二）聚焦六大板块

在规划全产业链发展的同时，当前可有重点地按照现有基础好、群众需求量大以及产业附加值高这三个标准对以下六大板块进行聚焦。

1. 医疗服务板块

医疗服务是健康服务业的核心。2014 年，上海拥有各类医疗机构 4 984 个、床位 11.8 万张、卫生人员 20.2 万人，基本能够满足上海城乡居民（包括各类外来人口）对于医疗卫生服务的需求。但是，上海医疗资源的运行负荷也较高，2014 年上海医师日均诊疗人次 11.2 人，高居全国各省市第一位；住院人群中有 28%以上为外来就医患者。医疗卫生服务资源运行紧张，一定程度上限制了上海医疗卫生服务能力的进一步提升。因此，加快医疗服务业发展必然成为上海发展健康服务业的重点。

2. 健康管理和促进板块

《“健康中国 2030”规划纲要》提出要全方位、全周期保障人民健康，加强健康管理和促进尤为重要。上海在社区全面推广家庭医生制度，有近半数的人口签约了社区家庭医生。上海还出现了提供个性化服务的健康管理机构，2014 年主营健康管理、健康咨询的企业有 270 家。下一步仍需立足于加强全人群的健康管理服务，通过加强基层卫生服务网底建设和鼓励社会资本投入健康管理领域相结合的方式，满足人群多层次的健康管理需求。同时，加强健康城市建设和健康环境建设，发展第三方公共卫生服务。

3. 医药和设备研发板块

受产业链和价值链的相互影响，研发是下游的销售、使用的龙头和引擎，部分研发属外包服务（CRO，典型企业如位于上海自贸区的药明康德等），具有生产性服务业的特点。依托自贸区和张江药谷的集聚效应，上海在生物医药研发产业方面具有鲜明特色和优势。其中张江高科技园区已成为我国创新药物研发数量最多、实施国际新药临床研究最多、CRO 机构集聚度最高、承接研发外包业务最活跃的基地。设备方面，位于嘉定区的上海联影医疗科技有限公司本土品牌医疗设备生产研发取得重大突破。上海国际医学园区也已经吸引了GE医疗、阿斯利康等国际医药巨头的研发培训中心或地区总部、华大基因等民族品牌的入驻。当前是上海发展医药和设备研发产业的最好契机。

4. 中医药板块

从消费需求看，人们对中医药服务需求快速增长，多元化、个性化特征日益明显；从服务领域看，中医药服务正由主要提供医疗服务向提供融医疗、预防、保健、养生、康复于一体、全链条服务的方向发展；从国际趋势来看，越来越多的国家和地区重视开发和利用中医药，对国内发展形成倒逼。上海作为国家中医药综合改革试验区所在地，围绕中医药医疗、预防、产业等方面不断改革发展，形成了较为突出的优势，共有中医类医院26家，中医类门诊部77所、诊所216所，全市所有综合医院和大部分专科医院均设有中医科室，所有社区卫生服务中心均设置中医科。中药产业方面，2013年，上海中药产业主营业务收入105.76亿元，出口交货额5.01亿元。成立了上海中医药国际服务贸易促进中心，上海中医药博物馆、益大本草园等中医药文化、养生旅游项目，也得到了不断的发展。

5. 健康金融板块

健康金融产业的发展是贯穿整个产业的润滑剂。健康金融业主要涉及商业保险、资产管理、健康产业基金等，其中商业保险业发展的潜力和影响力较大。据不完全统计，目前上海一百余家中外保险公司和保险代理服务公司分别在几十家医疗机构中提供商业医疗保险结算服务，如英国的Bupa，美国的Cigna、Aetna等，新兴发展的国内保险公司如中国平安、中国人寿、阳光保险等，第三方保险服务代理公司（TPA）如Wellbe等及保险援救公司如SOS、Europe Assistance等。上海可以充分依托建设国际金融中心和上海自贸区的良好支撑，发挥市场机制作用和商业金融机构专业优势，扩大健康保险产品供给，逐步建立市场体系完备、产品形态丰富、经营诚信规范的现代健康金融产业。

6. 老年健康服务板块

上海人口众多以及深度老龄化等特点均决定了对老年健康服务的巨大需求。2014年，全市有71家老年护理机构，17 512张老年护理床位，开设家庭病床4.97万张；在部分街镇开展了“高龄老人医疗护理计划”，引入专业社会组织，为老人提供全面细致的居家医疗护理，医保基金也从机构服务护理支付延伸到了社区居家护理服务支付。通过医疗机构和养老机构之间的多种方式合作，让老年人老有所养的同时也能老有所医，还衍生出护理人员培训、老年护理专业用品、治疗和康复器械等产业链。针对需求，可重点建设以社区为基础的老年健康服务体系，鼓励社会资本投资举办老年健康服务机构，深入推进医养结合，构建养老、医护、康复等相互衔接的服务模式。

（三）推动政策创新

上海要紧紧抓住具有全球影响力的科创中心建设和健康上海建设的重要机遇，以全面深化改革为强大动力，加快健康服务业发展始终走在全国前列。

1. 以制度创新推进健康服务业的供给侧改革

通过制度创新来打破原有相互分割的产业格局、各自为政的管理格局和相对固化的利益格局，为健康服务业的供给侧改革打开通道。

（1）加快推进多元化办医：通过政府引导、社会融资的方式，加快上海国际医学园和上海新虹桥国际医学中心建设，打造国际一流的平台式医疗服务综合体。引导社会资本进入高端医疗服务领域，鼓励高起点、高层次、高质量地发展社会办医。

（2）加快公立医院改革步伐：一是允许公立医疗机构以技术、品牌管理与社会资本相结合，对技术、品牌等无形资产进行评估，确定评估标准、评估第三方等。二是剥离公立医疗机构的特需服务等非基本医疗服务。加快推进符合条件的医生多点执业，实现医务人员的自由执业。三是对于三级顶尖医院的市场需求较大的具有高技术含量的服务项目，探索与社会资本合资合作，设立独立子机构，扩大服务能力，满足市场需求。

（3）加快生物医药产业嵌入国际的创新发展：根据医学科技发展"精准化"的潮流，瞄准全球生物医药产业创新发展的新趋势，借助地处上海的国家重点大学以及中国科学院等院所的学科优势力量，依赖基础学科的发展，强化上海生物医药产业在全球生物医药创新链中的创新势能。

（4）探索养老产业与中医养生康复融合：一是推动中医医院应用适宜技术与老年病医院、老年护理机构、康复疗养机构等之间开展深层次合作，积极发展养生保健、康复服务。二是在养老服务机构中开展融合中医药健康管理理念的老年人医疗、护理、养生、康复服务，有条件的设立以老年病、慢性病防治为主的中医药门诊部、诊所或诊室。三是借助上海自贸区推进中医药服务贸易，吸引境外来华消费，推动中医药健康服务"走出去"，为境外消费者提供高端中医医疗保健服务。

2. 以政府合理定位促进健康服务业发展形成合力

健康服务业既与基本医疗卫生服务密切相关，又是产业结构转型升级的重要领域，前者属于公共服务范畴，需要政府履行公共服务的保障供给职能，后者属于市场活动范畴，需要市场对资源配置发挥决定性作用，政府履行规范和监管职能。

（1）组织基本服务的供给：政府通过直接组织生产或购买服务的方式提供基本健康服务。一是举办公立机构提供基本服务，公立机构运行上主要由政府投入和基本医疗保险给予保障。二是对符合资质的社会办医机构予以一定标准的投入并加强考核，购买其基本服务。三是建立基本医疗保险"钱随人走"机制，对参保人群到有资质的社会办医机构诊疗的，对基本医疗保障部分予以相应支付。

（2）加大医学科研的支持和投入：科技的进步和升级会激发新的市场需求，也将提升上海健康服务业的核心竞争力。一是统筹规划公立医疗机构学科发展，推动每个公立医院打造有影响力的拳头项目。二是建立引导社会力量参与医学科研的"种子"基金，基金按照社会组织模式规范化运作。三是搭建联合产学研优势资源、促进科技临床转化的平台。

（3）发挥法规、规划、标准、监管及经济政策的调控作用：进一步简政放权，由以行政手段为主向综合运用法律、行政、经济与信息科技等多种管理手段转变。加强对"互联网＋"可能对健康产业发展带来影响的研究，对法律规范和管理手段作相应完善和调整；健全卫生规划体系，完善健康服务业各项规范和标准，严格监督执法；借助信息化手段，提高管理和执法效能；以财政、税收、价格、医保支付等经济政策为主要手段，加强经济政策与产业政策的协调配合。

（4）鼓励社会组织的发展：进一步完善现有行业组织的架构和功能，发挥其行业服务和管理的作用。将咨询服务、行业自律、社会调查、成果鉴定、项目评审、研究规划、专业人员培训、学术评价、职业培训和继续教育等职能转移给社会组织，逐步形成政府委托职能或政府购买服务项目的“清单目录”。

3. 以合理支付、合适产品和规范市场促进健康服务业需方市场形成

健康服务业需方的产生，源于经济社会发展和人民群众对于健康服务的需求，要通过合理支付、合适产品和规范市场使得潜在的健康需求转化为真实的需方市场。

(1) 合理的支付：政府财政投入和基本医保的费用增长是非常有限的，发展健康服务业关键要建立多层次的医疗保障体系。一是改革医保支付体系，逐步过渡到按病种支付、诊断相关分组(DRGs)等更加精细化的支付方式。二是给予一定额度，允许医保向社会办医疗机构购买服务。三是加快发展商业健康保险，对基本医疗保险不予保障的部分予以补充保险，促使健康需求能够有效转化成健康消费。

(2) 合适的产品：一是大力发展有较大市场需求的产品，如老年护理、中医养生保健、牙科美容、心理健康咨询、体检等。二是发展多种健康服务业态。发展健康管理机构、健康咨询机构、医疗旅游机构、医疗卫生信息服务机构、医疗会展组织机构、护理站等。三是鼓励发展具有技术引领和创新型的产品，科技水平的提升，服务能力的更新换代，新的药械和诊疗技术的产生，往往能引发新一轮需求。

(3) 规范的市场：关键是完善规范医疗卫生服务主体行为的法律、规范、标准体系，加强依法依规监督管理，使群众放心消费。

4. 以激励性财政税收机制为健康服务业发展注入动力

健康服务业发展涉及利益关系的调整，政府可以通过激励性的财政税收政策，产生正向激励作用。

(1) 建立商业健康保险税收激励机制：一是制定对投保人和企业的税收优惠政策。配合人才引进工程，根据不同类型人才给予适当财政补贴额度，以健全筹资机制。依照企业的经营状况采取减免企业营业税或个人所得税的方法支持单位集体或个人共同出资购买商业健康保险产品。二是制定对商业保险机构的税收优惠政策，进一步将流程简化，直接对健康保险业务减免营业税，增加保险公司的现金流，激励商业医疗保险机构发展业务。

(2) 建立老年健康服务财税优惠政策体系：一是政府加大对老年健康服务设施的建设补助、运营补贴力度，推动落实设施和机构在税费、土地、融资等方面的优惠政策。二是对参加长期护理保险筹资承担一定的补贴，对于个人筹资部分实行免税。三是完善对基本养老公共服务“补需方”的财政补贴机制，与老年人经济状况、身体状况和年龄状况相匹配的精准化、梯度化补贴机制，引导向社区居家养老和护理倾斜。

5. 以“互联网＋”加快健康产业链有效整合和充分融合

通过“互联网＋”促进健康服务业不同领域的交叉与转化，通过有效整合健康服务业的产业链，为公众提供更加完善的健康服务，推进健康服务的便捷普惠，增强健康服务业线上、线下更加紧密的结合。

(1) 构建“互联网＋医疗健康”服务共享平台体系：加强市、区两级人口健康信息平台建设，实现各级各类医疗机构服务信息互联互通。完善公共卫生信息化建设。加强信息和智能新技术在临床决策支持及医院综合管理领域的应用及基于新技术的服务模式创新。推进健康医疗大数

据互通共享，推进健康决策和临床科研的大数据应用。

(2) 探索基于互联网的在线医疗服务：推动医院与基层医疗卫生机构、全科医生与专科医生的数据资源共享和业务协同，健全基于互联网技术的预约转诊及分级诊疗信息系统。开展适宜的在线医疗服务，实现居民自我查阅电子健康档案、检验检查报告、体检报告、健康服务通知、健康宣教资讯、预约挂号、健康评估、健康管理提醒等功能。支持医疗机构和互联网企业开展合作，探索建设基于互联网医疗技术服务的“网络医院”。推进远程医疗服务开展。

(3) 推广基于互联网的健康管理服务模式：利用穿戴式植入式智能设备、移动终端等形式采集并监测用户的健康数据，推进慢性病健康管理信息服务。支持智能健康设备研发。鼓励商业保险机构利用网络平台和大数据发展管理式医疗服务。鼓励基于互联网的医养结合服务新模式的应用，支持企业围绕老年人的预防保健、医疗卫生、康复护理、生活照料、精神慰藉等方面需求，开发智能化的信息系统及服务产品。

(4) 规范“互联网+医疗健康”执业服务活动：健全互联网医疗相关法规和标准体系。增强健康医疗大数据安全保障。构建全市统一标识的医疗卫生人员与医疗卫生机构可信医学数字身份、电子实名认证、数据访问控制信息系统，开展数据平台与服务运营商的安全性评测与应用风险评估。加强互联网医疗执业服务监管。

参考文献

[1] 国务院. 关于促进健康服务业发展的若干意见. 2013.

[2] 国家统计局. 健康服务业分类(试行). 2014.

[3] 吴晓隽，高汝熹，杨舟. 美国生物医药产业集群的模式，特点及启示. 中国科技论坛，2008，(1)：132-135.

[4] Helen LS David M, David K. Knowledge-complexes and the Locus of Technological Change: The Biotechnology Sector in Oxford shire. Area, 2000, 32(2): 179-188.

[5] 陈德福，车春鹂. 国际健康服务业集群发展经验及启示. 现代经济信息，2014，22：425-426.

[6] 吴晓隽，高汝熹. 欧洲生物医药产业集群的案例研究及启示. 软科学，2008，22(12)：110-113.

[7] Brookings Institution. Frofile of biomedical research and biotechnology commercialization. http://www.brokings.edu/dybdocroot/es/[2006-11-5].

[8] 池仁勇，葛传斌. 英国生物技术企业集群发展支撑体系及影响因素分析. 科学学与科学技术管理，2004，25(9)：82-85.

[9] 翁媛媛，饶文军. 生物技术产业集群发展机理研究——以美国波士顿地区为例. 科技进步与对策，2010，27(6)：54-59.

区域卫生规划中治疗床位规划模型研究

熊雪晨　罗　力　李　晨　孙明明　张　帆　晏　波　章　雄

【导读】 本文收集了区域住院患者数据，采用文献归纳、专家咨询论证法，确定区域卫生规划中治疗床位规划理论基础；按照提出方法、建立模型、反复论证、完善方法的思路进行床位测算模型研究，建立区域卫生规划中治疗床位合理规模测算模型，形成区域卫生规划中治疗床位规划标准测算方法，为优化调整资源结构、确定资源配置方案提供一套可操作的测算模型。

如何确定区域内治疗床位的适宜规模，一直是区域卫生规划需要面临和解决的重要问题。随着社会发展，经济水平提高，人们日益增长的卫生资源需求和有限的卫生资源之间的矛盾逐渐发展成为卫生领域的重要矛盾。本文聚焦于床位配置，为优化调整资源结构、确定资源配置提供可操作测算模型。

一、研究背景

关于卫生资源配置测算方法的研究很多。世界卫生组织推荐的卫生资源配置测算方法主要有 4 种，包括卫生服务需求量法、卫生服务需要法、服务目标法、卫生资源/人口比值法。区域卫生规划中，按照人群健康需要或者健康需求核定卫生资源配置水平的区域卫生规划方法给政府部门带来较重的负担，同时也带来资源利用效率低，卫生资源闲置等问题。服务目标法从服务提供的角度确定服务产出量目标，只要服务产出量目标确定了，卫生资源配置水平就可以测算得到。通常服务目标可以根据管理者经验、专家咨询或者国家卫生和计划生育委员会（本书以下简称“国家卫生计生委”）颁布的法则和标准等获得借鉴依据[1]。现区域卫生规划方法，通常按照国家卫生部门颁发的指导性原则作为本区域规划的目标，这会带来很多问题，最主要的问题的是不能够和本地区实际情况相结合，国家卫生资源配置指导原则不能体现各区域卫生资源配置特点。因此确定各区域卫生规划合理目标是运用服务目标法进行测算的先要条件。如何测算区域卫生规划合理目标也是本文想要着重解决的问题之一。

第一作者：熊雪晨，女。
作者单位：复旦大学公共卫生学院（熊雪晨、罗力），上海市卫生和计划生育委员会（李晨、孙明明、张帆、章雄），上海市徐汇区人民政府（晏波）。

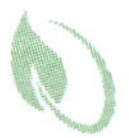

随着全国各地区人口老龄化现象加重，床位利用结构会发生较大的变化，将对护理床位的配置水平提出更高的要求。因此本课题组根据床位的功能差异，将床位分为治疗床位和护理床位两大类。其中对治疗床位的调控本质上是对医生资源的调控，护理床位则更强调优质护理人员的配置。随着床位利用效率水平的不断提高，治疗床位和护理床位之间的流转将越来越顺畅，可解决医疗资源利用结构不合理的问题。本文重点从测算区域治疗床位合理规模的角度出发，建立治疗床位规划模型，明确区域卫生规划区域治疗床位配置目标。结合区域护理床位配置标准，即可测算得到区域床位配置总体规划目标。

二、研究思路

（一）理论基础

1961年，White提出健康生态系统理论，该理论提出传统的衡量公共健康的指标，比如死亡率、患病率，可以有效地定义非健康状况以及特殊疾病人群的人口学特征。但这些指标不能描述患者和医生在个体水平对疾病和其他无类别的症状所采取的行动。认为个体行动的集合带来的集体影响才是医疗服务资源需要和利用的主要决定因素[2,3]。从“人群—患病—就诊—住院—手术”的健康生态链的角度反映人群对医疗资源的需要、需求和利用。“人群—患病”环节反映人群健康需要，从需要出发客观反映人群健康状况；“患病—就诊”环节反映人群健康需要向健康需求的转化程度，从利用出发客观反映人群对卫生资源的利用情况；“就诊—住院”环节反映人群对治疗床位资源的需求，从利用出发客观反映人群对治疗床位的利用情况；“住院—手术”环节反映人群对高质量医疗资源的需求，从利用出发客观反映人群对手术资源的利用情况。通过建立这样的健康生态关系网络，可明确人群就医行为模式，为发现现有卫生体系中各项环节是否衔接不当之处提供参考依据。

（二）建立模型

组织卫生领域相关专家，包括卫生政策领域专家，卫生资源配置领域专家、公共卫生领域专家、卫生行政部门专家进行头脑风暴，收集、整理、归纳各位专家意见，研制基于人群寻求健康行为模式的区域卫生规划治疗床位合理规模测算模型。

（三）模型具化

为能更好地贴近现实，考虑模型指标数据的可获得性，确保治疗床位合理规模预测模型能够通过数据模拟运作起来，需要将模型从理论认识为基础的构建层面过渡到可以进行数据模拟的可操作模型。因此在已建立的模型框架的基础上需不断细化，使模型不断符合现实治疗床位利用模式，最终得到有效性高、操作性强的治疗床位合理规模测算模型。

（四）模型模拟

收集模型运作需要的相关数据，对建立的治疗床位合理规模测算模型进行多次模拟验证。组织相关专家对模型模拟结果进行验收，检验模型的信度和效度。

（五）模型完善

根据模型模拟结果，结合实际情况，专家咨询论证模型存在的问题，针对这些问题对现有模型进一步调整完善，直到专家咨询论证通过该治疗床位合理规模测算模型。

（六）模型应用

确定治疗床位合理规模测算模型，将模型推广运用于区域卫生规划中，用于测算区域治疗床位合理规模标准（图1）。

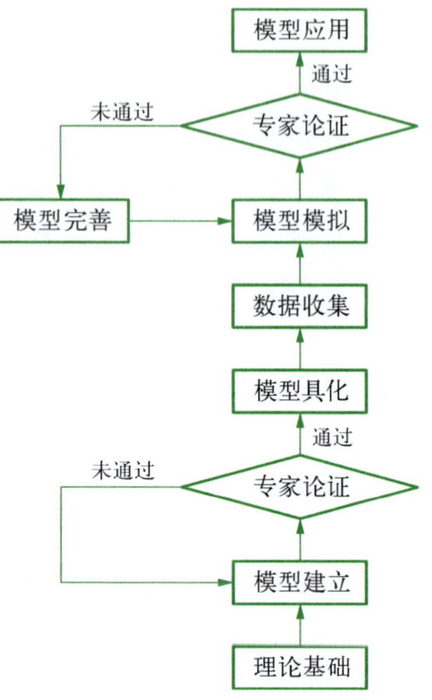

图1　技术路线

三、研究方法

1. 专家咨询法

专家咨询法确定模型建立的理论基础，专家咨询法论证模型有效性。

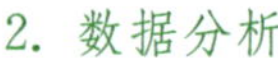

2. 数据分析

采用SAS9.2和ArcGIS10.0软件进行数据统计分析。Excel2013软件进行模型结果预测。

3. 试点分析

以上海市为例，对上海市规划年（2020年）治疗床位合理规模进行预测。

四、研究内容

（一）模型框架

1. 区域内住院患者数

由于影响区域内本地住院患者数量和外地住院患者数量的因素截然不同，因此在建立模型时考虑将区域内住院患者划分为本地住院患者和外地住院患者两部分，分别预测区域内本地住院患者人数和外地住院患者人数。

2. 区域内住院患者床日数

预测住院患者平均住院天数，结合预计住院患者人数，可得到住院患者预期需要住院床日数。

3. 合理规模治疗床位

考虑现有治疗床位利用过程中存在的不合理因素，即需要在以后突出调整的地方。对这些需要调整的因素进行规划控制。例如，现阶段床位分类使用的模式尚未得到普及，大量医院尤其是二级医院，治疗床位实际充当护理床位的功能，治疗床位实际收治的是只需要护理服务的住院患者。对于这部分患者应该适当考虑转移到护理机构，或者考虑将病源不足的二级医院转型为

护理或康复机构。此外，提高治疗床位使用效率，提高治疗床位服务质量的控制因素可根据各区域实际情况，考虑纳入为住院需要的重要调节指标，对治疗床位需要量进行优化调节（图 2）。

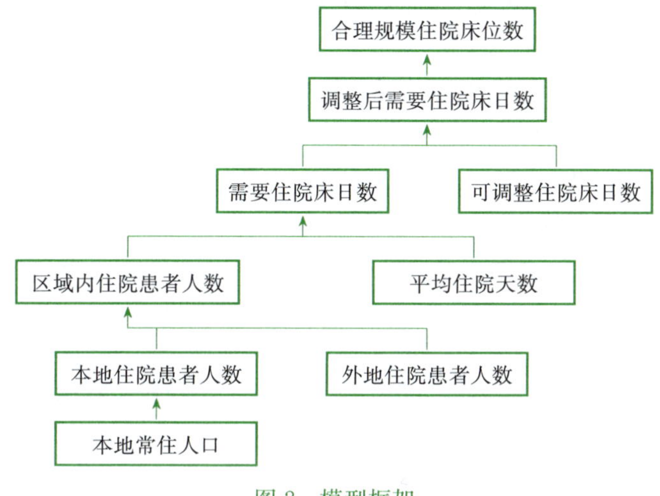

图 2　模型框架

（二）模型具化

1. 区域内住院患者人数

区域内本地住院患者和外地住院患者分别预测。课题组讨论认为影响本地住院患者人数的因素主要是本地常住人口的年龄结构，影响外地住院患者人数的因素主要受当地医疗技术水平影响。

（1）本地住院患者人数预测方法：首先，通过收集现有区域内常住人口年龄构成，结合区域出生率和分年龄段死亡率数据，预测规划年本地各年龄段人口数。其次，收集本地最新住院患者数据信息，统计各年龄段本地住院患者人数。结合现在本地各年龄段人口数，计算得到本地各年龄段住院率。最后，假设到规划年，分年龄段的住院率和现在相比保持不变。结合规划年各年龄段常住人口数，可计算得到规划年本地各年龄段住院人数。汇总合计，即可得到规划年预计本地住院患者人数。

（2）外地住院患者人数预测方法：首先，收集区域内现有所有住院患者信息，统计区域内住院患者中外地住院患者人数和本地患者人数，测算区域住院人数中，外地住院患者占比。其次，假设到规划年外地住院患者增长率和本地住院患者整体增长率保持不变，以区域内本地住院患者增长率替代外地住院患者增长率，可得到区域内外地住院患者预期数。

2. 区域内住院患者床日数

住院患者人数到住院患者床日数的转化取决于住院患者平均住院天数，住院患者住院天数越长，则需要的住院床日数越长，住院患者住院天数越短，则需要的住院床日数越短。假设到规划年，住院患者平均住院天数不变，即以现有住院患者平均住院天数代替规划年住院患者平均住院天数，结合规划年预计的区域内住院患者人数，即可得到规划年需要的住院患者床日数。

3. 合理规模治疗床位

在预测住院患者床日数时，采用的假设前提为，到规划年，区域内住院患者平均住院天数保持不变。若现阶段区域内治疗床位利用情况合理且高效，则可直接借用现阶段治疗床位利用模式，即可直接采用这一假设。但由于现阶段治疗床位利用情况不尽理想，仍有很多地方需要规范和调整，因此，在平均住院天数不变的假设条件下，需要对住院治疗床位床日数进行调整，使规划年治疗床位利用效率得到提高。

(1) 部分治疗床位分流到护理床位：课题组认为，除少数特殊情况患者和精神疾病患者外，一般住院患者包括危急重症患者，住院天数可控制在 7～8 天。之后住院患者可根据具体情况，转移到康复医院或者护理医院进行下一阶段的治疗。因此，在本次分析中，课题组认为除精神疾病患者外，住院患者住院天数超过 30 天的住院床日数应当转移到护理床位。测算方法：分析现有住院患者数据库中住院天数，统计所有住院患者住院总天数($D1$)，统计住院天数超过 30 天的住院总天数($D2$)，统计精神疾病患者超过 30 天的住院总天数($D3$)。扣除精神疾病患者床位后住院天数超过 30 天的住院天数($D4=D2-D3$)认为可以转移到护理床位。计算可转移治疗床日数占总治疗床日数的占比($D4/D1$)。到规划年，为提高治疗床位利用效率，可将现阶段可转移治疗床位占比系数应用于规划年治疗床位合理规模的测算。

(2) 平均住院天数调整：考虑治疗床位和护理床位在结构上的调节作用后，治疗床位本身的利用效率也亟待提高。测算部分住院患者床日数转移到护理床位后，治疗床位的平均住院天数，结合规划要求的平均住院天数标准，按照治疗床位数和平均住院天数等幅度调整原则，可计算得到规划年净需要治疗床位数。

(3) 合理冗余系数调整：以上所有测算都是以治疗床位实际利用为基础。考虑到治疗床位实际利用和实际供给情况存在脱节，表现为医院治疗床位使用率并不能达到 100%，必然存在治疗床位部分时段闲置的情况。同时考虑到治疗床位利用存在很多时期性的影响因素，住院需要有周期性的高峰和周期性的低谷阶段。譬如季节性的疾病高发带来的住院需要的高涨，工作日和非工作日人群对治疗床位利用情况的差异等。因此，需要对目前测算的净治疗床位需要量进一步调节，借助合理冗余系数将从利用出发的治疗床位净需要量转化为从供给出发的治疗床位需要供给量。

合理冗余系数测算方法：统计区域一年内每日住院患者人数，提取一年内单日住院患者人数平均值和住院患者人数最大值。以单日内住院患者人数平均值和最大值之比，作为区域内住院患者床位利用的合理冗余系数。将该合理冗余系数应用到区域治疗床位合理规模测算模型中，可计算得到区域治疗床位合理规模值。

最后结合规划年人口预测值，计算得到规划年治疗床位合理规模配置水平。

(三) 所需数据类型

(1) 人口数据：包括分年龄段和性别常住人口数据、人口育龄妇女生育率、分年龄段人口死亡率、流动人口等信息。

(2) 住院数据：包括住院患者代码、住院患者年龄、住院患者性别、住院患者地址、就诊机构、入院日期、出院日期、住院天数、住院疾病 ICD、住院费用、住院转归等属性。

(3) 医疗机构数据：包括医疗机构名称、医疗机构组织机构代码、机构类型、机构级别、机构等次、机构所属行政区划、机构经营性质、机构地址等属性。

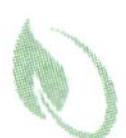

（4）地理信息数据：包括区域行政区划数据、住院患者地址地理信息数据、区域内医疗机构地理信息数据库。以上地理信息数据库以 SHP 格式存储。

五、研究结果

综合考虑各环节之间的数量关系，得到可操作的治疗床位合理规划测算模型（图 3）。

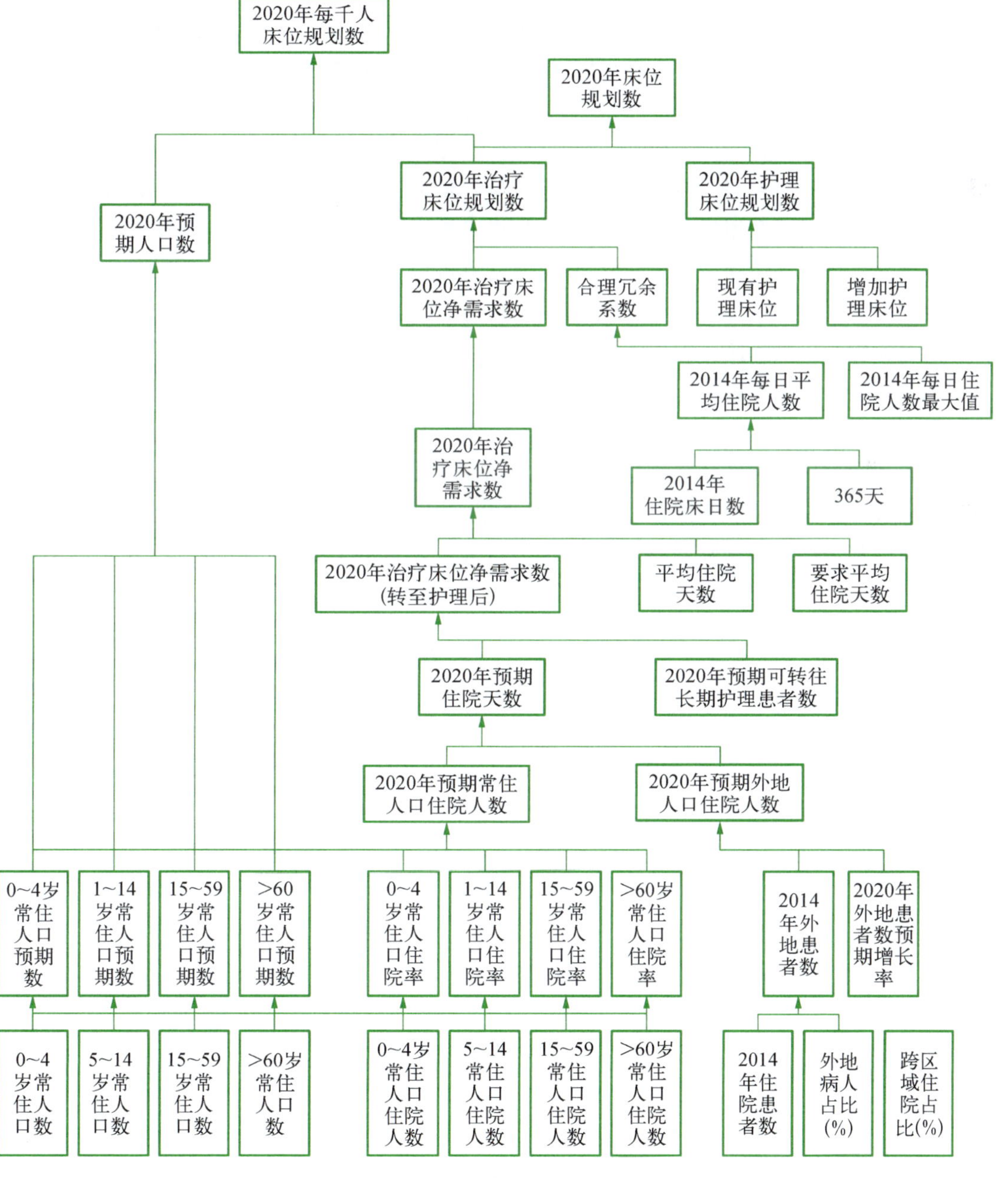

图 3　治疗床位合理规模测算模型

六、讨论与建议

本文提出的区域卫生规划中治疗床位合理规模测算模型，创新之处在于，从人群就医行为模式出发，利用现有住院患者数据，从治疗床位利用的角度预测治疗床位净需要量。通过合理冗余系数调整，将预测从治疗床位测算结果再次从利用的角度转换为供给的角度。本文提出的治疗床位合理规模测算模型为区域卫生规划确定治疗床位标准提供可操作测算模型。同时，上海市2020年治疗床位合理规模模拟预测结果得到相关专家认可，证实该方法具有科学性和有效性，为区域医疗机构规划治疗床位合理规模提供新的思路和操作方法。

本文提出的区域卫生规划治疗床位合理规模测算模型，考虑了人口年龄结构变化对治疗床位利用的影响，但忽略了疾病谱变化对治疗床位利用的影响；预测住院床日数时，统一使用同一个平均住院天数，忽略了各年龄结构间住院天数差异对治疗床位的影响；考虑了外地住院患者可能的增量对治疗床位利用的影响，但外地住院患者赴本区域就医的影响因素在本次测算模型中没有体现。考虑预期治疗床位可调节因素，但所有可调节参数的设计都是基于现有治疗床位的利用情况，即假设除调节因素外治疗床位使用结构保持不变，不考虑可能出现的其他特殊影响因素。所有影响未来治疗床位利用的因素按理说都应当被模型考虑，但是考虑到数据收集难度大，诸多因素对治疗床位有影响但影响程度难以定量化，以及各种因素之间可能存在多重共线性等问题。在这样的考虑下，本文暂时忽略了部分可能影响治疗床位利用的其他的因素(如疾病谱变化对治疗床位利用的影响)，在此基础上建立的治疗床位规划模型。

本研究旨在提出治疗床位合理规模测算方法，为区域卫生规划中治疗床位规划标准的测算提供参考。在该模型的基础上，各区域也可根据实际情况进行灵活补充和调整。

参考文献

[1] 汤敏，杨淑香，吴秀云．卫生人力资源配置方法探讨．中国全科医学，2007，(17)：1478－1480.

[2] White KL，Williams TF，Greenberg BG. The Ecology of Medical Care. The New England Journal of Medicine，1961，265 (2 November)：885－892.

[3] White KL. The ecology of medical care：origins and implications for population-based healthcare research. Health Serv Res，1997，32(1)：11－21.

第二章

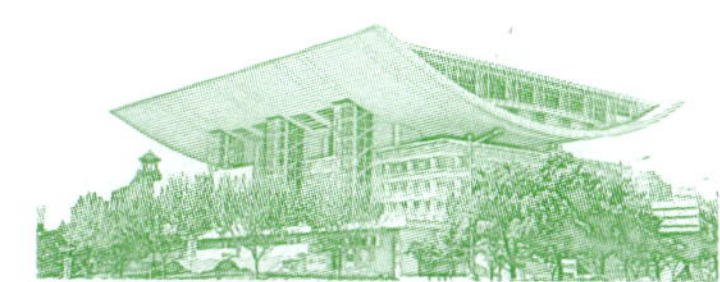

医药卫生体制改革

2016年，根据国务院医改领导小组的统一部署，上海市被列入第二批省级综合医改试点单位。围绕提高社会群众和医务人员的两个“获得感”，上海市立足于破瓶颈、求实效、强管理、补短板，聚焦体制机制，强化联动改革，重点推进现代医院管理制度建设、分级诊疗制度建设、基本医保制度改革、药品供应保障机制改革、公共卫生体系建设，协调推进政府投入、医疗服务价格、人事薪酬、学科人才、卫生信息化等配套改革。本章共有8篇文章，分别聚焦于上海市医药分开改革路径和措施研究、上海市公立医院外部治理架构研究、构建基于大数据的医疗卫生科学管理体系、构建分级诊疗体系等重点改革任务，力求在体制机制和改革关键环节上取得突破，进一步完善综合医改顶层设计，实现各项改革相互衔接、相互促进，发挥政策叠加效应，充分调动医务人员和群众的积极性，为综合医改试点工作的实施夯实基础。

上海市医药分开改革路径和措施研究

许 速 邬惊雷 付 晨 龚 莉 冷熙亮
贺渊峰 王海银 崔 欣 高广文

【导读】 2016年上海市按照国家医改总体部署，坚持标本兼治、积极稳妥、系统改革原则，采取渐进式降低药品加成的方式，通过调整医疗服务价格、完善财政补偿措施、改革药品采购机制、优化医院运行机制等综合措施，积极推进医药分开改革，取得了阶段性成效。

按照国家推进医药分开改革的要求，上海市坚持标本兼治、积极稳妥、系统改革的原则，采取渐进式降低药品加成的方式，通过调整医疗服务价格、完善财政补偿机制、改革药品采购机制、优化医院内部运行机制等综合措施，确保了改革平稳实施。2016年已在全市公立医院实施了两轮降低药品加成的工作，加成率从15%降低至5%，同时调整了660项医疗服务项目的价格。计划2017年第一季度全面取消药品加成。

一、完善价格形成机制，稳妥推进医疗服务价格调整

利用降低药品加成后的调价空间，以服务成本为基础，以比价研究为依据，优先选择未充分体现医务人员技术劳务价值，比价关系不合理的项目，统筹考虑公立医院的公益属性、医保筹资、医院运行和患者负担等因素，对医疗服务项目价格进行合理调整。

（一）建立比价模型

劳务类项目（如手术、病理、护理、诊查等），根据每个项目的人力、耗时情况，核定人力成本，测算项目标化价格，并综合考虑技术难度、风险程度、同类城市价格水平，建立比价关系模型。非劳务类项目（如床位费等），以成本为依据，以市场价格为基础，核算能耗、物耗、综合物业管理等直接变动成本支出，不包括固定成本和间接成本，合理确定项目价格。

第一作者：许速，男，研究员，上海市医药卫生体制改革领导小组办公室副主任、上海市决策咨询委员会委员。
作者单位：上海市医药卫生体制改革领导小组办公室（许速），上海市卫生和计划生育委员会（邬惊雷、付晨、龚莉、冷熙亮、贺渊峰、高广文），上海市卫生发展研究中心（王海银），上海市卫生和计划生育委员会信息中心（崔欣）。

（二）筛选调价项目

考虑比价关系的平衡，每批调整若干个项目，重点调整劳务类项目中比值水平偏低的项目，如护理、诊查、病理、手术、中医、抢救、注射等。调价项目以住院项目为主，兼顾门诊项目。主要考虑住院项目的比价水平最低，医保保障水平较高，对患者就医负担影响较小。经过两轮调价，共调整了 660 个项目的价格。

（三）确定调价幅度

主要考虑五个因素，一是与取消加成的空间联动，调价幅度与补偿需求相适应；二是参考标化价值，比值关系越低的项目调价幅度越大，优化比价关系；三是拉开二、三级医院的调价差距，形成价格梯度，体现优质优价，引导患者合理就医；四是与项目使用量相结合，对部分使用量较大的项目，适当控制增幅比例；五是支持弱势学科发展，加大传染科、精神科、儿科等服务项目价格的调整幅度。

二、实施综合改革措施，推动医院转机制、降成本、调结构

破除以药补医机制，不能仅靠取消药品加成和调整医疗服务价格，还应着眼于通过综合改革，从机制上切断药品与医院、医务人员之间的直接利益关系。我们通过建立合理的财政补偿机制、完善药品采购供应机制、改革医院内部运行机制等综合措施，形成改革“组合拳”，从根本上遏制以药补医、以药腐医的现象。

（一）加大财政支持力度，保障公立医院正常运行

市财政部门制订实施了医药分开改革财政阶段性补助办法，对于取消药品加成过程中，在医疗机构充分挖掘潜力、优化收支结构、降低运行成本的基础上，部分医院如仍存在运行困难，按照“部分预拨、年中评价、隔年清算”的原则，对考核达标的医院予以阶段性补助（重点考核医院药占比、医药费用增长率等指标），补助期限原则上定为三年。此外，对于传染病医院等公益属性突出、自我补偿能力较弱的医疗机构加大政策倾斜力度。2016 年，市财政已向市级医院核拨 0.96 亿元专项补助经费，2017 年拟安排 1.5 亿元补助预算。

（二）改革医院内部运行机制，规范医疗服务行为

以医院内部绩效考核和收入分配制度改革为核心，实行“两切断、一转变”，即切断医务人员绩效考核、收入分配与科室经济收入直接挂钩的关系，转变按科室收支结余提成分配的模式。在全面预算管理的基础上，合理核定工资总额，实行绩效考核分配，将岗位工作量、工作难易度、服务质量、医疗费用控制、成本控制、临床科研产出和教学质量、医德医风以及患者满意度“八要素”绩效考核结果作为收入分配的依据。

（三）强化源头治理，推进药品采购供应机制改革

医保部门试点推进药品带量采购，实行量价挂钩、招采合一，符合质量综合评价指标的投标

企业均在同一平台上竞价，不区分进口原研药和国产仿制药，报价最低者中标，次低者作为替补品种，由医保部门统一采购。为保证药品质量，研究构建了质量综合评价标准和过程监管办法。目前已完成9个试点品种的带量采购，中标企业均规模较大、产品质量较好、信誉度较高，药价平均降幅达64%，实现了优质低价。对未实施医保带量采购的品种，探索了公立医疗机构集团采购，上海市首批5家三级医院和6个区组成采购联盟，发挥批量采购优势，降低采购成本；应用信息化手段和现代物流技术，整合医院药品内外部物流，降低供应总成本。目前已完成第一批抗微生物药品175个“通用名+剂型”的药品集团采购工作。

上海市公立医院外部治理架构研究

许 速 付 晨 冷熙亮 蒋小华 汤仲夷 高广文

【导读】 本文剖析了公立医院管理的概念与模式，结合上海市公立医院外部治理架构的探索结果，完善公立医院的管理机制。上海市在全国较早探索推进“管办分开”，成立申康医院发展中心代表政府履行办医主体的职能，重点回答好如何完善政府、办医主体、医院三个层面的治理机制，形成科学治理架构的问题。同时，结合区级层面的现状，在各区积极推动成立公立医院管理委员会，推进各区完善公立医院外部治理架构。

一、公立医院管理的概念及模式

公立医院的管理包括宏观管理和微观管理两个层面。公立医院的宏观管理可以理解为公立医院的设置、领导与管理等问题，也可以称为公立医院外部治理机制。公立医院的微观管理可以理解为公立医院运行机制、内部各部门分工与协作，也可以称为公立医院内部治理机制。公立医院的外部治理问题，即政府作为所有者代表与公立医院管理者之间的权责关系问题；而公立医院的内部治理问题，即公立医院经营管理的决策、执行和监督机制安排问题。这两者既有区别又有联系，没有在宏观上确立公立医院的所有者与管理者权限，“管办不分”“多头管理”的存在必然在微观上影响公立医院的内部治理结构的运作与优化。完善公立医院的内部治理机制的前提是建立完善的公立医院外部治理机制，包括“管办分开”和“全面预算管理”等方面。

目前，世界范围内公立医院有两种管理模式：一种是政府直接管理公立医院，即采取行政化手段来管理公立医院，称为“管办合一”；另一种是政府间接管理公立医院，即采取企业化手段来管理，称为“管办分开”。“管办合一”可以细分为“单一行政机构”和“分离行政机构”两种具体的管理形式。前者，政府举办和管理公立医院的两种责任，统一在一个政府机构内部，从而形成了管与办在形式上和实质上的高度合一，如我国当前的公立医院管理体制。对于后者，管与办在形式上分离在两个政府机构内，如中国香港特别行政区的医院管理局。但是，这种管理医院的方式仍然是以行政管理而不是企业经营管理的原则为基础，因此这种管理方式仍然为“管办合一”的模式。“管办分开”根据公立医院的组织形式可以划分为公立医院集团和单一医院法人两种具体

第一作者：许速，男，研究员，上海市医药卫生体制改革领导小组办公室副主任、上海市决策咨询委员会委员。
作者单位：上海市医药卫生体制改革领导小组办公室（许速），上海市卫生和计划生育委员会（付晨、冷熙亮、蒋小华、汤仲夷、高广文）。

的管理形式，前者如英国的“托拉斯”集团，后者如美国和德国公立医院中的“独立的公共实体”。这两种管理方式的共同点在于都是以企业化管理为基础，政府只是起到监督的作用，并不直接干预医院的重要经营决策。

二、上海市公立医院外部治理架构的探索

上海市公立医院外部治理较早在进行探索，如推进“管办分开”，成立上海申康医院发展中心代表政府履行办医主体的职能，重点回答好如何完善政府、办医主体、医院三个层面的治理机制，形成科学治理架构的问题。

其中，政府定位于“掌舵者”角色，主要抓规划、投入、监管、评价等宏观管理。一是完善政府投入补偿机制。政府的科学投入与补偿，是促进医改各项任务和要求落实的关键保障。一方面，落实政府投入责任，重点突出优化财政支出结构，坚持增加投入与转变机制相结合，规范医疗机构的运行管理，发挥财政资金的政策导向作用；另一方面，完善公立医院财政补偿机制，稳步推进部门综合预算管理，把公立医院所有收支全部纳入部门预算实行统一管理，有效支撑公立医院完善内部治理机制、转变发展方式，并根据分类指导的原则，对中医、传染病、精神病、职业病、妇产、儿童、康复等专科，实行投入倾斜政策。同时，规范社区卫生服务中心收支运行管理，逐步建立与基本项目、标化工作量、服务质量、服务效率相匹配的财政补偿方式。二是强化规划约束引领作用。根据区域卫生规划，分别明确二、三级医院和社区卫生服务中心三者功能定位，形成科学合理的医疗体系。运用大数据方法，梳理上海市近3年各级、各类医疗机构的700多万个住院病例信息，形成病种组合指数，作为评价医院服务的依据，科学设定各级医疗机构病种组合指数的合理区间，加强对医疗资源的调控，更好地支撑分级诊疗，促使公立医院开展控制单体规模、实现内涵发展的有效手段。三是建立公立医院医疗服务评价体系和管理机制。建立以公益性为导向、客观可量化的医疗服务评价体系，将评价结果与政府投入、医保支付、费用控制、床位规模、岗位设置、可分配收入总量核定等相挂钩。针对区级层面，组建公立医院管理委员会，作为区域公立医院的管理主体，负责审议决定区级公立医院发展规划、重大项目实施、政府投入等。

办医主体定位于“董事长”角色，通过关键指标控制、绩效激励约束等加强中观管理。上海市在全国较早探索推进“管办分开”，针对市级医院成立申康医院发展中心代表政府履行办医主体的职能。一是建立健全医药费用调控和监管机制。坚持“总量控制、结构调整”原则，合理控制公立医院医药费用总量增长规模；按照公益性导向，改变公立医院的收入结构。二是完善总会计师委派制度。由上海申康医院发展中心向公立医院委派总会计师，协助院长规范医院经济运行管理。目前，已在14家医院委派了总会计师，成效已初步显现，下一步将逐步在更大范围推开。三是探索医院集团化发展模式。支持三级综合性医院以品牌、医疗管理、学科人才为纽带，以支撑郊区为先导，组建医疗集团，并逐步“走出去”，辐射长三角地区。

医院院长定位于“总经理”角色，集中抓绩效、分配、质量控制等微观管理。一是完善公立医院法人治理机制，包括落实公立医院人事管理、内部机构设置、副职推荐、中层干部聘任、内部分配等自主权；完善医院内部决策和监督机制等。二是建立公立医院全面预算管理体系。在公立医院推进全面预算管理，通过形成全方位预算执行责任体系，严格预算执行，加强动态管理。

三、上海市各区县公立医院外部治理架构的探索

在区级层面，为了更好地贯彻落实国家医改要求，结合各区县实际，上海市积极探索成立各区县公立医院管理委员会，完善区级层面公立医院外部治理架构。

（一）主要目标

区级层面公立医院外部治理的主要目标是落实政府对公立医院的领导责任、保障责任、管理责任、监督责任，转变政府职能，建立政府对公立医院管理和保障的标准与机制，形成部门间合力，更好地为公立医院的内部管理提供外部支撑和制度保障，推动建立公立医院现代管理制度。因此，各区成立区公立医院管理委员会（以下简称“管委会”）是实现外部治理的主要措施。

（二）管理架构

管委会由区政府牵头，由发改委、财政部门、卫生计生委、人力资源社会保障局、部分人大代表和政协委员等组成，作为区政府议事协调机构（非常设机构）。管委会由区政府主要负责人担任主任，分管财政、卫生计生工作的副区长担任副主任。管委会负责审议决定公立医院的发展规划、财政投入、医保总额核定、全面预算管理、综合评价、资产管理、可分配总额核定等事项。

管委会下设办公室，实行“双主任制”，分别由区政府办公室主任（或联系卫生计生工作的副主任）、区卫生计生委主任担任办公室主任，负责协调推进、督查督办管委会决策事项。

管委会成立公立医院绩效评价委员会，由医学、公共卫生学、卫生经济学、管理学等相关领域专家、第三方机构构成，开展公立医院综合评价和医疗服务评价工作。

（三）工作任务

管委会通过对涉及公立医院建设发展、管理运行、资源配置等方面重大事项进行审定、决策、执行、监督等方式，发挥公立医院外部治理机制的作用。

1. 发展规划

公立医院要按照本市和区域卫生相关规划的基本要求，制订本单位的发展规划，由区县卫生计生委初审后，报管委会最终审定。各公立医院每年度编制发展规划的执行报告，由区县卫生计生委进行初审，执行报告及初审报告提交管委会审议。管委会协调各有关部门，解决医院发展规划具体执行中遇到的实际困难，保证规划任务按时落实。

2. 综合预算

综合预算是每年度政府财政卫生预算，综合预算应当根据每年度公立医院的重点工作、资金需求以及财政的综合财力予以合理安排。管委会第四季度例会审议下一年度财政预算安排。管委会每年第一季度例会审议上一年度财政决算。

3. 全面预算

公立医院实施全面预算管理。按照公立医院的发展定位、规划目标、资源状况等，编制包括

业务工作、成本控制、财务管理等方面的全面预算。管委会每年第三季度审议由区县卫生计生委制订的下一年度公立医院全面预算编制要求和依据，审议同意后由区县卫生计生委下达；第四季度审议各公立医院下一年度全面预算，审议同意后由区县卫生计生委批复。管委会每年第三季度审议本年度各公立医院全面预算中期执行情况，每年第一季度审议上一年全年执行情况。

4. 综合评价

绩效评价委员会在管委会领导下，按照全市统一的区属公立医院医疗服务评价基本标准以及批复的年度全面预算执行结果，开展公立医院服务评价工作，形成评价报告。评价报告作为管委会相关决策的重要依据，应用于政府投入、医保支付、可分配资金核定、院长绩效考核等方面。

5. 医疗费用审核

管委会依据本市公立医院医疗服务评价方法和医疗费用控制指导标准，落实公立医院医疗费用增长控制的任务，并建立相应的奖惩机制，实现医疗费用水平与医疗机构功能定位相符合，与促进医疗机构内涵发展、提升服务能力相适应，与本市社会经济发展、医保基金运行和群众承受能力相协调。

6. 薪酬总额核定

区县卫生计生委将各公立医院薪酬总额预算纳入全面预算管理，并与公立医院服务量和绩效评价结果挂钩。管委会每年第四季度审定当年度各公立医院薪酬总额，根据全面预算完成情况和绩效评价结果进行调整；同时审议下一年度各公立医院薪酬总额核定办法、薪酬总额预算、公立医院内部薪酬分配主要原则等。

7. 重大建设项目

管委会审议决定公立医院重大建设项目，定期听取建设项目进展情况汇报。

8. 资产管理

公立医院资产来源于政府投入、政府调拨、社会捐赠、医疗服务收入等；资产包括流动资产、固定资产、无形资产等。管委会审议公立医院资产管理年度报告，讨论决定公立医院对外捐赠、对外出售等资产处置项目与对外投资等资产使用项目。

9. 医保拨付

管委会审议由医保部门编制、基于公立医院评价结果的，当年度区域内医保资金的拨付使用报告和下一年度医保资金的拨付原则、拨付方法、拨付额度。

（四）工作机制

1. 议事规则

建立例会制度，原则上每季度召开例会，管委会全体成员参加。按需召开专题工作会议，对专项事务进行研究审议。按照民主集中制原则，健全管委会决策机制。建立档案制度，管委会办公室要及时对有关事项的审议情况、审议结果和决议形成会议纪要并存档。

2. 跟踪督办

管委会办公室负责管委会决议执行情况的跟踪掌握，对于未能按照进度完成的事项予以督办，并将跟踪督办的情况定期形成书面材料报送管委会主任及各成员。

3. 分析研判

管委会办公室定期汇总分析公立医院医疗业务活动的运行数据，研判偏离度较大数据的原因及对策，及时反馈给各公立医院，并形成书面材料报送管委会主任及各成员。

4. 信息公布

将公立医院全面预算执行情况，包括有关的医疗业务、财务收支、医疗费用等数据作为区县政府的政务信息，在一定范围内予以公布，通过内外共同监督的管理机制促进公立医院完成预算目标。

5. 行政奖惩

将各相关部门和公立医院贯彻执行管委会各项决议和工作完成情况纳入行政效能考评体系，考评结果作为公立医院评价和其主要领导考核的重要依据。各区县管委会将每年的年度工作情况以及区县公立医院改革情况以专报的形式报送市深化医改领导小组。

构建基于大数据的医疗卫生科学管理体系

许 速 付 晨 冷熙亮 高广文 崔 欣

【导读】 近年来，上海市加强卫生信息化建设，打造健康大数据中心，探索“互联网＋”与健康服务、卫生管理、医院管理深度融合，通过“制度＋科技”的手段，建立大数据管理标准，形成数据驱动的绩效评价、资源配置、投入补偿、人事薪酬等管理机制，支撑健康服务模式转型，促进政府管理方式转变，助推现代医院管理制度建设。

互联网技术已经渗透到社会和人们生活的方方面面。近年来，上海市加强区域卫生信息化建设，推进信息互联互通，打造健康大数据中心，积极推进健康建设与互联网深度融合，充分运用云计算、大数据、物联网、移动通讯等互联网新技术，探索“公共卫生＋互联网”“医疗＋互联网”“医改＋互联网”“管理＋互联网”，支撑健康服务模式转型、政府管理方式转变、现代医院管理制度建立，为打造一个科学架构、高效运转、精细管理、可持续发展的卫生与健康体系提供强有力的支撑。

一、加强信息化顶层设计，推进互联互通，打造健康大数据中心

遵循国家健康信息化建设“352121”的总体框架(指国家级、省市级、地方级的三个数据中心；公共卫生、医疗服务、医疗保障、医疗监管、基本药物的五个应用；电子健康档案、电子病历的两个重点；卫生专网的一个专网；信息标准体系、信息安全体系的两个体系；居民健康卡的一个载体。)，结合上海市实际情况，以居民电子健康档案系统(EHR)、电子病历系统(EMR)、区域健康信息平台为建设重点，实施“上海健康信息网”工程，建立了涵盖医疗服务、社区卫生、公共卫生、药品耗材、基本医保等方面的生产系统、管理系统和智能系统。

整合卫生信息网、人口计生网、医联网、医保网、医药网，构建了“1＋18”的健康信息平台(1个市级平台、1个公卫平台、1个医联平台、16个区平台)，完善了国家、市、区三级平台之间，平台与医疗卫生机构之间的信息共享措施，实现了全市500余家医疗卫生机构互联互通、信息共享。

第一作者：许速，男，研究员，上海市医药卫生体制改革领导小组办公室副主任、上海市决策咨询委员会委员。
作者单位：上海市医药卫生体制改革领导小组办公室(许速)，上海市卫生和计划生育委员会(付晨、冷熙亮、高广文)，上海市卫生和计划生育委员会信息中心(崔欣)。

通过五网融合、数据汇聚，建立了上海健康大数据中心，共建立和维护了 3 000 多万份居民电子健康档案，汇总公共卫生信息 1.5 亿条、门、急诊诊疗信息 8 亿多条，住院诊疗信息 800 万条、数据总量达到 10T 级(不含影像)，为应用大数据方法决策、强化精细管理、持续深化医改奠定了坚实的基础。

二、大力发展“健康服务＋互联网”新模式，促进业务协同，改善就医体验

通过信息化驱动，不断提高数据共享与业务协同能力，优化服务流程，合理匹配资源，改变健康服务提供者、接受者和管理者三方之间的互动关系，构建新型健康服务模式。

(一) 公共卫生方面

实现人人享有居民电子健康档案，做到记录一生、管理一生、服务一生。通过信息共享利用，促进医院、社区卫生机构、公共卫生机构之间业务协同，打造“三位一体”的健康管理模式，实现健康管理向全人群、全生命周期转型。建设“健康云”平台，实现对高血压病、糖尿病、脑卒中等重点疾病的自动识别、筛选推送、有序分诊，督促居民健康的自我管理。利用信息技术智能化的特点，建立肿瘤危险因素筛查和高危人群干预系统，提高社区肿瘤患者早发现率。应用物联网、可穿戴设备等新技术，培育“健康管理＋互联网”的新服务业态。

(二) 医疗服务方面

以改善就医体验为核心，整合线上线下资源，优化服务流程，实现信息惠民。在上海市健康网建立信息惠民服务门户，开发移动医疗应用，为居民提供网上预约挂号、智能分诊、线上支付、报告查询等便捷服务。各区县普遍建立基于信息技术的区域性影像、心电图、实验室诊断中心，方便居民就医，减少不必要的重复检查；同时有效提升基层医疗机构的诊断水平，提高医疗资源的整体效率。建立临床辅助决策、家庭医生转诊、合理用药等知识库，为临床诊疗提供技术支撑。

三、运用“制度＋科技”“文件＋软件”的方式，支撑医改向纵深推进，提高政府治理水平

运用“制度＋科技”手段，通过大数据建立管理标准，形成数据驱动的绩效评价、资源配置、投入补偿、人事薪酬等管理机制。对社区卫生服务中心、公立医院等医改重点区域的改革，在一系列改革文件出台的同时，开发和应用相应的管理系统，推进医改政策实施和落实。

(一) 社区卫生改革方面

开发了市、区两级社区卫生综合改革云管理平台和 APP，从四个维度推进改革，一是签约服务，主要反映“1＋1＋1”签约的签约数量、签约率、签约机构分布、延伸处方业务等情况；二是业务活动，主要反映健康管理、就诊总量、就诊分布、就诊频次、转诊服务、人均累计费用等情况；三是

运行机制，主要反映全面预算管理、标化工作量与对应的财政补偿、薪酬核定标准等情况；四是绩效评价，根据重点评价指标，平台自动生成各区、各社区的综合评分结果。平台数据实时更新，并可逐级下钻至各区、各社区、各家庭医生团队，直观显示改革总体进展情况，促进了社区卫生服务从粗放式管理向科学化、实时化、精细化管理转变。

（二）公立医院改革方面

建立基于大数据的公立医院医疗服务评价体系，采集全市公立医院2013～2015年800万出院病例信息，测算全市公立医院病种指数，建立病种指数标准，将病种指数与费用指标挂钩，形成相应的评价体系，兼顾服务效率、技术内涵、费用控制，客观评价公立医院的医疗服务产出，确保评价结果可量化、可比较。下一步，将探索建立以评价结果为依据的资源配置、费用核定、薪酬核定、医保支付等制度，建立有效的激励约束机制，推动医院发展方式和运行机制的转变，为政府履行领导责任、管理责任、监督责任、保障责任，实现政府治理能力现代化奠定良好基础。

四、深化信息化应用，实现管理精细化，支撑现代医院管理制度的建立

卫生行政部门、各办医主体、各级医疗卫生机构充分应用信息化手段，建立了多个行业内部、机构内部的管理系统，对各类资源要素实现全周期、全过程的精细化管理。

（一）全面预算管理系统

将医疗机构的业务、财务、资产、薪酬总额全部纳入预算管理，支撑预算编制、执行、控制、协调、考核等全部环节，实现全流程管理。

（二）医院运行监测系统

依托信息化平台，对市级医院开展运行绩效分析、财务经济分析、单病种绩效分析，将各医院置于同一平台进行比较，通过“晒指标”促进医院改善服务绩效。

（三）药品耗材管理系统

针对药品招标采购过程中药品质量控制的难题，利用物联网、大数据等信息化手段实现过程管理，对带量采购药品进行光谱留样，实现快速廉价的飞行检查；对所有一、二类疫苗运输管理链均实现全程温度监控。将公立医院耗材采购价格、使用情况、收费价格放在一个平台上“阳光化”，以透明“倒逼”规范。

（四）医务人员电子认证(CA)系统

通过CA认证管理，形成唯一身份识别和执业信息动态、客观、连续记录，实现对医务人员整个执业生涯(任何执业时间、任何执业地点)中的执业行为的全程管理，逐步应用于多点执业、专业技术能力评价、工作绩效评价等全行业人员管理。

上海市综合类医疗服务项目比价研究

金春林　许　速　付　晨　王　惟　龚　莉
贺渊峰　王海银　彭　颖　沈志华　高广文

【导读】 本研究分析了上海市现行综合类医疗服务项目价格水平，为价格制定和调整提供了依据。通过构建标化价值模型，测算综合类医疗服务项目价值，开展价格水平和比价关系分析，筛选和提出需优先调整项目和政策建议。结果显示，上海市与其他地区相比，对接一致项目共 82 项。其中 79 项现行价格偏低，占 96%；标化价值比价关系偏离度大，比值低于 1 的项目有 35 个，占 44%；抢救、护理、静脉输液及换药等构成比比值明显偏低。本研究发现，上海市综合服务类项目现行价格水平偏低，比价关系不合理，建议综合考虑调价空间、医保及医疗机构运行、患者负担水平等影响因素，分步分批逐步调整。

长期以来，我国综合类医疗服务项目价格偏低，制约着卫生事业的发展。一方面，其与我国当前医疗服务价格形成机制不完善有关，价格未能体现以技术劳务为主的综合类服务项目的价值。另一方面，其与我国尚未形成价格动态调整机制有关[1]，各地多数现行价格远低于其成本水平。2012 年，在国家发展和改革委员会、国家卫生和计划生育委员会、国家中医药管理局联合发布的新版《医疗服务价格规范》(以下简称《国家 2012 版》)中提出了物资消耗、基本人力及耗时、技术难度、风险程度等价值因素，要求各地同步实施《国家 2012 版》项目规范和合理制定医疗服务价格[2]。2015 年以来，国家出台了一系列的医改和价格改革政策文件，要求合理调整医疗服务价格，逐步理顺医疗服务价格比价关系。本研究通过采用新的价值测算模型，并基于上海地区卫生事业薪酬改革进展，充分考虑人力价值因素，探索构建综合类医疗服务项目价值体系，为综合类医疗服务项目价格制定和调整提供理论支撑。

一、资料与方法

(一) 建立综合类医疗服务项目对接和国外比价数据库

一是以《国家 2012 版》为依据，逐项对接上海现行医疗服务价格目录与《国家 2012 版》，以项

第一作者：金春林，男，研究员，上海市医学科学技术情报研究所所长、上海市卫生发展研究中心常务副主任、上海市人口与发展研究中心主任。
作者单位：上海市医学科学技术情报研究所、上海市卫生发展研究中心(金春林、王海银、彭颖)，上海市人口与发展研究中心(金春林)，上海市医药卫生体制改革领导小组办公室(许速)，上海市卫生和计划生育委员会(付晨、王惟、龚莉、贺渊峰、沈志华、高广文)，复旦大学公共卫生学院(王海银)。

目内涵、计价单位等作为比较维度，以基本人力及耗时、技术难度及技术风险为主要价值因素，分类整理项目价值对接数据库。二是选取国际上以项目付费为主、采用 RBRVS 系统（即 resource-based relative value scale，名称为“以资源为基础的相对价值量表”）、可获得项目定价数据的国家或地区（如美国、中国台湾地区等）。以项目内涵、计价单位、除外内容等为比较维度，对接形成国外数据库。

（二）测算标化价值

标化价值是对各项目资源消耗的价值测量，包括技术劳务及成本消耗[3]。标化技术劳务价值主要依据基本人力消耗及耗时测定，同时考虑技术难度及风险程度；标化物耗价值以直接物耗成本代替，主要测定直接变动成本，如内涵一次性耗材、低值易耗品等，不含可另外收费的卫生材料费和其他费用。另外，对于间接成本，如固定资产折旧、无形资产分摊及能耗、水电等较难标化项未纳入标化价值。

$$\text{标化价值} = \sum \text{标化技术劳务价值} + \text{标化物耗价值}$$

1. 标化技术劳务价值测算

① 各项薪酬参数：来源于《上海市卫生事业单位薪酬制度改革方案》。② 标化技术劳务价值测算具体公式为：

$$Y = \left(\sum_{i}^{n} \frac{X_{\mathrm{i}}}{\text{工作月} * \text{工作日} * \text{工作时间}}(k_i \times T \times L_i)\right) * \left(1 + a\frac{\text{项目技术难度} * \text{技术风险}}{\text{基线项目技术难度} * \text{技术风险}}\right)$$

其中，Xi 是各级医院各类医生的目标薪酬，k_i是需要的医务人员数，T 指项目花费的时间，L_i 指医务人员技术类别、职称、医院级别等。a 为技术难度和技术风险的权重，根据不同项目版块进行分别设定。综合服务类 a 设定为 0.05。

2. 标化物耗价值测算

采用作业成本法测算上海市各级公立医院项目成本（本次以已开展完成的 5 家医院数据为基础，医院类别涉及综合医院、儿童医院和中医医院），包括单位变动成本和固定成本。其中变动成本包括材料费、药品费、折旧费、离退休、医疗风险、无形资产、能耗、物业管理、差旅、维修费等，直接物耗成本主要纳入项目直接相关的材料费，包括内涵一次性耗材和低值易耗品；不含可单独收费耗材、能耗、物业、行政后勤、财政项目补助支出及固定资产折旧和无形资产摊销等间接成本。采用加权平均法计算各级医院的直接物耗成本。

（三）手术类现行价格及标化价值比价关系

以手术类项目现行价格和标化价值为点数，计算手术类现行价格及标化价值的构成比，将现行价格构成比除以标化价值构成比得出构成比比值；以价格水平差和构成比比值综合判断和筛选调整项目。筛选标准如下：① 现行价格水平均低于标化价值；② 二、三级医院构成比比值均低于 1。

二、研究结果

（一）综合类医疗服务项目对接基本情况

《国家 2012 版》中综合类服务项目共有 142 项，上海与国家可对接项目 97 项，占 68%。其中，基本一致项目 96 项(包含分级项目 14 项)，二、三级医院项目数均为 82 项(表 1)。上海同中国台湾地区可对接项目 30 项，同美国可对接项目 17 项。

表 1　上海市综合类医疗服务项目现行价格与《国家 2012 版》对接情况

类　别	亚 分 类	数量(项)
不可对接	—	45
可对接	计价单位不一致	1
	基本一致	96
合　计		142

（二）上海市现行价格与标化价值比较(以二级医院为例)

82 项中有 79 项现行价格低于标化价值，占 96%。3 项现行价格偏高，占 4%(表 2)。其中，3 项价格偏高的项目分别为离体残肢处理(死婴料理)、清洁灌肠(经口全消化道清洁洗肠)和离体残肢处理。

表 2　上海市二级医院部分综合类医疗服务项目现行价格与标化价值比较结果

项 目 名 称	现行价格(元)	标化价值	差值(元)	现行价格构成比(%)	标化价值构成比(%)	构成比比值
静脉输液(静脉输血)	5	173	−168	0.21	0.93	0.23
静脉输液(加压快速输血)	5	173	−168	0.21	0.93	0.23
Ⅲ级护理	10	344	−334	0.43	1.84	0.23
Ⅰ级护理	14	493	−479	0.6	2.64	0.23
Ⅱ级护理	12	393	−381	0.51	2.11	0.24
造瘘护理	3	97	−94	0.13	0.52	0.25
特大换药	30	904	−874	1.28	4.84	0.26
新生儿护理	14	405	−391	0.6	2.17	0.28
大换药	20	452	−432	0.85	2.42	0.35
引流管冲洗(更换)	2	39	−37	0.09	0.21	0.41
一般物理降温(冰帽降温)	3	48	−45	0.13	0.26	0.5
静脉注射	2.5	35	−33	0.11	0.19	0.56
一般物理降温(擦浴降温)	3	40	−37	0.13	0.22	0.59
一般物理降温(贴敷降温)	3	40	−37	0.13	0.21	0.6

续 表

项 目 名 称	现行价格(元)	标化价值	差值(元)	现行价格构成比(%)	标化价值构成比(%)	构成比比值
冷热湿敷(热湿敷法)	3	40	−37	0.13	0.21	0.6
肌内注射	1	13	−12	0.04	0.07	0.61
冷热湿敷(冷湿敷法)	3	40	−37	0.13	0.21	0.61
坐浴	3	40	−37	0.13	0.21	0.61
肠内高营养治疗	5	65	−60	0.21	0.35	0.61
肌肉注射(皮下注射)	1	13	−12	0.04	0.07	0.63
肌肉注射(皮内注射)	1	12	−11	0.04	0.07	0.65
灌肠(三通氧气灌肠治疗)	15	162	−147	0.64	0.87	0.74
雾化吸入(经呼吸机管道雾化吸入)	5	50	−45	0.21	0.27	0.79
膀胱冲洗	6	59	−53	0.26	0.31	0.81
雾化吸入(蒸汽雾化吸入)	5	46	−41	0.21	0.24	0.87
中清创缝合	100	904	−804	4.27	4.84	0.88
雾化吸入(空气压缩泵雾化吸入)	5	44	−39	0.21	0.24	0.9
雾化吸入(氧气雾化吸入)	5	42	−37	0.21	0.23	0.94
一般健康体检	10	83	−73	0.43	0.44	0.96
雾化吸入(超声雾化吸入)	5	41	−36	0.21	0.22	0.98
中换药	15	113	−98	0.64	0.61	1.06
肛管排气	6	40	−34	0.26	0.21	1.2
普通门诊诊查费二级医院(西医)	10	49	−39	0.43	0.26	1.64
普通门诊诊查费二级医院(中医)	12	50	−38	0.51	0.27	1.93
动静脉置管护理(动脉)	5	13	−8	0.21	0.07	3.17
持续膀胱冲洗	24	59	−35	1.03	0.31	3.26
尸体料理	50	104	−54	2.14	0.56	3.85
副主任医师(含)以上(院际会诊)	100	145	−45	4.27	0.78	5.5
一般专项护理	10	12	−2	0.43	0.06	6.72
导尿	20	22	−2	0.85	0.12	7.22
气管切开护理	50	53	−3	2.14	0.28	7.54
中心静脉穿刺置管术	150	151	−1	6.41	0.81	7.91
离体残肢处理(死婴料理)	30	28	2	1.28	0.15	8.42
清洁灌肠(经口全消化道清洁洗肠)	40	29	11	1.71	0.16	10.85
离体残肢处理	60	26	34	2.56	0.14	18.7

79 项现行价格偏低项目中,比值低于 1 的项目有 35 个,占 44%。比值大于 1 的项目有 44 项,占 56%。其中,抢救、护理、静脉输液及换药类项目比值明显偏低。

(三) 上海市综合类医疗服务项目现行价格与标化价值同中国台湾地区比价

上海市二级医院同中国台湾地区共有比价项目 27 项。以气管切开护理为基线项目(两者之间价格及内涵较一致,住院诊查内涵差异较大),现行价格的比值比基本均低于标化价值比值比,现行价格偏低。特别是护理、诊查和物理降温类,具体项目如特大换药、大换药、中换药、Ⅰ级护理、小换药、Ⅱ级护理、特级护理、Ⅲ级护理等(表 3)。

表 3　上海市二级医院综合类医疗服务项目与中国台湾地区比价

项目名称	现行价格（元）	中国台湾地区点数	标化价值	现行价与中国台湾地区比值比	标化价值与中国台湾地区比值比
气管切开护理	50	50	43	1.00	1.00
特大换药	30	104	904	0.29	10.18
副主任医师(含)以上(院际会诊)	100	367	120	0.27	0.38
中换药	15	63	113	0.24	2.10
小换药	10	47	75	0.21	1.88
导尿	20	94	19	0.21	0.24
大换药	20	104	452	0.19	5.09
一般专项护理	10	64	12	0.16	0.21
灌肠(一般)	15	123	27	0.12	0.26
中心静脉穿刺置管术	150	1 400	116	0.11	0.10
胃肠减压	16	150	27	0.11	0.21
静脉输液	8	75	19	0.11	0.30
鼻饲管置管	20	195	31	0.10	0.19
清洁灌肠	40	392	93	0.10	0.28
特级护理	36	576	871	0.06	1.77
Ⅰ级护理	14	230	407	0.06	2.07
Ⅱ级护理	12	230	363	0.05	1.85
膀胱冲洗	6	95	54	0.06	0.67
持续膀胱冲洗	24	383	54	0.06	0.17
引流管冲洗(护理)	8	128	23	0.06	0.21
急诊观察室诊查费二级医院	20	333	28	0.06	0.10
一般物理降温(擦浴降温)	3	56	39	0.05	0.81
普通门诊诊查费二级医院(西医)	10	228	44	0.04	0.23
Ⅲ级护理	10	230	340	0.04	1.73
住院诊查费二级医院(西医)	9	333	16	0.03	0.05
急诊诊查费二级医院(西医)	10	478	47	0.02	0.12
新生儿护理	14	1706	369	0.01	0.25

（四）上海市综合类医疗服务项目现行价格与标化价值同美国比价关系

上海市同美国共有可比价项目 16 项。以导尿为基线项目（两者之间价格及内涵较一致，无住院诊查费对应项），现行价格同美国相比基本均低于标化价值。特别是诊查、肌内注射、膀胱冲洗、抢救、主任医师门诊诊察费、专家门诊诊察费及静脉注射等（表 4）。

表 4　上海市部分综合类医疗服务项目与美国比价

项目名称	上海市价格(元)	美国点值	标化价值	现行比值比	标化比值比
专家门诊诊查费二级医院副主任医师(西医)	14	4.75	53	0.12	0.46
急诊诊查费二级医院(西医)	10	2.21	47	0.18	0.88

续 表

项 目 名 称	上海市价格(元)	美国点值	标化价值	现行比值比	标化比值比
急诊诊查费三级医院(西医)	14	3.11	70	0.18	0.94
导尿	20	0.79	19	1.00	1.00
鼻饲管置管	20	1.18	31	0.67	1.09
中心静脉穿刺置管术	150	3.51	116	1.69	1.37
普通门诊诊查费三级医院(西医)	14	2.15	66	0.26	1.28
普通门诊诊查费二级医院(西医)	10	1.41	44	0.28	1.30
胃肠减压	16	0.6	27	1.05	1.87
肌内注射	1	0.7	12	0.06	0.71
膀胱冲洗	6	1.27	54	0.19	1.77
静脉输液	8	1.92	19	0.16	0.41
主任医师门诊诊察费三级医院主任医师(西医)	20	1.44	98	0.55	2.83
静脉注射	2.5	1.57	31	0.06	0.82
专家门诊诊查费三级医院副主任医师(西医)	17	0.71	79	0.95	4.63
主任医师门诊诊察费二级医院主任医师(西医)	17	0.26	67	2.58	10.71

(五)优先调整项目筛选情况

综合现行价格水平和比价关系比较结果,同时参考国际比价关系,筛选出需要优先调整的项目35项(构成比比值低于1且价格低于标化价值),占项目总数的25%。主要包括抢救、护理、静脉输液、肌内注射、膀胱冲洗、换药及清创缝合等项目(表5)。

表5 部分优先调整综合类医疗服务项目筛选

项 目 名 称	现行价格(元)	现行价格构成比(%)	标化价值构成比(%)	构成比比值
抢救	60	2.56	19.30	0.13
新生儿辐射抢救治疗	50	2.14	11.96	0.18
Ⅰ级护理	14	0.60	2.64	0.23
静脉输液(静脉输血)	5	0.21	0.93	0.23
静脉输液(加压快速输血)	5	0.21	0.93	0.23
Ⅲ级护理	10	0.43	1.84	0.23
Ⅱ级护理	12	0.51	2.11	0.24
造瘘护理	3	0.13	0.52	0.25
特级护理	36	1.54	6.06	0.25
特大换药	30	1.28	4.84	0.26
新生儿护理	14	0.60	2.17	0.28
大换药	20	0.85	2.42	0.35
引流管冲洗(更换)	2	0.09	0.21	0.41
一般物理降温(冰帽降温)	3	0.13	0.26	0.50
静脉注射	2.5	0.11	0.19	0.56

续 表

项 目 名 称	现行价格（元）	现行价格构成比（%）	标化价值构成比（%）	构成比比值
一般物理降温（擦浴降温）	3	0.13	0.22	0.59
一般物理降温（贴敷降温）	3	0.13	0.21	0.60
冷热湿敷（热湿敷法）	3	0.13	0.21	0.60
冷热湿敷（冷湿敷法）	3	0.13	0.21	0.61
坐浴	3	0.13	0.21	0.61
肌内注射	1	0.04	0.07	0.61
肠内高营养治疗	5	0.21	0.35	0.61
肌内注射（皮下注射）	1	0.04	0.07	0.63
肌内注射（皮内注射）	1	0.04	0.07	0.65
灌肠（三通氧气灌肠治疗）	15	0.64	0.87	0.74
雾化吸入（经呼吸机管道雾化吸入）	5	0.21	0.27	0.79
膀胱冲洗	6	0.26	0.31	0.81
阴道灌洗上药	3	0.13	0.15	0.85
雾化吸入（蒸汽雾化吸入）	5	0.21	0.24	0.87
中清创缝合	100	4.27	4.84	0.88
雾化吸入（空气压缩泵雾化吸入）	5	0.21	0.24	0.90
雾化吸入（氧气雾化吸入）	5	0.21	0.23	0.94
氧气吸入	2	0.09	0.09	0.95
一般健康体检	10	0.43	0.44	0.96
雾化吸入（超声雾化吸入）	5	0.21	0.22	0.98

三、讨论及建议

（一）综合类医疗服务项目价格及比价关系不合理，需分步分批调整

上海市综合类医疗服务项目现行价格偏低，比价关系不合理。研究结果同国内相关研究结论基本一致。上海市一项 6 省市价格比较研究显示，84 项综合类医疗服务项目价格与北京市、广州市、深圳市及周边杭州市、南京市相比，上海市价格明显偏低。其中，明显偏低的项目约占 44%，价格居中的项目约占 46%[4]。四川省一项调查显示静脉输血和静脉输液的实际护理成本为每次 35 元和 15 元[5]，本次调查为 173 元和 22 元，提示现行价格均明显偏低。另一项广州省中山市 18 项综合类项目调查发现现行综合类项目价格均低于成本[6]。本次研究发现中国台湾地区及美国的比价关系同现行价格与标化价值的构成比比值结果一致，提示当前价格在水平和结构上均存在不合理。

由于综合类医疗服务项目使用范围广和应用频次高，价格调整对医院和需要长期护理的患者影响大。建议综合考虑调价空间、现行价格水平同标化价值差值和比价关系，分步分批调整。对于比值比偏离度大的项目，增幅比例要高，比值比偏离度小的项目，增幅比例低，以理顺比价关系。同时，对可能加重患者负担的项目，需通过调整医保支付政策进行补偿，避免出现不良社会

事件。

（二）优化价格测算数据参数，提高测算结果的准确性

本次研究发现部分项目的成本与标化价值差距较大，一方面与主要采用《国家 2012 版》参数，仅对少部分进行调整有关，需要结合上海市实际情况对数据参数进行修正完善；另一方面与成本数据有关，目前模型应用到 5 家医院数据，数据样本少，代表性和精确度尚有待提高。建议一是全面建立上海市版的价值数据库，基于上海市各类项目的投入标准进行标化测算和分析；二是对标化价值同成本差异度大的项目，对价值要素进行优化和矫正，同时扩展成本测算机构的样本量，以提高价格的准确性。

（三）建立医疗服务价格改革信息平台，开展事前、事后调整评估

建议建立医疗服务价格改革信息平台，动态采集不同层面的评估数据，包括总体水平和结构，单体医院运行数据及医疗服务项目运行数据等。及时开展医疗服务价格改革评估，包括以下几个方面：一是对患者负担的影响分析。对可能涉及的大病病种、自费比例高的及弱势群体常见的医疗服务项目要进行深入分析，测算平均住院日增加负担。二是对医院运行的影响分析。对三级综合、三级专科、二级综合、二级专科等医院要分别进行测算，采用宏观和单体医院相结合、总体和抽样相结合的原则进行，测算对医院收支结构的影响。三是开展医保收支和结构影响分析。测算价格调整对医保基金收支结构及项目行为等影响。

参考文献

[1] 金春林，王惟，龚莉等. 我国医疗服务项目价格调整进展及改革策略. 中国卫生资源，2016，2：83－86.

[2] 张振忠，陈增辉，李敬伟. 2012 年《全国医疗服务价格项目规范》修订原则及思路. 中国卫生经济，2013，2(32)：5－7.

[3] 王海银，金春林，王惟等. 上海医疗服务价格比价方法体系构建. 中华医院管理杂志，2015，31 (8)：635－638.

[4] 王海银，彭颖，贺渊峰等. 国内六市现行综合类医疗服务价格比较研究. 中国卫生经济，2015，34(1)：56－59.

[5] 冷亚美，王颖莉，陈凤姣. 静脉输血和静脉输液护理成本研究. 护理学杂志，2016. 31(15)：48－50.

[6] 刘利明，秦樱，袁国奇等. 中山市二级医院项目护理成本与护理价格的调查. 吉林医学，2012，9 (33)：2000－2002.

上海市手术类医疗服务项目比价研究

王海银 许 速 付 晨 龚 莉 贺渊峰
沈志华 高广文 彭 颖 金春林

【导读】 为掌握现行手术类医疗服务项目价格水平，科学制定和调整手术价格，通过构建标化价值模型测算手术医疗服务项目价值，比较分析价格水平和比价关系，课题组共测算了上海市现行手术类项目数 1 698 项，现行价格总值占标化价值总值的 37%；偏低价格项目数为 1 098 项，项目占比为 65%。其中，偏低项目中构成比比值低于 0.6 的项目数为 391 项，占标化价值总值的 23%。偏高项目中构成比比值大于 3 的项目数为 226 项，占标化价值总值的 13%。本研究共筛选项目 235 项，占总项目数的 14%，使用量占总使用量的 88%，共涵盖 18 个学科。本研究结果发现上海市现行手术类医疗服务项目比价关系不合理，现行价格水平总体偏低。建议依据标化价值、比价关系，分步分批逐步调整。

理顺医疗服务比价关系是我国公立医院补偿机制改革的重要内容[1]。2016 年 7 月国家发展改革委、国家卫生计生委、人力资源社会保障部、财政部四部委联合下发《推进医疗服务价格改革的意见》，明确提出逐步理顺医疗服务比价关系、改革医疗服务价格项目管理，逐步建立以成本和收入结构变化为基础的价格动态调整机制等要求[2]。手术类医疗服务项目是医疗服务项目规范中的重要版块，涉及 5 477 项，约占《全国医疗服务价格项目规范（2012 年）》（以下简称《国家 2012 版》）项目数的 59%。由于疾病转归和严重程度不同，采用手术资源消耗不同，如何科学合理测定手术价值成为需要解决的重要问题[3]。当前，常用的成本核算方法未能体现不同手术难度和风险，国内可以借鉴参考的测算方法学模型较少。本文基于前期构建的标化价值模型，开展了手术类医疗服务项目的比价研究，为上海及其他省（市、自治区）手术类医疗服务项目的价格调整提供依据。

一、资料与方法

（一）建立手术类医疗服务项目对接和分类数据库

一是基于可比性和一致性原则（如项目内涵、计价单位相同等），对接上海市现行手术类医疗

第一作者：王海银，男，助理研究员，上海市卫生发展研究中心卫生政策研究部卫生技术评估室主任。
作者单位：上海市医学科学技术情报研究所、上海市卫生发展研究中心（王海银、彭颖、金春林），复旦大学公共卫生学院（王海银），上海市医药卫生体制改革领导小组办公室（许速），上海市卫生和计划生育委员会（付晨、龚莉、贺渊峰、沈志华、高广文），上海市人口与发展研究中心（金春林）。

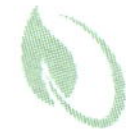

服务项目与《国家 2012 版》，建立涵盖基本人力及耗时、技术难度及技术风险等因素的对接数据库。二是基于对接专业分组情况，将手术类医疗服务项目(1 698 项)分为妇产科、整形外科、骨科等 19 个专科进行分类比较。三是结合中国医疗服务操作项目分类与编码(CCHI)[4]手术库内容和上海市部分医院试点应用情况进行分类调整。

(二) 测算手术类医疗服务项目的标化价值

标化价值是对各项目资源消耗的价值测量结果，包括技术劳务及成本消耗[5]。技术劳务标化价值主要依据基本人力消耗及耗时测定，同时考虑技术难度及风险程度；物耗标化价值以直接物耗成本代替，主要测定直接变动成本，如内涵一次性耗材和低值易耗品等，不含可另外收费的卫生材料费和其他费用。另外，对于间接成本，如固定资产折旧、无形资产分摊及能耗、水电等较难标化项未纳入标化价值。

$$\text{标化价值} = \sum \text{标化技术劳务价值} + \text{标化物耗价值}$$

1. 标化技术劳务价值测算

① 各项薪酬参数：来源于《上海市卫生事业单位薪酬制度改革方案》。② 标化技术劳务价值测算：

$$Y = \left(\sum_{i}^{n} \frac{X_i}{\text{工作月} * \text{工作日} * \text{工作时间}}(k_i \times T \times L_i)\right) * (1 + a \times C)$$

Xi 是医院医生目标薪酬，ki 是医务人员数，T 指项目时间，Li 指技术类别、职称，指手术分级(C 值为技术难度和风险系数评分之和，通过设定各档分值计算 C 的类别，作为综合反映难度和风险的参数，具体分档依据 CCHI 库)。a 为调整因子，对不同手术分级经专家咨询设定相应调整权重，以反映不同的技术难度和风险。

2. 标化物耗价值测算

采用作业成本法测算上海市各级公立医院项目成本(本次以已开展完成的 5 家数据为基础，涉及综合医院、儿童医院和中医医院)，包括单位变动成本和固定成本。其中变动成本包括材料费、药品费、折旧费、离退休、医疗风险、无形资产、能耗、物业管理、差旅、维修费等；直接物耗成本主要纳入项目直接相关的材料费，包括内涵一次性耗材和低值易耗品。不含可单独收费耗材、能耗、物业、行政后勤、财政项目补助支出及固定资产折旧和无形资产摊销等间接成本。采用加权平均法计算各级医院的直接物耗成本。

(三) 手术类医疗服务项目现行价格及标化价值比价关系

以手术类医疗服务项目现行价格及标化价值为点数，计算手术类医疗服务项目现行价格及标化价值的构成比，将现行价格构成比除以标化价值构成比得出构成比比值；以价格水平差和构成比比值综合判断和筛选调整项目。筛选标准如下：① 现行价格水平均低于标化价值；② 二、三级医院构成比比值均低于 1。

二、研究结果

(一) 手术类医疗服务项目对接情况

可对接的项目涵盖范围广,项目数多。对接数据库中上海市手术类医疗服务项目数为 1 698 项(对应的《国家 2012 版》项目数为 4 746 项),国家项目数同上海市项目数相对比约为 2.8∶1。对接项目共涉及 19 个学科板块,对接项目分布不一。其中,外科、骨科、耳鼻喉头颈科、整形科及泌尿外科项目数最多(表 1);三级、二级手术数量较多(表 2)。

表 1 手术类医疗服务项目比价情况(单位: 项)

类 别	国家 2012 版	上海市 2014 版*
外科	1 582	474
骨科	936	241
耳鼻喉头颈科	396	161
整形科	348	105
泌尿外科	328	166
妇产科	239	118
眼科	230	140
神经科	226	113
手外科	196	62
烧伤外科	113	43
心内科	42	22
呼吸科	33	7
消化内科	29	14
器官移植科	26	14
生殖科	11	7
皮肤科	5	5
儿科	2	2
介入神经外科	2	2
血液科	2	2
合 计	4 746	1 698

* 数据来源:上海市现行医疗服务价格项目规范目录。

表 2 手术类比价项目级别分类情况(单位: 项)

手术级别	国家 2012 版	上海市 2014 版*
一	598	210
二	1 288	437
三	2 567	897
四	293	154
合 计	4 746	1 698

* 数据来源:上海市现行医疗服务价格项目规范目录。

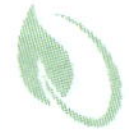

（二）手术类医疗服务项目比价关系及水平分布情况

手术类医疗服务比价关系不合理，现行价格水平总体偏低。从构成比比值分布来看，构成比比值低于0.6的占比最高，其次是构成比比值在2及3之间。其中，约23%构成比比值低于0.6，13%构成比比值介于2～3之间。构成比比值最低为0.05，最高约为25(图1)。价格水平比较看，现行价格总值为标化价值总值的37%，偏低价格项目数为1 098项，占比为65%，偏高项目有600项，占比为35%。

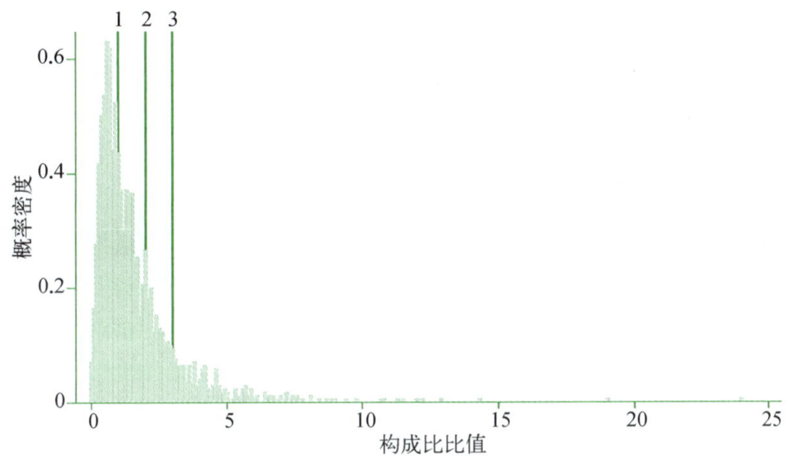

图1 上海市手术类项目比价关系分布情况

现行价格低于标化价值且构成比比值低于1的项目数为710项，占总数的42%。其中，构成比比值低于0.6的项目数为391项，占23%。现行价格高于标化价值且构成比比值大于1项目数为600项，占35%。其中，构成比比值大于3的项目数为226项，占13%。

（三）手术类医疗服务项目筛选情况

手术类医疗服务项目使用频次呈偏态分布。其中，前190个项目使用频次占总量的95%，项目数仅为11%。

项目筛选综合比价关系和价格水平、服务量和学科分布等因素，典型选取各学科价格水平偏低、比价关系低于1和服务频次相对较大的项目235项，选择项目数量为总项目数的14%，使用量占总使用量的88%(表3)。

表3 部分典型手术类医疗服务项目比价结果情况

上海项目名称	现行价格(元)	标化价值(元)	差值(元)	构成比比值
经鼻内镜鼻窦手术	700	1 621	921	0.8
耳道异物取出术	140	626	486	0.4
神经阻滞麻醉	200	881	681	0.4
扁桃体周围脓肿切开引流术	50	161	111	0.3
鼻腔异物取出术	180	525	345	0.4
外耳道成形术	1 030	2 366	1 336	0.5

续　表

上海项目名称	现行价格(元)	标化价值(元)	差值(元)	构成比比值
鼓膜切开术	120	225	105	0.6
经腹子宫肌瘤剔除术	800	1 942	1 142	0.7
经宫腔镜输卵管插管术	800	1 865	1 065	0.8
难产接生	1 390	3 082	1 692	0.8
经宫腔镜子宫肌瘤切除术	900	2 325	1 425	0.7
腹式全子宫切除术	1 130	3 241	2 111	0.6
广泛性子宫切除＋盆腹腔淋巴结清除术	2 280	6 794	4 514	0.6
宫颈肌瘤剔除术	1 020	2 801	1 781	0.6
阴式全子宫切除术	1 300	2 919	1 619	0.8
子宫颈裂伤修补术	200	633	433	0.6
全子宫＋双附件切除术	1 200	3 241	2 041	0.6
阴道前后壁修补术	1 000	2 325	1 325	0.8
经宫腔镜取环术	100	353	253	0.3
经输卵管镜插管通水术	400	998	598	0.4
输卵管选择性插管术	410	902	492	0.5
阴道切除术	1 100	2 366	1 266	0.5
宫颈残端切除术	1 270	2 270	1 000	0.6
各种死胎分解术	430	763	333	0.6
输卵管修复整形术	1 020	1 420	400	0.8
阴道成形术	1 780	2 357	577	0.8
髂胫束松解术	1 000	2 924	1 924	0.6
椎管扩大减压术	2 000	5 821	3 821	0.6
腘窝囊肿切除术	960	2 340	1 380	0.7
脊柱椎间融合器植入植骨融合术	2 800	6 671	3 871	0.7
骨骼牵引术	120	782	662	0.2
肌腱粘连松解术(单指)	900	2 357	1 457	0.4
下肢关节松解术	1 000	1 737	737	0.6
截指术	300	488	188	0.7
腱鞘囊肿切除术	700	1 026	326	0.7
周围神经嵌压松解术	1 360	1 705	345	0.8
肾周围粘连分解术	980	2 816	1 836	0.6
特殊方法气管插管术	100	366	266	0.5
包皮环切术	200	272	72	0.8
头皮撕脱清创修复术	590	5 489	4 899	0.1
带蒂复合组织瓣成形术	1 800	5 419	3 619	0.4
复合组织游离移植	3 000	5 419	2 419	0.6
轴型组织瓣形成术	1 170	1 991	821	0.6
筋膜组织瓣形成术	1 100	1 711	611	0.7
带蒂筋膜瓣切取移植术	1 320	1 711	391	0.8
颅内血肿清除术	1 330	4 884	3 554	0.5

续 表

上海项目名称	现行价格(元)	标化价值(元)	差值(元)	构成比比值
颅底肿瘤切除术	3 300	10 325	7 025	0.3
幕上深部病变切除术	3 240	7 428	4 188	0.5
经腹腔镜取卵术	200	1 296	1 096	0.2
胆囊切除术	1 200	2 934	1 734	0.7
乳腺肿物旋切术	600	1 638	1 038	0.6
阑尾切除术	660	3 266	2 606	0.4
喉返神经探查术	1 500	6 294	4 794	0.4
经内镜盆腔粘连分离术	500	1 653	1 153	0.5
结肠癌根治术	2 200	4 864	2 664	0.8
肺叶切除术	2 500	5 255	2 755	0.8
经腹直肠癌根治术(Dixon 手术)	2 570	7 434	4 864	0.6
胃癌根治术	2 800	7 778	4 978	0.6
经十二指肠奥狄氏括约肌切开成形术	1 100	5 849	4 749	0.3
肛周常见疾病手术治疗	250	717	467	0.6
瘢痕畸形矫正术	1 250	5 489	4 239	0.2
连续动静脉转流术	660	2 081	1 421	0.3
体表异物取出术	100	272	172	0.4
乳腺肿物穿刺术	110	242	132	0.5
胰十二指肠切除术(Whipple 手术)	4 400	8 985	4 585	0.5
室间隔缺损修补术	2 480	4 490	2 010	0.6
乳腺肿物切除术	370	683	313	0.6
肠腔静脉“H”型架桥转流术	2 930	5 305	2 375	0.6
脾切除术	1 470	2 378	908	0.7
低位肛瘘切除术	420	692	272	0.6
特殊肝段切除	2 930	4 511	1 581	0.7
直肠肛门周围脓肿切开排脓术	180	272	92	0.7
肠扭转肠套叠复位术	880	1 256	376	0.7
内痔环切术	500	692	192	0.8
海绵状血管瘤激光治疗术	1 100	1 504	404	0.8
经内镜奥狄氏括约肌切开取石术(ECT)	1 100	3 919	2 819	0.5
眼睑肿物切除合并前层/后层再造	1 500	5 153	3 653	0.3
重睑成形术	800	1 132	332	0.8
胼胝病变切除修复术	100	633	533	0.3
任意皮瓣形成术	730	2 744	2 014	0.5
面部外伤清创整形术	370	1 581	1 211	0.4
牙槽嵴增高术	400	1 744	1 344	0.2
游离皮片移植术	440	1 885	1 445	0.2
慢性溃疡修复术	1 470	3 759	2 289	0.4
游离皮瓣切取移植术	1 690	3 405	1 715	0.5

从筛选项目分布来看，共涵盖 18 个学科，其中，三、四类手术 102 项，占 43%(表 4)。

表 4 临床诊疗、手术类医疗服务典型比价项目分类情况(单位：项)

类　别	项目数量
儿科类	2
耳鼻喉头颈科	27
妇产科	32
骨科	28
呼吸科	5
介入神经外科	2
泌尿外科	16
皮肤科	5
烧伤外科	12
神经科	8
生殖科	2
手外科	1
外科	61
消化内科	5
心内科	6
血液科	1
眼科	12
整形科	10
总　计	235

三、讨论及建议

(一) 优化手术类医疗服务项目规范目录，建立适合手术类项目价值测算的方法学模型

手术类医疗服务项目价值不仅要考虑人力投入及耗时、物耗成本，也应将技术难度和风险程度纳入考虑，这样才能充分体现不同类型手术的技术劳务价值。当前手术类项目规范及成本测算存在问题包括：一是通用的成本核算办法中，通过测算各类成本和间接成本分摊尚不能准确反映手术风险和难度，不能很好地反映技术劳务价值。另外，现行的价格目录分类较粗，部分项目分类不适应临床应用需要。二是同样名称和价格的手术包括不同难度和风险的手术类别，如剖宫产术中，凶险性前置胎盘剖宫产实施难度和风险较高；输卵管切除术中，宫角妊娠相对难度较大。建议建立适合手术类项目特点的规范目录和价值测算体系。在科学评估当地临床实际的情况下，逐步引用《国家 2012 版》的分类框架，同时参考《国家 2012 版》中技术难度和风险程度等价值要素。本文通过构建标化价值模型，形成了适合手术项目特点的价值测算体系，可以为本地价格调整提供方法和数据支撑。

(二) 手术类医疗服务项目现行价格水平及比价关系不合理，需分步分批逐步动态调整

本次研究发现现行手术医疗服务项目价格中约 65%低于标化价值，且构成比比值分布偏离 1 的比例较大，提示上海市手术类医疗服务项目现行价格水平和比价关系不合理，该研究结果同

国内相关研究结论基本一致。黑龙江一项手术费用调查发现639例各类患者手术费占医疗费用仅为12.33%，医疗技术收费没有合理反映医务人员的价值[6]。另一项6个地区急性阑尾炎费用构成调查发现2003～2012年手术费构成比从19.5%降至14.5%，经腹腔镜阑尾切除术患者手术费构成比从28.8%降至11.7%，手术费定价不合理[7]。北京市医疗费用调查显示，药品和耗材费用占到了67%，医务人员的收入(包括手术费)仅占到了9%[8]。

价格调整需综合考虑水平和比价关系，建议分步分批调整。调研发现构成比比值区间较宽，各项目现行价格同标化价值差异较大，直接调整到标化价值影响太大，不符合当前的改革实际，建议可以根据调价空间额度，依据比价关系逐步调整至合理水平。

(三) 构建适合当地的价值点数体系，形成具有上海特点的价格和调整机制

需进一步优化各手术类医疗服务项目测算参数，构建适合本地的价值点数体系。本次研究多数采用《国家2012版》价值参数进行测算，部分进行了优化调整，但仍发现部分标化价值偏高或偏低，可能原因为部分项目的标化时间同实际人力投入有较大差距。因此，在使用该方法学模型时需要结合当地劳动生产率进行适当调整，真实反映实际情况。

改革价格的形成和调整机制，首先，要探索建立标化价值点数同医保总额和财政投入的总额挂钩机制，全面建立基于标化价值的比价关系体系。其次，在价格形成时纳入医务人员团体，形成调整项目建议申报制度，并提供价格测算数据，充分发挥医务人员和第三方评估团体力量，形成多个利益方参与的价格形成机制。最后，价格调整前要充分开展患者负担、医院及医保支出的影响分析，尤其是对可能涉及的大病病种、自费比例高、弱势群体常见的医疗服务项目进行更深入分析，稳慎动态调整。

本研究的局限性包括：一是标化物耗价值采用直接物耗成本替代，尚没有对各项手术项目的内涵一次性耗材和低值易耗进行标化确定，可能有一定的偏倚；二是由于间接成本涉及固定资产等多样复杂的特点，不易进行调查和标化，且现有样本医院有限，模型尚未纳入间接成本。以上问题后续研究中将逐步优化完善。

参考文献

[1] 金春林，王惟，龚莉等. 我国医疗服务项目价格调整进展及改革策略. 中国卫生资源，2016，2：83-86.

[2] 金春林，彭颖，王海银. 上海价格改革为什么稳. 中国卫生，2016，8：100-101.

[3] 高树宽，郑雪倩，陈增辉等.《全国医疗服务价格项目规范》中手术项目合理定价机制的探讨. 中国卫生经济，2013，(2)：14-16.

[4] 国家卫生计生委. 国家卫生计生委医政医管局关于征求实施《中国医疗服务操作项目分类与编码》意见的函(国卫医医护便涵〔2014〕184号). 2014.

[5] 王海银，金春林，王惟等. 上海医疗服务价格比价方法体系构建. 中华医院管理杂志，2015，31(8)：635-638.

[6] 朱崇光，唐丽华，邹宁等. 手术医疗收费结构比例分析及对策探讨. 中国医院管理，2015，35(9)：64-65.

[7] 王珊，刘建超，刘丽华. 从近十年阑尾炎手术费用变化情况看我国医务人员劳务价格. 中国卫生经济，2015，(1)：60-62.

[8] 邓小虹. 北京为什么选择DRGs. 中国社会保障，2012，8：73-74.

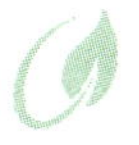

上海公立医院药品集团采购(GPO)的探索和实践

蒋小华　张璐莹　彭　靖　许　速　付　晨　吴文辉

【导读】 药品集团采购(group purchasing organization,GPO)是《上海市深化医药卫生体制综合改革试点方案(2016—2020年)》明确的一项重点工作,其政策目标是切断医疗机构和药品之间不正当的利益链,使医疗机构回归公益性,使医生回归合理的医疗行为。本研究通过政策梳理、文献检索、实证分析、专家访谈等多种形式,借鉴国内外药品采购经验,设计上海市社会化GPO的工作模式和谈判机制,分析总结上海市公立医院GPO的实施经验,为建立完善GPO的新模式提供建议。

《上海市深化医药卫生体制综合改革试点方案(2016—2020年)》(沪府〔2016〕45号)将GPO作为改革的一项重要内容,其政策目标是切断医疗机构和药品之间不正当的利益链,使医疗机构回归公益性,使医生回归合理的医疗行为,探索适宜的GPO模式。

一、国内外经验总结

(一) 国际经验

GPO是国际上医疗行业商品和服务采购的主流模式。起源于美国,迄今为止已运营超过100年。GPO是社会化的药品集团采购中介组织[1],美国绝大多数医疗机构(96%～98%)都通过GPO来购买,包括药品在内的医疗物资,先由GPO集中成员医院的采购量,与生产商、经销商谈判药品价格,再由医疗机构以此价格直接与供应商签订具体采购协议。GPO采购能够为医疗机构节省10%～15%的采购支出[2],降低72%的内部物流成本。根据美国法律,GPO组织向生产商或供应商收取管理费作为其运营费,使用GPO的成员医院根据签署协议购买的情况可以从GPO获得额外的管理费回流奖励,不作为非法回扣。GPO具有联合议价、降低成本、保障质量、优化服务、控制医药费用上涨等作用。GPO具有以下特点:

1. GPO本身不采购产品

GPO不是采购方,不购买任何产品,而是代表采购方进行价格谈判的中间机构。采购价格

第一作者:蒋小华,男,副研究员。
作者单位:上海市卫生和计划生育委员会(蒋小华、付晨、吴文辉),复旦大学公共卫生学院(张璐莹),上海市医药卫生发展基金会(彭靖),上海市医药卫生体制改革领导小组办公室(许速)。

 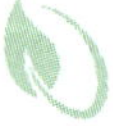

谈判完成后，由供应商和医疗机构签订购买协议。

2. 自愿原则

医疗机构或其他组织自愿委托GPO进行价格谈判；药品生产流通企业自愿应标，与GPO进行价格协商。

3. 公开透明

GPO运行的全过程公开透明，最终确定的采购价格向社会公开。

4. 强大的专家技术支撑

GPO组织药学、临床医学、医院管理学等方面的资深专家组成专家委员会，在评标和谈判时给予强有力的技术支撑。

5. 信息化手段

GPO建立信息平台，面向药品采购方和供应方的所有信息归集和发布工作都通过信息平台发布，并通过信息化平台监控药品供应链情况和药品采购合同履约情况。

6. 监督机制

GPO建立了有效的履约监督机制，确保医疗机构和药品生产流通企业订立采购合同并严格履行合同。

GPO通过竞价招标的方式订立合同，其运行的基本流程与国内药品集中采购相似，包括发标、评标、谈判、磋商、订立合同和供应商交付等[3]。GPO内部管理、交易谈判、广告及其他活动的费用来源于三种途径，其中生产商/分销商支付的合同管理费用（contract administration fees，CAFs）是GPO运营的主要经费来源，美国《社会保障法》允许GPO从生产商/分销商收取不超过合同交易总金额3%的费用[4]；此外，还有医院缴纳的会员费用，以及医院为其他服务项目支付的费用。

GPO能帮助医院减少购买成本的方面包括批量价格折扣、减少医院采购管理成本和减少劳动力成本[5]。实证研究也表明，相比直接与供应商进行交易，GPO为单个医院节省了10%～18%的成本[6]。同时，GPO提供的产品标准化管理、质量与适用性分析、供应商管理和临床用药指导等服务也同样使医院获益。

由于GPO的主要职能是代表自愿加入的会员医院与生产商、分销商及其他供应商进行谈判，具有采购与使用分离、强调全过程公开透明运行机制以及以信息化为手段确保采购合同的履行等特征，因此使其可以充分发挥在采购方面社会化、专业化、规模化的优势，是值得推荐的模式。

（二）国内实践

我国多地探索药品集中招标采购，取得了一定经验。如安徽省采用“双信封”制优选基本药物供应商，确保选择质优价廉的基本药品并保证供应。浙江省在省级平台价格基础上，以地级市为单位开展二次议价。上海市医保试点部分药品实行“带量采购”，由医保支付药品货款。以三明市为代表联合其他省区的地级市实施联合采购。其中，上海市闵行区在国内率先试点政府主导的集团采购方式，降低药品流通的成本，并对医疗机构给予合理补偿，通过综合改革举措，也有效降低了群众药品费用。

上海市闵行区药品集团采购的经验和主要做法主要有以下几个方面。

1. 保证货源单一化

通过单一货源承诺，合并采购订单，按照“一品二规一厂一供应商”的原则，由原闵行区卫生局组织医疗机构开展药品统一谈判和联合遴选。医疗机构与中标药品供应企业签订以单一货源承诺为基础的药品买卖合同，中标药品获得其中标品种的区域全部市场份额。在满足临床需要、确保药品质量的基础上，从根源上有效遏制了利益采购和药品回扣。

2. 合并药品采购订单，改造供应链

利用现代商业物流业态，把医疗机构内部药品物流管理整合至药品供应链体系。医疗机构在保留临床药事服务责任的前提下，向上游企业让渡医疗机构库存药品的物流管理权，由供应商自动补货，再造药品采购供应流程，提高内部物流管理效率、药品库存周转率，降低医药物流总管理成本。供应链改造和药品采购订单合并使药品供应链的成本构成发生了变化，按照在供应链执行中各自分担的职责，获取市场的补偿份额，合法获得成本分担收益。

3. 建立统一结算平台

在医疗机构药品费用收支分离的基础上，实行统一结算。回款时间缩短到 7～10 天，减轻药品企业资金成本。

4. 建立全程一体化供应链系统

建立涵盖采购、供应、使用和监管全过程的药品信息系统，对接医疗机构 HIS 系统和药品供应企业 ERP 系统，形成全程一体化供应链系统。药品管理平台还实现了与就诊信息和居民电子病历管理系统的数据整合，为政府监管提供实时数据支持。

5. 完善药品采购供应监管方式

通过居民电子健康卡和医务人员绩效卡，建立电子病历和电子处方回溯检查、监控和处理机制。根据《闵行区医疗机构药品资金拨付办法》，以合理用药为重点，对医疗机构的医疗服务数量和采购供应活动进行综合考核评估。按照考核结果，拨付药品加成费用，不冲抵政府拨款，使药品加成收入与医疗服务的质量、效率挂钩，与药品使用的数量、金额脱钩，将医疗机构的药品收支运行机制由“多用多得”转变为“合理获补”，最终减轻患者不合理药品费用负担。

二、上海市公立医院 GPO 的主要做法

2009 年，国家《关于深化医药卫生体制改革的意见》(中发〔2009〕6 号)提出“建立健全药品供应保障体系，规范药品生产流通。推进医药分开，积极探索多种有效方式逐步改革以药补医机制。改革药品价格形成机制，严格控制药品流通环节差价率”。2015 年，国务院《关于完善公立医院药品集中采购工作的指导意见》(国办发〔2015〕7 号)提出“允许以市为单位在省级药品集中采购平台上自行采购，试点城市成交价格不得高于省级中标价格，鼓励省际跨区域、专科医院等联合采购”。国家卫生计生委《关于落实完善公立医院药品集中采购工作指导意见的通知》(国卫药政发〔2015〕70 号)提出“探索以省(区、市)为单位的量价挂钩、价格合理的集中采购实现路径和方式，并实行零差率销售。对于打包批量采购的药品，要合理消化成本”。国务院办公厅《关于城市公立医院综合改革试点的指导意见》(国办发〔2015〕38 号)提出“通过降低医院运行成本等，

建立科学合理的补偿机制。对医院的药品贮藏、保管、损耗等费用列入医院运行成本予以补偿”。国家发改委《关于印发推进药品价格改革意见的通知》(发改价格〔2015〕904 号)提出“取消药品政府定价,完善药品采购机制,发挥医保控费作用,药品实际交易价格主要由市场竞争形成。推进药品价格改革必须发挥政府、市场‘两只手’作用,建立科学合理的价格形成机制”。

《上海市深化医药卫生体制综合改革试点方案(2016—2020 年)》要求“开展药品医疗机构集团采购。鼓励医疗机构以隶属关系、区域合作、医疗联合体等形式开展集团采购,发挥批量采购优势,实现量价挂钩,应用信息化手段和现代物流技术,整合医院药品内外部物流,切实降低采购成本”。上海市医药卫生体制改革领导小组办公室《关于印发上海市深化医药卫生体制综合改革试点实施意见(2016—2020 年)的通知》(沪发改医改〔2016〕4 号)要求“成立药品集团采购联盟。开展药品集团采购工作。2016 年,上海市成立药品集团采购联盟,实施药品集团采购工作;2017 年,逐步扩大采购联盟成员单位范围;2018—2020 年,完善 GPO 采购模式,滚动实施采购工作”。

按照上海市公立医院改革的总体精神,2016 年 2 月,本市复旦大学附属华山医院、上海交通大学医学院附属仁济医院、上海交通大学附属第一人民医院、上海中医药大学附属岳阳医院、上海市东方医院和徐汇区、普陀区、杨浦区、闵行区、金山区、崇明县所属公立医疗机构自愿组建上海公立医疗机构药品集团采购联盟,在本市药品集中招标的基础上,探索实施药品集团采购工作。

(一) 目标

通过非营利性的第三方药品集团采购组织,发挥市场机制的基础性作用,建立专业化的药品集团采购联合谈判机制,通过订单合并,利用“量价挂钩、款价挂钩”,以挤压药品回扣为导向,提高药品品种和企业的集中度,形成 GPO“团购价”。团购所压缩的空间,用于药品供应链重构和患者的共享,为推动上海医药分开改革创造支持环境。

(二) 原则

1. 发挥市场作用

发挥市场在资源配置中的决定性作用,依据市场竞争机制实现效益最大化和效率最优化,保障公平竞争,维护市场秩序。

2. 公开透明

GPO 的价格谈判和医疗机构的采购遵循“能公开的必须公开”的原则,以透明的操作解决药品流通的暗箱操作和监管难等问题。

3. 以信息技术为支撑

在市阳光平台框架下,构建药品供应链和资金流管理信息系统,实现医疗机构医院信息系统(hospital information system, HIS)与药品供应企业资源计划系统(enterprise resource plaming, ERP)互联互通和信息共享,并将药品供应链管理延伸至药房调剂和医生处方的终端,形成透明、可控、可回溯的供应链物流体系。

4. 有效监督

建立合理的工作流程和决策程序,强调各环节的职责和流程的连续性,为科学性决策提供制度保障。

（三）GPO 的性质

由上海市医药卫生发展基金会成立上海医健卫生事务服务中心（非营利性），作为社会第三方药品 GPO，与卫生行政管理部门、医药企业、医疗机构之间不存在隶属关系和产权关系，不直接从事医药生产经营和物流配送服务。GPO 接受医疗机构和公共资金（如政府采购、医保资金等）的自愿委托，通过集中委托方的药品采购需求，进行价格比较和谈判；负责督促委托医疗机构和参与医药企业按照谈判价格签订合同并履行交易。

（四）GPO 的职能

1. 合并订单

合并来自医疗机构等委托方的药品采购订单，确定集中采购的药品种类和数量，发挥“团购”优势，与药品企业进行价格谈判获得批量作价，降低采购价格。

2. 药品质量遴选

GPO 的主要职能是价格谈判，药品的种类、品规一般由委托方决定。当委托方有选择药品的需求时，GPO 可接受委托，根据医疗机构的用药需求，结合药品临床使用情况和专家意见，提供建议采购的药品优选目录。

3. 重构药品供应链模式下的价格谈判

总结目前上海药品流通供应链重构的模式，由具备资质的供应商（企业）进行谈判，形成比较合理的供应价格机制。药品评价指标包括药品质量评价指标、企业排名、市场占有率和商务指标等四个主要方面，指标间不设权重。

4. 合同履行情况跟踪

GPO 完成价格谈判后，由医疗机构与药品供应商签订合同，双方按照协议分别履行药品供应和付款责任，GPO 通过信息系统进行跟踪，建立医疗机构/供应商之间的信用体系。

5. 信息服务

在现有药品采购信息资源共享的基础上，建立 GPO 信息系统，集中药品采购、合同履行、资金流管理等 GPO 工作全过程信息，供相关部门共享。

GPO 的主要职能是价格谈判，其降低的药品价格主要来自批量采购获得的价格折扣以及供应链成本的降低。GPO 压缩的价格空间直接让利给患者。供应链服务成本由医院分享，根据财政部、国家税务总局《关于全面推开营业税改征增值税试点的通知》（财税〔2016〕36 号）等文件相关规定，医疗机构获得的服务成本分担应列支为医院其他收入，明确范围使用，同时以现代服务中的信息技术服务、物流辅助服务项目（税率为 6%）应税。

（五）工作模式

1. 参与形式

委托 GPO 进行采购的可以是医院或者医院集团，也可以是公共资金持有者，如医院管理机构及医疗保险机构。医疗机构自愿委托参与 GPO，承诺 90%的药品使用 GPO 品种，10%的品种可以自行采购。

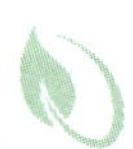

2. 采购目录与价格谈判

采购目录由委托单位决定，GPO也可以在对医疗机构的历史采购数据进行分析的基础上，提出目录建议，包括药品名、规格和需求量。GPO根据工作规范流程进行管理，最终确定的价格即为医疗机构采购药品的实际采购价，明确药品供应商与医疗机构的结算关系。

3. 资金流管理平台

第三方电子支付平台是市场买卖双方在交易过程中的资金“中间平台”。GPO谈判确定药品采购价之后，购买方使用第三方支付平台提供的账户进行货款支付，由第三方平台对买方的货款支付进行担保。GPO使用第三方电子支付平台的主要优势有：① 交易担保功能；② 能监督药品购买方和药品生产/经营企业之间的交易情况，督促买卖双方履行合同约定；③ 缩短回款时间，降低企业运营成本；④ 可根据交易情况，建立买卖双方的信用记录。

（六）工作流程

GPO工作流程分为提报用药需求、拟定采购计划、制定采购目录、发布采购目录、企业申报、专家评审、商务谈判、发布采购清单及订立合同9个步骤（表1）。

表1　上海市GPO工作流程

序号	业务流程	说　　明
1	提报用药需求	会员单位提报用药需求
2	拟定采购计划	把覆盖会员单位使用药品的采购作为一轮次，由采购联盟专家组提出集团采购计划建议，经领导小组批准后实施
3	制定采购目录	由采购联盟专家组根据采购计划，制定每批次的集团采购药品通用名（给药途径）目录
4	发布采购目录	在上海阳光医药采购网和上海药品集团采购服务网等渠道，发布采购公告和目录等相关文件
5	企业申报	药品生产、经营企业按照《企业申报须知》要求，在规定时间，提交申报材料
6	专家评审	按照《药品集团采购评审专家抽取办法》，按分类随机原则，从专家库抽取评审专家。依据《药品评价指标》，由专家进行评审，确定拟中选品种
7	商务谈判	采用书面的形式，对商务指标进行谈判
8	发布采购清单	通过上海阳光医药采购网和上海药品集团采购服务网等渠道发布GPO采购清单
9	订立合同	会员单位勾选本单位使用的药品品种，签订药品购销合同和供应链服务协议

三、实施情况

GPO采购联盟制订了《采购联盟工作规则》《药品集团采购实施工作方案》《药品集团采购工作流程》《药品评价指标》及对应的若干操作细则。根据《采购联盟工作规则》，采购联盟参与单位明确了联合采购的工作原则、工作规则、权利和义务，组建了领导小组、专家组、工作组，设立监事和监督组。其中，领导小组是集团采购决策机构；专家组制订业务规则、流程，为集团采购工作提供决策建议；工作组具体实施采购工作；监事负责检查纠正集团采购过程中的违法违规行为，督促会员单位遵守和执行工作规则；监督组负责对采购工作全程监督；上述所有人员均由各会员单位派出。市卫生计生委成立了GPO工作指导小组,协调、指导GPO工作。采购联盟委托第三方(上海市医药卫生发展基金会出资成立的上海医健卫生事务服务中心)提供采购相关的事务和技术支持工作(图1)。

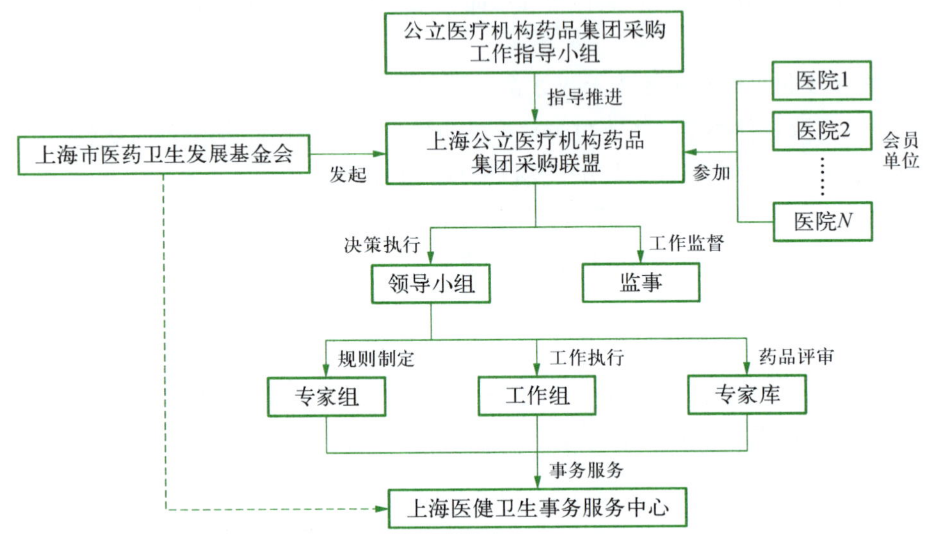

图1 上海药品集团采购组织构架

2016年5月,实施了第一批抗微生物类药品的采购;2016年11月,实施了第二批药品(呼吸系统、循环系统、部分中成药)的采购。从采购情况来看,中选结果与临床使用结构基本吻合。第一批医疗机构原使用药品78%进入中选采购目录,第二批原使用药品80%进入中选采购目录;选结果符合"1+1+1"分级诊疗药品供应需求,基药的中选率为98.70%;品种和企业集中度明显提高。申报生产企业的中选率为50.57%,涵盖了工信部排名前50位的相关生产企业。其中,化学药品第一批申报剂型的中选率为27.92%,第二批中选率为39.04%;中成药入围率为42.46%。根据静态数据测算,通过集团采购后总体降幅约占采购金额的20%左右。结算价降幅第一批1.8%,第二批达到3.9%。12月份,启动第三批消化系统用药、酶类药物、矿物质类药物及部分中成药的采购。

四、预计效果

实行GPO后,对提高药品采购效率,压缩流通成本和不合理的促销费用,确保药品质量和供应的作用是毋庸置疑的。更重要的是以此举为突破口,切断医疗机构"以药补医"的趋利机制,促进药品采购和使用分开,探索药品供应链重构,具有以下潜在影响。

(一)政府管理部门

专业化、社会化的GPO,为政府部门实现政事分开改革提供了载体,政府管理部门集中更多精力进行市场规则的制定和监督管理,更好地履行其管理职能。通过运行一段时间后,可以发现供应链中较为真实准确的成本分布，为医改决策提供依据。

（二）药品生产和流通企业

药品生产和流通企业在流通环节的不合理经济利益将被挤压，药品回扣和促销成本将减少，这也促进了药品生产和流通企业通过良性竞争获得更大的市场占有率。同时，供应链的改造使流通企业依靠信息化更多参与到医疗机构终端的药事管理服务中，提高了供应链的效率。通过第三方支付，企业获得回款的周期较过去大大缩短，减少了库存药品占用资金。GPO 确认中选经营企业与医疗机构的结算关系，符合国家“两票制”的要求。

（三）医疗机构和医务人员

药品供应链的改造将原先医院庞杂的药事管理服务交由药品供应企业管理，提高了管理效率；减少了医院的药品库存和资金占用，节约了管理成本；把药品供应的终端服务成本纳入药品供应链，降低了医院运行成本；医疗机构和药剂科人员从药品采购谈判中解脱出来，降低了职业风险。药价下降、采购途径改变后，减少了医疗机构对药品收入的依赖性，减少医院和医生的趋利行为，有利于促进医疗机构构建良性运行机制。

（四）患者

患者是最终的受益者，其受益不仅来自药品价格下降所节约的医疗支出，更重要的是医疗机构回归公益性、医生回归合理的医疗行为后，能够减少原先因回扣促销等利益用药导致的药品不合理使用，减少医疗资源的浪费，使患者获得更有质量的、更合理的医疗服务。

参考文献

[1] 王岳. 刍议美国药械集团采购组织及对我国医院采购模式的启示. 中国医院药学杂志，2008，27(7)：944－946.

[2] 邵蓉，谢金平，蒋蓉等. 美国集团采购组织分析及对我国药品采购的启示. 中国卫生政策研究，2014，7(6)：35－40.

[3] Hu Q，Schwarz L. Do GPOs Promote or Stifle Competition in Healthcare-Product Supply Chains. http://docs.lib.purdue.edu/cgi/viewcontent.cgi?article=1066&context=rcherp&sei-redir=1&referer [2014－04－23].

[4] Heijboer G. Allocating savings in purchasing consortia—analyzing solutions from a game theoretic perspective. The Netherlands：Proceedings of the 11th International Annual IPSERA Conference，2002.

[5] 王强，毛华. 集团采购组织在药品采购中的降价机制与发展阶段的经济学分析. 中国卫生政策研究，2011，4(8)：66－70.

[6] 侯艳红，丛萌. 基于 GPO 的医疗供应链体系的优化研究. 工业技术经济，2011，(5)：130－134.

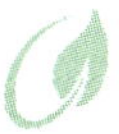

新医改政策下金山区分级诊疗模式的实践及思考

石　暐　杨　健　周永辉　陈悠悠　金　星　乔田田

【导读】 分级诊疗作为医疗体制改革中保证有序医疗的重要制度，已提出并实施多年，但在实际运行过程中仍存在许多阻力。本研究通过对上海市金山区各级医疗机构管理者、医务人员及患者进行访谈与问卷调查，运用利益相关者理论分析医疗服务体系中各利益主体间互动关系，找出分级诊疗深入推进中面临的问题，并尝试为更好地实现分级诊疗提出对策与建议。

建立分级诊疗体系是医药卫生体制改革的重点任务之一，其作为保证有序医疗的重要制度，已提出并实施多年，但在实际运行过程中仍存在许多阻力。金山区前期在医疗资源整合、上下联动等方面进行探索，取得了一定的成效，但仍未取得突破性的进展。本研究通过现场访谈和问卷调查的方式，收集双向转诊的各个利益相关方对此项政策的理解及看法并进行定性分析，尝试指出目前双向转诊过程存在的瓶颈，为进一步深入推动双向转诊政策提供建议。

一、研究背景

自 2009 年我国启动新一轮医改以来，医疗卫生事业得到了进一步的发展，但是三级医院“看病难”“看病贵”的问题依然突出。究其原因，一是各级医疗机构提供的医疗服务同质化，缺乏康复、护理等服务提供方；二是医疗资源缺乏整合，未形成有效衔接的联动机制；三是分级诊疗体系尚未建立，导致大医院人满为患[1]。自此轮医改伊始，国务院及卫生行政部门便十分重视分级诊疗体系的建立，2009 年 4 月公布的《中共中央国务院关于深化医药卫生体制改革的意见》(中发〔2009〕6 号)、2015 年《全国医疗卫生服务体系规划纲要(2015—2020 年)》(国办发〔2015〕14 号)和《国务院办公厅关于推进分级诊疗制度建设的指导意见》(国办发〔2015〕70 号)以及《国家卫生计生委关于印发 2016 年卫生计生工作要点的通知》(国卫办发〔2016〕6 号)等多个文件均明确要求加快推进分级诊疗制度建设。

原上海市卫生局联合市发展和改革委员会、市人力资源和社会保障局以及市财政局于 2010

第一作者：石暐，男，上海市金山区卫生和计划生育委员会科员。
通讯作者：杨健，男，金山区卫生和计划生育委员会副主任。
作者单位：上海市金山区卫生和计划生育委员会(石暐、杨健、周永辉、陈悠悠、金星、乔田田)。

年下发了《关于本市区域医疗联合体试点工作指导意见》(沪卫医管〔2010〕021号),明确提出了通过组建区域医疗联合体,在各级医疗机构之间建立统筹协调和分工合作机制,逐步实现社区首诊、分级诊疗、双向转诊,共享医疗资源。上海市人民政府办公厅于2015年印发了《关于进一步推进本市社区卫生服务综合改革与发展的指导意见》(沪府办发〔2015〕6号),把家庭医生制度作为建设分级诊疗体系的重要措施,在与居民签约的基础上,稳步推进家庭医生制度建设,逐步形成社区首诊、分诊有序的就医模式。

金山区政府非常重视分级诊疗体系建设,2011年制定下发了《金山区医疗机构开展双向转诊及出院患者信息通报的实施意见(试行)》,提出"家庭医生为签约居民提供医学专科的各级专家的转介、转诊服务",并设定了专门的转诊单。2015年金山区人民政府办公厅印发了《关于进一步推进金山区社区卫生服务综合改革与发展的指导意见》及配套的八个文件,明确了"在与居民签约的基础上,点面结合,稳步推进家庭医生制度建设,逐步形成社区首诊、分诊有序、支付补偿等关键环节的制度与政策合力"。2016年,制订下发了《金山区"1+1+1"签约居民转诊操作细则》,对符合转诊条件的居民,明确规定了转诊原则、转诊疗程与要求及相应的优惠政策。

二、研究思路与方法

(一)理论框架

利益相关者是指所有对政策的目标和执行感兴趣,并对其具有影响的团体和个人。利益相关者的范围包括政策影响的目标群体、直接受益者、直接管理者、资源提供者、外部咨询顾问、供应商以及其他对计划/项目提供支持的人或机构、在本计划/项目环境中可能受到计划/项目结果影响会对其感兴趣的其他机构(图1)。

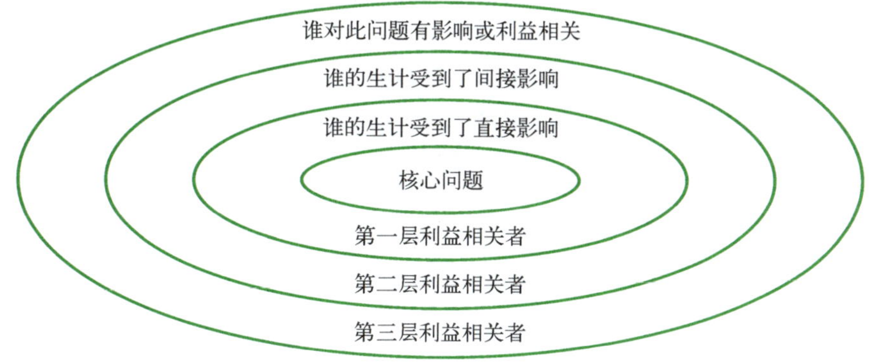

图1　利益相关者理论框架

在应用于医疗卫生服务领域时,更应在政策制定前明确体系内外的利益相关集团,并评估体系内外利益相关集团的立场、重要程度、集团之间的交互作用以及如何影响体系的效能,然后采取积极的行动去平衡各集团的利益或调整制度框架,以减少实施阻力,达到预期目标[2,3]。

本课题利益相关者分析主要选择分级诊疗过程中所涉及的利益相关集团作为主要研究对象,包括卫生行政部门、医疗保险部门、公立医院、基层医疗机构、患者等。其中各部门及医疗机构内部又包括卫生行政部门管理者、医疗机构管理者、公立医院一线医务人员、基层医疗机构一线医务人员（表1）。

表1 金山区分级诊疗体系利益相关者分析

利益相关集团	集团利益	资源	利益相关程度
卫生行政部门	医疗资源利用率、医疗服务效率、医疗服务成本、医务人员及患者满意度	制定政策，协调各部门及医疗机构能力	间接
医疗保险部门	医疗保险支出额、医疗行为规范率	制订支付报销优惠政策，医保资金支持	间接
公立医院	门诊及住院量、医疗收入、医疗服务能力	技术、人员、设备	直接
基层医疗机构	门诊及住院量、医疗服务能力	技术、人员、设备	直接
患者	医疗费用、医疗质量、就诊时间	资金、就医选择权	直接

（二）研究方法

1. 政策和文件复习

收集整理国家、本市分级诊疗政策文件和金山区落实分级诊疗的政策文件，以及金山区卫生计生委、各医疗卫生机构相关内部总结报告材料。

2. 定性访谈

根据利益相关者模型，对利益直接相关集团的内部各级人员进行访谈，考虑到金山区实际医疗机构规模、布局及联合体分布情况，对1所三级综合性医院、1所二级综合性医院、2所社区卫生服务中心的主要负责人，医院联合体相关管理科室负责人及一线医务工作者进行访谈。访谈内容主要包括对分级诊疗政策的认知理解、各单位分级诊疗的运行模式、转诊的规范流程、分级诊疗对医疗机构及个人的影响等。对不同医疗机构的不同人员设计相应的访谈提纲，并进行访谈。

3. 问卷调查

设计调查问卷，选择3所社区卫生服务中心就诊患者进行问卷调查。问卷内容包括：对家庭医生服务制的认知情况、满意度及评价，对“1＋1＋1”签约的认知情况等。每所社区卫生服务中心发放问卷各60份，共回收有效问卷175份，有效率为97.22％。

三、研究结果

（一）金山区卫生发展概况

1. 金山区整体概况

金山区是上海西南部的远郊区，辖9个镇、1个街道、1个工业区，214个村（居）委会。截至2015年底，金山区有常住人口80.60万人，其中户籍人口52.13万人，外来人口28.46万人（占常住人口35.31％）。

2. 金山区医疗服务体系概况

金山区拥有门类齐备、较为健全的公立医疗服务体系。目前共有各级各类公立医疗机构154家（表2），其中三级综合医院1家，三级专科医院1家；二级综合医院2家，二级中西医结合

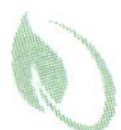

医院1家，二级专科医院2家；社区卫生服务中心11家，社区卫生服务站10家，村卫生室122家；其他区级医疗卫生机构(专业站所)4家。

表2 2015年金山区公立医疗卫生服务机构情况(单位：家)

	机构数
三级综合医院	1
三级专科医院	1
二级综合医院	2
二级中西医结合医院	1
二级专科医院	2
社区卫生服务中心	11
社区卫生服务站	10
村卫生室	122
其他卫生机构	4
合 计	154

3. 金山区医疗服务概况

2015年金山区公立医疗机构共完成门、急诊服务量546.55万人次，其中三级医院146.93万人次，占比26.88%；二级医院172.48万人次，占比31.56%；一级医院227.14万人次，占比41.56%。住院服务量共78 246人次，其中三级医院29 932人次，占比38.25%，二级医院42 004人次，占比53.68%，一级医院6 310人次，占比8.06%。病床使用率93.85%，其中三级医院使用率90.84%，二级医院98.83%，一级医院72.74%。

与2012年相比，三级医院门、急诊服务量占比下降2.26%，住院服务量占比下降3.06%，病床使用率基本维持在同一水平。二级医院门、急诊服务量上升2.24%，住院服务量上升4.36%，床位使用略有下降，降低0.45%。一级医院门、急诊服务量占比基本不变，住院服务量下降1.31%，床位使用率上升了1.67%(表3)。

表3 2015年金山区医疗服务情况

	2015年			2012年		
	门、急诊人次(万人次/%)	住院人次(人/%)	病床使用率(%)	门、急诊人次(万人次/%)	住院人次(人/%)	病床使用率(%)
三级医院	146.93(26.88)	29 932(38.25)	90.84	139.08(29.14)	31 917(41.31)	94.06
二级医院	172.48(31.56)	42 004 (53.68)	98.83	139.94(29.32)	38 106(49.32)	99.28
一级医院	227.14(41.56)	6 310(8.06)	72.74	185.80(41.54)	7 239(9.37)	71.07
合 计	546.55(100)	78 246(100)	93.85	477.29(100)	77 262(100)	93.63

4. 金山区卫生人力资源分布概况

2015年末，全金山区公立医疗机构卫生在职职工5 041人，其中三级医院1 418人(占28.13%)，二级医院2 107人(占41.80%)，一级医院1 224人(占24.28%)，村卫生室292人(占5.79%)。相较于2013年，全金山区整体卫生人员人数增加了3.62%，但一级医院及村卫生室卫生人员数量占比下降了0.51%(表4)。

表 4 2015 年金山区卫生人力资源分布情况(人/%)

	2015 年	2013 年
三级医院	1 418(28.13)	1 398(28.74)
二级医院	2 107(41.80)	1 979(40.68)
一级医院	1 224(24.28)	1 177(24.19)
村卫生室	292(5.79)	311(6.39)
总　计	5 041(100)	4 865(100)

(二) 各利益相关者对分级诊疗的认知分析

1. 医生对分级诊疗的认知分析

通过访谈发现,绝大多数医生认为分级诊疗可以缓解目前“看病难,看病贵”的问题,认为“1+1+1”签约、双向转诊、长处方等配套措施可以有效实现分级诊疗。超过半数医生认为医疗保险的报销与支付比例是引导患者接受分级诊疗的最有效手段。绝大多数医生认为一级医院的家庭医生在引导患者分级诊疗的过程中起到关键作用。

二、三级医院医生认为患者向上转诊的原因主要是“一级医院药品不足”“一级医院专业水平较低”两个方面。即基层医疗机构医疗服务能力是患者选择到二、三级医院就诊的主要原因。认为患者向下转诊的原因主要是“患者病情无须在综合医院住院”,其中包括处于康复期患者或者肿瘤晚期患者。阻碍患者向下转诊的原因主要是“患者不愿意向下转诊”。

社区卫生服务中心医生认为患者向上转诊的主要原因为患者有上转意愿并主动提出上转。其他原因与二、三级医院医生相似,为“患者病情严重无法提供有效治疗”“一级医院药品配备不足”。但基层医生普遍认为上转通道不够通畅,且上转之后缺少信息反馈。基层医生认为目前下转患者数量非常少,影响因素主要包括“二、三级医院考虑本院利益”“一级医院药品不足”等方面。

医生是分级诊疗服务体系中最重要的利益相关者之一,是分级诊疗政策最直接的参与者与感受者。基层医生和二、三级医院医生都认为导致目前分级诊疗运行困难的主要原因在于缺乏统一双向转诊制度和标准、基层医疗机构药品配备不足和各级医疗机构间缺乏有效信息沟通。但基层医生比二、三级医院医生更倾向于患者的信任度是目前分级诊疗运行困难的主要原因,而非基层医疗机构医疗服务能力不足。

2. 转诊患者对分级诊疗的认知分析

通过对 3 所社区卫生服务中心的问卷调查发现,77.14%的患者了解家庭医生制度,但仅有52%的患者了解“1+1+1”签约制度。有 66.29%的患者认同首诊应在家庭医生处。67.43%的患者认为家庭医生对家庭成员的健康状况有帮助。

在被调研的患者中,75.42%的患者对家庭医生的服务感到满意,有 63.43%的患者与家庭医生进行过签约,其中 99.1%的签约患者认为享受过家庭医生带来的便利,85.59%的签约患者知道家庭医生固定的门诊时间,并能预约就诊,74.77%的患者享受过家庭医生转诊至二、三级医疗机构,转诊患者占全部患者的比例为 47.43%。

患者是分级诊疗服务体系中另一个重要的利益相关者,根据问卷调查结果显示,由于本区

家庭医生政策执行较早，因此了解家庭医生制度的患者比例较高。但“1+1+1”签约政策的宣传力度仍有待提高，仅有半数接受调研患者了解该项签约政策。在签约患者当中，绝大多数能享受签约带来的便利，70%的签约患者有过向上转诊经历，但转诊患者占全部患者的比例仍未过半。

3. 管理者对分级诊疗的认知分析

通过访谈发现，二、三级医疗机构管理者与社区卫生服务中心管理者对分级诊疗的认知存在一定的差异，差异的原因可能来源于医疗机构之间不同的运营模式。社区卫生服务中心由于实行财政全额拨付、收支两条线，管理者倾向于完成卫生行政部门下达的各项任务，如社区卫生综合改革及“1+1+1”签约、家庭医生制度建设等，在任务执行中亦侧重于政府制定的各项目标是否完成，如双向转诊的数量。但对于向上转诊与向下转诊之间的差异并不十分关注。而二、三级医疗机构由于财政政策及拨付制度的关系，其管理者更倾向于“虹吸”周边患者，更加注重双向转诊过程中向上转诊部分，设置的专门基层医疗机构联络部门也主要侧重于对向上转诊患者开设绿色通道等便民政策，通过更加优质的服务吸引患者向二、三级医院转诊。

四、双向转诊面临的问题

（一）医疗资源配置不均

虽然金山区医疗机构数量中基层医疗机构占有绝对优势，布局合理，但实际上卫生技术人员数仍以二、三级综合医院为多数，基层医疗机构人才数量与机构数量布局形成强烈反差，区域医疗资源配置不均现象明显。同时，基层医疗机构的床位使用率远远低于二、三级医疗机构。患者集中到二、三级医疗机构就诊，医疗资本投入、时间成本投入以及疾病经济负担加大，形成了因医疗服务配置效率低下，进而导致医疗市场低效率运行的现象。

（二）不合理的利益分工格局是瓶颈

由于区内医疗机构之间的联合属于松散型联合体，缺乏真正紧密的联系和经济利益协调机制，双向转诊通道不够畅通，双方缺乏统一的标准、程序和监督机制，基层医疗机构对于向上转诊患者积极性不高，转出后也不再随访，二、三级医疗机构接受患者后也不与基层医疗机构进行沟通，无法做到对患者的全程服务。在现行管理体制机制下，对于二、三级医疗机构，患者即是经济利益的来源，在经济利益驱动下，上级医院在住院患者尚未饱和的情况下，出于担心病源和收入，不愿将病情稳定、康复患者下转回基层医疗机构。对于基层医疗机构，实行的财政全额拨付和收支两条线政策使其中的医务人员缺少激励机制，多做少做一个样，不愿承担更多的转诊工作。致使因利益格局成为实现分级医疗的根本“壁垒”。

（三）缺乏合理统一的转诊制度与标准

分级诊疗的实现不仅仅是各级医疗机构之间的行为互动，更涉及管理体制和运行机制等深层次的问题。受访的二、三级医院医生和基层医生普遍认为缺乏统一的双向转诊制度和标准是目前双向转诊运行困难的主要原因。受医生水平影响及经济利益驱动，双向转诊的尺度完全由转诊医生把握，有极大的随机性。合理的转诊制度不应该仅仅由一两家医疗机构自行制定，而应该从更高的层面进行设计。

（四）医疗保障体系仍不健全，引导分级医疗能力不足

第一，现行的医疗体系下医疗保险对患者在不同医疗机构的自付比例略有不同，但是实际差距并不大，无法起到合理分流患者的作用。第二，医疗保险制度的支付方式也会明显影响医疗机构的管理行为[4]，可能导致其为了赢得更多保险基金的支出而招揽患者的行为，也可能出现为了控制总额费用而推诿患者的行为。第三，医疗保险制度大多没有为转诊过程建立“绿色通道”，患者在转诊过程中办理多次手续，明显阻碍了分级医疗双向转诊的实现。

（五）缺乏对分级诊疗、双向转诊相关理念的传输

医生是分级诊疗服务的主要引导者，但在访谈中发现部分社区医生本身对分级诊疗及签约制度缺乏详细的了解，由此导致对社区居民的宣传力度及有效传达率均未取得预期效果。患者对于转诊制度的不了解也致使其错误寻求高水平、高收费的医疗服务。另外患者对于基层医疗机构的信任程度是影响双向转诊有效开展的原因之一；而患者对疾病康复期的认知并不清楚，往往错误地认为只有在大医院才能得到有效治疗。

（六）基层医疗机构能力不足，药品配备有限

近几年来，虽然金山区的基层医疗服务已得到明显改善。但在人才、政府投入、医疗服务水平等方面仍显薄弱，影响患者对基层医疗机构的信任度；同时，由于基本药物制度的制约，患者不能在基层医疗机构满足其诊疗需求，亦影响了社区首诊的开展。在医生访谈过程中，普遍认为基层医疗机构药品配备不足是限制患者下转的重要原因。

五、对策和建议

全国卫生与健康大会首次将“分级诊疗”定位为 5 项基本医疗卫生制度之首，要求“取得突破”。分级诊疗既关乎医疗本身，又关注健康，既关系到医疗卫生服务的供给侧，改革也涉及医患之间服务模式的调整。中国人民大学医改研究中心王虎峰主任认为“分级诊疗制度如果取得突破，基层的服务能力会有大幅度提升，对于中国健康的水平提高也有帮助”。结合金山区特点，根据利益相关者理论，提出相应的对策和建议。

（一）明确医疗机构定位

二、三级医疗机构在工作环境、学术地位、薪酬待遇、设备配置等有着先天优势。随着基本医疗保障水平的提高，为占据更强势的市场地位，大型公立医院规模急剧无序扩张，且呈现愈演愈烈之势[5]。近年来，基层基本公共卫生服务项目和资金投入不断增加，政府对其实施效果考核的力度和权重不断加大，使得基层医疗卫生机构重公共卫生、轻医疗服务，医疗服务能力包括原有特色医疗服务能力趋于弱化，越来越难以满足患者就近就医需求[6]。建议针对金山区实际情

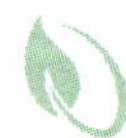

况，明确区域医疗中心“顶天立地”的战略地位[7]，即要将发展转移到以临床技术水平和服务能力为重心的专科群建设，成为区域医疗“顶天”的栋梁，带动区域医疗水平全面发展。“立地”，即让医院专科医生将视线投向社区，与家庭医生加强联动。有效分离出普通门诊，不再面对初诊患者，将优质医疗资源留给家庭医生转诊的专科指征明确患者。二级医疗机构结合自身特色，发展区域医疗短缺学科，如康复医疗科、老年护理科、儿科等，同时在财政、医保、人事等方面给予配套支持，既避免二级医疗机构与三级医疗机构之间争抢患者，造成各类医疗资源重复利用，又能规避由于“1+1+1”签约等政策引起的社区居民转诊不优先选择带来的经济风险。社区卫生中心应按照上海市社区卫生综合改革的要求，明确服务与管理的平台定位，完善家庭医生责任制，做好居民的健康“守门人”。

（二）多部门联合推进

长期以来，分级诊疗政策仅局限在医疗行业内部，缺少医保、财政、人事、价格等部门的支持，或者虽然与卫生部门联合发文，但缺少实质性的本部门政策。

如医保部门，应制定有明显差异的医保支付比例引导患者有序就医。首先提高术后患者及康复患者在社区的报销水平，引导大医院中长期压床患者主动分流到社区卫生服务中心。其次调整社区药物报销目录和比例，对于基本药物提高报销比例，确保社区医保用药需求。再者将二、三级医院和基层医疗机构的医保总额统筹分配，破解由于二、三级医院医保总额预付和社区卫生服务中心医保总量控制导致的上下推患者的局面。

财政方面，需探索打破财政壁垒的措施，让不同级别的医疗机构在财务方面形成更为紧密的联系，如社区卫生服务中心与二、三级医院成立联合体，聘请二、三级医院专家到社区担任主任等举措，缺乏财政支持便难以推行。

医疗价格一直是医改的一个政策瓶颈，也限制着分级诊疗的推进。目前的医疗价格无法起到杠杆作用，诸如康复服务与老年护理服务难以在现有价格体系下生存。

（三）提高基层医疗机构医疗服务能力

加快推进医师多点执业。通过医师多点执业，可以有效拉近上下级医疗机构之间医务水平的差距，平衡优质医疗资源的分布。二、三级医院医师到基层医疗机构开展医疗服务，既可以直接为基层患者就诊，引导患者首诊选择基层医疗机构，又可以通过技术指导、业务教学等方式提升基层医师的技术水平和业务能力，从整体上提升基层医疗机构的服务能力，提高患者对基层医疗机构的信任度[8]。

完善上下级医疗机构用药衔接政策。首先在二、三级医疗机构中加大基本药物的使用比例，鼓励二、三级综合医院使用国家及上海市基本药物。其次，完善上下级医院用药衔接制度，在上海市社区卫生综合改革配套文件要求中，虽然提出了“延续性用药可以采取现代物流网络配送等方法，使居民可便捷获得所需药品。延续用药所产生医保费用，应不占用社区卫生服务中心现有医保总额，由医保部门另行单列核算”的条款，但在目前实际操作过程中，需要患者在社区卫生服务中心开具处方并付费后，隔日再至社区卫生服务中心、村卫生室或指定药店取药。原本一次就诊过程被分为两次。反倒促使患者向二、三级医疗机构分流。建议严格落实文件提出的由物流网络配送等方法，使基层百姓彻底享受由分级诊疗政策带来的便利。

参考文献

[1] 封国生. 医联体盼政策协同. 中国医院院长，2013，(24)：37－38.

[2] 中国台湾"中央健康保险局". 全民健康保险家庭医师整合性照护计划(健保医字第 0940017934 号). 2008.

[3] 代涛，陈瑶，韦潇. 医疗卫生服务体系整合：国际视角与中国实践. 中国卫生政策研究，2012，5(9)：1－9.

[4] Chiang J C，Wang T Y，Hsu F. Factors Impacting Hospital Financial Performance in Taiwan Following Implementation of National Health Insurance. International Business Research，2014，7(2)：43.

[5] 罗力. 我国公立医院规模扩张的制度环境分析. 中国医院管理，2014，34(11)：1－3.

[6] 张慧林，成昌慧，马效恩. 分级诊疗制度的现状分析及对策思考. 中国医院管理，2015，35(11)：8－9.

[7] 陈旻洁，鲍勇. 医院社区分级诊疗的医患认知研究：基于上海市家庭医生制度. 中华全科医学，2015，13(5)：788－791.

[8] 何思长，赵大仁，张瑞华等. 我国分级诊疗的实施现状与思考. 现代医院管理，2015，13(2)：20－22.

上海市降低药品加成转换补偿机制短期效果评价研究

——以浦东新区为例

荆丽梅 陈 茹 李 明 黄 煊 白 洁 吴 俊 娄继权

【导读】 取消药品加成转换补偿机制有助于完善公立医院补偿机制和运行机制，是新医改和深化公立医院改革的重点内容。本研究以浦东新区作为典型案例，通过定量和定性分析，对上海市降低药品加成转换补偿机制的短期效果进行评价。研究发现政府宏观政策引导起到了一定积极作用，药品加价率稳步下降，医疗服务价格逐步理顺；医疗机构总体运行平稳，医疗费用药占比下降，体现技术劳务的诊疗治疗费等占比上升，检查化验费占比基本持平；部分医疗机构尤其是专科医院和精神卫生中心政策性亏损严重；患者次均医疗费用药占比下降，但总费用增加。建议政府设立“过渡期”补偿专科医疗机构政策性亏损，进一步理顺医疗服务价格体系，加强公立医院监管考核等。

我国医疗费用一直以超过GDP和居民人均收入的增速逐年快速增长，居民医疗费用负担不断加重，其中药品费用是医疗费用的重要组成部分，是影响医疗费用急剧增长的重要原因，药品加成政策是药品费用增长的原因之一[1]。2009年，取消以药补医、改革药品和医疗服务价格形成机制，是我国新医改工作的核心内容之一，《中共中央国务院关于深化医药卫生体制改革的意见》(中发〔2009〕6号)[2]和《“十二五”期间深化医药卫生体制改革规划暨实施方案》(国发〔2012〕11号)[3]明确提出“要统筹推进公立医院综合改革，并由局部试点转向全面推进，以破除以药补医机制为关键环节，推进医药分开，逐步取消药品加成政策，将公立医院补偿由服务收费、药品加成收入和财政补助三个渠道改为服务收费和财政补助两个渠道”。

一、资料与方法

本研究选取浦东新区作为典型案例，收集浦东新区18所公立医疗机构2014年1月～2016年10月的卫生统计和卫生信息系统相关月度数据，分析上海市降低药品加成转换补偿机制的短

基金项目：上海市卫生和计划生育委员会科研重点课题（课题编号：201440036），上海市卫生计生委政研定向课题（课题编号：2016HP009）。
第一作者：荆丽梅，女，高级经济师，浦东卫生发展研究院卫生发展研究中心主任。
作者单位：浦东卫生发展研究院（荆丽梅、陈茹、白洁、娄继权），上海市浦东新区卫生和计划生育委员会（李明、黄煊、吴俊）。

期效果。公立医疗机构类别方面，包括综合医院 7 所、中医医院 2 所、精神卫生中心 2 所、传染病医院 2 所、妇幼保健院 1 所、其他专科医院 2 所、专业站所 2 所。

二、政策沿革

（一）国家政策

我国的公立医院药品加成政策至今已有 60 余年的历史。“药品加成”和“以药养医”机制是计划经济向市场经济转型阶段的产物，起源于 20 世纪 50 年代，作为医院的一种补偿机制，药品进价顺加 15%后向群众提供，以维持公立医院生存发展[4]，弥补政府财政对医疗机构投入不足和医疗服务价格过低的缺口[5]。

2000 年 2 月国务院发布的《关于城镇医药卫生体制改革的指导意见》(国办发〔2000〕16 号)中，国务院体改办等八部委提出：解决当前存在的以药养医问题，必须切断医疗机构和药品营销之间的直接经济利益联系。

2006 年 5 月国家发改委等八部委在《关于进一步整顿药品和医疗服务市场价格秩序的意见》(发改价格〔2006〕912 号)规定：县及县以上医疗机构销售药品，以实际购进价为基础，顺加不超过 15%的加价率作价，在加价率基础上的加成收入为药品加成。

2009 年 3 月《中共中央国务院关于深化医药卫生体制改革的意见》(中发〔2009〕6 号)中指出：要逐步改革或取消药品加成政策，为补偿因取消药品加成造成的医疗机构的收入损失，将采用加大政府投入、适当调整医疗服务的价格等方式来弥补。

2010 年 2 月，原卫生部等五部委《关于公立医院改革试点的指导意见》(卫医管发〔2010〕20 号)和 2011 年 2 月《2011 年公立医院改革试点工作安排》(国办发〔2011〕10 号)提出：逐步取消药品加成政策，对公立医院由此减少的合理收入，采取增设药事服务费、调整部分技术服务收费标准等措施，通过医疗保障基金支付和增加政府投入等途径补偿。

2012 年 3 月，国务院又在《“十二五”期间深化医药卫生体制改革规划暨实施方案》(国发〔2012〕11 号)强调：以破除以药补医机制为关键环节，推进医药分开，逐步取消药品加成政策。

2016 年 7 月，国家发改委等四部委对外发布《推进医疗服务价格改革的意见》(发改价格〔2016〕1431 号)明确：全面推进医疗服务价格改革，到 2020 年基本理顺医疗服务比价关系。

（二）上海改革情况

上海市作为医改的前沿阵地，按照国家相关政策文件规定，2012 年首先在 4 家郊区新建三级医院实施医药分开改革试点，取消药品加成，同时调整医疗服务价格，建立新的公立医院补偿机制。

2015 年 11 月，上海市物价局、上海市卫生计生委、上海市医疗保险办公室联合发文《关于降低本市公立医疗机构销售药品加价率的通知》(沪价费〔2015〕17 号)，要求全市各公立医疗机构销售药品(除中药饮片以外)顺加不超过 10%的加价率销售；同年 12 月三部门联合发文《关于调整本市护理费等部分医疗服务价格的通知》(沪价费〔2015〕19 号)，对护理费、清创缝合和换药等 3 个大项、42 个小项技术劳务价格适度调整。

2016 年 2 月，再次发文《关于调整本市诊查费等部分医疗服务价格的通知》(沪价费〔2016〕2 号)，对诊查费、床位费、针刺等 6 个大项、47 个小项进行了不同幅度的价格调整。

三、效果评价

本研究主要从政府管理维度、医疗机构运行维度和患者费用负担维度三个方面评价降低药品加成的相关效果。

(一) 政府管理维度

1. 医疗服务价格上调

2015 年 12 月和 2016 年 2 月的两次价格调整，共涉及 9 个大项 89 个小项，价格调整的项目可分为两类：技术劳务项目(诊查费、护理费、清创缝合、换药、针刺、灸法等)、非劳务项目(床位费等)。部分项目价格调整前后的比较分析见表 1。

表 1　上海市公立医院护理费和诊查费等部分项目调价前后比较分析

项　目　名　称	调价前(元)*	调价后(元)**	调价幅度(%)
护理费			
特级护理	36	60	66.67
Ⅰ级护理	14	26	85.71
Ⅱ级护理	12	20	66.67
Ⅲ级护理	10	17	70.00
新生儿护理	14	28	100.00
换药			
特大换药	20	50	150.00
大换药	15	30	100.00
中换药	10	22	120.00
小换药	5	14	180.00
诊查费			
普通门诊诊查费			
一级医院	7	9	28.57
二级医院	10	13	30.00
三级医院	14	18	28.57
专家门诊诊查费			
二级医院副主任医师	14	20	42.86
二级医院主任医师	17	27	58.82
三级医院副主任医师	17	24	41.18
三级医院主任医师	20	31	55.00

续 表

项目名称	调价前(元)*	调价后(元)**	调价幅度(%)
床位费			
普通病房床位费			
二级医院B等病房	37	44	18.92
三级医院B等病房	45	55	22.22
一级医院C等病房	22	25	13.64
二级医院C等病房	32	37	15.63
三级医院C等病房	40	48	20.00

* 数据来源:《上海市医疗机构医疗服务项目和价格汇编(2014年)》。

** 数据来源:《关于调整本市护理费等部分医疗服务价格的通知》(沪价费[2015]19号)和《关于调整本市诊查费等部分医疗服务价格的通知》(沪价费[2016]2号)。

总体而言,床位费(提高6%~44%,平均21%)、诊查费(提高29%~110%,平均50%)、康复(提高20%~53%,平均44%)和灸法(提高约20%)的提升幅度不大,护理费(提高20%~200%,平均91%)和针刺(提高11%~160%,平均74%)提升幅度居中,换药费(提高100%~180%,平均138%),清创缝合(提高20%~200%,平均163%)和体被系统(提高130%~225%,平均172%)提价幅度最大。

具体来看,第一次价格调整中,3个大项、42个小项的调价幅度最低的为吸痰护理从5元调整至6元,气管切开护理从50元调整至60元,价格上调20%;调价幅度最大的为烧伤冲洗清创术(小)和烧伤浸浴扩创术(小),两个换药项目的收费标准均从20元调整至60元,上调了225%。第二次价格调整针对6个大项、47个小项进行了不同幅度的价格调整,其中二、三级医院的A等病房价格仍由医院自主确定;电针和灸法的单价未做调整,仅对每次最高价进行了上浮;其他项目中调价幅度最小的是一、二、三级精神病医院床位费,从原来的15~36元调至16~38元,上浮6%~9%;调价幅度最高的是穴位埋针和穴位埋植,分别从5元和10元上调至13元和26元,上浮比例160%。

2. 药品加成比例下降

上海市物价局、上海市卫生计生委、上海市医疗保险办公室两次联合发文,逐步降低药品加价率。要求各公立医疗机构自2015年12月10日起,销售药品(除中药饮片以外)顺加不超过10%的加价率销售;自2016年9月30日起,顺加不超过5%的加价率销售。

(二) 医疗机构运行维度

1. 医疗服务量

从服务量的变化来看,随着社会经济的发展和居民医疗服务需求的释放,2014年1月以来18所公立医疗机构的总体医疗服务量不断增加,改革后(2015年12月为界)门、急诊人次数增速放缓,出院人数增加明显。近3年门、急诊人次数均呈现逐年增长的态势,改革前2015年较2014年和改革后2016年较2015年的门诊人次环比增速分别为3.2%和2.2%,急诊人次数分别增长9.4%和4.3%,改革后增速放缓;出院人数2015年较2014年环比增长了3.2%,2016年较2015年增长8.3%,改革后增速加快(图1)。

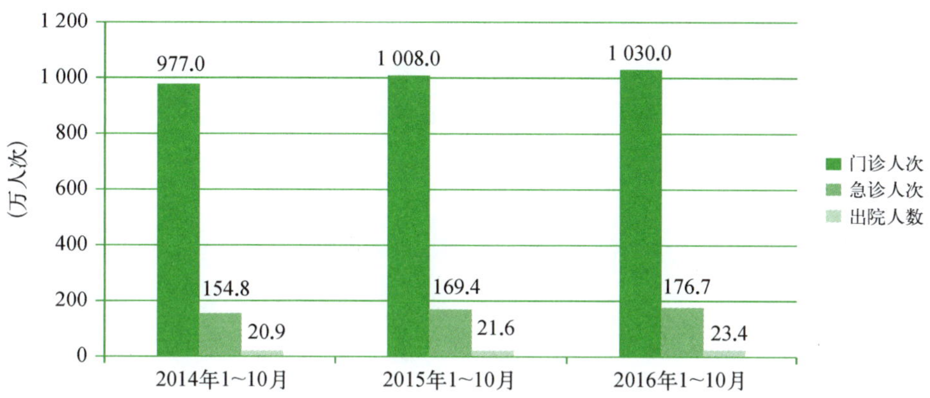

图 1　改革前后浦东新区公立医疗机构门、急诊人次和出院人数

2. 医疗服务效率

从服务效率指标来看，各类医疗机构平均住院天数总体呈逐年下降趋势，2015～2016 年改革前后基本稳定在 11 天左右；医疗机构病床使用率总体较高，2016 年为 95.6%。改革前后平均住院天数和病床使用率如图 2。

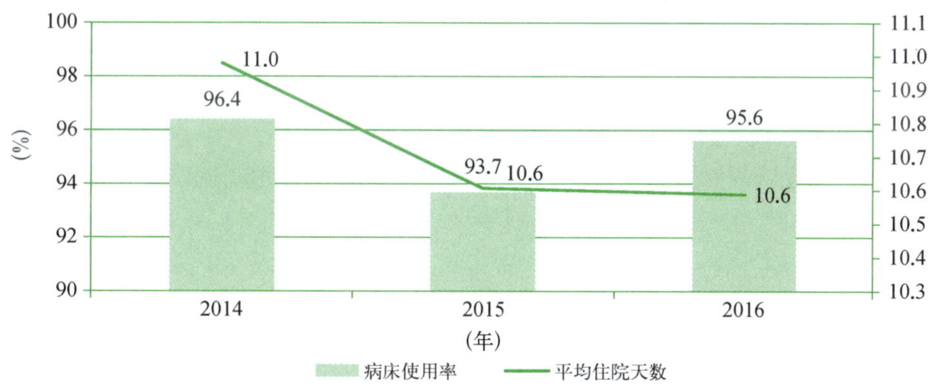

图 2　改革前后浦东新区公立医疗机构平均住院天数和病床使用率

3. 医疗费用结构

分析医疗费用内部结构变化发现，浦东新区所有公立医疗机构门诊费用的药费占比总体呈逐年下降趋势(55.9%～53.7%)，其中西药费和中药费各下降 1.0 个百分点左右；检查化验费占比总体较为平稳(24.8%～24.5%)；诊疗治疗费总体呈上升趋势(9.5%～12.4%)。住院费用的内部构成改革前后变化不大，药占比下降 0.3%，检查化验费下降 0.1%，手术材料下降 2%，诊疗治疗费、住院费和护理费分别上升 0.3%、0.5%和 0.6%。改革前后门诊、住院医疗费用构成状况分别如图 3、图 4。

4. 政策补偿情况

分析降低药品加成转换补偿机制改革前后各类医疗机构的政策补偿情况发现，2016 年所有公立医疗机构因医疗服务项目价格上调带来医疗服务收入增加了 7 869 万元，但与此同时因药

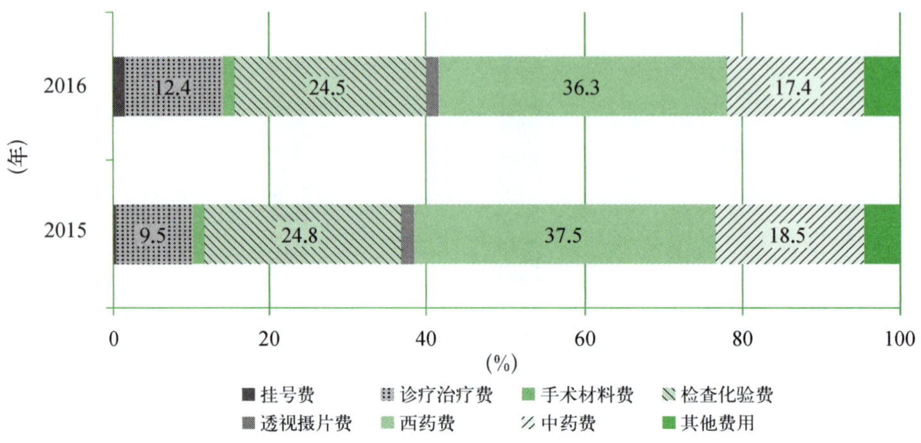

图 3　改革前后浦东新区公立医疗机构门诊医疗费用构成状况

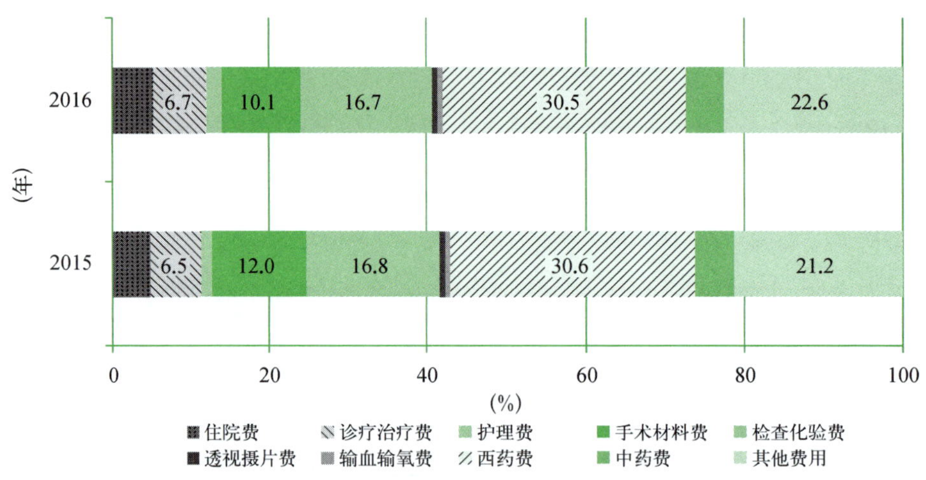

图 4　改革前后浦东新区公立医疗机构出院医疗费用构成状况

品加价率下降带来药品收入减少了 9 927 万元，在两者共同作用下，医疗机构总体政策性亏损为 2 058 万元；中医医院、妇幼保健院和专业站所在改革中受益，其他各类医院出现不同程度的政策性亏损。从改革后 2016 年医疗机构的实际补偿比分析来看，医疗机构总体补偿比仅为 79.3%，其中综合医院补偿比为 70.6%，精神卫生中心 47.2%，其他专科医院 22.0%，传染病医院补偿比最低，仅为 14.3%。

（三）患者费用负担维度

1. 次均门诊费用

从门诊费用负担的变化来看，2014～2016 年，门诊患者的次均费用和药品费用均呈逐年小幅增长的趋势，药占比从 2014 年的 55.3%下降至 2016 年的 52.5%。2016 年患者的次均门诊总费用和药品费用分别为 318.6 元和 167.3 元，分别较去年同期增长了 5.3%和 2.1%，总费用的

增长超过药品费用的增速，改革后次均药品费用的环比增速较改革前有所下降，门诊患者次均费用状况如图 5。

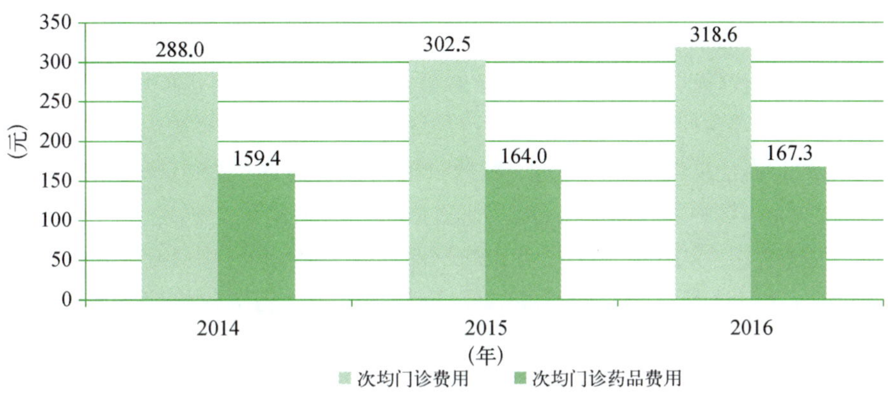

图 5　改革前后浦东新区公立医疗机构门诊患者次均费用状况

2. 次均出院费用

从出院费用负担的变化来看，出院患者的次均费用 2014～2016 年呈逐年上涨的趋势，药占比从 2014 年的 36.2%下降至 2016 年的 34.7%。次均出院费用从 2014 年的 13 102.5 元增加到 2015 年的 13 896.7 元(环比增长 6.1%)，到 2016 年达到 14 911.2 元(环比增长 7.3%)，次均出院药品费用改革前后的环比增速分别为 2.7%和 6.2%。出院费用的增长明显快于门诊费用的增长，出院患者次均费用状况如图 6。

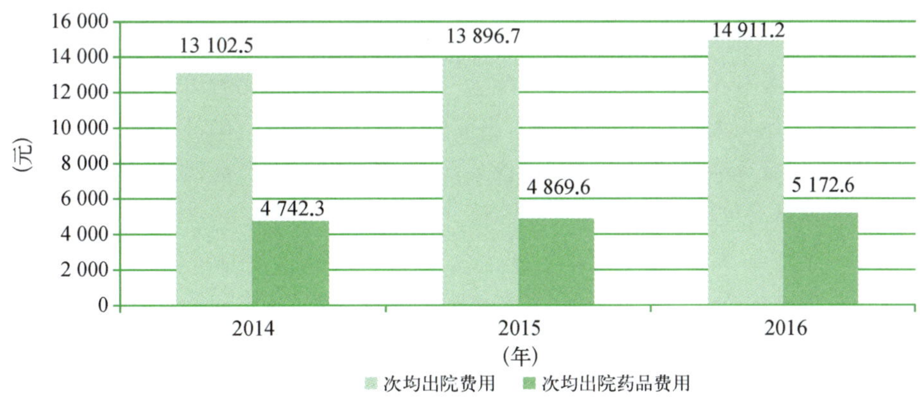

图 6　改革前后浦东新区公立医疗机构出院患者次均费用状况

四、讨论和建议

(一) 改革短期效果尚可

上海市降低药品加成转换补偿机制改革，旨在通过逐步降低直至取消公立医院的药品加成，转而通过提高诊察费、护理费、床位费等予以补偿，建立新的公立医院补偿机制，进一步体现医务人员的技术劳务价值，调动其积极性，以优化公立医院收入结构、规范医疗行为、节约医疗资源、减少患者不合理支出。

通过对改革前后的比较分析发现，短期来看改革取得了一定效果：一是政府宏观政策引导起到了积极作用，药品加价率稳步下降，体现医务人员技术劳务价值的医疗服务价格逐步调整理顺，且适当拉开了不同级别医疗机构的诊疗收费差距。二是医疗机构总体运行平稳，各级医疗机构服务量持续稳步增长，医疗服务效率指标相对稳定；总体医疗费用构成中药占比下降，体现技术劳务的诊疗治疗费等占比上升，检查化验占比基本持平。三是不同类别医疗机构改革后盈亏状况不同，原来的药占比低的医院有所盈余，原来的药占比高的医院出现不同程度的政策性亏损，尤其是专科医院和精神卫生中心补偿比很低，政策性亏损严重。四是患者短期受益不明显，虽然门诊和出院患者的次均医疗费用药占比均不同程度下降，但次均医疗费用和次均药品费用绝对数并未降低，这可能与逐步降低药品加成、分步提高技术劳务价格等带来的改革“阵痛”有关，同时一定程度上也是药品价格等逐年攀升所致。

（二）政策建议

1. 加大政府财力投入，补偿专科医疗机构政策性亏损

研究发现，通过价格调整政策，中医医院和妇幼保健院从中受益，符合改革的初衷，一定程度上对这两类机构实现了政策倾斜；但改革后传染病医院、精神卫生中心、老年医院等专科医疗机构的补偿比极低，而这类机构同时也是承担政府系列公共卫生职能的重要机构。建议加大政府财政投入力度，对合理的政策性亏损予以补偿，同时建议设立 2～3 年的“过渡期”，每年逐步减少财政补贴的力度，既确保财政负担的底线，同时也有利于引导医疗机构调整医疗行为，转变运行机制[6]。

2. 深化比价研究，理顺医疗服务价格体系

要破除“以药补医”，实现将公立医院传统的三个补偿渠道，转化为通过医疗服务收费和政府投入两个补偿渠道，除加大政府投入力度外，当前的关键还是要进一步科学制定和调整医疗服务价格体系，理顺医疗服务项目价格水平及比价关系，尤其是对当前补偿缺口较大的专科医疗机构相应的医疗服务项目的价格进行调整。

3. 加强公立医院监管，保障公益性目标

一是加强医院运行情况的监管考核，针对取消药品加成、提高诊查费后医院可能出现的分解服务、空挂号、减少药品配备、“大检查”等行为，应严格考核复诊率、药品配备数量、患者自负费用比例、检查化验费收入占比等指标；二是加强医生用药行为的监控，依托信息化手段建立医生用药监测系统，严格控制医生的不合理用药行为，防止“以药腐医”。三是建立以公益性为核心的绩效评价体系，建立医疗服务信息化监管平台，实行公立医院综合绩效评价，同时评价结果要与政府投入、医保总额预付、院长绩效考核等挂钩。

4. 严查医药商业贿赂，切实降低药品价格

药品生产和流通企业过多过滥形成恶性竞争以及药品的虚高定价、不合理的医疗服务价格结构和对医疗机构不健全的补偿机制、医疗保险按项目付费的支付方式以及医生收入与药品收入挂钩的激励形式等，都是导致目前药品领域出现一系列问题的主要原因[7]。取消药品加成只是取消以药补医的出发点，与此同时，要坚决取缔医务人员奖金与业务收入直接挂钩的做法，对

药品购销领域收受药品回扣、提成和其他商业贿赂的人员，一律按法律法规追究责任，情节严重解除聘用合同并吊销执业资格。同时，探索通过医疗联合体集团采购(GPO)降低药价，对药品购销实行“两票制”减少流通环节，挤压虚高空间，切实让利于患者。

5. 加强政策宣传引导，助推改革深入发展

向新闻媒体和广大群众做好公立医院医药分开改革的相关解释和宣传工作，努力争取社会的广泛支持[7]。取消以药补医的初衷是让群众受益，要注重宣传方式、提高宣传实效，推动公立医院改革的不断深入。

五、本研究的局限性

相比一些以改革后3个月的经济指标和服务量指标为依据的评价研究[8]，本研究对降低药品加成转换补偿机制的效果评价时间跨度为改革前2年和改革后近1年，不算很短。但如果要确切掌握改革对各方的影响，仍需要进行更加长期的追踪评价。

参考文献

[1] 方鹏骞，张芬，陈昊等. 取消药品加成对公立医院运行模式的影响. 中国医院管理，2007，29(5)：4-6.

[2] 新华社. 新华社授权发布《中共中央国务院关于深化医药卫生体制改革的意见》. http://news.xinhuanet.com/newscenter/2009-04/06/content_11138647.htm[2014-09-01].

[3] 国务院. 国务院关于印发“十二五”期间深化医药卫生体制改革规划暨实施方案的通知. http://www.gov.cn/gongbao/content/2012/content_2106854.htm[2014-09-01].

[4] 方鹏骞，陈婷. 以药补医历史、现状及后以药补医时代的政府责任. 中国医院管理，2012，32(6)：6-10.

[5] 程志. 以药养医，歧路还要彷徨多久. 当代医学，2007，(4)：20-23.

[6] 荆丽梅，孙晓明，梁鸿等. 如何取消“以药补医”：基于上海市浦东新区的实证研究. 中国卫生经济，2013，32(6)：18-20.

[7] 李敬伟. 从“医药分开”谈有效控制医疗费用. 中国卫生经济，2008，27(4)：61-62.

[8] 吴家锋，陈勇，白莎琳. 医药分开试点改革对公立医院运行影响的初步研究. 中国医院管理，2013，33(3)：3-5.

第三章

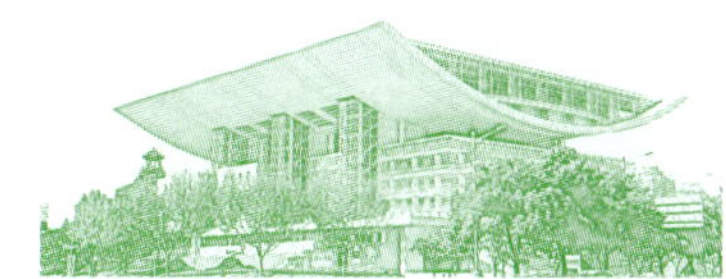

公共卫生

2016年是全面贯彻实施卫生计生事业“十三五”规划的开局之年，是全面推进实施“上海市第四轮公共卫生三年行动计划”的关键之年。今年，上海市继续深入推进公共卫生体系建设，强化依法规范管理，加强人才队伍建设，提升工作水平和服务效率，切实保障城市公共卫生安全，维护公众生命安全与健康。本章紧扣公共卫生领域重点工作，共收录文章7篇，第1篇介绍了上海市传染病防治工作的现状与问题，并从立法保障的角度提出了相关建议；第2篇从理论和学术层面对上海市健康期望寿命进行测算，获得了评价居民健康状况的重要指标；第3篇分析了上海市食品安全风险监测评估的基础和形式，提出了深入推进该工作的具体措施；第4、第5篇从健康认知的角度分析，形成提高健康促进、健康教育工作的政策建议；第6、第7篇结合卫生执法工作的实际问题，提出可行的解决方案，为进一步完善公共卫生体系和提高服务能力的建设提供参考。

上海市传染病防治法律保障研究

王磐石

【导读】 2004年《中华人民共和国传染病防治法》颁发实施以来，上海市进一步重视及落实传染病防治工作，并取得明显成效，使近年来传染病疫情持续维持在历史最低水平。然而，新旧传染病、人口流动、环境与生产生活方式等因素使传染病防控形势依然严峻，传染病防控格局、经济新区管辖权限、重点单位和重点对象等仍存在薄弱环节，《中华人民共和国传染病防治法》的某些内容还不够细化，操作性不强，给传染病防治和监督执法工作带来一定困难。因此，建议开展《上海市传染病防治管理办法》立法，以进一步完善上海市传染病防治工作。

传染病防治工作关系到人们的身体健康和生命安全，关系到经济社会发展和国家安全稳定。《中华人民共和国传染病防治法》(以下简称《传染病防治法》)自2004年颁发实施以来，上海市市委、市政府进一步重视传染病防治工作，认真贯彻实施《传染病防治法》，坚持以人为本、预防为主、防治结合，通过健全体系、提升能力、完善机制，形成“政府领导、多部门合作、全社会参与”的工作格局，采用“联防联控、联处联报”等有效手段，不断提高传染病防治监督执法能力和水平。

一、上海市传染病防治主要工作情况

(一) 传染病疫情得到有效控制

2004年起，上海市甲乙类传染病疫情得到进一步有效控制，发病率呈逐年下降趋势，无甲乙类传染病暴发流行，发病率控制在150/10万以下，处于历史最低水平。甲类传染病霍乱被控制在极低的水平，疟疾、丝虫病、血吸虫病达到消除标准。疫苗可预防疾病维持在低水平，继续保持无脊髓灰质炎，基本消除新生儿破伤风，多年无白喉病例发生，狂犬病、百日咳、风疹和流行性腮腺炎等控制在较低水平，未出现暴发或流行。结核病疫情保持在全国最低水平，艾滋病疫情继续控制在低水平。

(二) 构建完备传染病防治体系

1. 完善传染病防治法制规范建设

根据《上海市实施〈突发公共卫生事件应急条例〉细则》及相关法律法规，结合上海市实际工

第一作者：王磐石，男，上海市卫生和计划生育委员会副主任。
作者单位：上海市卫生和计划生育委员会(王磐石)。

作，上海市相继制定了《国家突发公共卫生事件应急管理条例上海实施细则》（沪府令 8 号）、《上海市医疗废弃物卫生管理规范》（沪卫监督〔2007〕6 号）、《上海市二级生物安全防护实验室管理规范》（沪卫科教〔2012〕042 号）、《上海市生活饮用水卫生监督管理办法》（沪府令 13 号）、《上海市病原微生物菌（毒）种或样本运输及保存规范》（沪卫科教〔2012〕041 号）等规章，以及一系列传染病防治工作预案和规范等文件。

2. 完善传染病联防联控机制

上海市政府建立了上海市公共卫生工作联席会议制度和上海市防治艾滋病工作委员会，加强传染病防治等公共卫生工作的沟通与协调；上海市卫生计生委、农业、质检等部门建立了传染病联防联控机制，明确各部门职责与任务，做到工作协作、情况通报。

3. 完善传染病防治网络

上海市建立了由卫生计生行政部门、疾病预防控制机构、社区卫生服务中心、综合性医疗机构等组成的横向到边、纵向到底的传染病防治网络，各级政府加大了对机构、设备、人员、经费等投入和保障力度。

（三）大力提升传染病防治能力

1. 提升传染病监测和预警能力

上海市卫生计生委于 2006 年和 2016 年先后印发了上海市传染病监测方案，完善了由监测点、区疾病预防控制中心、市疾病预防控制中心组成的监测网络，有序、规范开展了传染病监测工作。2008 年起，率先在国内开展学校因病缺勤缺课监测报告系统，现已覆盖上海市 90%以上的中小学校和托幼机构。2011 年起，引入传染病风险评估机制，利用疫情监测结果、实验室检测数据和现场流行病学调查资料等，对上海市传染病疫情、传染病类突发公共卫生事件开展定期和专题风险评估，提出风险管理措施和建议。2012 年起，又探索开展了腹泻病和呼吸道症状综合监测工作，实现从疾病单一监测向综合性监测的转变。

2. 提升传染病综合防治能力

强化预防接种工作规范化管理，先后制定预防接种门诊管理要求、预防接种服务规范等技术方案。2007 年起，按照国家要求，实施扩大免疫，上海市免疫规划疫苗种类由 5 种扩大到 11 种，可预防性疾病由 7 种增加到 12 种。借助优质的预防接种服务以及补充免疫、预防接种证查验等措施，上海市儿童免疫规划疫苗接种率一直保持在较高的水平（99%以上）。2013 年起，实施上海市重大公共卫生服务项目“60 岁以上老年人免费接种肺炎疫苗”，目前已为超过 110 万老年人接种疫苗。

3. 提升传染病病原检测能力

先后建立了流感、乙脑、艾滋病、脊髓灰质炎和麻疹等疾病参比实验室，Pulse-Net China 首家区域网络中心实验室；构建了上海市细菌性传染病的分子分型实验室网络，检测能力大幅度提高，具备发挥“一锤定音”的实力。

4. 提升传染病疫情应急和处置能力

建立了统一领导、综合协调、分类管理、分级负责、属地化管理的市、区两级卫生应急管理体系，制定了系列应急处置预案，组建了上海市突发公共卫生事件应急专家库和上海市国家突发急

性传染病防控应急处置队伍。对发现的传染病疫情，及时、规范、有效地开展流行病学调查、控制和处置措施。2004年以来成功处置了人感染高致病性禽流感、甲型H1N1流感、人感染H7N9禽流感等重大疫情，成功防范埃博拉出血热、中东呼吸综合征等疫情输入，保障了2008年奥运会、2009年六国峰会、2010年上海世博会、2014年亚信峰会、2016年G20峰会、2016年全球健康促进大会等重大活动的顺利召开，派员参加了2004年东南亚海啸、2008年汶川地震等重大自然灾害的应急救援。

（四）强化传染病防治监督执法

形成了上海市、区两级传染病防治监督执法体系，加强了传染病防治监督执法力量配置，制定了《卫生监督工作指南》《传染病防治监督管理工作指南》系列传染病防治监督工作规范，建立了传染病防治相关单位一户一档的电子信息档案，建立、完善传染病监督执法的常态长效机制，在传染病防治工作中发挥监督执法的作用，加大了对传染病防治相关违法行为的查处力度。

二、存在的问题和困难

（一）传染病防治面临挑战

1. 传染病防治形势依然严峻

当前上海市传染病防治形势面临传统传染病和新发传染病的双重挑战。一是传统传染病威胁持续存在，近年来上海市所报告的传染病病例中，几乎每年都有霍乱病例发生，艾滋病、结核病、肝炎等发病仍占据重要地位。二是新发传染病不断出现，自2003年SARS爆发以后，上海市先后发现人感染高致病性禽流感、甲型H1N1流感、人感染H7N9禽流感、基孔肯雅热、黄热病等新发传染病，许多新发传染病起病急，早期发现及诊断较为困难，缺乏特异性防治手段，早期病死率较高，不仅危害人们身体健康和生命安全，而且对上海市经济发展和社会稳定带来了负面影响。

2. 人口流动导致传染病跨区域传播风险加剧

上海市有大量外来流动人口，其中部分人员文化素质较低、卫生防护意识缺乏、能力薄弱，容易成为传染病的易感人群，且患病的外来人员常常因经济困难不愿意住院治疗或中途擅自离院或返乡或失访，继续与正常人群生活、工作，加上人口流动极其频繁，传染病预防接种等防控措施难于落实，极易造成疾病传播与扩散。上海是国际性大都市，与国外交往密切，交通便利，每年进入上海旅游、工作、居住的外国人和上海本市人员赴国外旅游、工作的人数众多，频繁的国际商贸往来加剧了传染病跨国界传播风险，上海市近年来所报告的登革热患者均为外籍和上海本市人员在境外感染后输入，绝大部分疟疾患者为境外输入。

3. 环境和生产生活方式的影响，增加了传染病防治工作的复杂性

气候、环境急剧变化，导致传染病病原体的存活、变异和传染病病原谱及流行病学特征等变化的发生。部分地区环境卫生状况仍然令人担忧，农村地区垃圾随处堆放、生活污水随意排放等现象仍然存在，落后的畜牧业养殖方式和频繁的活禽调运，增加了禽流感、布鲁菌病、血吸虫病等

人畜共患性疾病传播的风险。人类生活方式也对传染病传播发挥重要作用，不健康饮食习惯、不安全性行为，以及对传染病防控措施不理解、主动参与和自我防控意识不强，增加了相关传染病的控制难度。

（二）传染病防治存在薄弱环节

1. 政府领导，部门合作，全社会参与的传染病防控格局尚有待进一步加强

部分地区政府和部门对传染病防治工作重要性认识有待进一步加强，部门工作职责与工作要求不够明晰，且缺乏有效激励与监督机制，传染病防控工作尤其是常态下传染病防控工作往往都是卫生部门单兵作战，其他部门配合力度不够且工作主动性欠缺。如村居委中发生手足口病、麻疹等传染病，在开展环境整治、疫情处置、疫苗应急接种等工作时，需要街镇政府牵头爱国运动委员会办公室、环境保护部门、村居委等多部门联合开展集中整治，才能取得效果，但实际工作中是仅由卫生部门牵头，工作开展困难重重。

2. 经济开发区等新情况出现给传染病防治管理带来难题

上海市有中国（上海）自由贸易试验区，金桥、张江、外高桥、陆家嘴四大经济开发区，洋山深水港等多个国家级、市级经济开发区，这些经济开发区管委会与隶属地街镇政府在传染病防控职责上定位不清，一旦这些区域内发生传染病疫情，很难找到管理主体配合卫生部门开展预防控制措施，增加了疫情的控制与消除难度。

3. 重点人群，重点场所传染病防控工作仍然薄弱

教育行政部门和学校、托幼机构等在传染病防控工作的主体责任没有充分体现，部分民办托幼机构、民工子弟小学以及儿童看护点在卫生老师配备、晨检、日常性消毒、隔离等防护措施落实及传染病报告等环节上问题突出。外来流动人口卫生管理主体责任不明确，2014 年《上海市流动人口卫生防疫管理暂行规定》（沪府令第 18 号）废止后，流动人口传染病防控的管理难度相应增加，缺乏有效管理抓手。此外，以招录外来流动人口劳动力为主的用工单位在传染病防控等方面没有发挥应尽的义务。

（三）《传染病防治法》无法满足实际工作需求

1. 管理覆盖对象比较局限

《传染病防治法》管理对象中较多是卫生系统内部的机构，如疾控机构、医疗卫生机构等，而对社会上与传染病控制工作比较密切的单位和环节，如学校、托幼机构、公共场所、消毒服务机构、流动人口集中使用单位、活禽交易场所等一些重要场所、重点人群没有做出具体的管理要求或明确法律责任。此外，如儿童看护点、月子会所等新兴机构尚处于管理空白。

2. 部分条款比较抽象难以操作

《传染病防治法》出台后一直未出台实施细则，使监督执法中的依据和标准不细化和不明确。如《传染病防治法》第二十六条中有关菌（毒）种的采集、保藏、携带、运输和使用的管理规定，十分笼统，没有提及具体的要求，且后续也没有出台配套的法规和规章，使得在日常监督检查中仅可依据《上海市病原微生物菌（毒）种或样本运输及保存规范》（沪卫科教〔2012〕041 号）进行管理，而无强制手段保障执行。此外，《传染病防治法》中主要考虑的对象是公立医疗机构，更多地采用

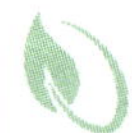

了行政手段，对非公立的医疗机构缺乏足够的威慑和约束。

三、相关建议

建议制定《上海市传染病防治管理办法》，明确如下工作要求，加强上海市传染病防治法律保障。

（一）强化传染病防治政府责任

强化各级政府落实传染病防治工作的主体责任、属地化管理责任，规定市和区人民政府负责领导辖区内传染病防治工作，根据国家和上海市传染病预防控制目标，制定辖区传染病防治规划，并将其纳入国民经济和社会发展规划。建设和完善传染病防治服务体系，建立健全传染病联防联控工作机制和工作责任制，统筹协调传染病防治工作中的重大事项，为上海市居民按照有关规定提供必要的传染病防治服务和管理，对有关部门承担的传染病防治工作进行监督与考核。明确上海市辖区内的经济开发区、自由贸易区等区域传染病防治工作应当按照属地化管理原则纳入所在区域管理。

（二）明确单位和个人传染病防治责任

明确所有单位应当严格执行国家和上海市有关法律、法规，建立健全传染病防控工作责任制和管理制度，明确具体责任人，切实落实做好本单位内传染病防治健康教育、疫情报告等工作，并落实相应的传染病疫情控制处置措施。任何个人应当依法协助、配合、服从政府部门和疾病预防控制机构组织开展的防控工作，落实传染病主动申报和传染病自我健康管理，接受传染病预防控制措施，避免造成传染病传播。

（三）完善预防性健康检查制度

在目前国家规定食品、药品、化妆品、饮用水、公共场所、托幼机构等行业从业人员应当定期进行健康检查的基础上，根据上海市传染病防治的实际情况，增加了早教、儿童看护、家政、养老、护工、产后护理等直接与孕产妇、儿童、老年人等密切接触的工作人员应当取得有效健康合格证明。同时明确用工单位在招聘、录用上述人员时，应当查验健康合格证明，定期组织健康检查。劳务中介在介绍上述人员时，应当查验健康合格证明。

（四）突出传染病防控重点措施

探索制定传染病调查员制度，规定经过培训的传染病调查员持证到与传染病疫情相关的单位、场所和家庭等开展调查、采样和疫情处置；细化传染病监测工作，规定医疗机构、学校、托幼机构、养老机构等重点场所应当按照传染病监测方案开展监测，农业、林业等部门应当制定传染病相关的监测方案并组织实施；加强学校、托幼机构、学前儿童看护点、养老机构、产后护理机构、大型企业等重点单位传染病防控，明确其卫生管理要求。

（五）加强传染病防控保障机制

明确市、区人民政府应当加强和完善传染病预防控制、卫生监督和医疗救治体系建设，建立健全市、区、乡镇（街道）三级传染病防控网络。各级人民政府应将传染病防治工作经费纳入政府财政预算予以足额保障，建立对医疗机构承担传染病防治任务的经费补偿完善机制，按规定落实传染病患者治疗减免政策所需经费。单位应当采取措施，加强对传染病防治工作人员的职业保护，提高传染病防治工作人员的待遇，按照规定给予津贴；对直接参加传染病突发公共卫生事件处置的人员给予工作津贴和补助。

上海市健康期望寿命分析的必要性及可行性研究

虞慧婷 王春芳 方 博 夏 天 吴 凡

【导读】 期望寿命(life expectancy，LE)是我国居民健康“三大指标”之一，是衡量和评价一个国家或地区的社会经济、文化、卫生水平的综合性指标。上海自新中国成立至今，期望寿命翻番，达到全球发达国家水平。但近年来，其增长趋缓，对人群健康状况的敏感性降低。而随着社会发展，寿命质量则越来越受到各方重视。健康期望寿命(health life expectancy，HLE)就是在寿命表的基础上，综合考虑人群的功能状态、活动能力、疾病状况等进行寿命的估算，反映了人们维持日常良好生活状态的平均生存年限。因此相对于人们比较常用和熟悉的期望寿命，健康期望寿命能够在关注生命数量的同时，更加关注生命的质量，更能全面、准确地反映人群的健康状况。目前，上海市已完成健康期望寿命测算的技术储备和可行性研究，建议将该指标纳入上海卫生发展“十四五”规划，定期发布，与期望寿命共同作为评价居民健康状况的重要指标，科学全面评价人群健康状况及其变化趋势。

期望寿命是我国居民健康“三大指标”之一，是衡量人群健康状况的综合性指标，它不受人口年龄构成的影响，可在不同地区和国家之间进行比较。我国“十二五”和“十三五”规划连续两度将“期望寿命提高1岁”作为重要发展目标。但在期望寿命较高的发达城市或地区，一方面，期望寿命的增长即将遇到瓶颈；另一方面，随着社会的发展，寿命的质量越来越受到重视。因此，健康期望寿命的测算势在必行。

一、健康期望寿命研究的必要性分析

(一) 期望寿命的增长速度减缓

期望寿命是一个反映人群健康水平的综合指标，受社会经济、人民生活水平、生态环境变化、个体生活习惯等众多因素影响。新中国成立后，上海和许多发达国家、地区一样，死亡率持续下降，期望寿

基金项目：上海市卫生和计划生育委员会政策研究课题(课题编号：2016-Z-M04)。
第一作者：虞慧婷，女，主管医师，上海市疾病预防控制中心信息所生命统计科科员。
通信作者：吴凡，女，主任医师，上海市疾病预防控制中心主任。
作者单位：上海市疾病预防控制中心(虞慧婷、王春芳、方博、夏天、吴凡)。

命得到了大幅度提高，从 1951 年的 40 余岁增长至 2015 年的 82.75 岁。但是期望寿命的增长不可能无限制，根据联合国模型对期望寿命提高的预测结果[1]，期望寿命超过 80 岁后的增长速度将明显减缓。上海市 2005～2010 年，期望寿命由 77.89 岁增长至 79.82 岁，5 年增长1.93 岁(2.48%)；2010～2015 年期望寿命仅增长 0.65 岁(0.81%)。从图 1 可以看出，2010 年后，上海市期望寿命有所下降，虽然 2015 年有增长，但显然期望寿命的增长速度已经减缓，对人群健康状况的敏感度已经降低。

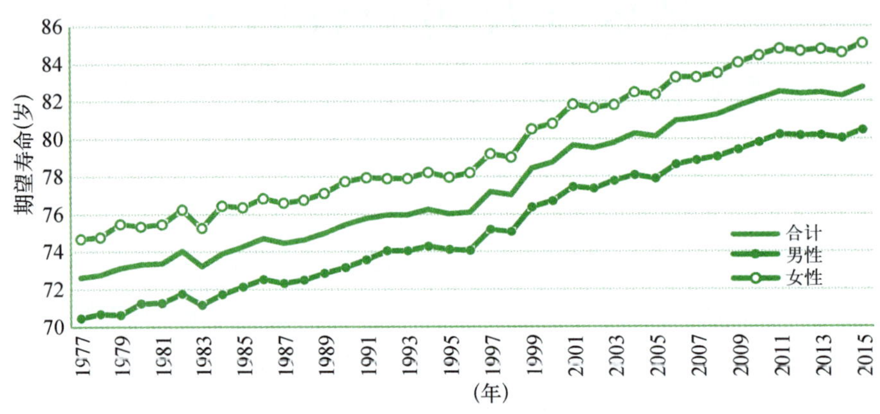

图 1　1977～2015 年上海市期望寿命增长趋势

(二) 期望寿命难以全面反映寿命质量

期望寿命在评价上海人群健康水平和卫生服务效果中起到了重要作用。但是，期望寿命以“死亡”为评价终点，只能从数量上反映生命的长度，没有考虑存活人群的健康状态和生命质量，难以全面、准确地反映人群的健康状况。随着社会经济、文化水平的不断发展，全社会对于寿命的质量则越来越重视，需要有一种能够综合体现生命质量和生命长度的指标来真实地反映人群健康状况。

(三) 健康期望寿命全面反映人群健康状况，世界卫生组织建议全球推广使用

健康期望寿命在寿命表的基础上综合了人群的功能状态、活动能力、疾病状况等，不仅考虑生命长度，更强调生命质量，能够更全面、准确地反映人群健康状况。健康期望寿命也可作为卫生政策评估的重要指标，能分析威胁人群健康的主要疾病或危险因素，为寻找合理的干预措施，提高人群健康水平提供有力的信息和依据。全球不少国家在健康期望寿命研究方面，相继取得了一系列丰富而宝贵的成果。《2000 年世界卫生报告》[2]将健康期望寿命列为衡量各国卫生系统的公平性和绩效的重要指标，同时，健康期望寿命被世界卫生组织列为全球人口健康指标，并建议全球推广使用。

二、健康期望寿命指标体系及测算方法研究

(一) 健康期望寿命概念及其发展

健康期望寿命的概念最早由美国学者 Sanders 于 1964 年提出[3]，20 世纪 70～80 年代，健康

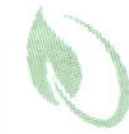

期望寿命研究在欧洲和北美地区得到蓬勃开展[4,5]，《2000年世界卫生报告》发布后，健康期望寿命研究在全球范围内受到广泛关注并开始快速兴起。

目前，健康期望寿命指标体系主要基于1989年成立的健康期望寿命和伤残进程国际网络（Réseau Espérance de Vie en Santé/International Network on Health Expectancy and the Disability Process, REVES）的指标分类。REVES提出将健康期望寿命指标分为两个指标大类，包含4种分类标准（表1）。两个指标大类分别为，健康状态期望寿命（Health state expectancy, HSE）指标群和健康调整期望寿命（health-adjusted life expectancy, HALE）指标群[6]。HSE包括基于国际疾病分类（ICD）和国际残损、残疾和残障分类（ICIDH）指标，以及健康状况自评指标，HALE则被单独列为一类。前者为两分型指标，是将期望寿命分解为两类“健康状态期望”，计算时不考虑不同健康状态的权重因素，结果为不同健康状态的实际生存年数；后者为权重型指标，通过对不同健康状态期望寿命的权重调整，计算结果等价于完全健康状态的理论转换生存年数。HALE可视为各种HSE加权后的总和，两类指标的关系可用下列公式表述[7]：

$$HALE = HSE_1 + \omega_2 \times HSE_2 + \omega_3 \times HSE_3 + \cdots + \omega_n \times HSE_n$$

其中 HSE_1 为完全健康的HSE，HSE_2、HSE_3、…、HSE_n 为各类非完全健康的HSE，ω_2、ω_3、…、ω_n 则为相应的HSE在HALE中的权重系数，取值范围在0～1。

表1 健康期望寿命研究指标分类

指标分类	指标分类依据	代表性指标
健康状态期望寿命（*HSE*）指标群	国际疾病分类（ICD）	无疾病期望寿命（disease-free life expectancy） 无痴呆期望寿命（dementia-free life expectancy） 无糖尿病期望寿命（diabetes-free life expectancy） 无高血压病期望寿命（hypertension-free life expectancy）
	国际残损、残疾和残障分类（ICIDH）	无残损期望寿命（impairment-free life expectancy） 无残疾期望寿命（disability-free life expectancy） —无功能受限期望寿命（functional limitation-free life expectancy） —无活动受限期望寿命（activity restriction-free life expectancy） —活动期望寿命（active life expectancy） 无残障期望寿命（handicap-free expectancy）
	健康状况自评	自评健康期望寿命（perceived health expectancy）
健康调整期望寿命（*HALE*）指标群	健康状况权重调整分类	伤残调整期望寿命（disability-adjusted life expectancy） 自评健康调整期望寿命（health adjusted life expectancy）

（二）健康调整期望寿命指标群的比较研究

HSE指标群侧重评价特定人群或者人群特定健康维度的期望寿命，通常根据研究的具体目标，以特定健康状态作为健康期望寿命的评价终点，其评价目的和重点突出，指标针对性较强。例如，基于ICD的指标，以不同疾病的发生作为判定终点，有助于评价和比较不同疾病对于人群健康的影响程度；基于ICIDH的指标以人群功能状态改变或残障发生作为判定终点，有助于评价伤残、失能等非健康生存状态对生命质量的影响；依据人群健康状况自评的指标，避免了基于

ICD 和 ICIDH 分类的研究中可能出现的选择性偏倚，可用于评价整个人群的健康寿命，但是该指标简单地将人群分为健康和不健康两种状态，不能准确反映人群真实健康状况。HALE 指标群考虑了人群由于疾病或者失能而导致的非健康生存状态，通过对非健康状况的权重调整计算健康期望寿命。从人群总体健康综合评价的角度来看，HALE 指标群比 HSE 指标群在单一特定维度评价的基础上更进一步，将生存期内不同的多维健康状态进行综合评价，更为全面合理。因此，健康调整期望寿命指标更适宜于测算上海市居民健康期望寿命。

目前国际上应用较为广泛的 HALE 主要为伤残调整期望寿命和自评健康调整期望寿命，两类指标各有优缺点。

1. 伤残调整期望寿命

伤残调整期望寿命(disability-adjusted life expectancy, DALE)是以寿命表为基础，根据一套完整的健康状态表及各健康状态相应的权重计算而得到的完全健康(或等价完全健康)期望寿命。假设人群共有 n 种健康状态，它们的权重为 ω_i ($0 < \omega_i < 1$, $i = 1 \cdots n$)，各种健康状态的期望寿命分别为 HE_i，则总期望寿命 $LE = \sum HE_i$，而伤残调整期望寿命 $DALE = \sum HE_i \times \omega_i$。

伤残调整期望寿命易于理解，是国际疾病负担(global burden of disease, GBD)研究主要推荐的指标[8]。另外，它具有可加性，可以理解为各种病、伤、残水平的健康期望寿命之和，籍此可以较为客观地测量各类疾病或伤残对健康的影响。

2. 自评健康调整期望寿命

自评健康调整期望寿命是利用自我健康评定的方式，综合测量人群身体、心理和社会适应能力，并依此计算健康调整期望寿命[9]。自评健康因调查设计和调查方法的不同而不同。健康测量学科的发展产生了多种多样的健康测量工具，例如“世界卫生组织生存质量测定量表(WHOQOL－100)”“日常生活能力量表(ADLs 和 IADLs)”“TDL 生存质量测定表”“SF－36 量表”等。2002 年世界健康调查(World Health Survey, WHS)将健康调查问卷规范化，包含“总体健康”“活动性”“自理能力”等 8 个维度的健康测量，以及每个健康维度中 5 个假想人物的健康情景问卷。该问卷结构灵活、维度可调，还可动态反映健康变化，采用 CHOPIT 模型可对自报健康偏倚进行校正[10]，适用于全人群的健康研究，是世界卫生组织推荐的健康测量方式，可实现全球健康调查的可比性(图 2)。

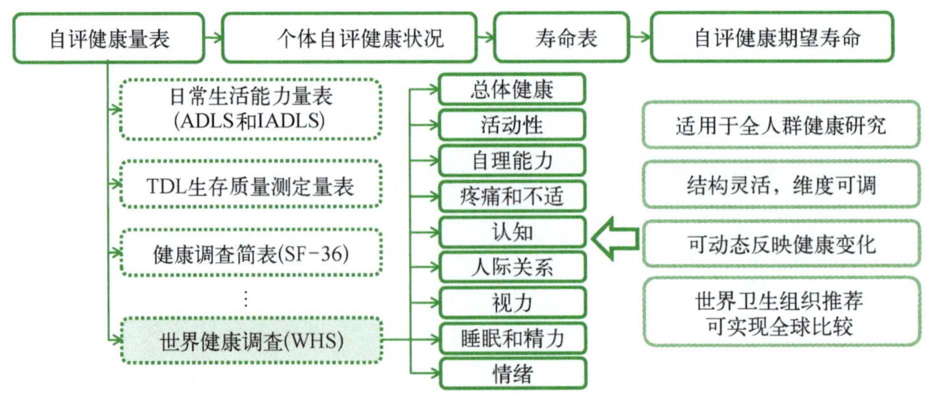

图 2　自评健康调整量表类别及特点

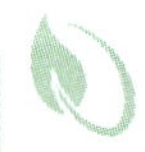

伤残调整期望寿命虽然指标客观、易于理解，但是未能充分考虑临床前症状和人的心理和社会适应能力对健康的影响。自评健康调整期望寿命综合考虑情绪、社会适应能力及亚临床状态对健康的影响，对健康期望寿命指标的综合维度更高。但是，该指标主观性较强，需要调查对象能够完全理解并描述自己的健康状况，无法测量未成年人及特殊人群的健康状况。两个指标各有优缺点，若能结合使用，对于综合评价人群健康状况，并提出客观的疾病和危险因素防控的政策建议更具全面的现实指导意义。

（三）健康期望寿命测算方法研究

健康期望寿命研究方法的分类很多，通常依据研究资料类型分为两大类。一类是基于横断面资料，代表方法为 Sullivan 法[2]；另一类是基于纵向资料，代表方法为多状态生命表法[11]。

1. Sullivan 法

Sullivan 法是在寿命表的基础上，依据观测到的现时人群各年龄组的不同健康状态（患病、残疾、失能等）来估计健康期望寿命[12]。因此，运用 Sullivan 法计算健康期望寿命必须掌握相关的人口学资料、不同健康状态资料以及死因监测资料等，通过计算得到寿命表，再依据寿命表计算健康期望寿命[13]。

在该法中，年龄别伤残率的确定是关键，往往也是难点之一，而健康的不同定义将导致不同的健康期望寿命计算结果。Sullivan 在文献中讨论了一些确定年龄别伤残率的方法，如：通过活动受限天数（restricted-activity days）、卧床残疾天数（bed-disability days）和住院天数（hospital days）等确定，但是在实际应用中往往会由于数据的原因并不是所有的方法都可以通行，需要选择一个具有实际意义并且在技术层面上可以实现的方法。

2. 多状态寿命表法

多状态生命表法（the multi-state life table method）由 Rogers RG、Rogers A 和 Belanger A 提出[13]，其思想源于一般的寿命表，在此基础上增加了良好的健康状态和不良健康状态之间的转化关系，通过实际调查获得的不同状态之间的转移概率再利用寿命表法进行估计。由于该法不同年龄组之间不同健康状态的转移概率难以获得，Sullivan 法是目前国际上主要推荐的健康期望寿命测算的主要方法，它对任何一种健康定义的健康期望寿命指标测算均适用，且所需数据结构简单，较易获得。虽然它对健康期望寿命的测算结果的准确性可能不如多状态寿命表法、微观仿真法高，但是后者计算过程烦琐而复杂[4,14]，且对数据要求很高，在大规模人群研究中往往难以实现也不易推广。国内外有学者曾对 Sullivan 法与其他方法进行过比较研究[15]，认为在人群健康状况变化平稳且波动幅度较小的情况下，Sullivan 法更为经济高效。综合而言，Sullivan 法适合作为健康期望寿命指标测算推广应用的首选方法。

三、上海市开展健康期望寿命测算的可行性分析

（一）数据的可及性

1. 寿命表基础数据完备

上海市自 1953 年起开展了以人群为基础的生命统计工作以来，经过 60 多年的发展积累，形

成了覆盖上海市全人群的出生和全死因登记系统。目前该系统与公安、民政等部门协作通畅，工作网络完备，数据质量好，可信度高。每年向政府部门提供居民期望寿命指标，在全国起到了引领和示范作用。

2. 重点疾病和危险因素监测数据全面

上海市疾病预防控制中心长期开展传染病、慢性病、伤害的防治与监测工作，积累了相关疾病和伤害的患病和发病资料。自 2004 年起建立了慢性疾病危险因素监测系统，以及先后于 2004 年、2007 年、2010 年和 2013 年开展了四次居民慢性病和危险因素调查，收集了大量慢性病和危险因素信息，为健康期望寿命测算提供质量极好的必要数据。

3. 居民伤残资料长期共享

上海市残联是在市政府领导下组织管理残疾人事业、掌握本市人口伤残、康复及其保障等情况信息的权威机构。目前，上海市卫生计生委已与上海市残联就测算健康期望寿命所需要的居民伤残、失能及康复保障等信息建立了长期共享机制，为健康期望寿命测算提供不可或缺的数据。

4. 医疗信息平台为健康期望寿命研究创造了条件

2011 年起，上海市陆续启动了“基于市民电子健康档案的卫生信息化工程先期启动项目及其先期试点工程”和“基于市民电子健康档案的卫生信息化工程全市拓展项目”(以下统称为“上海健康信息网”)，已实现对医联平台和区县平台的同步对接。上海市健康信息网已整合居民健康档案和医院电子病历，汇聚了超过 50 亿条的医疗卫生服务数据，3 000 多万份的居民电子健康档案。多维度获取人群不同系列指标已经成为现实，为健康期望寿命研究工作创造了条件。

(二) 测算方法可实现

1. 健康调查内容方法明确

健康期望寿命研究团队通过深入比较，确定 WHS 包含 8 个健康纬度(灵活性、自理能力、疼痛和不适、认知方面、人际活动、睡眠和精力、情感、视力)的自报健康资料以及每个健康纬度中 5 个假想人物的健康情景问卷，适用于上海市全人群的健康期望寿命研究的健康测评量表。上海市疾病预防控制中心拥有良好的调查队伍，通过三级网络，能够高质量地完成数据收集和质量控制，获得高质量的健康测量数据以测算健康期望寿命。

2. 健康期望寿命指标测算模型构建及方法探索已经完成

通过系统比较健康期望寿命指标的不同测算方法，并结合实际数据情况，已确定 Sullivan 法为符合现实数据可及性，且能够较为准确体现人群实际健康状况的健康期望寿命测算方法，也是能够长期推广的一种方法。本研究已完成该方法测算模型的构建，运用 STATA 软件实现了自报健康的校正，并且通过两个实证研究实现了健康期望寿命的测算，为上海市健康期望寿命研究奠定了技术基础。

3. 人员队伍稳定

上海疾病预防控制中心拥有一支由流行病学、卫生统计学、数学、医学等多种专业背景、学历层次较高的专业队伍。目前，基本完成测算方法的技术储备，为开展健康期望寿命测算提供了坚实的支撑和技术保障。

四、主要建议

(一) 将健康期望寿命作为评价居民健康状况的重要指标纳入规划

上海市居民期望寿命的增长已经进入平台期,近年来增长趋缓。长远来看,期望寿命的增长空间也较为有限,对人群健康状况的敏感性逐渐降低。上海市应尽快开展健康期望寿命指标的监测工作,将健康期望寿命纳入"十四五"规划指标,并定期发布,将其与期望寿命并列作为评价居民健康状况的重要指标,这将有助于更加科学全面的评价人群的健康状况及其变化趋势[16]。

(二) 基于大数据测算健康期望寿命是今后工作的方向

健康期望寿命的测算涉及人口、死亡、人群健康状况 3 类重要信息。今后要以信息化手段获取居民自报健康状况,依托"上海健康信息网"获取居民病伤残信息,提高健康期望寿命研究的可行性,使之有可能成为常规监测项目。因此基于大数据的健康期望寿命测算将是今后健康期望寿命研究的主要方向。

(三) 明确特殊人口的健康问题和需求,合理配置资源,全面提高市民健康期望寿命

充分利用健康期望寿命信息为上海市居民服务。上海市是全国老龄化程度最高的城市。老年人口正是健康期望寿命损失最严重的人群,通过健康期望寿命的测算,明确老年人口的健康问题和健康需求,为老年人口医疗保障制度的完善、长期照护制度的建设、养老设施的规划等积极老龄化和健康老龄化政策的实施提供科学依据和政策建议。

同时,通过营造人人平等,发展助残、扶残产业,改善残障人士的心理和生活质量,全面提高上海市民的健康期望寿命。

参 考 文 献

[1] Manton KG, Stallard E, Tolley HD. Limits to human life expectancy: evidence, prospects and implications. Popul Dev Rev, 1991, 17: 603 - 37.

[2] World Health Organization. The World Health Report 2000. 2000.

[3] Sanders BS. Measuring community health levels. Am J Public Health Nations Health, 1964, 54(7): 1063 - 1070.

[4] Sullivan DF. A single index of mortality and morbidity. HSMHA Health Rep, 1971, 86(4): 347 - 354.

[5] Katz S, Branch LG, Branson MH, et al. Active life expectancy. N Engl J Med, 1983, 309(20): 1218 - 1224.

[6] Robine J M. A new health expectancy classification system. Summary Measures of Population Health: concepts, ethics, measurement and applications, 2002,205 - 211.

[7] 胡广宇.北京市居民健康期望寿命测算研究.北京：首都医科大学卫生管理与教育学院,2013：17-19.

[8] 宇传华,崔芳芳.全球疾病负担研究及其对我国的启示.公共卫生与预防医学,2014,25(2)：1-5.

[9] 王苹，刘庆萍，李刚等.2012 年北京市成人健康期望寿命测算及分析.中国卫生统计,2016,33(1)：75-78.

[10] 杨雅平，刘庆敏，任艳军等.健康情景问卷方法在自报健康水平校正中的应用.中华流行病学杂，2011,32(3)：306-310.

[11] Rogers RG，Rogers A，Belanger A. Active life among the elderly in the United States：multistate life-tahle estimates and population projections. Milbank Memorial Foundation Quarterly Health and Society，1989，67：370-411.

[12] US Dcpartmcnt of Health，Education，and Welfare. Toward a social report. 1969.

[13] 王仁安，陈育德.寿命表编制方法及引用.北京：人民卫生出版社，1990.

[14] Mathers CD，Robine JM. How good is Sullivan's method for monitoring changes in population health expectancies. J Epidemiol Community Health，1997，51：80-86.

[15] 王梅华，柳青.健康期望寿命的 Sullivan 方法和增减寿命表方法的评价.中国卫生统计，2002，19(1)：17-19.

[16] 刘燕，王心旺.健康期望寿命作为评价人类发展水平指标的探索性研究.中国卫生统计，2013，30(1)：49-52.

构建上海市食品安全风险监测评估体系研究

王磐石　周艳琴　吴晓霞　吴海波

【导读】 党的十八届五中全会将健康中国建设提升为国家战略，要求食品安全落实“四个最严”的要求，给食品安全风险监测评估工作提出了新的挑战。本研究从上海市扎实推进食品安全风险监测评估的基础和形势出发，提出了深入推进风险监测评估的指导思想、基本原则、工作目标、工作举措和保障措施是提高食品安全水平、预防食源性疾病的重要手段，以为保障公众健康和饮食安全发挥积极作用。

一、上海市食品安全风险监测评估的基础和形势

党中央、国务院始终把食品安全摆在突出重要位置。习近平总书记强调，食品安全是重大民生工程、民心工程，要求食品安全落实“四个最严”的要求。十八届五中全会提出推进健康中国建设，实施食品安全战略，形成严密高效、社会共治的食品安全治理体系，让人民群众吃得放心。同时，我国居民消费结构正在转型升级，居民对食品营养安全的需求越来越高。一方面，随着工业化、城镇化和市场化的快速发展，食品生产经营量大、面广，我国仍处于食品安全矛盾凸显期和问题高发期；另一方面，食品新技术、新工艺的不断开发应用，以及各种新的食品污染物和致病微生物不断出现，给食品安全风险监测评估工作提出了新的挑战。

食品安全风险监测是指系统地收集、整理、分析和解释与食品安全相关危害因素的检验、监督和调查数据并向相关方面通报的过程。开展风险监测可以实现主动收集、分析食品中已知和未知污染物及其他有害因素的检测、检验和流行病学信息，对食源性疾病有害因素做到早发现、早评估、早预防、早控制，减少食品污染和食源性疾病危害[1]。食品安全风险评估在国际食品法典中被定义为“对特定时期内因对某一危害的暴露而对生命和健康产生潜在不良影响的特征性描述”，是当前国际公认的制定食品安全政策法规和标准、解决国际食品贸易争端的重要措施，是提高食品安全水平、预防食源性疾病的重要手段[2]。

2014 年 7 月 1 日，上海市卫生计生委正式承接上海市食品药品监督管理局移交的食品安全

第一作者：王磐石，男，上海市卫生和计划生育委员会副主任。
作者单位：上海市卫生和计划生育委员会（王磐石、周艳琴、吴晓霞、吴海波）。

风险监测评估职能，专门负责组织协调本市食品安全风险监测评估工作。上海市卫生计生委扎实构建食品安全风险监测评估体系，全面推进风险监测评估工作，取得良好成效，但仍然存在一些亟待解决的问题和不足。一是风险监测评估工作网络有待进一步完善，进一步建立健全与全市经济发展水平和公众健康需求相适应的食品安全监测评估体系。二是风险监测评估能力有待加强，市、区风险监测基础设备不足，监测分析和数据利用有待进一步加强。三是风险监测评估专业人员缺乏，疾病预防控制中心食品安全监测评估人员流失严重。因此，上海市卫生计生委需加强风险监测体系建设，推进区域实验室建设，强化监测质量管理，扎实推进食品安全风险监测评估工作。

二、总体战略

（一）指导思想

按照“五位一体”和“四个全面”战略布局，牢固树立和贯彻落实创新、协调、绿色、开放、共享的发展理念，认真落实习近平总书记关于食品安全必须做到“四个最严”等重要讲话精神，坚持以人为本、问题导向、需求导向，以奋力推进健康中国建设，大力实施国家食品安全战略目标为引领，充分发挥食品安全监测评估工作在“预防为主、风险管理、全程控制、社会共治”的食品安全治理体系中的基础性作用[3]。建立健全与经济发展水平和公众健康需求相适应的食品安全监测评估体系，切实履行食品安全法定职责，提升食品安全风险监测评估工作水平，为保障公众健康和饮食安全发挥积极作用。

（二）基本原则

一是强基固本。紧紧围绕贯彻落实食品安全法赋予卫生计生系统的食品安全工作职责，针对履行职责中存在的薄弱环节，合理配置资源，加强能力建设，牢固工作基础，全面提高食品安全风险监测评估工作能力和保障水平。

二是改革创新。主动适应新常态，改革完善体制机制，创新管理模式，科学规划发展目标和能力建设标准，深化风险监测数据应用，不断提升风险隐患发现和系统性风险识别能力。

三是统筹规划。适应现状和发展需要，加强顶层设计，完善政策措施，统筹风险监测、风险评估、食源性疾病管理工作体系发展和能力建设，合理确定建设任务，有序推进任务落实。

四是共建共享。整合优势资源，发挥行业、组织、科研院所和社会检测机构等社会力量的作用，鼓励多方参与，推动形成社会共治的食品安全治理体系，构建政府管理、行业自律、社会协同、公众参与的社会共治格局。

（三）工作目标

1. 食品安全风险监测体系进一步完善

围绕建立最严格的监测，不断构建和完善以卫生计生委行政部门为主导，上海市卫生计生委食品安全风险监测质量控制中心为技术核心，疾病预防控制中心和医疗机构为主体，社会监测技术机构为补充的食品安全风险监测网络，推进区域实验室建设，不断提升食品安全风险监测能力。

2. 风险监测评估工作全面推进

按要求完成国家风险监测计划要求，结合上海实际，全面推进食品安全风险监测工作，强化风险监测质控管理，保障监测数据准确可靠，加强监测数据的汇总分析和利用，提高发现风险隐患的能力，为政府监管、风险管理提供科学依据。

3. 食源性疾病管理不断加强

食源性疾病监测报告系统覆盖各级医疗机构，加强食源性疾病暴发监测能力和分子分型溯源平台建设，依法加强食品安全事故流行病学调查和卫生处理能力。

三、工作举措

（一）建立健全食品安全风险监测评估体系

1. 有序承接职能，初步建立风险监测体系

2014 年，按照与国家卫生计生委“上下对口”的原则，上海市卫生计生委新成立了“食品安全标准与评估处”，专门负责组织协调上海市食品安全标准和风险监测评估工作。7 月 1 日起承接上海市食药监局移交的食品安全风险监测评估职能，平稳有序推进各项食品安全风险监测评估工作[4]。上海市卫生计生委充分发挥疾病预防控制机构的专业优势，初步构建上海市食品安全风险监测评估工作体系，在上海市构建了“市、区卫生计生委-市、区疾病预防控制中心-哨点医院/社区卫生服务中心”为主体的食品安全风险监测评估工作网络。

同时，推进风险监测实验室建设，上海市疾病预防控制中心被国家卫生计生委加挂“国家食品安全风险监测（省级）中心”牌子，并作为首批 6 家有条件的机构之一加挂“国家食品安全风险监测参比实验室”牌子。

2. 加强顶层设计，精心构建监测评估体系

2015 年以来，上海市卫生计生委更加注重夯实基础与体系建设，扎实、有效地推进全市食品安全风险监测评估工作的深入开展，在以“市、区卫生计生委-市、区疾病预防控制中心-哨点医院/社区卫生服务中心”为主体的食品安全风险监测评估工作网络的基础上，以优质的社会监测技术机构作为风险监测有力补充，进一步健全食品安全风险监测评估体系。一是争取政策支持。在上海市卫生计生委报送的《上海市卫生计生改革和发展“十三五”规划》中，将“完善食品安全标准和风险监测评估体系，推进食品安全风险监测评估平台和区域性实验室检测能力建设，提升食品安全风险监测评估能力”列入“十三五”期间“以保障城市公共卫生安全和加强居民健康管理服务为重点，持续推进公共卫生体系建设”的重大举措内容[5]。二是争取基础保障。上海市卫生计生委领导高度重视，通过加强部署和积极协调，加强与市、区两级财政的协调，市、区两级卫生计生部门获得两级财政的经费支持，对开展专项工作和配置风险仪器设备给予有力保障。2015 年上海市食品安全风险监测专项经费 3 436.05 万元，其中上海市卫生计生委食品安全风险监测评估专项 1 878.93 万元，上海市疾病预防控制中心食品安全风险监测评估专项 1 557.12 万元。上海市 16 个区财政基本安排了食品安全相关工作经费，推进落实《食品安全风险监测能力（设备配置）建设方案》[6]。三是加强部门协调。以牵头制定实施全市食品安全风险监测方案，定期开展风险监测结果会商、报告和通报为抓手，与

多部门建立了有效的风险监测协调沟通机制。四是加强能力建设。推进“第四轮公共卫生体系建设三年行动计划”“上海市食品安全风险监测评估信息化与能力建设”项目，推进建立食品安全风险评估基础数据库，通过合理配置资源，加强能力建设，不断提升专业机构和基层的技术能力。

（二）扎实推进食品安全风险监测

1. 科学制定方案

一是上海市卫生计生委会同上海市经济和信息化委员会、上海市商务委员会、上海市质量技术监督局、上海市食品药品监管局、上海市粮食局 6 个部门共同论证审定，制定上海市食品安全风险监测方案，明确部门职责和工作要求，科学设置监测点和医疗机构，统一风险监测工作规范和标准，合理组织实施风险监测。监测方案监测范围覆盖全市 16 个区，监测环节包括生产、养殖、流通和销售等全环节。二是组织制定上海市食品安全风险监测实施方案，进一步细化卫生计生部门的目标和任务，加强风险监测质量管理，推进落实质量控制措施，在保证完成国家监测任务的基础上，结合实际，扩大监测食品种类及项目，增加在校学生腹泻缺课监测和药店腹泻类药物监测，进一步扩大具有上海特色的食源性疾病腹泻病例监测的覆盖面。

2. 精心组织实施

一是进一步完善“市、区卫生计生委-市、区疾病预防控制中心-哨点医院/社区卫生服务中心”为主体的食品安全风险监测评估工作网络。在原有的工作基础上，通过公开、公正和规范的程序，筛选和确定承担风险监测工作的社会检测技术机构，作为上海市风险监测网络的有力补充。二是印发《国家食品安全风险监测工作手册汇编》，加强风险监测方法培训，规范工作流程，统一监测方法，全面推进风险监测工作。三是认真落实国家风险监测计划要求和上海市风险监测任务。2014～2016 年，上海市共完成 27 大类 18 027 件 114 975 项次污染物和有害因素风险监测，完成并上报粮食、蔬菜、乳粉样品中的 40K、58Co、60Co 等 9 种放射性核素监测，共计 46 份样品 338 检验项次；开展对上海市各哨点医院的疑似食源性异常病例/异常健康事件监测以及食源性疾病病例监测，共收集到 70 618 例食源性疾病病例，采样 20 522 例。四是积极开展具有上海市特色的食源性疾病监测，在全国首创开展在校学生腹泻缺课监测和药店腹泻类药物销售监测。通过“上海市学校因病缺勤监测系统”，监测中小学生和职业技术学校学生腹泻缺课人次数，动态了解学生腹泻缺课情况，掌握流行病学特征，实现食源性疾病预警；在上海市 530 家药房对销售量前 10 位的腹泻类药物销售情况开展监测，动态了解腹泻类药物的销售情况，侧面验证食源性疾病的发生、发展趋势。

3. 加强质量控制

一是组建“上海市卫生计生委食品安全风险监测质量控制中心”，推进质量控制中心体制建设，明确质量控制中心的机构职能、组织架构、管理制度，提高风险监测工作质量[7]。二是开展业务培训，培训对象覆盖上海市风险监测工作网络，包括疾病预防控制机构、社会检测技术机构和医疗机构，培训内容覆盖食品安全法律法规、风险监测相关技术、实验室检验与管理、流行病学调查演练等方面。三是落实质控措施，督促上海市各监测技术机构按要求开展质量控制、质量监督、内审、管理评审等内部质量控制保证活动，并及时对发现问题进行纠正或整改。组织各监测

技术机构参加质控考核、能力验证等各类外部质量控制评价活动。四是开展督导考核,通过组织督导调研,开展工作考核,确保落实工作目标和任务。上海市卫生计生委对各区和检测技术机构开展年度督导考核和现场督导检查,提出书面督导意见和开展督导复查,及时发现并解决工作中存在的问题,保证监测数据真实可靠,推动工作取得实效。

(三)积极开展食品安全风险评估

(1)组建上海市食品安全风险监测评估委员会专家委员会,建立智囊团队,针对区域性、局限性的食品安全问题,充分应用风险监测结果,制定风险评估方案,科学组织开展食品安全风险评估。

(2)汇总分析上海市食品安全风险监测情况,针对风险监测发现的食品安全隐患和问题,经组织论证后提出食品安全管理措施和建议,专报上海市政府办公厅,抄报国家卫生计生委食品司[8]。

(3)组织开展街头摊点烧烤类动物性食品中苯并(a)芘含量专项调查[9]、市售动物性海水产品重金属污染状况及暴露评估[10]、市售坚果中重金属污染及酸败状况暴露评估[11]、市散装熟肉制品和即食凉拌菜中单核细胞增生李斯特氏菌污染状况监测[12]、疑似食用小龙虾有关的横纹肌溶解症病例监测[13]等专项风险评估工作,为监管部门实施有效监管提供科学依据。

(4)加强与高等院校、研究机构等联系,利用其专业优势,针对区域性的食品安全问题,应用风险监测结果,以项目委托形式开展生食水产品中副溶血性弧菌等3项定量风险评估。

四、保障措施

(一)加强组织领导

在国家卫生计生委和上海市委、市政府的领导下,在委领导的重视和正确指导下,加强组织领导,健全责任制度,细化分解任务,明确任务分工和进度安排,督促落实重点工作,抓紧抓好实施工作。

(二)保障经费投入

积极争取财政部门的支持,建立稳定的食品安全风险监测评估财政经费投入保障机制,进一步落实《食品安全风险监测能力(设备配置)建设方案》(发改社会〔2013〕422号)和《疾病预防控制机构食品安全工作规范》(国卫食品发〔2014〕83号)的要求,以及推进区域食品安全风险监测实验室建设。

(三)加强督查评估

建立督查考核机制,加强质量控制和督导检查,规范风险监测工作流程,通过检测数据、能力验证等措施,保证监测数据的科学准确。

参考文献

[1] 徐娇,张妮娜.浅析国内外食品安全风险监测体系建设.卫生研究,2011,40(4):531-534.

[2] 陈君石.食品安全风险评估概述.中国食品卫生杂志,2011,23(1):4-7.

[3] 国家卫生计生委.《国家卫生计生委关于印发食品安全标准与监测评估"十三五"规划(2016～2020年)的通知》(国卫食品发〔2016〕60号).2016.

[4] 上海市人民政府办公厅.《上海市人民政府办公厅关于印发上海市卫生和计划生育委员会主要职责内设机构和人员编制规定的通知》(沪府办发〔2014〕4号).2014.

[5] 上海市人民政府办公厅.《上海市人民政府关于印发上海市卫生计生改革和发展"十三五"规划的通知》(沪府发〔2016〕57号).2016.

[6] 上海市卫生和计划生育委员会.《关于进一步加强本市食品安全风险监测评估工作的通知》(沪卫计食品〔2016〕6号).2016.

[7] 上海市卫生和计划生育委员会.《关于同意上海市疾病预防控制中心成立上海市卫生计生委食品安全风险监测质量控制中心的批复》(沪卫计食品〔2015〕14号).2015.

[8] 上海市卫生和计划生育委员会.《关于本市食品安全定性风险评估的情况报告》(2016年第81期).2016.

[9] 上海市卫生和计划生育委员会.《关于本市街头摊点烧烤类动物性食品中苯并(a)芘含量的专项调查情况报告》(2015年第37期).2015.

[10] 上海市卫生和计划生育委员会.《关于通报上海市市售动物性海水产品重金属污染状况及暴露评估情况的函》(沪卫计食品便函〔2016〕65号).2016.

[11] 上海市卫生和计划生育委员会.《关于本市市售坚果中酸败状况、铅镉污染状况及暴露评估的情况报告》(2016年第85期).2015.

[12] 上海市卫生和计划生育委员会.《关于通报上海市散装熟肉制品和即食凉拌菜中单核细胞增生李斯特氏菌污染状况监测情况的函》(沪卫计食品便函〔2016〕67号).2016.

[13] 上海市卫生和计划生育委员会.《关于通报上海市近期发生多例疑似食用小龙虾有关的横纹肌溶解症病例情况的函》(沪卫计食品便函〔2016〕50号).2016.

上海市公立医院健康促进的认知及满意度影响因素研究
——基于医护人员的现况分析

鲍　勇　沈秋明

【导读】 为了解上海市公立医院医护人员对医院健康促进的认知和满意度，研究采用现况调查的方法，对上海市5家三级医院和5家二级医院的在职医生和护士进行问卷调查。研究发现，上海市公立医院医护人员对本医院的健康促进现状的满意度为45.48%，对健康促进的整体评价较好，但在各个维度中均存在一定的问题。建议从不同层面设计有针对性的举措，以促进上海市公立医院健康促进工作的开展。

20世纪80年代以来，医学模式和医学观念正在逐渐发生转变。在以往的工作中，医院大多扮演着诊断疾病、治疗疾病的角色。1986年，世界卫生组织第一届全球健康促进会议在加拿大渥太华召开，《渥太华宣言》首次明确了健康促进5大领域，其中之一是"调整卫生服务方向"。宣言的提出改变了过去医院以单纯医疗为主的模式，冲击了当时医院"重治轻防"的传统观念，为医院健康促进的发展起到了积极的导向作用[1,2]。

健康促进贯穿于三级预防的全过程，是医疗服务的重要环节。作为国家卫生计生委事业的重要组成部分，健康促进是防控疾病、促进健康的首选战略。医院集中了社会主要的卫生资源、专业技能和先进技术，随着医院的结构和服务功能不断扩大，医院的健康促进活动领域也得到了极大的拓展[3]，已成为推行健康促进的重要场所。

目前，我国的医院健康促进事业正处在蓬勃发展时期，但与其他国家和地区相比，仍然存在一定的差距[4]。因此，了解医护人员对健康促进的认识、研究哪些因素将影响医院健康促进满意度，是搞好健康促进、体现医院高水准保健服务、有效地提高患者健康意识和自我保健意识、提高医疗质量的关键。

基金项目：国家自然科学基金项目"公立医院诊疗行为对患者信任影响：基于PZB模型的实证研究"（项目编号：71373159），上海交通大学中国医院发展研究院研究项目（项目编号：SJYF2014XD005B）。
第一作者：鲍勇，男，教授。
作者单位：上海交通大学公共卫生学院（鲍勇、沈秋明）。

一、对象与方法

（一）对象

采用多阶段分层整群随机抽样技术，调查上海市5家三级公立医院和5家二级公立医院中有2年及以上工作经验的医生和护士。第一阶段，利用上海市中心城区、城郊结合部和郊区概念分层，再通过随机抽样实际调查了上海市5家三级医院、5家二级医院。第二阶段，从样本医院中分别抽出5～10个科室。第三阶段，在被选中的各个科室中，按整群抽样法随机抽取一定数量的医生和护士。

共有3 000名医生、护士知情同意参加了问卷调查。实际回收问卷2 392份，问卷回收率为79.73%，其中信息填写不完整有46份，故实际回收有效问卷2 346份，有效问卷率达78.20%。

（二）方法

1. 问卷调查方法

本研究为现况研究，通过事先设计好的量表对调查对象进行认知调查，采用个人自填问卷法。本量表从“整体认知”“组织建设”“针对患者的健康促进服务”“针对医护的健康促进服务”“物理环境”5个维度，共计29道单选题来描述当前上海市公立医院医护人员对于医院健康促进认知，另设两个开放题来了解医护人员对医院健康促进工作的提出的问题和建议。

问卷整体内部一致性信度为0.888(各维度α值都大于0.7)。本研究正式开始前，选择了上海市1家三级医院的10名医护人员进行了测试，两周后再次请这10名医护人员填写相同的问卷，重测信度为0.708。

2. 资料整理和分析方法

用Epidata3.1编写问卷录入系统。将审核合格的问卷资料全部输入计算机，检查无误后用SPSS19.0进行统计分析。组间计数资料采用频数(构成比)进行统计描述，采用卡方检验进行比较。

采用logistic回归筛选医院健康促进的影响因素(enter法)。在回归分析时，五级评分法中“很了解”和“了解”类选项被归类为一类，“一般”“不太了解”“完全不了解”类选项被归类为另一类；是非题中“是”单为一类，“否”和“不清楚”合并为一类。

二、结果

（一）人口学信息

2 346名受访者中，女性(77.24%)多于男性(22.76%)；研究对象的年龄大多在50岁以下，30～39岁的最多(38.62%)；医护人员各半，分别占43.99%和56.01%；在学历方面，本科(39.86%)人数最多，其次是大专(29.50%)和硕士(18.58%)，博士(6.44%)和中专(5.63%)人数较少；大多数的医护人员为中级(43.61%)和初级(43.01%)职称，高级职称约占10.74%；三级

医院的医护人员(56.86%)多于二级医院(43.24%)。

其中与医院健康促进的现状满意度有关的人口学因素为年龄、学历、职业、职称和医院级别(表1)。

表1 参与调查医护人员一般人口学统计资料

项目	类别	总人数[百分比(%)]	对医院健康促进的现状满意度	
			人数[百分比(%)]	OR(95CI)
性别	男	534(22.76)	240(22.49)	0.97(0.80～1.18)
	女	1 812(77.24)	827(77.51)	1
年龄	<29岁	835(35.59)	418(39.18)	0.50(0.19～1.35)
	30～39岁	906(38.62)	361(33.83)	0.33(0.12～0.89)*
	40～49岁	489(20.84)	235(22.02)	0.46(0.17～1.25)
	50～59岁	98(4.18)	41(3.84)	0.36(0.12～1.04)
	>60岁	18(0.77)	12(1.12)	1
学历	中专/高中	132(5.63)	58(5.44)	0.88(0.55～1.41)
	大专	692(29.50)	336(31.49)	1.06(0.75～1.51)
	本科	935(39.86)	437(40.96)	0.99(0.70～1.40)
	硕士	436(18.58)	165(15.46)	0.69(0.47～1.00)*
	博士	151(6.44)	71(6.65)	1
职业	医生	1 032(43.99)	437(40.96)	0.80(0.68～0.94)**
	护士	1 314(56.01)	630(59.04)	1
职称	正高级	58(2.47)	39(3.66)	2.34(1.11～4.90)*
	副高级	194(8.27)	89(8.34)	0.96(0.54～1.71)
	中级	1 023(43.61)	476(44.61)	0.99(0.59～1.66)
	初级	1 009(43.01)	434(40.67)	0.86(0.51～1.44)
	无	62(2.64)	29(2.72)	1
医院级别	三级	1 334(56.86)	651(61.01)	1.37(1.16～1.61)**
	二级	1 012(43.24)	416(38.99)	1

* $P<0.05$，** $P<0.01$。

（二）对医院场所健康促进认知

1. 医院场所健康促进的认知和态度

53.32%的医护人员从未听说过医院健康促进，46.68%的医护人员听说过医院健康促进，31.20%的医护人员在听说过医院健康促进的基础上还了解医院健康促进的定义，32.4%的医护人员在听说过医院健康促进的基础上还了解医院健康促进的内容。大部分医护人员(71.44%)认为医院开展健康促进有必要或很有必要。45.48%的医护人员对本医院的健康促进的现状较满意或很满意(表2)。

表 2 医院场所健康促进的认知和态度

项　　目	选　　项	人数(人)	百分比(%)
听说过医院健康促进	未听说过	1 251	53.32
	听说过	1 095	46.68
了解医院健康促进的定义	很了解	142	6.05
	了解	590	25.15
	一般	747	31.84
	不太了解	691	29.45
	完全不了解	176	7.50
了解医院健康促进的内容	很了解	154	6.56
	了解	606	25.83
	一般	766	32.65
	不太了解	646	27.54
	完全不了解	174	7.42
对医院开展健康促进的看法	很有必要	438	18.67
	有必要	1 238	52.77
	一般	543	23.15
	不太有必要	83	3.54
	没有必要	44	1.88
满意本医院的健康促进现状	很满意	257	10.95
	较满意	810	34.53
	一般	1 055	44.97
	不太满意	168	7.16
	不满意	56	2.39

2. 医院场所健康促进的组织建设、支持环境和制度建设

在该维度中，每一问都有 50%左右的医护人员对医院健康促进组织建设的情况不清楚。在了解情况的受访者中，35.76%的医护人员认为医院有健康促进的领导机构，36.19%的医护人员认为医院有专门的健康教育科，37.81%的医护人员认为医院定期召开专题会议并有会议记录，47.27%的医护人员认为医院工作计划里有健康促进内容，41.35%的医护人员认为医院配备健康促进器材设备，37.72%的医护人员认为医院有相关的规章制度，27.58%的医护人员认为医院有专项经费，33.89%的医护人员认为医院会定期对健康促进工作进行评估(表 3)。

表 3 医院场所健康促进的组织建设、支持环境和制度建设

项　　目	选　　项	人数(人)	百分比(%)
有健康促进的领导机构	有	839	35.76
	无	115	4.90
	不清楚	1 392	59.34
有专门的健康教育科	有	849	36.19
	无	243	10.36
	不清楚	1 254	53.45

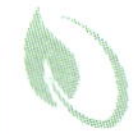

续 表

项 目	选 项	人数(人)	百分比(%)
定期召开专题会议并有会议记录	有	887	37.81
	无	151	6.44
	不清楚	1 308	55.75
医院工作计划里有健康促进内容	有	1 109	47.27
	无	91	3.88
	不清楚	1 146	48.85
配备进器材设备	有	970	41.35
	无	132	5.63
	不清楚	1 244	53.03
规章制度	有	885	37.72
	无	113	4.82
	不清楚	1 348	57.46
专项经费	有	647	27.58
	无	137	5.84
	不清楚	1 562	66.58
定期对健康促进工作进行评估	有	795	33.89
	无	119	5.07
	不清楚	1 432	61.04

3. 针对患者的健康促进服务的评价

形式上，在医院针对患者的健康促进服务中，大部分医护人员都表示门诊有健康教育的形式(84.48%)、病房有健康教育的形式(82.78%)、医院会联合媒体普及健康促进知识(76.30%)。

内容上，在医护人员针对患者的健康促进服务中，大部分医护人员能够密切或较密切结合日常诊疗服务(74.21%)，完全做到或基本做到关爱、帮助、不歧视病残人员(91.47%)、为首诊患者测量血压(79.12%)、定期为患者测量血压(75.75%)、关注患者的心理健康(78.95%)和关注患者的社会适应能力(70.59%)(表 4)。

表 4 针对患者的健康促进服务的评价

项 目	选 项	人数(人)	百分比(%)
门诊有健康教育的形式	有	1 982	84.48
	无	30	1.28
	不清楚	334	14.24
病房有健康教育的形式	有	1 942	82.78
	无	44	1.88
	不清楚	360	15.35
联合媒体普及健康促进知识	有	1 790	76.30
	无	58	2.47
	不清楚	498	21.23

续　表

项　　目	选　　项	人数(人)	百分比(%)
密切结合日常诊疗服务	密切	715	30.48
	较密切	1 026	43.73
	较密切	508	21.65
	不太密切	69	2.94
	不密切	28	1.19
关爱、帮助、不歧视病残人员	完全做到	1 192	50.81
	基本做到	954	40.66
	一般	175	7.46
	基本未做到	14	0.60
	未做到	11	0.47
为首诊患者测量血压	完全做到	1 092	46.55
	基本做到	764	32.57
	一般	325	13.85
	基本未做到	90	3.84
	未做到	75	3.20
定期为患者测量血压	完全做到	951	40.54
	基本做到	826	35.21
	一般	362	15.43
	基本未做到	105	4.48
	未做到	102	4.35
关注患者的心理健康	完全做到	669	28.52
	基本做到	1 183	50.43
	基本做到	434	18.50
	基本未做到	40	1.71
	未做到	20	0.85
关注患者的社会适应能力	完全做到	519	22.12
	基本做到	1 137	48.47
	一般	611	26.04
	基本未做到	54	2.30
	未做到	25	1.07

4. 针对医护人员的健康促进服务的评价

在人才培养方面，大部分医护人员每年都会参与医院内部培训和授课(85.29%)或被派出学习(71.70%)，两类学习中，频率较低组别的参与度较高，随着频率升高，参与度逐渐减低。但过半的医护人员并不清楚(54.18%)或明确表示医院不会(7.89%)对医护人员健康促进能力进行评估。

在职工保健方面，大部分医护人员认为其他医护人员能够严格或较严格地执行无烟规章制度(85.46%)。大部分医护人员能够完全做到或基本做到定期接受体检(88.79%)(表 5)。

表 5　针对医护人员的健康促进服务的评价

项　　目	选　　项	人数(人)	百分比(%)
医院内部培训和授课	从不	345	14.71
	1～3 次	1159	49.40
	4～6 次	527	22.46
	6～10 次	140	5.97
	>10 次	175	7.46
派出学习	从不	664	28.30
	1～5 人次	1 058	45.10
	6～10 人次	433	18.46
	11～15 人次	76	3.24
	>15 人次	115	4.90
对医护人员健康促进能力进行评估	是	890	37.94
	否	185	7.89
	不清楚	1 271	54.18
医护人员个人严格执行无烟规章制度	严格	1 380	58.82
	较严格	625	26.64
	一般	293	12.49
	不太严格	25	1.07
	不严格	23	0.98
定期体检	完全做到	1 461	62.28
	基本做到	622	26.51
	一般	249	10.61
	基本未做到	8	0.34
	未做到	6	0.26

5. 对医院健康促进物理环境的评价

大部分医护人员认为医院整体健康环境令人满意(75.62%)、供医护人员使用的设施令人满意(65.09%)、供患者使用的设施令人满意(74.00%),3 个方面各有大约 20%的医护人员认为一般、不太满意或不满意的医护人员较少(表 6)。

表 6　对医院健康促进物理环境的评价

项　　目	选　　项	人数(人)	百分比(%)
整体健康环境令人满意	非常满意	510	21.74
	基本满意	1 264	53.88
	一般	459	19.57
	不太满意	71	3.03
	不满意	42	1.79
供医护人员使用的设施令人满意	非常满意	451	19.22
	基本满意	1 076	45.87
	一般	540	23.02
	不太满意	160	6.82
	不满意	119	5.07

续 表

项　　目	选　　项	人数(人)	百分比(%)
供患者使用的设施令人满意	非常满意	528	22.51
	基本满意	1 208	51.49
	一般	507	21.61
	不太满意	62	2.64
	不满意	41	1.75

（三）医院健康促进满意度的影响因素分析

45.48%的医护人员对本医院的健康促进现状较满意或很满意。单因素 logistic 回归显示 29 个选项全部与满意度存在统计学联系。在调整了年龄、学历、职业、职称和医院级别后，29 个指标仍全部显示了与满意度的统计学联系。进一步将以上变量纳入多因素 logistic 回归模型中，结果显示：听说过医院健康促进，了解医院健康促进的定义，了解医院健康促进的内容，对医院开展健康促进的看法，规章制度，定期对健康促进工作进行评估，联合媒体普及健康促进知识，密切结合日常诊疗服务，关爱、帮助、不歧视病残人员，整体健康环境令人满意和供医护人员使用的设施令人满意，以上共计 11 项指标是医护人员对医院健康促进高满意度的独立影响因素（表 7）。

表 7　医护人员对医院健康促进满意度的影响因素

因　　素	ORu(95%CI)	AOR(95%CI)	ORm(95%CI)
听说过医院健康促进	4.30(3.61～5.13)**	4.53(3.77～5.43)**	1.33(1.03～1.71)*
了解医院健康促进的定义	8.17(6.66～10.03)**	8.93(7.22～11.06)**	1.81(1.31～2.50)**
了解医院健康促进的内容	9.82(7.97～12.10)**	10.79(8.69～13.40)**	2.95(2.15～4.04)**
对医院开展健康促进的看法	10.93(8.46～14.10)**	11.04(8.53～14.28)**	6.96(5.15～9.41)**
有健康促进的领导机构	6.65(5.50～8.04)**	6.56(5.42～7.94)**	1.38(0.96～1.98)
有专门的健康教育科	5.18(4.31～6.22)**	5.11(4.25～6.15)**	1.19(0.84～1.68)
定期召开专题会议并有会议记录	5.04(4.20～6.04)**	5.04(4.20～6.05)**	1.13(0.81～1.57)
医院工作计划里有健康促进内容	5.31(4.45～6.34)**	5.36(4.48～6.41)**	1.26(0.92～1.71)
配备进器材设备	4.52(3.79～5.39)**	4.60(3.85～5.50)**	0.89(0.65～1.23)
规章制度	6.33(5.25～7.61)**	6.33(5.25～7.64)**	1.56(1.08～2.25)*
专项经费	5.81(4.73～7.13)**	5.96(4.85～7.34)**	0.86(0.57～1.30)
定期对健康促进工作进行评估	6.54(5.40～7.93)**	6.61(5.44～8.02)**	1.67(1.14～2.45)**
门诊有健康教育的形式	3.46(2.66～4.50)**	3.37(2.59～4.39)**	1.31(0.84～2.02)
病房有健康教育的形式	3.36(2.63～4.31)**	3.34(2.60～4.30)**	1.00(0.66～1.53)
联合媒体普及健康促进知识	2.75(2.23～3.38)**	2.64(2.14～3.26)**	0.59(0.42～0.83)**
密切结合日常诊疗服务	6.22(4.92～7.86)**	6.07(4.80～7.68)**	2.22(1.60～3.08)**
关爱、帮助、不歧视病残人员	3.67(2.57～5.24)**	3.45(2.41～4.94)**	0.45(0.26～0.79)**
为首诊患者测量血压	3.30(2.63～4.14)**	3.36(2.66～4.24)**	1.14(0.77～1.69)
定期为患者测量血压	3.15(2.56～3.89)**	3.23(2.60～4.01)**	1.36(0.93～1.99)
关注患者的心理健康	3.58(2.85～4.50)**	3.49(2.77～4.40)**	1.40(0.95～2.06)

续 表

因　　素	ORu(95%CI)	AOR(95%CI)	ORm(95%CI)
关注患者的社会适应能力	3.77(3.09～4.60)**	3.68(3.01～4.49)**	1.08(0.78～1.49)
医院内部培训和授课	2.33(1.81～2.99)**	2.33(1.81～3.00)**	1.09(0.71～1.67)
派出学习	2.09(1.73～2.52)**	2.15(1.78～2.60)**	1.04(0.75～1.42)
对医护人员健康促进能力进行评估	2.28(1.93～2.71)**	2.22(1.87～2.63)**	1.17(0.92～1.48)
医护人员个人严格执行无烟规章制度	2.94(2.27～3.82)**	2.77(2.13～3.61)**	1.35(0.90～2.01)
定期体检	2.59(1.94～3.45)**	2.48(1.85～3.31)**	0.77(0.48～1.22)
整体健康环境令人满意	5.42(4.29～6.84)**	5.23(4.13～6.61)**	1.82(1.24～2.68)**
供医护人员使用的设施令人满意	4.69(3.86～5.68)**	4.61(3.79～5.60)**	1.70(1.20～2.40)**
供患者使用的设施令人满意	4.90(3.93～6.11)**	4.74(3.80～5.92)**	1.07(0.74～1.56)

ORu：单因素 logistic 回归的 OR；AOR：调整了年龄、学历、职业、职称和医院级别后的 OR；ORm：多因素 logistic 回归的 OR；* $P<0.05$，** $P<0.01$。

三、讨论

（一）现状和问题

在健康促进的知识方面，将近一半的医护人员听说过医院健康促进，但具体涉及医院健康促进的定义或内容时，这一比例下降到了 35%左右，说明大部分医护人员对医院健康促进的了解还不够多。2005 年，北京市一项针对 10 家医院医护人员进行的调查显示[5]，仅有约 20%的人听说过医院健康促进且了解其含义。本次研究的认知率要明显高于 2005 年北京市的类似研究，但从时间跨度看，10 年时间上升 10 个百分点的速度显然过慢，不利于医院健康促进的推广和普及。因此，在健康促进的知识方面目前的问题有：对医院健康促进的定义或内容不够了解；认知率的上升速度过慢。

在健康促进的态度方面，大部分医护人员认为医院有必要开展健康促进工作，在这一点上医护人员同社会大环境的态度一致。约一半的医护人员对本医院的健康促进现状满意，这一比例低于预期，主要存在两种可能：第一，医护人员对医院健康促进非常看重，要求较高；第二，现阶段的医院健康促进工作的确还有待加强。

组织建设的调查显示，健康促进在医院的组织建设中所受的重视程度不够，过半的医护人员对医院健康促进组织建设的情况不清楚，仅有 30%～40%的医护人员认为医院有健康促进的领导机构、有专门的健康教育科、医院定期召开专题会议并有会议记录、医院工作计划里有健康促进内容。在征询医护人员对医院健康促进的现有问题时，不少医护人员认为医院领导不够重视是医院健康促进不完善的原因之一。因此目前组织建设方面的问题有：健康促进在医院的组织建设中重视程度不够，尤其是医院领导不够重视等。

作为支持的环境，应当配备健康促进所需的器材设备，并提供专项经费。但在评价过程中，仅 27.6%医护人员表示医院有专项经费，是本维度比例最低的 1 项。这可能是由两种原因引起，第一，支持环境较好，但医护人员不直接与支持环境的各项内容打交道，因此了解不多；第二，支持环境不佳，或者没有被很好地利用，导致过半医护人员对此不了解。不论哪种原因，目前的现况都显示医护人员的支持环境都不够好。在征询医护人员对医院健康促进的现有问题时，有43.52%的医护人员认为经费不到位是医院健康促进不完善的原因之一。因此，支持环境方面的问题主要是专项经费的提供和落实。

制度建设的调查显示过半的医护人员并不清楚或明确表示医院不会对医护人员健康促进能力（知识储备、沟通协调能力、传播能力等）进行评估。但在实际工作中，医护人员都表示为保证健康促进服务质量，应该首先对健康促进能力进行评估。其次，大部分医护人员认为现有的专业知识和流程制度能够为他们针对患者的健康促进服务提供路径。但针对健康促进工作的效果，现有制度也未进行评估。因此各方面的评估制度应该尽快着手开始制定。

在针对患者的健康促进服务的评价方面，医院的健康促进主要是结合患者的诊疗过程进行的，因此大部分活动都能够密切结合日常诊疗服务。除了与诊疗有关的健康促进，大部分医护人员的健康促进服务意识较强，基本能做到为首诊患者测量血压、定期为患者测量血压、关注患者的心理健康、关注患者的社会适应能力。下一步应该更加注意：保证各种健康促进形式的质量；加强对网络等新媒体的应用。

在人才培养方面，大部分医护人员每年都会参与医院内部健康促进的培训和授课或被派出学习，说明各级医院都比较重视人才培养。在第一线的工作中，医护人员最了解群众的健康促进诉求，但往往人才培养计划并非由医生制定，因此计划不一定最符合医护人员对健康促进知识和技能的实际需求。不少医护人员在后续的问题中提出，在制定培养计划时未倾听一线医护人员的想法，不了解患者的真正需求和培养重点也是目前人才培养方面存在的一个问题。

在职工保健方面，大部分医护人员认为其他医护人员能够严格或较严格地执行无烟规章制度，并能够完全做到或基本做到定期接受体检。但在定期体检之外，工作压力的不断增大使得医护人员疲惫不堪，因此医护人员普遍希望医院能在日常的工作中更关注医护人员的健康，而不是简单地定期体检。此外，医患关系的紧张和工作压力过大都使得医护人员在心理上备受煎熬，因此也有医护人员提出希望能够关注该群体的心理健康。同时，医护人员还希望医院能保障工作安全，在场所设计、设施配备、组建有效的安保系统方面有所作为。

在物理环境方面，大部分医护人员认为医院整体健康环境令人满意，供医护人员和患者使用的设施基本令人满意。但在问卷反馈中许多医护人员又特别提到了工作环境，希望能够进一步改善工作环境。这说明医院尽管硬件条件较好，但仍存在许多不足，而且医护人员对此需求较多，尤其是在特殊时期（如装修前的设计和装修后的环境质量检测时期）需要更多的听取医护人员的意见。

在政策环境方面，医护人员普遍认为现有政策非常注重医院健康促进建设，但针对健康促进的具体政策仍未制定。此外，也有问卷反馈提出，健康促进不单单是医疗行业的任务，还需要其他各行各业的共同合作，这与世界卫生组织倡导的理念“把健康融入所有的公共政策”不谋而合。

（二）医院健康促进满意度的影响因素分析

多因素 logistic 回归模型中，11 个对医院健康促进高满意度的独立影响因素涵盖了除针对医护人员的健康促进服务维度外的其他各个维度。按照 RR 值与关联强度的关系，可将各因素分为以下几类：

RR＝1.2～1.4 时强度较弱。在知识和态度维度中，仅“听说过医院健康促进”1 项入选了模

型。虽然该项是知识维度的基础项目,但与满意度的关系较弱,这可能是由于医护人员普遍认为仅仅停留在表层还不足以对满意度产生较大的影响。

RR=1.5～2.9时强度中等。在知识和态度维度中,了解医院健康促进的定义和了解医院健康促进的内容都入选了模型,表明深入了解医院健康促进而非停留在表层,有利于满意度的获得。在组织建设维度,定期对健康促进工作进行评估入选,说明在目前大部分医院组织建设有待加强的情况下,可以着重此项工作的开展以获得更高的满意度。在针对患者的健康促进服务维度,密切结合日常诊疗服务入选,说明无论以哪些形式、传授哪些内容,直接影响满意度的因素为是否密切结合日常诊疗服务。在物理环境维度,整体健康环境和供医护人员使用的设施令人满意2项入选模型,加上这2项也是医护人员在对目前医院健康促进不完善原因的评价和对创建医院健康促进的建议时着重提出意见的部分,说明医护人员非常关注这两方面的内容,应该予以重视着重改善,回应医护人员呼声。

RR=0.4～0.6时强度也中等。在针对患者的健康促进服务维度中,关爱、帮助、不歧视病残人员和联合媒体普及健康促进知识入选,但是却是负相关。前者可能与医护人员比较注重诊疗过程有关,后者可能与医护人员认为做好医院内部的健康促进即可的观念有关。

RR=3.0～9.9时强度较强。认知维度中对医院开展健康促进的看法RR=6.96,是回归模型所有因素中RR值最大的。认为医院开展健康促进很有必要或有必要的医护人员一般对医院健康促进的态度比较积极,更容易在满意度评价时给出较高的满意度,这也符合一般认知规律。

四、总结

本研究显示,大部分医护人员对上海市公立医院健康促进工作的现况整体评价较好,但各个维度仍存在不少问题;近一半的医护人员对目前医院健康促进工作表示满意,通过调控11项独立影响满意度的因素,可有针对性地提高上海市公立医院医护人员对医院场所健康促进的满意度。进一步的研究可促进更科学地制定医院健康促进的策略,而促进上海市公立医院健康促进工作更好、更快发展。

参考文献

[1] Whitehead D. The European Health Promoting Hospitals (HPH) project: how far on? Health promotion international, 2004,19(2): 259-267.

[2] Pan A H O. Ottawa Charter for Health Promotion// Health & Welfare Canada/Canadian Public Health Association. 1986: 405.

[3] 吕姿之.健康教育与健康促进.第二版.北京:北京大学医学出版社,2002:170-171.

[4] 米光明.医院健康教育与健康促进.中国健康教育,2003,04:25-27.

[5] 吴淑艳,田向阳,郭秀花等.北京市10所医院医护人员对健康促进工作的认知调查.中华医院管理杂志,2005,21(11):748-750.

上海市医疗机构开展门诊健康教育的需求、现状及对策分析

黄晓兰　高晶蓉　魏晓敏　潘新锋　金　伟

【导读】 本研究旨在通过上海市患者从医疗机构门诊获得健康教育的需求和满意程度的调查，了解不同级别、不同区域医疗机构目前开展门诊健康教育现状，医务工作者对门诊健康教育的态度及建议等，并分析患者目前接受健康教育的影响因素及存在的问题与障碍。研究最后提出开展医疗机构门诊健康教育的策略和政策性建议，探索实施“将健康融入所有政策”策略的有效模式，以使医疗机构的健康教育工作可持续发展，取得更好的实效。

一、研究对象

以样本覆盖到上海市的所有区域为原则，采用分层整群抽样与分层随机抽样相结合的方式，根据一、二、三级医疗机构的分布，整群抽取全市 48 家三级医院；从上海市 137 家二级医院中抽取 36 家(每个区县抽 2 家，其中浦东新区抽 4 家)；245 家一级医院中抽取 56 家(每个区县抽 3 家，其中浦东新区抽 8 家)；共计 140 家。采用拦截法对抽样的医疗机构分别调查 15 名(三级医院)、10 名(二级医院)和 5 名(一级医院)患者。

二、研究内容

(1) 调查患者对从医疗机构门诊获得健康教育的需求和满意程度，分析患者接受健康教育的影响因素及目前存在的问题和障碍。

(2) 了解上海市不同级别、不同性质医疗机构目前开展门诊健康教育现状，医务人员对门诊健康教育的态度及建议等。

(3) 提出开展医疗机构门诊健康教育的策略和政策性建议。

第一作者：黄晓兰，女，副主任医师，上海市健康教育所活动拓展部副主任。
作者单位：上海市健康教育所(黄晓兰、高晶蓉、魏晓敏、潘新锋、金伟)。

三、研究方法

（一）问卷调查法

在参考查阅大量国内外文献的基础上，自拟《门诊患者健康教育需求及满意度调查表》。内容包括基本情况，如性别、年龄、文化程度、职业类型、婚姻状况、经济状况、健康状况等；需求程度，共包括诊疗相关内容需求、个体健康评估需求、疾病相关内容需求、健康生活方式需求、心理支持需求 5 个维度；满意度调查，内容包括就诊前教育、就诊中教育、就诊后教育、总体满意度；以及门诊患者选择的健康教育方式、时机、时间等。

（二）结构性观察法

全市范围内调查一级医疗机构 17 家，二级医疗机构 17 家，三级医疗机构 16 家，观察医疗机构常规健康教育和患者就诊前、就诊时、就诊后健康教育开展情况，于现场所见的各类健康教育形式均进行拍照记录。

（三）焦点组访谈法

访谈对象：采用方便抽样的方法在闵行区、嘉定区选取健康教育专（兼）职人员、医护人员、相关管理人员 3 类人群为访谈对象。

访谈场次和人数：每个区每类对象组织一场，每场 8～10 人。

访谈人员结构要求：每一类人群为一组，对象兼顾一、二、三级医院。

访谈内容：① 对开展门诊健康教育工作的认识；② 门诊健康教育开展情况；③ 对开展门诊健康教育工作的态度；④ 开展门诊健康教育工作的阻力；⑤ 工作中存在的问题及建议。

访谈方法：采用结构化的访谈提纲进行焦点组访谈。

（四）数据分析法

（1）对调查资料的定量分析：采用 Epidata 建立数据库录入资料，应用 SPSS16.0 统计软件进行描述性分析、相关分析。

（2）对调查资料的定性分析：对专题访谈资料进行分类、描述、综合和归纳，提出对开展门诊健康教育工作的认识、问题及建议等。

四、结果与分析

（一）门诊患者问卷调查

1. 基本情况

从 140 家医疗机构门诊随机拦截部分门诊患者开展门诊健康教育效果评价，发放问卷 1 400 份，回收有效问卷 1 375 份，回收率 98.2%。受调查者中男性占 47.8%，女性占 52.2%；年龄最小 11 岁，最大 93 岁，年龄中位数为 36 岁；文化程度以大专/本科为主，占 46.7%，其次是高中占

22.8%;职业脑力劳动者占 49.4%,体力劳动者占 17.1%,失业下岗人员占 3.2%,离退休人员占 20.0%,其他占 10.3%。婚姻状况已婚为主,占 70.4%。

2. 门诊患者对健康教育的需求情况

调查数据表明,需求前五位依次为治疗方案及用药、观察病情及时就医、患者权利、预防并发症及康复锻炼、化验检查目的及结果解读(表 1)。

表 1　患者对健康教育的需求情况

次　序	需　求　项　目	比例(%)
1	治疗方案及用药	94.9
2	观察病情及时就医	94.5
3	患者权利	94.1
4	预防并发症及康复锻炼	93.7
5	介绍化验检查目的及结果解读	93.1
6	疾病基本知识	91.7
7	提供改进健康建议	90.4
8	自我保健	90.2
9	周边心理支持	89.3
10	医院环境	87.8
11	复诊及结账方式	87.0
12	心理知识与调节技巧	85.9
13	戒烟限酒与健康饮食	85.7
14	生活方式危险因素评估	83.5
15	就医流程	82.6

3. 门诊患者对健康教育满意度

就诊中健康教育最为满意,对健康教育处方的发放情况满意度最低。满意度越高的项目,未接受到此项服务的比例越低(表 2)。

表 2　门诊患者对健康教育的满意度 (n=1 375)

次　序	需　求　项　目	满意度比例(%)	未受到此项服务比例(%)
1	就诊中教育	87.5	0.8
2	就诊后健康教育	85.7	0.9
3	介绍就医及预防保健知识	82.6	1.4
4	挂号分诊	81.3	1.8
5	介绍专家及诊室情况	78.1	2.7
6	提供健康教育处方	77.9	4.2

4. 门诊患者选择的健康教育方式、时机、时间

患者认为最合适的健康教育形式依次为发放宣传册、个别交谈和咨询;绝大多数被调查者认为最合适的健康教育实施者是医生,其次为护士,其他依次还有经过培训的志愿者、营养师、咨询机构、专人讲解咨询(收费)、医学生、新媒体如微信平台等;大多数(56.5%)患者愿意主动参加门诊组织的健康

教育活动，半数以上(51.4%)的患者认为每次接受健康教育相关知识在5～15分钟为宜。

5. 门诊患者健康教育需求相关分析

经Spearman等级相关分析，越靠近中心城区，对“生活方式危险因素评估”需求越高；文化程度及收入越高，越靠近中心城区对“提供改进健康建议”需求越高(表3)。

表3 对健康评估的需求程度

	生活方式危险因素评估		提供改进健康建议	
	Spearman相关系数	P值	Spearman相关系数	P值
性别	0.033	0.217	0.043	0.11
年龄	0.015	0.584	−0.023	0.385
文化程度	−0.039	0.15	0.066	0.015*
收入水平	0.02	0.46	0.084	0.002**
医院级别	−0.006	0.817	0.04	0.139
区域	−0.075	0.005**	−0.083	0.002**

* $P<0.05$，** $P<0.01$。

经Spearman等级相关分析，文化程度及收入越高，越靠近中心城区对“疾病基本知识”“治疗方案及用药”需求越高；男性，年纪越轻、文化程度越高、越靠近中心城区，对“介绍化验检查目的及结果解读”需求越高；男性，文化及收入程度越高、越靠近中心城区，对“观察病情及时就医”以及“预防并发症及康复锻炼”需求越高(表4、表5)。

表4 对疾病相关知识的需求情况(1)

	疾病基本知识		治疗方案及用药		化验检查目的及结果解读	
	Spearman相关系数	P值	Spearman相关系数	P值	Spearman相关系数	P值
性别	0.037	0.169	0.049	0.067	0.056	0.038**
年龄	−0.044	0.102	−0.033	0.217	−0.058	0.032*
文化程度	0.094	0.000**	0.121	0.000**	0.124	0.000**
收入水平	0.071	0.011*	0.084	0.002**	0.04	0.153
医院级别	−0.004	0.87	0.049	0.067	0.035	0.198
区域	−0.104	0.000**	−0.099	0.000**	−0.118	0.000**

* $P<0.05$，** $P<0.01$。

表5 对疾病相关知识的需求情况(2)

	观察病情及时就医		预防并发症及康复锻炼	
	Spearman相关系数	P值	Spearman相关系数	P值
性别	0.059	0.029*	0.083	0.002**
年龄	−0.048	0.073	−0.002 5	0.364
文化程度	0.13	0.000**	0.09	0.001**

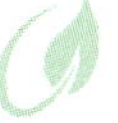

续 表

	观察病情及时就医		预防并发症及康复锻炼	
	Spearman 相关系数	P 值	Spearman 相关系数	P 值
收入水平	0.081	0.003**	0.084	0.002**
医院级别	0.032	0.241	0.021	0.446
区　　域	−0.098	0.000**	−0.102	0.000**

* $P<0.05$，** $P<0.01$。

经 Spearman 等级相关分析，越靠近中心城区对“戒烟限酒与健康饮食”知识需求越高；男性对“心理知识与调节技巧”需求更高；男性，越靠近中心城区，对“周边心理支持”需求更高（表 6）。

表 6　健康生活方式及心理支持需求

	戒烟限酒与健康饮食		自我保健		心理知识与调节技巧		周边心理支持	
	Spearman 相关系数	P 值	Spearman 相关系数	P 值	Spearman 相关系数	P 值	Spearman 相关系数	P 值
性　　别	0.036	0.184	0.041	0.125	0.064	0.017*	0.072	0.008**
年　　龄	−0.027	0.317	−0.013	0.63	−0.004	0.885	0.004	0.893
文化程度	0.025	0.36	0.035	0.189	0.013	0.64	−0.013	0.632
收入水平	−0.008	0.782	0.038	0.172	−0.02	0.461	−0.027	0.324
医院级别	−0.018	0.502	−0.037	0.169	−0.023	0.397	−0.02	0.46
区　　域	−0.081	0.003**	−0.048	0.077	−0.021	0.436	−0.06	0.026*

* $P<0.05$，** $P<0.01$。

6. 门诊患者健康教育满意度相关分析

总体来看，患者对就诊前、就诊中、就诊后以及健康教育总体满意度基本表现为年龄越大、文化程度、收入水平及就诊医院级别越低，患者满意度越高；郊区满意度高于中心城区；满意度与性别没有相关性（表 7、8）。

表 7　就诊前教育满意度

	挂号分诊		介绍专家及诊室情况		介绍就医及预防保健知识	
	Spearman 相关系数	P 值	Spearman 相关系数	P 值	Spearman 相关系数	P 值
性　　别	0.004	0.872	−0.006	0.815	0.011	0.671
年　　龄	0.137	0.000**	0.132	0.000**	0.12	0.000**
文化程度	−0.17	0.000**	−0.185	0.000**	−0.164	0.000**
收入水平	−0.124	0.000**	−0.137	0.000**	−0.1	0.000**
医院级别	−0.104	0.000**	−0.088	0.001**	−0.049	0.067
区　　域	0.082	0.002**	0.12	0.000**	0.132	0.000**

* $P<0.05$，** $P<0.01$。

表 8　就诊中、就诊后健康教育及总体满意度

	就诊中教育		就诊后健康教育		提供健康教育处方		总体满意度	
	Spearman相关系数	P值	Spearman相关系数	P值	Spearman相关系数	P值	Spearman相关系数	P值
性　别	0.009	0.746	0.026	0.335	0.01	0.732	0.028	0.299
年　龄	0.113	0.000**	0.126	0.000**	0.114	0.000**	0.123	0.000**
文化程度	−0.127	0.000**	−0.13	0.000**	−0.144	0.000**	−0.178	0.000**
收入水平	−0.071	0.010**	−0.072	0.009**	−0.121	0.000**	−0.121	0.000**
医院级别	−0.034	0.205	−0.038	0.164	−0.052	0.055	−0.072	0.008**
区　域	0.081	0.003**	0.048	0.075	0.076	0.005**	0.07	0.009**

* $P<0.05$，** $P<0.01$。

（二）不同级别医疗机构门诊健康教育工作现状

1. 门诊健康教育资料的提供情况

各医疗机构均能按要求在门诊摆放健康教育资料架、设置宣传栏等。以单位面积数量计算，一级医院多于二级医院，二级医院多于三级医院（表 9）。门诊提供的折页、书籍、报刊、健教处方等情况见表 10。资料主要包括健康素养 66 条、脑卒中防治、癌症早发现、高血压防治、特殊人群自我保健等。

表 9　门诊健康教育资料的提供情况(1)

医院级别	门诊平均面积（平方米）	资料架平均数量（个）	单位面积资料架平均数量(个/千平方米)	宣传栏平均数量（个）	单位面积宣传栏平均数量(个/千平方米)
一级	342	3	8.8	3	8.8
二级	815	4	4.9	7	8.6
三级	5 029	8	1.6	19	3.8

表 10　门诊健康教育资料的提供情况(2)

医院级别	单页/折页平均种类(种)	单页/折页平均数量(份)	小册子/书籍平均种类(种)	小册子/书籍平均数量(份)	报刊平均种类(种)	处方平均种类(种)	处方平均数量(份)
一级	10	163	3	47	1.6	9	403
二级	4	167	3	51	1.2	6	152
三级	5	135	3	52	1.0	7	551

2. 门诊电化教育的提供情况

门诊 LED 屏及电视为工作时间滚动播放，主要播放内容为叫号信息及健康相关知识等。66%的医院 LED 屏每日播放健康教育内容时间不少于 30%，72%的电视屏每日播放健康教育内容时间不少于 30%（表 11）。

表 11 各医疗机构门诊电化健康教育的提供情况

分类	LED屏					电视				
	数量	健教*	占 LED 屏总数比(%)	人数#	播放时间△	数量	健教*	占电视机总数比(%)	人数#	播放时间△
一级医院	1.4	0.9	64	13	76.5	2.4	1.6	67	27.5	88.2
二级医院	2.6	2.3	88	31	70.6	4.5	1.7	38	27.3	70.6
三级医院	5.5	4.2	76	49	46.7	11.2	4.7	42	16.3	55.3

* 指其中播放健康教育内容屏幕数量；# 指 30 分钟内观看播放的健康教育内容的人数；△指每日播放健康教育时间不少于 30%电视占比。

3. 门诊就诊前、就诊中、就诊后健康教育的情况

各医疗机构门诊均能在门诊就诊前、就诊中、就诊后对患者提供健康教育，做到就诊前、中、后各项健康教育内容的医院比例一级医院大于二级医院，二级医院大于三级医院(表 12、表 13)。

表 12 门诊就诊前健康教育的情况*

项目	一级医院		二级医院		三级医院	
	是(%)	评分(分)	是(%)	评分(分)	是(%)	评分(分)
挂号分诊	100	4.75	94	4.80	93	4.92
导医台服务	100	4.81	100	4.81	100	4.79
介绍就医环境	100	4.38	88	4.71	93	4.85
介绍专家及诊室情况	88.2	4.36	88.2	4.43	86.6	4.75
介绍就医须知	100	4.63	94.1	4.67	93.3	4.92
提供卫生保健知识，减少焦虑、烦躁心理，配合医生诊治	94.1	4.20	88.2	4.29	86.7	4.75

* 评分：5 分为很好，4 分为较好，3 分为一般，2 分为较差，1 分为很差，下同。

表 13 门诊就诊中、后健康教育的情况

	就诊中教育*		就诊后教育#	
	是(%)	评分(分)	是(%)	评分(分)
一级医院	100%	4.56	94.1%	4.67
二级医院	100%	4.63	94.1%	4.73
三级医院	100%	4.71	100%	4.71

* 发病原因、治疗方法、并发症预防、自我护理常识、饮食调护、用药常识及注意事项；# 介绍健康生活方式、运动锻炼方法、继续用药的用量、服法及注意事项、复诊时间及方法以及同医院联络的办法。

(三) 焦点组访谈

1. 医院对门诊健康教育工作的重视、人财物等投入及保障

三类人群均认为从院级层面到科室层面都十分重视门诊健康教育工作。医院健康教育组织网络健全，分管院长担任组长，职能科室负责人为副组长，把门诊健康教育的工作覆盖到每个部门；社区卫生服务中心经费来源以财政拨款(公共卫生经费)为主，少部分自筹，二、三级医院多为自筹，通过医院年度预算落实下去。部分单位没有专项经费，门诊医生开展健康教育工作量与绩

效考核挂钩。在人才培养方面，有专职的健康教育条线人员，都能参与自己条线方面的相关讲座和培训。

2. 门诊健康教育开展情况、特色及可以借鉴的方法

常规宣传手段以健康教育栏、黑板报、电子屏、资料发放等为主。主要形式根据各类卫生宣传周日在门诊大厅开展各种健康讲座和义诊活动、组织医生下社区进行义诊活动等；有的医院请临床的一线医生开展周讲活动；专科医院则结合医院特色开展。医院还配备专门的辅导员去辅导医生怎么讲，并且每次都会对演讲的效果进行点评；有的医院设立了"健康角"，与健康 e 站相结合，提供免费健康咨询、测量血压服务，还能与三级医院的专家建立联系，碰到疑难病例请三级医院专家进行视频会诊，专家同时还通过视频对患者进行针对性健康教育。

3. 临床科室的态度及配合情况

绝大多数受访者表示临床医生十分配合；也有受访者认为临床医生的态度取决于其知识面、时间、个人意愿、耐心程度等。有些临床医生经历了从最初的抵触到后来的积极开展，认为通过对患者开展宣传教育，使患者对相关疾病的认识度提高，对治疗形成一定依从性。也有的临床医生认为社会上流传着不规范的治疗方法，临床医生要对高血压、糖尿病等患者进行正确的指导。尤其是饮食运动等生活方式指导对疾病预后非常重要，结合开展有利于控制病情防止，出现并发症。

4. 开展门诊健康教育工作的最大困难

结合访谈，开展门诊健康教育工作面临的最大困难主要包括以下几个方面：① 资金方面，医院年初经费预算相比需求仍显不足；② 政策支持方面，健康教育如果有政府支持会开展得更顺利；③ 人力方面，门诊工作量大，很难做到个性化健康教育；④ 缺少专业培训以及对体现医生工作质、量的考评制度与激励机制；⑤ 能力方面，患者文化程度不同，对医生的知识面、沟通技巧要求较高；⑥ 因地域文化差异，患者中市郊老年人居多，在进行健康宣传过程当中不是很配合；⑦ 就诊环境开放，隐私性不好；⑧ 理念差异，临床医师预防理念相对公共卫生医师较薄弱，患者的健康理念一时难以纠正；健康讲座的参与度相对较低，需要通过社区居委组织听众；宣传资料利用率不高。

5. 谁最适合担任门诊健康教育工作

绝大多数受访者认为医护人员是合适的，尤其是医生长期跟患者沟通接触，在病患中已经树立了自己的可信度。多数人认为医护分工协作的模式比较好，医生从治疗上做一些疾病的健康指导，护理人员从用药、饮食、行为习惯等方面给予健康指导。部分人认为护士比较适合，因为健康教育符合护理工作的现代观念，也是整体护理的组成部分。也有受访者建议外聘人员或志愿者，有医学背景的、退休的医务人员担任。对志愿者经过一定培训，使之成为一名"有执照"的志愿者。

6. 促进门诊健康教育工作的建议和激励措施

总体建议：一是将健康教育门诊作为专科来开设，培养一批专职的健康教育人员、健康管理师，使之形成一种常态，工作纳入医疗卫生的绩效考核或者质控考核。二是经费来源需要政府的支持，也可尝试通过大型企业的公益项目募集。三是健康咨询收取一定费用，建议由政府或医保买单。四是科研课题招标指南向基层健康教育倾斜。五是根据医院的类型选择不同的方式：社区医院病种较杂，一对一的健康教育比较合适；大医院专科门诊较多，可以集中授课。六是健康教育不仅仅只对门诊患者，也可以通过微信、微博、短信等途径对年轻人开展；网络信息的正确、准确度

需要筛选，防止信息误导。七是健康教育进校园，对青少年、家长进行培训，从小培养健康意识。

首先患者激励，为加深患者印象，建议配套一些健康宣教材料，或者小的印刷品（BMI 的圆盘、皮尺）；将讲座制成视频，二次传播；其次建立长期的关系，如有的社区，有比较固定的人群，每次参与活动有签到，到年终的时候，通过参与活动的累积次数，相应的送一些礼品来激励；最后医生激励，对授课医生建立一个医师档案，每次讲课内容记录在案，在今后医生职称晋升或者先进评选方面优先考虑等。

（四）结论与讨论

医院健康教育是全民健康教育的重要组成部分，是社会发展和医学进步的必然产物[1]。医院汇集了大量的健康服务资源，是实施健康教育最直接、最有效的场所[2]。加强医院健康教育工作，是医院的重要职能，也是医院治疗的重要手段[3]。

医院健康教育这一概念形成于 20 世纪 50 年代，由美国医疗保险机构最早提出，其初衷是减少慢性患者的医疗费用[4]。我国从 20 世纪 90 年代初开始实施创建卫生城市活动，对医院健康教育产生了巨大的促进作用[5]。复旦大学附属中山医院将健康教育与医疗工作相结合、建设和完善健康教育阵地、成立健康教育俱乐部、大力开展社区健康教育，同时促进医学科普创作[6]；广东省形成“125”健康教育模式，即“1”是转变一种观念，“2”是提高护士素质的两种途径，“5”是进行健康教育的 5 种方法[7]。2014 年上海市卫生计生委下发了《关于加强本市医疗机构门诊健康教育工作的指导意见》，对全市医疗机构开展门诊健康教育工作提出了具体要求，并要求此项工作纳入今后各级医疗机构的工作常规。

1. 患者对医疗机构门诊健康教育工作的需求及满意度

本研究发现患者最为关切的需求内容是疾病诊疗相关，而戒烟限酒、健康饮食等健康生活方式方面的指导关注度较低。因此，医院健康教育不仅要为居民送去科普知识，还应帮助他们树立健康自我管理意识，充分发挥医疗机构在疾病预防方面的资源优势[8]；此外，健康教育需求还呈现文化程度及收入越高、就诊医院级别越高、越靠近中心城区，需求越高的特点，说明地域文化差异对健康教育接受度有一定影响。

患者对门诊健康教育的总体满意度为 85.6%；对就诊中健康教育最为满意，对健康教育处方的发放情况满意度最低。满意度越高的项目，未受到此项服务的比例越低，说明和医院对此项工作的落实、重视程度有关。另外，本研究也发现患者对就诊前、就诊中、就诊后以及健康教育总体满意度基本表现为年纪越轻、文化程度及收入水平越高，患者满意度越低，中心城区满意度低于郊区。说明这类人群整体对健康教育的期望值相对较高，有更多了解相关知识的意图和愿望。

绝大多数被调查者认为最合适的健康教育实施者是医生，其次为护士，多数人认为医生、护士分工协作的模式比较好。医院所服务的患者人群，特别是城市居民、年轻人对时下流行的移动传媒通信技术和平台应用率较高[9]，本次研究也显示移动传媒平台是目前越来越多受众接受的一种方式。对每次接受健康教育相关知识在 5～15 分钟为宜，与文建强[10]等人的建议一致。

2. 医疗机构门诊健康教育工作现状

服务内容方面，一级医院着重于生活方式、慢性病防治等方面的健康教育，三级医院着重于

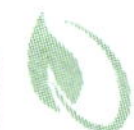

专科疾病相关的预防、治疗、康复及相关注意事项的健康教育，二级医院介于两者之间。开展数量与形式上来看，一级医院大于二级医院，二级医院大于三级医院。说明社区卫生服务中心的功能定位，在承担基本公共卫生服务重点内容——健康教育方面发挥了重大作用。

3. 专业机构的作用

专业机构应积极引导，扩大公益性服务的影响力；按需求提供相关业务培训，规范服务流程和工作指南；整合全市健康教育资源供各级单位使用；实施监督和定期考核制度。

五、对策与建议

（一）建立健康教育与临床医疗协同工作体系补偿机制

建立明确的补偿机制，可从中央财政基本健康教育服务专项补助资金中拨出部分经费支持二、三级医院健康教育工作，或政府部门专设1项经费项目，以购买服务的方式，给予提供健康教育服务的医院一定经费支持，用于医院健康教育科的管理和业务经费。为获得明确的补偿，各级医疗机构应及时做好所开展的健康教育服务的成本核算工作，使政府在提供健康教育经费支持时能看到一个详细、明确的账目表，便于确定补偿额度，同时也可为医院获得补偿提供重要凭证。此外，国外将就医健康咨询费用纳入医保，医生看病时间（包括咨询、宣教）与收费是匹配的，该模式也可成为探索实践的途径之一。

（二）明确医院健康教育与临床医疗同等地位

医疗机构开展健康教育工作的前提是需要医院管理层的重视，医院领导层面应认识到由医疗机构提供健康教育服务对于群众和社会的意义，同时将健康教育工作作为医院的营销手段之一，通过开展健康教育工作以扩大患者接触面，拉近与患者的距离，提升医院的社会效益和品牌效应，从而扩展医院服务范围。

鼓励和要求医务人员对患者进行宣传和教育，使其能够理解健康教育工作开展的意义不亚于临床医疗，优化流程或出台相关具有操作性的管理规定，对健康教育过程进行标准化管理：让健康教育贯穿于诊疗的每一个环节，从接触患者开始到完成医疗行动，乃至此后的复诊、随访，都要建立健康教育规范，把一些健康教育内容列入“必须名单”。

（三）构建健康教育部门与临床科室协同工作绩效考核与监督机制

针对医院开展健康教育工作的实际情况，出台相应的绩效考核与监督机制，将健康教育纳入科室年度综合目标管理，管理部门制定科室健康教育考核标准，定期考核。根据绩效考核结果对提供健康教育服务相关科室进行补偿，建立与绩效考核挂钩的拨付机制。

（四）将医院健康教育工作纳入医政管理范畴

从政府管理层面把医院健康教育工作纳入医政管理范畴，对医院的临床服务和健康教育进行统一监督、管理和考核，这样既可从体制层面进一步理顺管理隶属关系，又能够更加引起医院领导层对健康教育工作的重视程度。同时，在医院评审以及监管标准中将健康教育工作成效设置成基本条件之一，在管理标准中明确提出医疗机构健康教育工作的项目内容。

（五）建立有效的激励机制

建立医师档案，对卓有成效地开展健康教育工作如科普讲座、义诊、健康咨询等活动记录在案，并在职称晋升、人事薪酬等方面做好政策配套；科研课题招标指南向基层健康教育倾斜。

（六）加强健康教育与促进工作

医院应该将规范落实到位，提供足够数量和高质量的健康教育内容，丰富健康教育形式，促进群众积极参与进来，切实提高当地群众的健康意识。要结合地域文化差异、医院级别及功能定位，因地制宜地开展健康教育工作。

（七）加强人才培养提供技术、资源保障

由卫生行政部门牵头，健康教育专业机构提供技术指导，传达目前国际健康教育研究的最新进展，提供更多的专业培训机会，同时通过由健康教育专业机构定期开展健康教育及专题学术讲座和学术交流活动的形式，邀请医院从事健康教育相关工作人员参加，以提供医院之间的横向交流机会，在实践的过程中不断对各类医疗机构开展健康教育管理的经验进行总结，学习和借鉴国外医疗机构健康教育管理的成功经验，传播健康教育的专业知识技能，树立医务人员的健康教育观念。健康教育专业机构组织专家制作医院健康教育的规范性手册，规范服务流程和工作指南；结合热点问题，及时更新、提供宣传资料，定期维护和开放健康传播资料库平台。

参考文献

[1] 赵书友. 中国人民解放军健康教育. 北京：解放军出版社，1994：85.

[2] 张艳萍，韩雪. 现代医学模式下医院健康教育问题的思考. 中国卫生事业管理，2010，27(1)：44-46.

[3] 吕姿之. 健康教育与健康促进. 北京：北京医科大学出版社，2002：201.

[4] TwinnS. The evaluation of the effectiveness of health education interventions in clinical practice . Advance Nursing，2001，34(2)：230-237.

[5] 刘斯，张楚南. 湖北省推行与实施医院健康教育工作规范的基本思路. 中国健康教育，1999，15(11)：45-46.

[6] 胡秀敏，杨秉辉. 复旦大学附属中山医院开展“立体综合模式”健康教育. 中国健康教育，2002，18(12)：804-805.

[7] 钟晓凤.“125”健康教育模式. 中国健康教育，2002，18(1) ：46.

[8] 李方，马其波，李冬蓓. 浅谈医院健康教育的重要作用. 中国健康教育，2010，26(3)：238-239.

[9] 马飞炜，贺晓鸣，吕伯东. 医院微信公众平台的应用实践研究. 中医药管理杂志，2014，(2) ：254-255，270.

[10] 文建强，邱玉梅，郑访江等. 甘肃省三级医院护理人员医院健康教育知信行分析. 中国健康教育，2015，31(6) ：567-569.

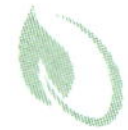

上海市二次供水设施设备分类编码规则的研究

沈　月　刘晔翔　葛燕萍　董元菊　周晓梅
应　亮　张怡琼　周　敏　闻人沁怡

【导读】 本研究通过制定一套二次供水设施设备的分类编码规则，对上海市居民住宅小区、企事业单位等各类二次供水设施设备进行分类编码，使其具有唯一身份的代码。代码包含了二次供水设施设备所属行政区域、建成年份以及专有属性等信息。该代码作为身份识别标志，具有唯一、标准、规范、通用的特点，可在全市范围内，为相关部门提供分类识别的“通用语言”，通过信息化手段使二次供水设施设备全生命周期管理具备了基础条件。

一、研究背景

自来水通过管网输送到居民住宅小区后，大多要通过二次供水设施设备送到每家每户。二次供水设施设备是指对来自集中式供水的生活饮用水进行储存、加压，再送至用户的供水设施[1]，包括供水水箱、蓄水池、供水管道、阀门、水泵、计量器具及其附属设施。上海的住宅小区建造的年份跨度很大，部分二次供水设施设备老化情况比较明显，卫生计生部门每年接到居民饮用水水质的投诉与二次供水设施设备老化关系密切。为提高上海市居民供水水质，上海市委、市政府将二次供水设施改造列为重点推进项目之一。2014 年，上海开始实施新一轮居民住宅二次供水设施改造，总体目标是到 2020 年基本完成中心城区居民住宅二次供水设施改造任务，并逐步实现供水企业管水到表。通过改造和加强管理，使居民住宅水质与出厂水水质基本保持同一水平。为进一步保证生活饮用水卫生安全，保障人体健康，上海市于 2014 年颁布实施政府规章《上海市生活饮用水卫生监督管理办法》(2014 年 2 月 14 日上海市人民政府令第 13 号)，制定实施配套性地方标准《生活饮用水卫生管理规范》(DB 31/T804－2014)，明确了供水单位、管理单位、监管部门在保障饮用水卫生安全方面的职责和要求。上海市二次供水的管理涉及卫生、水务、环保、住房和城乡建设管理、质量技监等多个政府职能部门，各部门根据职责分工，掌握了不同的二次供水设施设备基础信息，但普遍存在信息片段化和更新不及时等问题。本项目通过建立一套全市通用的编码规则，对全市二次供水设施设备进行编号，确定

第一作者：沈月，女，实验师，上海市普陀区卫生和计划生育委员会监督所副所长。
作者单位：上海市普陀区卫生和计划生育委员会监督所(沈月、刘晔翔、董元菊、周敏、闻人沁怡)，上海市卫生和计划生育委员会(葛燕萍、周晓梅)，上海市卫生和计划生育委员会监督所(应亮、张怡琼)。

其唯一身份，为实现二次供水设施设备信息识读、后台处理和跨部门数据交互共享锁定唯一位点。

2015年，上海市卫生计生委要求对上海市居民住宅小区的二次供水设施设备建立“一箱一档”，计划3年内完成。对设施设备进行编码，是建档工作的基础要求。目前，我国对二次供水设施设备的编码尚没有专门的国家标准或行业标准，上海市涉及二次供水管理的各职能部门也均未对二次供水设施设备进行统一编码。经文献索引未查询到其他省市有类似的地方性标准或者规范，也没有搜索到国外二次供水设施设备的编码规则相关标准文献。因此，本文首次提出了对二次供水设施设备分类编码规则进行研究，其研究成果及应用对于促进二次供水规范管理具有积极意义。

二、现状分析和问题剖析

（一）现状分析

1. 设施设备数量与分布

据上海市卫生计生委监督所统计，截止2015年底，本市共有使用二次供水的居民住宅小区7 033个，二次供水设施设备121 632个、管理单位1 730家，二次供水设施设备数量远远超过全国其他城市。已经建档的二次供水设施设备中，最早的建于1905年，最晚的建于2015年，新中国成立前的二次供水设施设备较为集中在黄浦区、徐汇区、长宁区、静安区、虹口区5个区；中心城区二次供水设施设备多建于20世纪80～90年代，之后数量逐年下降；郊区二次供水设施设备多建于21世纪最初十年。

2. 管理现状

《上海市生活饮用水卫生监督管理办法》明确规定，二次供水设施设备管理单位应当遵守基本卫生管理要求，履行二次供水设施设备日常维护管理、每季度对二次供水水质检测一次，并将检测结果向业主公示，自行或者委托专门从事二次供水储水设施清洗、消毒的单位对二次供水储水设施进行清洗、消毒并接受业主监督，保证二次供水水质符合国家和本市生活饮用水卫生标准和规范的要求。二次供水管理通常由物业服务企业负责；没有物业服务企业的则由业主或产权方承担管理责任。为提升二次供水管理服务专业化水平，自2014年起，上海市供水企业开始陆续接手中心城区居民住宅小区二次供水管理。

3. 固有属性

二次供水设施设备具有不动产的属性。

（1）稳定性：上海市尚在使用中的水箱、蓄水池寿命最长的已经超过百年，这些设施设备始终服务所属楼宇，只有建筑物拆除才会消失。

（2）不可移动性：二次供水设施设备一旦建成，则难以移动，即使是改造，也更多是材质、配件的更换，不会产生空间上的位移。

（3）变更须登记：二次供水设施设备是建设项目预防性卫生审核的重要内容，二次供水设施改造工程也须在政府相关部门履行手续。因此，政府部门能够第一时间获得相应准确的变更信息[2]。

（二）问题剖析

1. 数量庞大，人手不足

上海市卫生计生委行政部门在履行日常监管职责时简单机械的劳动消耗了大量人力，高风

险条线和环节的监督力量未能得到强化配置。监督管理力量不足，加之二次供水设施设备的建设之初标准不高，日久老化陈旧，进一步加大了饮用水贮存、输送过程中的风险，导致二次供水卫生投诉时有发生。

2. 职责变更，管理平移

2014 年起，上海市中心城区居民住宅小区二次供水管理由原来的物业服务企业为主转为供水企业为主。新的管理模式实现了从出厂水到居民用水的一条龙专业化服务管理，但是由于基层管理网络尚不健全，原有资料库信息不统一，造成日常监管、突发事件处置等过程中时常发生各执一词、各行其是的状况。

3. 信息不全，无法溯源

从国家到地方涉及生活饮用水、二次供水的规章规范均规定管理单位有建立管理档案的要求，但是却没有规范统一的档案标准。由于多部门分别行使不同的管理和监管权限，产生信息的来源各不相同，信息没有在源头进行规范统一，即使是通过后期补采，所获得的信息往往也会有很大偏差，甚至是信息虚假、信息不全，最终造成后期管理、监管无法实现信息溯源。

上述问题，需要通过信息化手段，打破行业界限，实现数据共享，予以有效解决。建立完善的二次供水信息管理平台，前提是要对二次供水设施设备进行身份识别，避免信息混乱，对海量的基础数据进行归类整理，为今后大数据分析做好准备[3]。

三、研究结果

规范统一的二次供水设施设备编码是政府多部门间对二次供水设施设备管理的“共同语言”，是信息化管理二次供水设施设备的“基石”。本研究已经设计完成二次供水设施设备的分类编码规则。

（一）编码的构成

针对二次供水设施设备具有的特性，提炼筛选出能识别水箱、蓄水池等关键信息作为识别维度，设计出一套二次供水设施设备的编码规则。按照该编码规则，对每一个二次供水设施设备进行编码，可以实现“一码一箱”“一箱一档”的身份唯一识别。该编码规则包含了所属行政区域、设施属性、水源属性等信息，形成了一套数字结构型代码，既符合国家规范标准的编码设计思路和标准，又具有二次供水设施设备专属的特点和特性（表 1～表 3）。标准代码采用分段组合的方式描述，由行政区域、设施属性以及水源属性 3 大类要素构成的全数字编码（图 1）。

表 1　二次供水设施设备数字结构代码

类别	A 行政区域					B 设施属性					C 水源属性	
	市	区	街道	小区序号	门址	房屋性质	供水形式	设施类型	设施吨位数	建筑年代	水源地	生产水厂
字符长度	3	3	3	3	3	1	1	1	3	4	1	2

表 2　二次供水设施设备代码编制方法

大　类	子　类	长度	来　源　和　说　明
A 行政区域	一级行政区域地名代码(省、直辖市、自治区、特别行政区)	3	采用国标《中华人民共和国行政区划代码》(GB/T2260)六位数字代码
	三级行政区域地名代码(市辖区、县级市、县、旗、特区、林区)	3	
	四级行政区域地名代码(区公所、镇、乡、苏木、街道)	3	参照《县以下行政区划代码编制规则》(GB/T10114)执行
	小区号	3	最低一级行政区域内顺序编号,按小区拼音字母先后随机编号
	门址	3	按顺序编号从 1 开始
B 设施属性	房屋性质	1	参考《上海市房屋建筑类型分类表》,按顺序编号: 1 住宅, 2 商场, 3 学校, 4 医院, 5 办公楼, 6 其他
	供水形式	1	顺序编号: 1 加压, 2 变频, 3 加压+变频, 4 无负压
	设施类型	1	顺序编号: 1 高位水箱, 2 中位水箱, 3 地面蓄水池, 4 地下蓄水池, 5 无负压设备
	设施吨位	3	设施实际容积
	建筑年代	4	房屋建筑年代
C 水源属性	水源地	1	顺序编号从 1 开始
	生产水厂	2	顺序编号从 1 开始

表 3　二次供水设施设备代码属性定义

字段名称	字　段　含　义	类　型	长　度	值 域 范 围
上海市	一级行政区域地名代码	字符串	3	001～999
(普陀)区	三级行政区域地名代码	字符串	3	001～999
街道(镇)	四级行政区域地名代码	字符串	3	001～999
小区	基本区域限定物代码	字符	3	001～999
门址	局部点描述代码	字符	3	001～999
房屋性质	房屋为住宅小区或为商用地产	字符	1	1～9
供水形式	加压,变频,无负压供水	字符	1	1～9
设施类型	高位水箱,中位水箱,地面蓄水池,地下蓄水池,无负压设备	字符	1	1～9
设施吨位	实际设施容积	数值	3	001～999
建筑年代	房屋建设年代	数值	4	1 000～9 999
水源地(水库)	水厂取水的水源	字符	1	1～9
生产水厂	水厂代码	字符	2	01～99

A 地址数据的代码结构

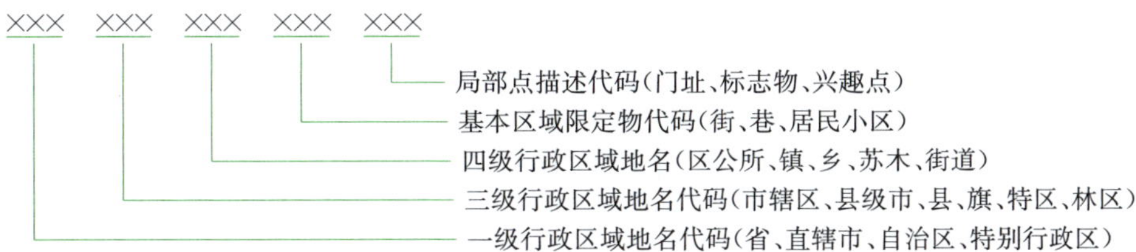

B 设施属性的代码结构

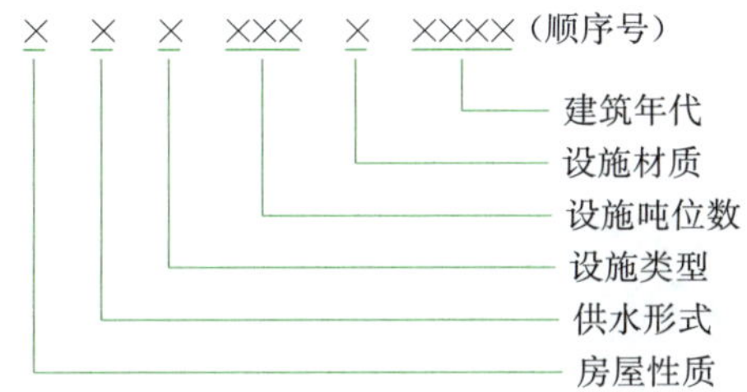

C 水源属性的代码结构

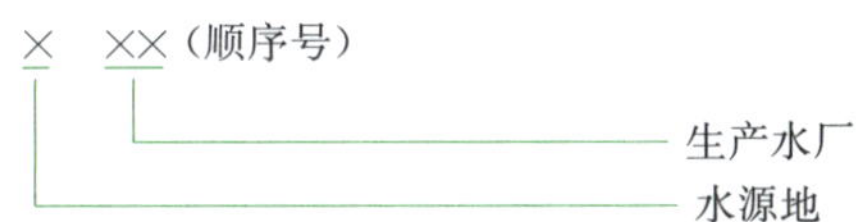

图1 二次供水设施分段式组合的标准代码结构

(二) 二次供水设施设备编码及二维码的生成

根据二次供水设施设备编码规则,将二次供水设施设备的各个维度信息按照规范的字段录入到二次供水设施设备"一箱一档"编码生成软件,通过 JavaScript 进行逻辑运算,生成二次供水设施设备编码和二维码(图 2)。二次供水设施设备"一箱一档"编码生成软件,采用 HTML5、JavaScript 开发语言,以 Web 方式实现。

(三) 编码规则的特点

本编码规则的设计,是基于二次供水设施特征的基础地理信息编码,设计原则主要体现其规范性、唯一性、稳定性、拓展性 4 方面特性。

1. 规范性

规范性主要体现在行政区化采用国标《中华人民共和国行政区划代码》(GB/T2260)、《县以下行政区划代码编制规则》(GB/T10114)等国家标准,以便确保其地址名称的规范和行政区划的精准,如上海市××区××街道。

2. 唯一性

地址编码引入二次供水设施地点的最小地址要素,即不可再分的地址要素,如小区中××楼幢号即为不可再分的门址,其对应位置的二次供水设施即为精准的地址要素,其设施位置与行政区划一一对应,不存在一个门址对应多个二次供水设施的情况[4,5]。在研究中,通过对近万只二

市
上海市
区：
普陀区
街道：
曹杨新村街道
小区：
香山苑
门址:
0
房屋性质：
居委会
供水形式：
加压
设施类型：
屋顶水箱
吨位：
1
建筑年代：
1995
水源地：
1
生产水厂：
01
生成编号
编码：
310107005 001 000 1 1 1 001 1995 1 01
二维码：

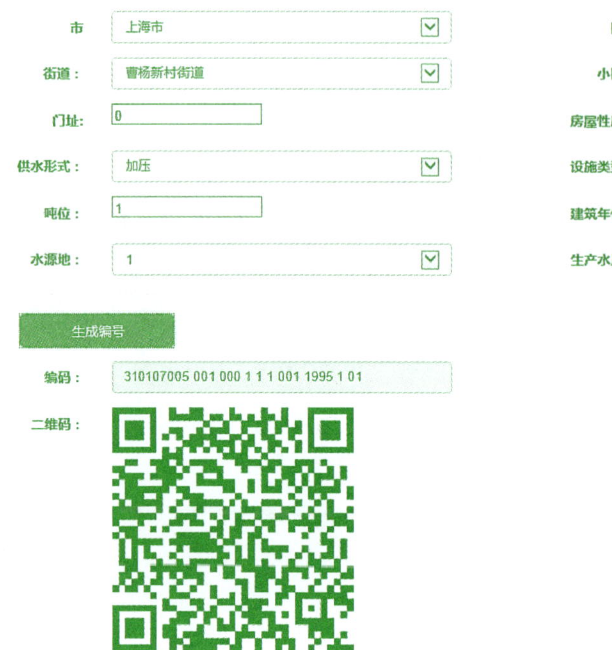

图 2　基于 JavaScript 逻辑运算生成二次供水设施设备编码和二维码电脑界面

次供水设施设备按照本规则进行编码，尚未发现有串码、重码等现象。

3. 稳定性

从设施属性的选择上，主要采用了房屋性质、供水形式、设施类型、设施吨位、建筑年代等稳定的设施设备属性，此要素一旦生成即相对固定不变，以保证整个代码的稳定性，并且将水源和生产水厂信息一并进行编码，便于在日后管理中进行水质溯源。

4. 拓展性

每一个类型的字符长度都按照预估的最大量进行预留，给未来二次供水设施设备的增量预留了空间，保证代码有足够的拓展能力。

四、政策建议

二次供水设施设备编码规则的应用前景完全依赖于使用的范围，它产生的作用也不仅仅是赋予二次供水设施设备一个身份，它将为人们更好地履行城市管理职责提供思路和方法。

1. 充分认识统一编码规则的重要性

(1) 统一编码规则是标准化管理的基础。二次供水设施设备属于多部门管理的公共设施设备，对同一个设施设备各部门都有自己的一套身份的辨识方法，有的叫名称，有的部门内自然编号，造成在管理工作中，出现同一个设施设备不同名称的现象非常普遍，一旦发生二次供水污染事件或者居民投诉等问题，各部门工作协调时对相对应设施设备的描述五花八门，因此，对每一个二次供水设施设备编制一个全市统一的编号(共同语言)，便于各部门共同管理，成为当务之急。

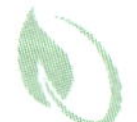

(2) 统一编码规则是信息化管理的基础。对公共设施设备实行信息化管理是大势所趋，而对公共设施进行编码和识别是信息化管理的基石。设计一套科学规范的二次供水设施设备编码规则，只要将二次供水设施设备的基础信息规范录入，通过编码程序进行自动编码，形成唯一身份编码和二维识别码，为建立基础信息平台、拓展基层社区综合服务功能、实现二次供水设施设备信息化管理打下了基础。

(3) 统一编码规则是跨部门、跨平台信息对接的基础。对于全市的二次供水设施设备这样一个相对固定的公共设施，相关部门一般都有电子化的管理资料，引入二次供水设施设备统一编码规则，能够统一入口和统一索引，这样可以大大地避免系统之间数据交互的难度，为各种系统之间的融合和功能交互创造了条件。二次供水设施设备统一编码就像公民身份证一样，规律性强、没有重码，同时编码直接对应的一些基本信息为信息系统的建设者和使用者提供了很多便利。普陀区在二次供水信息化管理平台建设之初，正是这一套规范的编码规则，才为实现跨系统数据展示打下了基础。

2. 落实切实有效的工作推进机制

二次供水设施设备分类编码规则存在的最大价值就是为信息化管理奠定基础，信息化管理究其根本仅仅是一种工具，如果没有机制保障，再好的工具也不可能发挥最大的作用。目前提出的编码规则，如仅仅在个别区域使用，其价值极其有限，如果是全卫生计生系统使用，甚至其他系统一起来使用，其价值才会真正显现。因此，要做到最大限度推动其发挥作用，工作推进机制将是重中之重。

(1) 建议制定地方规范：制定上海市二次供水设施设备分类编码规则的规范，推动全市统一编码，规范管理，打破政府部门间对二次供水设施设备的信息屏障。

(2) 建议统一信息平台：建立统一的二次供水监管平台，平台运用统一编码建立基础信息库，让管理和监督的信息实时交互，促使编码规则的运用融入到日常监管工作中。

3. 运用大数据研制饮用水风险防控预警平台

当人们把各部门信息整合到一个平台时，设施设备数量大、管理部门多、居民关注度高等之前人们视作困难的问题，会转化为多方提供数据的有利条件。采用风险评估技术，对二次供水设施设备、卫生监督、日常管理、居民投诉、实验室日常水质监测和水质在线监测等进行综合研究，对影响二次供水卫生安全的多风险因素进行识别、查找，对二次供水卫生管理中存在的潜在风险进行揭示、分析，架构一套二次供水卫生安全风险评估模型，并应用该风险评估数据模型建设风险预警平台，开展二次供水设施设备的全生命周期管理和分类分级监管，并为政府部门科学决策、预警防控、降低突发饮用水事件的风险等提供可靠支撑[6,7]。

4. 强化二次供水建设项目的预防性卫生审核工作

2010 年建设部《二次供水工程技术规程》颁布实施，这一行业标准对二次供水工程的设计、施工、验收、设施维护和安全运行管理全面进行了规范。国家标准《二次供水设施卫生规范》(GB17051－1997)也对二次供水设施的预防性卫生监督进行了规定。但是，实际工作中仍存在二次供水设施改造未经过卫生计生委的预防性卫生审核验收即投入使用的情况，为今后二次供水的卫生管理带来一定的隐患。因此，建议进一步完善和强化对二次供水设施设备建设、改造的预防性卫生审核，并经验收合格后方能投入使用，坚持从源头上杜绝使用不合格涉及饮用水卫生安全的产品和不符合卫生要求的二次供水设施设备投入使用。

5. 加强二次供水设施设备的管理衔接

从 2014 年开始，上海市政府开始实施新一轮居民住宅小区的二次供水设施设备改造，此任务将于 2020 年前完成。按照改造一批、验收一批、接管一批的实施原则，上海逐步将二次供水设施设备移交给供水企业统一管理。在二次供水管理体制机制转变的过程中，易发生供水企业与物业服务企业交接不畅通，基础资料交接不全或者遗失，造成二次供水设施设备基础信息丢失或者不全的情况。因此，建议尽快出台相应的移交和管理规定，采取物业服务企业列出二次供水设施设备的交接明细、供水企业签收资料等措施，并对基础资料的更新与保存进一步规范，确保资料在流转交接过程中的完整性和及时性。

参考文献

[1] 安丽，裘文，栾丽琴. 二次供水相关法律规定在行政执法适用中的困境分析. 中国卫生法制，2010，(2)：15－17.

[2] 张迎五，赵亮. 对居民住宅二次供水设施设备管理有关问题的探讨. 城镇供水，2011，(3)：83－84.

[3] 刘丽华，张黎黎，金水高. 卫生信息数据集分类与编码规则的研究. 中国卫生统计，2008，25(5)：494－486.

[4] 李军，李琦，毛东军. 北京市地理编码数据库的研究. 计算机工程与应用，2004，(2)：1－3.

[5] 江绵康. 上海市基础地理要素编码标准编制研究. 地理与地理信息科学，2006，(22)：1－6.

[6] 应亮，毛洁，王懿霖. 浅谈生活饮用水卫生监督预警控制平台在突发饮水污染事件处置中的应用. 中国卫生监督杂志，2011，18(6)：533－536.

[7] 张永生，盖东滨，许洪青. 生活饮用水卫生监督量化分级管理应用与研究. 中国公共卫生管理，2010，(1)：52－53.

浦东新区“证照分离”改革试点工作评估研究

夏志远　陈英耀

【导读】 通过“结构-过程-结果”评估体系，对从2016年4月1日开始的浦东新区公共场所卫生许可事项“告知承诺制”改革试点工作进行了科学评估。结果发现“证照分离”改革简化了审批方式，新证审批与延续审批方面分别有100.0%和92.4%的申请者在当日就能获得审批结果，远高于未实施改革试点的上海市其他区域，但也还存在信息系统不完善等问题。为此建议相关部门进一步完善信息化支撑条件，加强信息公开的力度，加快事中事后监管措施实施细则的制定。

一、研究背景与目的

国务院于2015年12月下发了《国务院关于上海市开展“证照分离”改革试点总体方案的批复》(国函〔2015〕222号)，同意在上海市浦东新区开展“证照分离”改革试点，试点期为自批复之日起3年。国家提出要紧紧围绕推进简政放权、放管结合、优化服务，通过开展“证照分离”改革试点，释放企业创新创业活力，增强经济发展动力[1,2]。上海市行政审批制度改革工作领导小组办公室(以下简称“审改办”)与上海市卫生计生委也分别下发了上海市及卫生计生领域内开展“证照分离”改革的工作方案。

上海市卫生计生领域内的“证照分离”改革试点工作共包括3个事项，其中1项为浦东新区的公共场所卫生许可事项采取“简化审批，实行告知承诺制”改革试点。浦东新区公共场所卫生许可的“告知承诺制”是指公民、法人或者其他组织提出公共场所卫生许可申请，浦东卫生计生行政机关一次告知其审批条件和需要提交的材料，申请人以书面形式承诺其符合审批条件并能够按照承诺在规定期限内提交材料，由浦东卫生计生行政机关作出卫生行政审批决定的方式。

本研究旨在对2016年4月1日开始实施的浦东新区公共场所卫生许可事项“告知承诺制”改革试点工作进行阶段性跟踪评估，总结工作经验，找出其中存在的问题，提出相应的建议。

基金项目：上海市卫生和计划生育委员会政策研究课题(定向类)(课题编号：2016HP010)。
第一作者：夏志远，男。
作者单位：复旦大学公共卫生学院、卫生部卫生技术评估重点实验室(夏志远、陈英耀)。

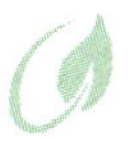

二、研究资料与方法

（一）评估框架

本研究根据 Avedia Donabedian 质量评价法的“结构-过程-结果”理论[3]，结合浦东新区公共场所卫生许可“告知承诺制”改革试点工作的实际情况构建了评价框架（图 1）。结构评估主要从政策支持、组织保障、人力资源保障、信息系统支撑等方面评估支撑改革试点工作各种资源情况；过程评估主要从计划制定及实施、政策措施、信息公开与传播等几方面评估改革试点工作的整个实施过程、过程性成果等情况；结果评估主要从审批数量、审批时限、相对人感受度、新批企业监管结果等几个方面了解改革试点工作的审批成效、相对人感受度、新批准企业后续监管结果等情况。

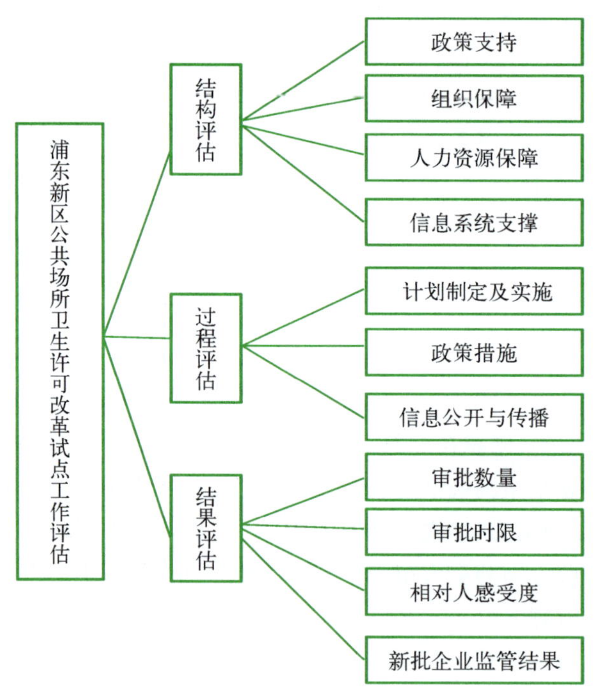

图 1　浦东新区公共场所卫生许可“告知承诺制”改革试点工作评估框架

（二）资料收集

1. 收集文件资料与案头资料

查阅收集国务院、上海市审改办及上海市卫生计生委、浦东新区卫生计生委有关“证照分离”改革试点工作的相关政策、规范性文件、工作方案等。

2. 查阅网络公开信息

查询相关网上政务大厅及浦东新区卫生监督信息网等网站，了解浦东新区公共场所卫生许可行政审批信息公开情况。

3. 改革试点工作行政相对人感受度调查

选取 2016 年 9 月 19 日后 3 周到浦东新区市民中心办理公共场所卫生许可审批的相对人进行问卷调查，在相对人办理完成相关事项后了解他们对公共场所卫生许可审批工作的感受度，共收回 175 份有效调查问卷。

4. 收集审批数据

收集 2016 年 4 月 1 日至 9 月 30 日浦东新区公共场所卫生许可审批数据，了解审批数量、申请单位的类型、审批时限等情况，并收集比较同时期上海市其他区域的数据。

5. 行政部门关键知情人访谈

对上海市卫生计生委层面及浦东新区卫生计生委层面主要参与部门的改革试点工作负责人进行访谈，共访谈 10 人。主要了解各部门在改革试点工作中所承担的职责和任务，改革试点工作措施、管理组织、工作进度及对各部门产生的影响，工作成效、问题阻碍及工作建议等。

三、结果与分析

（一）改革试点工作的结构评估

1. 政策支持

政策主要包括《国务院关于上海市开展"证照分离"改革试点总体方案的批复》(国函〔2015〕222 号)、《关于印发本市贯彻实施〈上海市开展"证照分离"改革试点总体方案〉工作方案的通知》(沪审改办发〔2016〕11 号)、《关于印发〈关于贯彻实施《上海市开展"证照分离"改革试点总体方案》工作方案〉的通知》(沪卫计法规〔2016〕7 号)。对于此次"证照分离"改革试点工作，各级部门非常重视。浦东新区卫生计生委 2016 年初即把该项工作列入年度重点工作事项。

2. 组织保障

为了加强对改革试点工作的领导，上海市卫生计生委成立了推进"证照分离"改革试点工作领导小组，由上海市、区卫生计生委领导及相关部处领导组成。公共场所卫生许可改革事项工作小组组长由上海市卫生计生委综合监督处处长担任，小组成员包括上海市卫生计生委及浦东新区卫生计生委相关部门的负责人及工作人员组成。

浦东新区对行政审批工作进行了组织调整，浦东新区卫生计生委党政办公室增挂行政审批处牌子，负责上海市卫生计生委行政审批管理，委内医政管理、公共卫生等工作组具体承担审批业务。同时，浦东新区卫生计生委设立行政审批服务中心，集中受理企业申请审批事项，卫生监督所不再行使具体审批工作。浦东新区卫生计生委在市民中心设立了卫生审批窗口，并设立惠南窗口。

3. 人力资源保障

浦东新区卫生计生委审批服务中心窗口部门的人力资源配置方面较为紧张，目前全部工作人员仅有 16 名，但要负责浦东新区范围内所有 29 类卫生计生方面的行政审批窗口处理工作。

4. 信息系统支撑

浦东新区卫生计生委审批执法应用的系统为全市统一的审批监管系统平台，需要一线监督员手动录入相关信息，目前该系统的功能还不够完善，无法支持浦东区域范围内的数据单独统计分析与汇总。

一线监督员在实际工作中还会涉及向多个部门提供信息的问题，而各信息系统之间共享功能不完善，导致出现需要在多个信息系统中重复手工输入信息的现象。其他职能部门通过事中事后监管平台推送的“双告知”信息，仍存在信息不完整现象。

（二）改革试点工作的过程评估

1. 计划制定及实施

上海市卫生计生委制定了改革试点工作的工作方案，明确了工作目标、试点范围和工作任务。尤其是对工作任务进行了详细明确的安排，工作任务主要包括两个方面：改革行政审批方式和加强事中事后监管。

实施进度方面，除了事中、事后监管的各项措施存在短期滞后以外（计划实施时间为 6 月 1 日，实际实施时间为 8 月份），其他各项工作任务均按照计划进度完成。

2. 政策举措

一是新制定了告知承诺制的相关管理办法与格式文版。二是在推行告知承诺改革的同时，注重加强事中事后监管，下发了事中事后监管的配套文件。8 月初开始已对公共场所实行了包括诚信档案管理、分类监管、风险监管和社会监督等综合监管措施。

在改革试点工作实施过程中，浦东新区卫生计生委相关部门针对高风险类场所采取事前指导、主动干预、定制服务的措施，提高企业申请许可实施告知承诺的成功率；并且加强告知承诺的批后监管举措，对相对人是否履行承诺的情况进行重点监督检查；另外还在探索试行将事中事后监管的结果与卫生许可的复核、延续审批有效结合。

3. 信息公开与传播

在浦东新区卫生监督信息网上能查询到公共场所卫生许可事项的办事指南、表格下载、预审提交、状态查询、结果反馈等信息，但是还存在部分信息资料更新不及时的现象。

（三）改革试点工作的结果评估

1. 审批数量

浦东新区在 2016 年 4 月 1 日改革试点工作开始至 2016 年 9 月 30 日公共场所卫生许可事项的审批数量总量为 2 536 件，占全市总量的 18.34%，但是新证审批数量占比较大，为 31.34%（表 1）。

表 1　2016 年 4～9 月上海市公共场所卫生许可事项的审批数量(单位：件)

地　区	新证	复核	延续	变更	注销	补证	合计
浦东新区	606	66	1 367	179	302	16	2 536
其他区域	1 340	1 062	4 764	716	827	47	11 291
合　计	1 946	1 128	6 131	895	1 129	63	13 827

2. 审批时限

浦东新区所实施的公共场所卫生许可告知承诺制，申请单位递交材料齐全且符合法定形式和要求时，经书面审查后当场作出行政许可决定。2016 年 4～9 月浦东新区与上海市其他区域

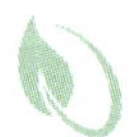

公共场所卫生许可新证当日审批情况显示，公共场所卫生许可新证审批与延续审批的当日审批数分别占总审批数的 100.00%和 92.40%，而其他区域新证审批与延续审批的当日审批数分别只占总审批数的 4.80%和 39.80%，显示浦东新区的公共场所卫生许可的新证审批全部都能当日审批及延续审批绝大部分当日就能获得审批结果，比例远高于未实施改革试点的上海市其他区域(表 2)(因有 2 例新证审批出现审批时限为负数，计算过程中被剔除)。

表 2　2016 年 4～9 月上海市公共场所卫生许可新证当日审批情况

地　区	新　证			复　核			延　续		
	当日审批数(件)	审批总数(件)	当日审批占比(%)	当日审批数(件)	审批总数(件)	当日审批占比(%)	当日审批数(件)	审批总数(件)	当日审批占比(%)
浦东新区	604	604	100.00	39	66	59.10	1 262	1 366	92.40
其他区域	64	1 340	4.80	455	1 062	42.80	1 896	4 764	39.80

3. 相对人感受度

相对人问卷调查，共收回了 175 份有效问卷。参与调查的单位中包含了不同经营类型的公共场所，其中高风险公共场所占 25.14%，其他为一般风险与低风险公共场所；新证办理、复核、延续等三类许可类型的单位的数量相差不大，新证审批占 39.43%，复核审批占 29.71%，延续审批占 30.86%；其中 94.86%的单位(166/175)都实施了告知承诺制。

各被调查的相对人选择了网络搜索(61.71%)、现场咨询(44.57%)和电话咨询(30.86%)为有助于获取审批信息的方式(表 3)。

表 3　对了解审批要求有帮助的信息获得方式

方　式	相对人数(人)	所占百分比(%)
A. 网络搜索	108	61.71
B. 电话咨询	54	30.86
C. 向有审批申请经验的其他单位了解	34	19.43
D. 现场咨询	78	44.57
E. 现场查看办事指南	28	16.00
F. 其他方式	4	2.29

对于现场办理等候时间的感受，认为很短和不太长的共占 36.57%，认为一般的占 35.43%，认为比较长和非常长的占 28.00%；窗口办事人员业务熟悉程度方面，80.57%的相对人认为非常熟悉或比较熟悉；窗口办事人员态度方面，84.00%的相对人认为非常好或比较好。

对于实施了告知承诺制并参与调查的相对人中，87.95%表示了对审批工作的总体感受为非常满意和比较满意，没有相对人表示非常不满意或不太满意(表 4)。

表 4　对审批过程的总体满意度

满　意　度	实施告知承诺制单位(人)	所占百分比(%)
A. 非常满意	72	43.37
B. 比较满意	74	44.58

续 表

满 意 度	实施告知承诺制单位(人)	所占百分比(%)
C. 一般	20	12.05
D. 不太满意	0	0.00
E. 非常不满意	0	0.00
合 计	166	100.00

实施告知承诺制并参与调查的相对人中,82.53%表示告知承诺制有助于提高审批效率;79.52%表示审批流程非常合理或比较合理;95.78%表示如果与传统审批模式比较更愿意选择告知承诺制。

4. 新批企业监管结果

到2016年9月30日止,前期公共场所卫生许可事项实施“告知承诺制”新批准的企业承诺履约率为81.22%,两月内整改后履约率约为89.40%,剩下10.60%未履约单位虽逾期但最终也完成整改。

三、结论与建议

(一) 结论

1. 取得的阶段性成果

(1) 完成了相关管理办法的制定。已制定公共场所卫生许可告知承诺管理办法及格式文本,并制定了事中、事后监管的配套文件,还采用了对高风险场所加强事先指导干预的措施,将事中、事后监管的结果应用于卫生许可的复核、延续审批等创新措施中。

(2) 开始加强事中、事后监管。8月初开始已对公共场所实行了包括诚信档案管理、分类监管、风险监管和社会监督等综合监管措施。

(3) 简化了审批方式。新证审批与延续审批方面分别有100.00%和92.40%的申请者在当日就能获得审批结果,远高于未实施改革试点的上海市其他区域,实现了改革试点工作简化审批的目的,相对人问卷调查对公共场所卫生许可审批的总体感受满意度达到了87.95%。新批准企业对承诺的最终履约率达到100%。

2. 取得的经验

(1) 政策支持和领导重视。国务院、上海市与上海市卫生计生委等各级部门都专门下发了改革试点工作的文件,从政策上全力支持本次工作的开展。上海市卫生计生委、浦东新区政府、浦东新区卫生计生委的领导都对改革试点工作高度重视。

(2) 制定详细具体的工作计划。在本次改革试点工作中,上海市卫生计生委制定了一个较为详细具体的工作方案,对改革试点工作的工作任务进行了详细明确地安排,并进行了分工与进度安排,保障了改革试点工作的顺利推进。

(3) 在某些领域开展专题研究。卫生计生领域的行政审批改革工作专业性强,在制定各项改革措施时必须注意保证其科学性,尤其是在事中、事后监管方面,各种监管措施都需要进行专

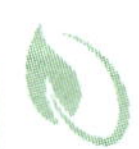

题研究。上海市卫生计生委综合监督处前期开展的分类监管专题研究结果已运用在本次改革试点工作中。

(4) 对现有信息进行挖掘利用。如审批信息与监管信息的相互利用，监管部门根据审批信息对相对人是否履行承诺的情况进行监督检查，审批部门利用监管信息中的诚信管理和分类监管阶段性数据作为客观依据，从而替代现场和材料审查。

3. 存在的问题与困难

(1) 网上信息公开水平还需提高。主要的信息公开网站上有关改革试点事项相关的公开信息不全或未及时更新，不利于办事企业与个人通过网络事先获取相关信息与资料，降低了办事效率。

(2) 信息系统不完善。主要体现在 3 个方面：一是用于审批监管的业务系统功能还不够完善。二是信息系统之间不能共享信息，造成日常工作中需要在多个信息系统中重复手工输入信息。三是不同职能部门之间的信息互联互通功能不完善。

(3) 人力资源紧张。通过现场观察了解到浦东新区市民中心的卫生审批窗口工作人员的劳动强度较高。

(4) 完善事中、事后监管工作需要一定的时间。本次改革试点工作在事中事后监管方面主要是根据“实施诚信管理、开展分类监管、开展风险监管、实施联合惩戒、实施社会监督”的精神制定相应的管理办法，为落实好这些管理办法还需要进一步制定实施细则，形成可操作性方案，做好这项工作需要一定的时间。

(二) 建议

1. 制定一个高质量的工作方案

在下一阶段工作中，应根据现有工作进度、成果、经验、问题与困难以及相对人反馈意见制定新的阶段性工作方案与计划，指导改革试点工作继续顺利开展。

2. 完善信息化支撑条件

行政审批信息化的发展能拉近企业、社会公众与政府部门间的距离，能够有效提高办事效率[4]。完善信息化支撑条件首先是完善直接用于业务处理的信息系统，使系统功能能够满足日常工作处理的需要，增强业务系统对区域数据统计分析功能的支持。其次是完善数据的共享功能，研究在现有不同信息系统间实现信息共享，减轻一线监督员重复手工输入数据的工作量。第三是完善卫生系统与其他职能部门的信息共享，如其他职能部门通过事中、事后监管平台推送的双告知信息，需要进行完善。

目前的审批方式还是通过相对人填表，一线监督员手工输入方式收集审批信息，今后应研究网上填报的方式，减轻一线监督员的工作量。

3. 加强信息公开的力度

行政审批信息公开水平的提高有助于提高行政审批的透明化，行政机关应该通过各种媒介方式向社会公开行政审批所需的各种信息[5]。在完善现场咨询及电话咨询工作外，在浦东新区网上政务大厅、浦东新区卫生监督信息网等主要的行政审批信息公开网站上及时充分地公开相关信息，提高行政审批信息对办事企业和人员的可及性。

4. 加快事中事后监管措施实施细则的制定

本次"证照分离"改革试点工作的一个重点是加强事中、事后监管，目前各项监管措施的管理办法都已制定完成，如何将这些管理办法转化为科学可操作的实施细则是下一阶段工作的重中之重。借鉴分类监管专题研究所取得的经验，其他几个方面的监管措施也应开展相应的专题研究。

5. 加强人力资源的保障

窗口部门承担着浦东新区卫生计生委所有审批事项的用户接待及部分审核工作，工作量较大，再加上信息系统之间不能共享信息加重了一线工作人员重复输入信息的工作量。人力资源管理部门应根据实际情况做好人力资源保障。

6. 对现有信息进行挖掘利用

今后在已取得经验的基础上还需要进一步挖掘现有信息，利用好现有信息，如审批信息与监管信息的相互利用为审批与监管工作服务，便利办事企业与群众。

7. 及时收集相对人对改革措施的反馈意见

今后工作中应定期收集相对人对改革措施的反馈意见，防止闭门造车，及时为改革试点工作提供反馈意见，为今后工作的改进提供依据。

参考文献

[1] 李克强. 以"证照分离"改革提高政府效能. 中国应急管理，2015，(12)：13.

[2] 李克强主持召开国务院常务会议 决定深化"先照后证" 改革开展"证照分离"试点. 中国应急管理，2015，(12)：12.

[3] 陈英耀，唐檬，王婧妍等. 上海市住院医师规范化培训制度阶段性评估. 中国卫生资源，2012，14(6)：358－360.

[4] 张润东. 行政审批信息化：基于 PDCA 理论的研究——以上海市网上行政审批平台建设为例. 上海：复旦大学，2011.

[5] 李燕. 上海市行政审批管理体系建设研究. 上海：上海交通大学，2013.

第四章

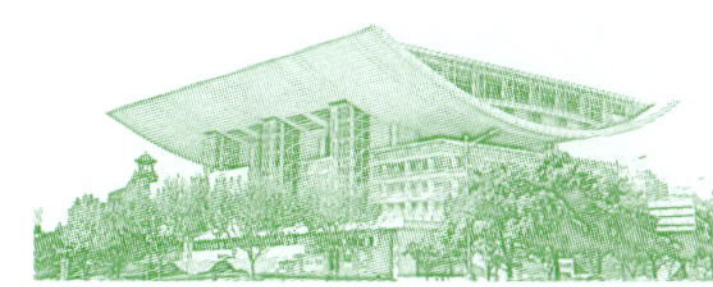

医院管理

2016年，上海市被国家列为综合医改第二批试点省份，5月19日，上海市人民政府印发《上海市深化医药卫生体制综合改革试点方案（2016—2020年）》，将“完善治理机制，建立现代医院管理制度”作为重点改革任务写入文件中，指出上海市将深化公立医院管理体制改革、建立公立医院医疗服务评价体系和管理机制、强化规划引领约束作用、建立健全医药费用调控和监管机制、落实政府投入责任、强化办医主体的地位和作用、完善总会计师委派制度、探索新型医院集团化发展模式、完善公立医院法人治理机制、建立公立医院全面预算管理体系、破除以药补医机制，以持续推进公立医院改革。本章共收录了5篇医院改革相关文章，其中第1篇介绍分析了上海市级医院急诊医疗服务现状，并提出相关思考；第2篇介绍了上海市三级甲等医院科研竞争力现状；此外，其他3篇文章分别就上海市医疗服务项目成本核算的试点情况、嘉定区医疗服务质量与绩效以及居民就医体验的改善情况进行了详细梳理分析。

上海市级医院急诊医疗服务现状与思考

杨 丽 赵 蓉 邱珮琪 王 燕 杨佳泓 何 萍

【导读】 医院急诊科是医院普通急诊和危重病急救患者就医的首要场所，是公共卫生应急体系和社会医疗服务体系的重要组成部分。课题组通过文献评阅、问卷调查、关键知情人访谈和专题小组讨论等方式，调研了解上海市级医院急诊医疗服务现状，指出当前存在的突出问题是急诊入口无序和出口不畅，分析其原因包括社会因素、卫生服务体系不完善、物价及医保等政策的引导支持不足、急诊急救相关规范不完善或落实困难等。建议推动急救立法及贯彻落实，落实急诊医疗服务各相关方的权利及义务；加大宣传和信息公开，引导患者合理使用急救医疗资源；加强"供给侧"建设，继续完善医疗服务体系，畅通患者分流路径；加强物价和医保支付等政策支持；加强急救能力建设，完善及落实急诊相关规范。

医院急诊科是医院普通急诊和危重病急救患者就医的首要场所，是公共卫生应急体系和社会医疗服务体系的重要组成部分。作为上海市级公立医院办医主体，上海申康医院发展中心一直关注并积极加强市级医院急救能力的建设，分别于 2007 年和 2014 年启动实施市级医院急救重症绿色通道项目和市级医院急诊急救综合诊治能力提升项目[1]，加强急诊室和 ICU 硬件建设，统一引导标识，建立快捷转运通道，完善布局流程，按标准配置抢救、转运设备，并重点建设适应急诊、重症监护室的快速床边检验、床边影像诊断和快速床边治疗等新型急救设备，优化市级医院急诊装备配置，提升医疗突发性危急事件应对能力。为评估当前上海市级医院急诊医疗服务现状，课题组于 2015 年 4～6 月通过文献评阅、问卷调查、关键知情人访谈和专题小组讨论等方式，聚焦市级医院急诊资源配置及急诊服务情况等开展调研，分析当前存在的主要问题，思考相关对策及建议，为进一步加强上海市级医院急救能力建设提供参考。

基金项目：国家高技术研究发展计划 1863 计划课题"基于区域医疗与健康大数据处理分析与应用研究"子课题"区域医疗与健康大数据处理分析与应用工程创新服务模式研究"（课题编号：2015AA020105－02）。

第一作者：杨丽，女，副研究员，上海申康医院发展中心主任科员。
通讯作者：赵蓉，女，研究员，上海申康医院发展中心医疗事业部主任。
作者单位：上海申康医院发展中心（杨丽、赵蓉、杨佳泓、何萍），第二军医大学附属长海医院（邱珮琪），上海交通大学公共卫生学院（王燕）。

原文发表于《中国医院》2017 年第 1 期。

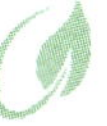

一、市级医院急诊医疗服务现状

（一）急诊资源配置情况

上海申康医院发展中心具体承担了 27 家市属三级医院的管理职责和 10 家部管及军队所属三级医院的共建职责(以下简称“市级医院”)。在 37 家市级医院中，32 家医院执业登记有急诊诊疗科目，至 2015 年，有 30 家医院设置急诊科，未设置急诊科的 7 家医院均为专科医院。

调查显示，为满足社会不断增长的对于急诊医疗的需求，市级医院已投入大量急诊医疗资源。市级医院共设置急诊医疗住院床位合计 2 251 张，其中，抢救室床位 234 张，急诊留观床位 732 张，急诊病房床位 1 087 张，急诊加强监护病房(EICU)床位 198 张。另外，设置了平车(加床)合计 678 张(表 1)。在硬件设施和设备配置方面，大部分科主任和护士长表示，目前配置的急救医疗设备基本能满足临床需要。在人力配置上，市级医院合计配备急诊医生 660 人，护士2 015 人，工勤人员 377 人，护工 130 人。

表 1　2015 年上海市级医院急诊床位情况*

医　院	设置急诊科的医院(家)	抢救室床位(张)	急诊留观床位(张)	急诊病房床位(张)	EICU 床位(张)	平车(加床)(张)	急诊固定床位数占实际开放床位数的比例(%)
综合性医院	17	199	562	951	179	585	9.25
中医类医院	4	15	55	96	17	63	4.85
妇产科类医院	3	3	0	0	0	7	0.15
儿科类医院	3	14	72	0	2	7	4.93
其他专科医院	3	3	43	40	0	16	4.82
合　计	30	234	732	1 087	198	678	7.55

* 专科医院一般设置急诊室和抢救室，现场处置后如需进一步治疗则立即分流到院内各专科。

（二）急诊业务量情况

市级医院承担了全市 40%的急诊人次及全市大部分院内急救任务，凸显了诊治急危重症及疑难复杂疾病的功能定位。市级医院承担的急诊业务量一直保持高位，并逐年上升，医务人员普遍存在运转超负荷、工作强度高、压力大的情况。2014 年，市级医院提供急诊服务 611.84 万人次，同比上升6.9%。其中，急诊科实施抢救人次为 16.25 万人次，占急诊服务人次的 2.7%。急诊病房床位使用率均达 95%以上，床位使用率最高的医院加床接近 50%。部分综合性医院急诊压力尤为突出，如新华医院 2014 年急诊人次达 76.3 万，急诊日平均接诊近 2 100 人次(表 2)。

表 2　2014～2015 年上海市级医院急诊业务量情况(单位：万人次)*

医　院	急诊人次		实施抢救人次(2014 年)	接受救护车送院人次(2014 年)	救护车送院抢救人次(2014 年)
	2014 年	2015 年			
市级医院	611.84	659.09	16.25	14.61	7.86
其中：综合性医院	436.22	459.77	12.88	11.54	6.04

* 数据来源：急诊人次统计摘自于市级医院绩效简报，其他数据来源于机构填报问卷数据。

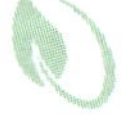

（三）存在的突出问题

虽然市级医院近年来已投入大量医疗资源在急诊医疗服务，但存在急诊患者无序就诊、人满为患，可能影响医院急诊应对大批量伤病员的应急快速救治能力。

一是入口无序，急诊不急。一方面是患者自行来院无序，患者在自由就诊情况下盲目寻求三级医院，特别是节假日和夜间的急诊在很大程度上被当作了全科门诊和方便门诊，占用了大量急诊急救资源。另一方面是信息平台不完善，院前院内双方衔接及沟通协作不足，有时会发生短时间内多辆救护车同时到达的情况，给院内急救及时交接带来压力。

二是出口不畅，滞留压床。医院急诊科普遍存在留观患者短期或长期滞留的情况，主要为老年多系统疾病、肿瘤终末期和各种外伤后遗症患者。据估算，在当日留观患者中，留观72小时以上的滞留患者一般占30%～50%，入院患者一般只占10%～30%。抽取2014年1月市级医院急诊科登记数据，在急诊留观收治患者中，转住院占10.21%，转ICU占1.51%，转出至二级或一级医院占3.45%，超过72小时以上仍滞留急诊的患者占27.39%。在留观超过72小时以上的患者中，65岁以上的患者占73.63%，终末期患者占15.6%。有近35%的患者长期留滞，平均滞留时间在4.5～7天不等，且在各大医院都有滞留在留观室和抢救室数年的极端个案。这些滞留患者不仅影响医院急诊科工作运转，同时，也对医院开展大批量伤员救治工作提出了挑战。

在调查中显示，临床管理者认为，“患者急诊就诊的自由度太大”及“区域内与一、二级医院对口分流不畅”是压床现象产生的主要原因，选择该项的分别占被调查者的71.62%和50.00%（表3）。

表3 临床管理者认为导致急诊“压床”现象的主要原因

选　　项	选择人数（人）	占调查人数比例（%）
患者急诊就诊的自由度太大	53	71.62
区域内与一、二级医院对口分流不畅	37	50.00
人口老龄化社会，工作量增大	34	45.95
住院床位院内调剂不足	31	41.89
多辆救护车同时到达时，提前预报不足	30	40.54
相关考核指标的影响	24	32.43
急诊工作人员不足	20	27.03
医保总额预付制的影响	13	17.57

二、导致问题的原因分析

（一）社会因素影响

一是人口老龄化和疾病谱改变的影响，目前上海市65岁以上老人已近25%，慢性病患病率高，对医疗急救资源的需求日趋增加。二是市民就医观念问题，患者过度依赖大医院，认为在市级医院能得到更好的治疗，无论在转运或者自行就诊的过程中，往往执意选择市级医院。三是传

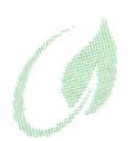

统观念习俗的影响，不少市民存在“要在医院病逝”的习惯理念，甚至有部分家属认为这是“有孝心”“有面子”，很多家属坚持要将不属于市级医院专科收治指征的终末期患者送往医院，以致滞留市级医院急诊。

（二）卫生服务体系不完善

一是基层服务能力不足，康复和老年护理服务体系不完善。分析各医院急诊留观滞留患者的疾病特点，主要为多种慢性病或合并症、以对症或维持治疗为主、治疗效果不显著的老年患者，所患疾病病程长、病情迁延反复，往往需要补液、抗生素、吸氧、呼吸机和心电监护等医疗支持，短期难以好转或治愈。由于当前康复和老年护理服务体系未建设完善，床位缺口较大，而一、二级医院又难以承担或家属不信任其医疗技术能力，这部分患者在市级医院治疗好转后分流困难。

二是分级诊疗制度及双向转诊不完善。作为市级医院24小时向患者开放的“窗口”，急诊科“人满为患”实质上是患者无序流动、分级诊疗制度不完善的一个缩影。首先缺乏基层医疗机构和家庭医生对于患者的健康指导和管理，患者自由就诊、盲目寻求大医院。其次，未建立市级医院与区域内基层医疗机构定点分流的机制，目前大多通过市级医院专家私交或定时派专人去下级医院查房等方式分流有限的患者。部分市级医院医务负责人反映，社区本身收治老年患者多，床位周转使用慢，基本上也是“一床难求”，其中可供市级医院“挖掘”的潜力不大。

（三）物价、医保等政策的引导支持不足

在优质医疗资源有限的情况下，引导患者利用最符合其客观需要的医疗资源是保障医疗资源更有效、合理使用的关键，不仅能发挥医疗资源的更大效率，也能优先满足更需要的患者。目前物价的定价收费，在收费水平上，急救医疗服务价格低于成本，不能弥补医务人员劳务支出，一定程度上影响医院及医务人员的积极性；在比价关系上，急诊收费与门诊未拉开差距，急救患者与非急救患者使用救护车及急诊室资源也未拉开差距，不能发挥引导减少滥用急救资源的作用。在医保报销政策上，对于参保的非急诊患者或急诊滞留患者继续使用医院急诊资源的，仍由医保同等支付，没有发挥引导参保者合理使用急诊资源的作用。而在美国，急诊收费明显比门诊收费高，而且保险公司会严格检查参保者病情是否有必要使用医院急诊，如果不符合指征，他们可以拒绝报销急诊费用。这在一定程度上可以减少急诊资源的浪费，以满足确实需要急诊的患者。

（四）急诊急救相关医疗专业规范的落实亟需完善

由于长期以来较为强调急救医疗的公益性，同时缺乏对患方如何科学合理使用急救资源的规范和引导，院前急救机构难于拒绝非急救患者，且难于落实区域内就近送院的规范，导致出现院前急救“疲于奔命”的局面，院前急救资源存在滥用和浪费，并延伸至院内急救急诊资源的滥用和浪费。对于医院急诊诊治流程及患者病情评估与分级，2012年原卫生部发布推荐性标准《医院急诊科规范化流程》（WS/T 390－2012）提出了相关规范，2013年《国家卫生计生委办公厅关于印发需要紧急救治的急危重伤病标准及诊疗规范的通知》（国卫办医发〔2013〕32号）也发布了相关规范，要求各地根据实际情况参照执行，但在当前医疗环境下，当遇到患者不配合的情况时，大部分医院难以落实执行[2]。

三、讨论与思考

（一）推动急救立法及贯彻落实，落实急救医疗服务各相关方的权利及义务

急救医疗服务是卫生事业的重要组成部分，与市民的生命健康和城市的公共安全密切相关。面对伴随着经济社会快速发展中出现的急救医疗服务问题，首先需要从制度层面予以回应。在《上海市急救医疗服务条例》（以下简称《条例》）中，明确规定了市和区、县人民政府关于急救医疗服务工作的领导职责，并规定卫生计生等相关部门按照各自职责，共同做好相关工作。为了提高院前急救及院内急救资源使用效率，《条例》中规范了院前急救呼叫受理和指挥调度，强调了院前急救的送院原则，提出了院内急救能力建设要求，完善了院前急救与院内急救的衔接机制，规定了转诊分流的要求和引导措施。《条例》中还规定了市民应当尊重和配合院前急救机构、院内急救机构开展的急救医疗服务活动，自觉维护急救医疗秩序。可以预期，《条例》的实施将对医院解决急救入口无序、分流不畅的问题提供法律依据，而接下来推动将《条例》落实到位，则需要多部门通力协作、医院及医务人员的贯彻落实及患者的配合支持。

（二）加大宣传和信息公开，引导患者合理使用急救资源

患者理念是影响其就医行为的重要因素。需要在全社会加大对《条例》及科学就医的宣传力度，强调患者需尊重和配合院前急救机构、院内急救机构按照《条例》规定所开展的急救医疗服务活动，自觉维护急救医疗秩序；强调急救按照就近、就急以及满足专业治疗需要的原则，急救患者及其家属应当遵循急诊分级救治标准，按照院内急救机构的规范和流程有序就诊。另外，应加强区域医疗信息互联互通，并适时向社会公开急救资源和医院急诊资源使用情况，引导市民合理理性利用城市医疗资源，不盲目集中前往市级医院、不浪费优质的急诊急救资源。

（三）加强“供给侧”建设，继续完善医疗服务体系，畅通患者分流路径

医院急诊科所体现的问题，是当前医疗资源供需不均衡的一个缩影。加强“供给侧”建设，要兼顾增加总量及调整结构。面对当前存在的问题，要完善分级诊疗和家庭医生制度，加强社区康复护理病房和临终关怀病房设置，明确区域内一、二级医院床位接诊慢性病患者的支持治疗，从而建立三级医院与区域一、二级医院的转诊机制和业务协作机制，畅通各大医院急诊“压床”的临终关怀患者、老年护理患者和晚期肿瘤及慢性病患者的分流出口。

（四）加强物价和医保支付等政策支持，引导患者配合急诊分流

经济杠杆是调解资源配置的重要手段。对于医疗服务供给方来说，应保护及调动其积极性，及时调整留观床位费、急诊挂号费、抢救费等相关医疗服务收费标准，对急诊资源及急诊劳务给予合理补偿，同时，医保部门还应制定鼓励医保定点医院收治医保急救患者的相关政策。对于患者来说，特别是非急救患者，对于经济杠杆更为敏感。在急诊医疗服务价格适当调整的情况下，对于属于急诊急救的患者，相关医疗费用应尽可能纳入医保报销范围，确保急诊医疗服务的公益性，减轻患者个人负担；而对于非急诊急救患者，应研究制定相应差别化的医保急诊报销政策，如

按照普通门诊、住院标准纳入医保报销，个人承担差额部分费用，或对符合转诊标准仍执意滞留在市级医院的非急救患者要加大医疗费用自负比例的差距。

（五）加强院前急救及急诊医学学科人才建设

急诊急救的学科建设及人员队伍建设关系到城市公共安全和市民健康。加强院前急救及急诊急救学科人才建设，从卫生计生行政部门来说，应当完善急诊医学的职称评审标准，统筹规划全市急救人员队伍建设，加强院内急救机构对院前急救机构的业务培训和指导；同时，组织制定院前急救机构和不同级别医院急诊室和急救抢救中心的功能定位、建设标准和管理规范，调整和完善相关绩效考核指标，引导市级医院落实诊治疑难杂症和急危重症的功能定位。从医院来说，需要高度重视并保障相关医疗资源，加强医院急救能力建设，进行急诊-综合 ICU 一体化建设，优化医院院内急救管理模式，加强急诊医学学科的人才梯队建设，同时，调整完善薪酬分配方案，加大对急诊的分配倾斜，将重大创伤、危重患者救治等工作指标纳入考核予以奖励。

（六）完善并落实相关医疗规范，畅通急救绿色通道

卫生计生行政部门应当制定、完善急诊分级救治标准，明确急诊分级救治的目标和措施，制定急诊患者评估分流标准，加强院前急救与院内急救的衔接与协作，建立区域医疗信息互动平台，畅通急救绿色通道[3]。在院前急救引入急救分级调度机制，落实急救患者按照就近、就急的原则送院救治。医院对急诊患者严格按病情分级分诊，对急诊留观滞留(原则上为超过 48 小时)患者，及时明确分流转诊，除收治入院内相应专科治疗外，危重患者及时收治入 ICU 抢救治疗，非危重疑难患者按指征转诊至一、二级医院。

参考文献

[1] 杜宁，于广军，范小红. 上海市级医院急诊现状分析及优化措施研究. 中国医院管理，2010，30(11)：36-37.

[2] 刘颖，陈建荣，张鹏. 急诊分诊现状与展望. 护理学杂志，2015，30(6)：110-112.

[3] 王锦泓，胡星，梁昱等. 畅通急诊绿色通道的思考与探索. 中国现代医学杂志，2014，24(22)：108-110.

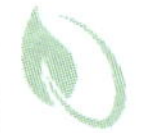

上海市三级甲等医院 2015 年度科研竞争力分析

金春林　牛玉宏　李　娜　顾青青
丁汉升　倪元峰　王剑萍　张　勘

【导读】 医学科研是医疗卫生单位可持续发展的核心竞争力，是提升医院竞争力的源泉。自 2013 年以来，上海市医学科学技术情报研究所经过反复摸索和改进，建立了采用客观数据分析的医院科研竞争力评价指标体系，取得了良好的反响，2016 年是运用该体系对医院科研竞争力进行评价的第三年，本文展示了对上海市 35 家三级甲等医院 2015 年度的科研相关数据分析评价的结果。

医学科研是医疗卫生单位可持续发展的核心竞争力，是提升医院竞争力的源泉。公平、公正和科学的评价指标体系能够发现科研中的问题、总结科研经验、明确科研竞争力现状，并且为决策部门的宏观管理提供客观依据，合理制定激励系统，从而促进科学的发展和社会进步。自 2013 年以来，经过反复摸索和改进，本研究建立了一套全部采用客观数据的医院科研竞争力评价指标体系。2016 年是第三年运用该体系对本市 35 家三级甲等医院 2015 年度的科研相关数据进行分析评价。

一、医院科研竞争力情况分析

（一）综合实力得分情况

2015 年，上海市三级甲等医院中综合实力得分第一名为复旦大学附属中山医院（以下简称“中山医院”），名列其后的另 9 家医院分别为上海交通大学医学院附属瑞金医院（以下简称“瑞金医院”）、复旦大学附属华山医院（以下简称“华山医院”）、上海市第六人民医院（以下简称“市六医院”）、上海交通大学医学院附属仁济医院（以下简称“仁济医院”）、上海交通大学医学院附属第九人民医院（以下简称“市九医院”）、第二军医大学附属长征医院（以下简称“长征医院”）、第二军医

第一作者：金春林，男，研究员，上海市医学科学技术情报研究所所长、上海市卫生发展研究中心常务副主任、上海市人口与发展研究中心主任。
作者单位：上海市医学科学技术情报研究所、上海市卫生发展研究中心（金春林、牛玉宏、李娜、顾青青、丁汉升），上海市人口与发展研究中心（金春林），上海市卫生和计划生育委员会（倪元峰、王剑萍、张勘）。

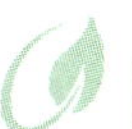

大学附属长海医院(以下简称“长海医院”)、复旦大学附属肿瘤医院(以下简称“肿瘤医院”)和上海交通大学医学院附属新华医院(以下简称“新华医院”)(图 1)。

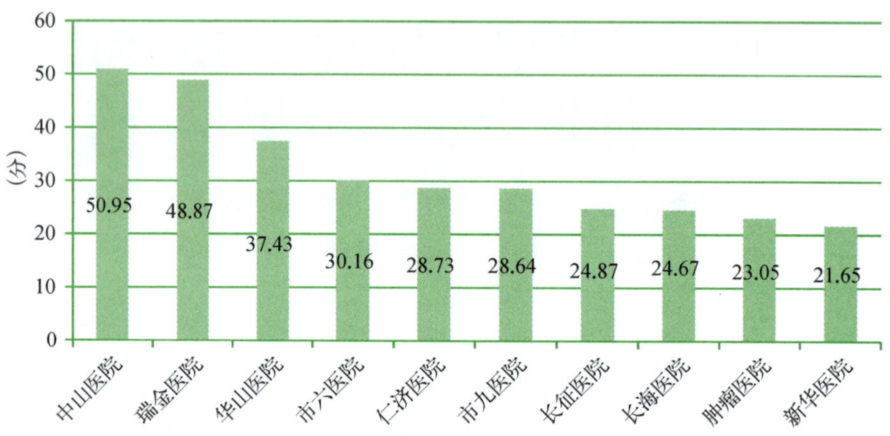

图 1　2015 年度上海市三级甲等医院科研竞争力综合实力前十名排名及得分

专科类医院中,中医类医院排名第一为上海中医药大学附属龙华医院(以下简称“龙华医院”),第二为上海中医药大学附属曙光医院(以下简称“曙光医院”),第三为上海中医药大学附属岳阳中西医结合医院(以下简称“岳阳医院”);儿科类医院排名第一为复旦大学附属儿科医院(以下简称“儿科医院”),第二为上海交通大学医学院附属上海儿童医学中心(以下简称“儿童医学中心”),第三为上海市交通大学附属儿童医院(以下简称“儿童医院”);妇产科类医院排名第一为复旦大学附属妇产科医院(以下简称“妇产科医院”),第二为中国福利会国际和平妇幼保健院(以下简称“国妇婴”),第三为上海市第一妇婴保健院(以下简称“市一妇婴”)(表 1)。

表 1　2015 年上海市专科类三级甲等医院科研竞争力综合实力前三名排名及得分(单位:分)

排名	中医类	综合实力得分	儿科类	综合实力得分	妇产科类	综合实力得分
1	龙华医院	15.151	儿科医院	15.994	妇产科医院	9.400
2	曙光医院	13.189	儿童医学中心	8.936	国妇婴	8.257
3	岳阳医院	12.227	儿童医院	8.140	市一妇婴	6.062

(二) 各学科科研竞争力排名

1. 内科学部分学科前三名

本研究对 2015 年上海市综合性三级甲等医院内科学的科研竞争力分值进行计算,并对调查范围内前三名的三级甲等医院进行排名。在内科学部分学科科研竞争力排名中,华山医院获肾脏病学、感染性疾病学、神经病学 3 个学科第一;瑞金医院获血液病学、内分泌学 2 个学科第一;仁济医院获胃肠病学和风湿免疫学 2 个学科第一;中山医院在心血管病学的科研竞争力排位第一;上海市肺科医院(以下简称“肺科医院”)获呼吸病学第一(表 2)。

表 2　2015 年上海市综合性三级甲等医院内科学部分学科科研竞争力前三名排名

排名	心血管病学	呼吸病学	胃肠病学	血液病学	肾脏病学	内分泌学	风湿免疫学	感染性疾病学	神经病学
1	中山医院	肺科医院	仁济医院	瑞金医院	华山医院	瑞金医院	仁济医院	华山医院	华山医院
2	瑞金医院	中山医院	中山医院	长征医院	中山医院	市六医院	华山医院	公共卫生中心*	瑞金医院
3	东方医院**	长征医院	长海医院	市一医院	仁济医院	华山医院	长征医院	瑞金医院	中山医院

* 注：上海市公共卫生临床中心(以下简称"公共卫生中心")。
** 注：同济大学附属东方医院(以下简称"东方医院")。

2. 外科学部分学科前三名

本研究对 2015 年上海市综合性三级甲等医院外科学的科研竞争力分值进行计算，并对调查范围内前三名的三级甲等医院进行排名。在外科学部分学科科研竞争力排名中，中山医院获普通外科学、心血管外科学、泌尿外科学 3 个学科第一；肺科医院获胸外科学第一；华山医院获神经外科学第一；市六医院获骨外科学第一；九院获整形外科学第一(表 3)。

表 3　2015 年上海市综合三级甲等医院外科学部分学科科研竞争力前三名排名

排名	普通外科学	神经外科学	胸外科学	心血管外科学	泌尿外科学	骨外科学	整形外科学
1	中山医院	华山医院	肺科医院	中山医院	中山医院	市六医院	市九医院
2	东方肝胆*	仁济医院	长海医院	东方医院	长海医院	长征医院	市六医院
3	瑞金医院	长征医院	中山医院	长征医院	华山医院	华山医院	长海医院

* 注：第二军医大学附属东方肝胆外科医院(以下简称"东方肝胆")。

3. 部分其他学科前三名

本研究统计了部分其他学科的科研竞争力，包括肿瘤学、口腔医学、耳鼻咽喉科学、眼科学、医学影像学、实验诊断学、护理学、麻醉学、核医学、病理学、临床放射学、急症医学、老年医学、康复医学、药剂学、营养学、皮肤病学和精神病学，并对调查范围内前三名的三级甲等医院进行排名(表 4、表 5)。

表 4　2015 年上海市三级甲等医院部分其他学科科研竞争力前三名排名(1)

排名	肿瘤学	口腔医学	耳鼻咽喉科学	眼科学	医学影像学	实验诊断学	护理学	麻醉学	核医学
1	肿瘤医院	市九医院	五官科医院	五官科医院	中山医院	瑞金医院	市十医院	长海医院	仁济医院
2	东方肝胆	同济口腔*	新华医院	市一医院	市六医院	妇产科医院	东方医院	瑞金医院	中山医院
3	仁济医院	市六医院	市六医院	市十医院	华山医院	华山医院	肺科医院	市六医院	肿瘤医院

* 注：同济大学附属口腔医院(以下简称"同济口腔")。

表 5　2015 年上海市综合性三级甲等医院部分其他学科科研竞争力前三名排名(2)

排名	病理学	临床放射学	急症医学	老年医学	康复医学	药剂学	营养学	皮肤病学	精神病学
1	肿瘤医院	肿瘤医院	东方医院	华东医院	华山医院	长征医院	新华医院	华山医院	精卫中心*
2	中山医院	中山医院	瑞金医院	新华医院	市六医院	长海医院	市九医院	长征医院	华山医院
3	长海医院	市十医院	新华医院	华山医院	新华医院	新华医院	东方医院	皮肤病医院**	东方医院

* 注：上海交通大学医学院附属精神卫生中心(以下简称"精卫中心")。
** 注：上海市皮肤病医院(以下简称"皮肤病医院")。

（三）部分重要指标的情况分析

1. 院士数量及分布

截至2015年，上海市35家三级甲等医院共有分属18个学科的22名院士（表6）。

表6　2015年上海市三级甲等医院荣获院士情况

医　　院	科　　室	学　　科	院士人数（人）
瑞金医院	血液研究所	血液学	3
	内分泌研究所	内分泌学	1
中山医院	心内科	心血管病学	2
	肝肿瘤外科	普通外科学	1
华山医院	手外科	骨外科学	1
	神经外科	神经外科学	1
	中西医结合科	中西医结合学	1
市九医院	口腔科	口腔医学	2
	骨科	骨外科学	1
东方肝胆医院	其他	肝胆外科学	1
	信号转导实验室	肿瘤学	1
长海医院	泌尿外科	泌尿外科学	1
	烧伤科	烧伤外科学	1
长征医院	皮肤科	皮肤病学	1
五官科医院	耳鼻喉科	耳鼻咽喉科学	1
市六医院	内分泌科（含研究所）	内分泌学	1
东方医院	心血管内科	心血管病学	1
儿童医院	遗传所	儿科学	1

2. 获得国家科技重大专项

2015年上海市35家三级甲等医院获得多项国家科技重大专项，其中国家科技重大专项中作为首席科学家的项目有1项，作为子课题负责人的项目有3项（表7）。

表7　2015年上海市三级甲等医院获得国家科技重大专项情况

医　　院	科　　室	项目类别	子课题负责人数量（项）
东方肝胆医院	信号转导实验室	首席科学家项目	1
长征医院	器官移植科	子课题负责人项目	1
曙光医院	肝病科	子课题负责人项目	2

3. 获得国家自然科学基金项目情况

2015年上海市三级甲等医院获得的国家自然科学基金项目共1 130项（表8）；获得国家自然科学基金项目总数前十名的医院分别为瑞金医院、中山医院、仁济医院、长海医院、上海第十人民医院（以下简称"市十医院"）、市九医院、华山医院、市六医院、上海第一人民医院（以下简称"市一医院）及肿瘤医院（表9）。

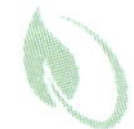

表 8　2015 年上海市三级甲等医院获得国家自然科学基金项目情况(单位: 项)

国家自然科学基金项目	数量
国家自然科学基金重大项目	4
国家自然科学基金重点项目	17
国家自然科学基金重大研究计划	7
国家自然科学基金面上项目	560
国家自然科学基金青年科学基金项目	496
国家自然科学基金国际(地区)合作与交流项目	10
国家自然科学基金海外及港澳学者合作研究基金	10
国家自然科学基金联合基金项目	4
国家自然科学基金专项基金项目	7
国家自然科学基金创新研究群体科学基金	6
国家杰出青年科学基金(杰青)	3
国家优秀青年科学基金(小杰青)	6
合　计	1 130

表 9　2015 年上海市三级甲等医院获得国家自然科学基金项目总数前十名排名(单位: 项)

医　　院	数量
瑞金医院	99
中山医院	86
仁济医院	75
长海医院	74
市十医院	71
市九医院	71
华山医院	68
市六医院	58
市一医院	51
肿瘤医院	48
合　　计	701

4. 发表 SCI 论文情况

2015 年度上海市三级甲等医院发表 SCI 论文总数最多的是中山医院，SCI 论文总影响因子最高的则是肿瘤医院(表 10)。

表 10　2015 年上海市三级甲等医院发表 SCI 论文总数及总影响因子前十名排名

排　名	发表 SCI 论文总数(篇)	总影响因子
1	中山医院	肿瘤医院
2	市六医院	中山医院
3	华山医院	市六医院
4	瑞金医院	瑞金医院
5	仁济医院	华山医院
6	肿瘤医院	长海医院

续 表

排 名	发表 SCI 论文总数(篇)	总影响因子
7	长海医院	仁济医院
8	市九医院	市九医院
9	市一医院	市一医院
10	新华医院	新华医院

5. 专利授权和转化情况

2015 年上海市三级甲等医院专利授权共 647 项,其中国际发明专利授权为 3 项(表 11),国内发明专利授权为 201 项,国内实用新型和外观设计专利授权为 443 项(表 12,前十名)。专利成功转化的共 16 项,其中发明专利转化为 12 项,实用新型专利转化为 4 项(表 13)。

表 11 2015 年上海市三级甲等医院国际发明专利授权情况(单位:项)

医 院	科 室	所属学科	专利授权数量
市一医院	眼科	眼科学	2
中山医院	肝肿瘤外科	肿瘤学	1

表 12 2015 年上海市三级甲等医院国内专利授权前十名排名

排名	医 院	发明专利授权数量(项)	医 院	国内实用新型和外观设计专利授权数量(项)
1	华山医院	23	肺科医院	72
2	市十医院	17	东方医院	39
3	中山医院	16	同济医院	36
4	长海医院	15	市九医院	28
5	曙光医院	15	华东医院	26
6	瑞金医院	14	市十医院	25
7	肺科医院	14	中山医院	25
8	长征医院	13	岳阳医院	19
9	岳阳医院	11	曙光医院	18
10	市六医院	8	新华医院	18

表 13 2015 年上海市三级甲等医院专利成功转化情况

医 院	专利转化总量(项)	专利成功转化类型
中山医院	5	发明 4 项、实用新型 1 项
五官科医院	4	发明 3 项、实用新型 1 项
龙华医院	3	发明 3 项
同济医院	1	发明 1 项
儿童医院	1	发明 1 项
儿童医学中心	1	实用新型 1 项
国妇婴	1	实用新型 1 项

（四）历年总排名及部分重要指标的比较

1. 历年三级甲等医院科研竞争力综合实力排名比较

2013～2015 年，上海市三级甲等医院科研竞争力综合实力得分连获三年第一名和第二名的分别为中山医院和瑞金医院（表 14）。

表 14　2013～2015 年上海市三级甲等医院科研竞争力综合实力前十名排名

年份(年)	第一名	第二名	第三名	第四名	第五名	第六名	第七名	第八名	第九名	第十名
2013	中山医院	瑞金医院	市九医院	华山医院	长征医院	市六医院	仁济医院	长海医院	新华医院	曙光医院
2014	中山医院	瑞金医院	市九医院	华山医院	新华医院	市六医院	长海医院	市一医院	长征医院	肿瘤医院
2015	中山医院	瑞金医院	华山医院	市六医院	仁济医院	市九医院	长征医院	长海医院	肿瘤医院	新华医院

2. 历年专科类三级甲等医院科研竞争力排名比较

在中医类医院排名中，曙光医院于 2013 年排名第一，2014 年和 2015 年都位居第二，龙华医院于 2013 年排名第二，2014 年和 2015 年都位居第一，岳阳医院在近三年内均无变化（表 15）。儿科类医院排名连续三年获得第一者为儿科医院（表 16）。

表 15　2013～2015 年上海市中医类三级甲等医院科研竞争力前三名排名

年份(年)	第一名	第二名	第三名
2013	曙光医院	龙华医院	岳阳医院
2014	龙华医院	曙光医院	岳阳医院
2015	龙华医院	曙光医院	岳阳医院

表 16　2013～2015 年上海市儿科类三级甲等医院科研竞争力前三名排名

年份(年)	第一名	第二名	第三名
2013	儿科医院	儿童医院	儿童医学中心
2014	儿科医院	儿童医学中心	儿童医院
2015	儿科医院	儿童医学中心	儿童医院

3. 院士数量新增情况

同比去年，越来越多的医院拥有包括院士在内的高层次科研人员。瑞金医院、市九医院、长海医院和东方医院同比去年分别新增了 4 位院士（表 17）。

表 17　2015 年上海市三级甲等医院获得院士及新增院士情况

单　位	科　　室	所属学科	院士数（人）	院士总数（人）	备注	新增院士
瑞金医院	血液研究所	血液学	3	4	2015 年新增	宁光
	内分泌研究所	内分泌学	1			
中山医院	心内科	心血管病学	2	3		
	肝肿瘤外科	肿瘤学	1			

续　表

单　位	科　　室	所属学科	院士数（人）	院士总数（人）	备注	新增院士
华山医院	手外科	骨外科学	1	3		
	神经外科	神经外科学	1			
	中西医结合科	中西医结合学	1			
市九医院	口腔颌面头颈肿瘤科	口腔医学	2	3	2015 年新增	张志愿
	骨科	骨外科学	1			
东方肝胆医院	其他	肝胆外科学	1	2		
	信号转导实验室	肿瘤学	1			
长海医院	泌尿外科	泌尿外科学	1	2	2015 年新增	孙颖浩
	烧伤科	烧伤外科学	1			
长征医院	皮肤科	皮肤病学	1	1		
五官科医院	耳鼻喉科	耳鼻咽喉科学	1	1		
市六医院	内分泌科（含研究所）	内分泌学	1	1		
东方医院	心血管内科	心血管病学	1	1	2015 年新增	陈义汉
儿童医院	遗传所	儿科学	1	1		

4. 国家自然科学基金项目新增情况

国家自然科学基金项目获得总数同比去年增长了 16%，主要是国家自然科学基金面上项目、国家自然科学基金青年科学基金项目和国家自然科学基金海外及港澳学者合作研究基金有较大幅度增长（表 18）。

表 18　2015 年上海市三级甲等医院国家自然基金项目新增情况（单位：项）

国家自然科学基金项目类别	2015 年数量（项）	2014 年数量（项）
国家自然科学基金重大项目	4	5
国家自然科学基金重点项目	17	14
国家自然科学基金重大研究计划	7	6
国家自然科学基金面上项目	560	458
国家自然科学基金青年科学基金项目	496	459
国家自然科学基金国际（地区）合作与交流项目	10	8
国家自然科学基金海外及港澳学者合作研究基金	10	4
国家自然科学基金联合基金项目	4	3
国家自然科学基金专项基金项目	7	4
国家自然科学基金创新研究群体科学基金	6	3
国家杰出青年科学基金（杰青）	3	3
国家优秀青年科学基金（小杰青）	6	6

5. 国际、国家级奖项新增情况

与2014年国际人才奖项、国家科学技术进步一等奖和国家自然科学二等奖获得0项相比，该3个奖项在2015年分别取得了1项的突破。国家科学技术进步奖二等奖同比去年增加7项（表19）。

表19　2015年上海市三级甲等医院国际、国家级奖项新增情况（单位：项）

国际、国家级奖项类别	2015年数量	2014年数量
国际人才奖项	1	0
国家科学技术进步一等奖	1	0
国家科学技术进步二等奖	10	3
国家自然科学二等奖	1	0

6. 发表SCI论文情况

2015年上海市三级甲等医院发表的SCI论文共5 452篇，比2014年增长了1 282篇（图2），其影响因子为2.89，比2014年增加了0.16。

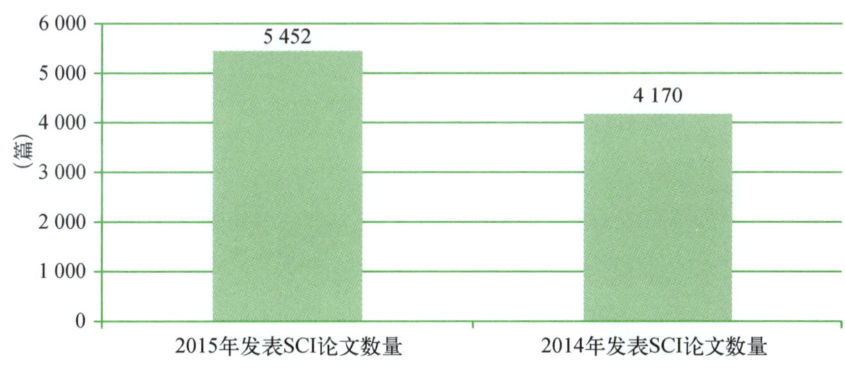

图2　2014年、2015年上海市三级甲等医院发表SCI论文情况

二、讨论与分析

从科研相关数据来看，上海市35家三级甲等医院2015年在科研方面取得了较好的成绩。

（一）在投入指标方面

人才培养、科研项目方面都有较好表现，拥有包括院士在内的高层次科研人员的医院数量不断增加，2015年瑞金医院、长海医院、东方医院和九院均有新增院士。国家自然科学基金项目获得总数比去年同比增长甚多，尤其在面上项目、青年科学基金项目和海外及港澳学者合作研究基金方面表现突出。但通过数据也可以了解到，上海市三级甲等医院科研竞争力的发展也存在不均衡的情况。以国家自然科学基金项目为例，获得国家自然科学基金项目最多的医院有99项，获得45项以上的医院有12家，但也有部分医院获得基金项目不足10项，甚至为0项。

（二）产出指标方面

国际人才奖项、国家科学技术进步一等奖和国家自然科学二等奖在 2015 年均有 0 的突破，分别取得了 1 项的好成绩。此外，大部分医院发表 SCI 论文数量明显增加，2015 年上海市三级甲等医院发表的 SCI 论文共 5 452 篇，比去年增长了 1 282 篇，其影响因子约为 2. 89，比 2014 年提高了 0. 16；同时专利成功转化数量也有所增加，共有 16 项专利得到转化，其中中山医院有 5 项，占所有转化数量的 31. 25%。但各医院水平也有较大差距，无论是论文还是专利产出，最多和最少的医院数量仍有巨大差距，部分医院专利产出依然是空白，大部分医院的专利没有得到有效转化。

上海市三级甲等医院科研能力水平不断提高，但也存在发展不均衡现象，还需在医院整体科研规划中有强化优势学科、扶持医疗和科研相对弱势学科、全面均衡提升医院科研的能力。

上海市五家试点医院医疗服务项目成本核算结果分析研究

彭　颖　李潇骁　王海银　杨中浩　黄玲萍　金春林

【导读】 本文采用作业成本法作为科室级医疗服务项目成本核算方法、采用加权平均法作为院级医疗服务项目成本核算方法，从收益情况、成本构成以及单位成本与收费价格比较三个方面，对五家试点医院2013年医疗服务项目成本核算结果进行分析。其结论是，在现行公立医院补偿模式下，医疗服务项目成本无法完全通过医疗服务收费和财政基本支出补助予以弥补；综合医疗服务类、中医类等体现医务人员技术劳务价值的医疗服务项目亏损严重。我们认为，在确保稳定的前提下，需要进一步调整医疗服务价格，通过开展成本核算和比价研究，最终建立以成本和收入结构变化为基础的价格动态调整机制。

一、研究背景

医疗机构成本核算是深化医改的一项重要基础工作，医疗服务项目成本核算是规范医疗服务价格、科学制定和调整价格的基础和依据。2015年深入推进公立医院改革以来，国家先后下发了一系列医改相关文件，包括《关于全面推开县级公立医院综合改革的实施意见》（国办发〔2015〕33号）、《关于城市公立医院综合改革试点的指导意见》（国办发〔2015〕38号）等，都明确提出要“强化公立医院精细化管理、加强成本核算与控制、建立以成本和收入结构变化为基础的价格动态调整机制”。上海市政府历来对医院成本核算工作给予高度关注，在院科两级成本核算的基础上，为加强市级医院成本核算基础性工作，建立与医疗服务收费项目对应的成本数据库，完善医疗服务价格定价机制，深化公立医院补偿机制改革，上海申康医院发展中心于2014年正式发布了《关于开展市级医院医疗服务项目成本核算试点工作的通知》，在市级公立医院中开展医疗服务项目成本核算工作。本文通过对试点医院医疗服务项目成本核算结果进行分析，为推进

基金项目：“上海市第四轮公共卫生三年行动计划”重点学科建设项目“基于大数据的上海市卫生决策支持体系构建”（项目编号：GWIV－33），上海市卫生和计划生育委员会科研课题资助项目“上海市级公立医院医疗服务项目成本与价格比较研究”（项目编号：20154Y0037）。
第一作者：彭颖，女，助理研究员。
通讯作者：金春林，男，研究员，上海市医学科学技术情报研究所所长、上海市卫生发展研究中心常务副主任、上海市人口与发展研究中心主任。
作者单位：上海市医学科学技术情报研究所、上海市卫生发展研究中心（彭颖、李潇骁、王海银、金春林），复旦大学公共卫生学院（王海银）；上海申康医院发展中心（杨中浩、黄玲萍），上海市人口与发展研究中心（金春林）。

成本核算工作、调整医疗服务项目价格提供参考和依据。

二、医疗服务项目成本核算的基本情况

（一）核算对象

本文对五家试点医院2013年开展的所有3 634项医疗服务收费项目进行成本核算。其中3 392项与《上海市医疗机构医疗服务项目和价格汇编(2014年)》(以下简称《上海2014汇编》)中的项目完全对应；238项是各医院根据《上海2014汇编》中的项目说明在目前价格项目下设置的二级项目，如“250402014抗组织细胞抗体测定”每项价格为20元，在项目说明中明确“胰岛细胞抗体测定每人次按70元计收”，医院在执行收费时，根据项目说明，在原项目下增设了“250402014－1胰岛细胞抗体测定”价格项目，定价为70元/项；5项为医院自主定价项目。为便于分析，本文在《上海2014汇编》的项目分类基础上，进一步将3 634项医疗服务价格项目细分为13类，各类别项目分布情况详见表1。

表1　五家试点医院医疗服务收费项目分布情况

一级类别	二级类别	三级类别	项目数量(项)
一、综合医疗服务类	(一) 一般医疗服务	1. 床位费	10
		2. 诊查费(住院)	2
		3. 诊查费(门诊)	4
		4. 护理费	16
	(二) 一般检查治疗	5. 一般检查治疗类	56
	(三) 社区卫生服务		
	(四) 其他医疗服务项目		
二、医技诊疗类	(一) 医学影像	8. 医技检查类	212
	(二) 超声检查		
	(三) 核医学		
	(四) 放射治疗		
	(五) 病理检查		
	(六) 检验	9. 医技检验类	642
	(七) 血型与配血		
三、临床诊疗类	(一) 临床各系统诊疗	6. 临床检查治疗类	874
	(二) 经血管介入诊疗		
	(三) 物理治疗与康复		
	(四) 手术治疗	10. 麻醉费	20
		11. 手术费	1 618
四、中医及民族医诊疗类		7. 中医治疗类	139
五、手术特殊仪器设备使用		12. 手术仪器费	36
六、自主定价项目		13. 自主定价类	5
	合计		3 634

（二）核算范围

根据新财务会计制度和《上海市医院成本管理暂行办法》（沪财社〔2014〕49 号），本次医疗服务项目成本核算范围包括医疗业务成本、管理费用、财政项目补助支出形成的固定资产折旧和无形资产摊销、科教项目支出形成的固定资产折旧和无形资产摊销四大类，具体内容包括人员支出、卫生材料费、药品费、固定资产折旧费、无形资产摊销费、提取医疗风险基金、其他费用七大类（表 2）。

根据核算范围口径的不同，医疗服务项目成本核算结果分为四个层次，包括医疗业务成本、医疗成本、医疗全成本和医院全成本。由于医疗全成本和医院全成本是在医疗成本的基础上，将财政项目支出、科教项目支出形成的固定资产折旧和无形资产摊销分摊到项目成本上，这部分的成本补偿来源明确且无需通过医疗服务收费弥补，因此本文主要对各项目医疗成本结果展开分析。

表 2　医疗服务项目成本核算具体内容

类　别	具　体　内　容
1. 人员支出	人工费用（除奖金、离退休费之外的所有人员支出）、奖金、离退休费
2. 卫生材料费	卫生材料费（单独收费卫生材料除外）
3. 药品费	药品费（单独收费药品除外）
4. 固定资产折旧费	固定资产折旧费
5. 无形资产摊销费	无形资产摊销费
6. 提取医疗风险基金	提取医疗风险基金
7. 其他费用	能耗（水费、电费、取暖费）、物业管理费、差旅费、因公出国（境）费、维修费、劳务费、其他费用（办公费、印刷费、咨询费、手续费、邮电费用、租赁费、会议费、培训费、公务接待费、专用燃料费、工会经费、福利费、利息支出、公务用车运行维护费、其他交通工具运行维护等）

（三）核算方法

医疗服务项目成本核算采用作业成本法作为科室级医疗服务项目成本核算方法、采用加权平均法作为院级医疗服务项目成本核算方法。其中，作业成本法（activity-based costing）是一种通过对所有作业活动进行追踪动态反映，计量作业和成本对象的成本，评价作业业绩和资源利用情况的成本计算和管理方法。它以作业为中心，根据作业对资源耗费的情况，将资源的成本分配到作业中，然后根据产品和服务所耗用的作业量，最终将成本分配到医疗项目中[1]。

三、医疗服务项目成本核算结果与分析

（一）医疗服务项目收益分析

1. 总体收益情况

市级公立医院医疗成本由医疗服务项目成本、可单独收费卫生材料成本、药品费三部分构成（图 1）。2013 年五家试点医院开展的 3 634 项医疗服务项目成本为 49.3 亿元，总收入为 35.0 亿

元，亏损达 14.3 亿元；加上财政基本支出补助 4.2 亿元，仍然亏损 10.1 亿元。医疗服务项目成本无法完全通过医疗服务收费和财政基本支出补助予以弥补，近 16%的医疗服务项目成本需通过药品加成收入(5.5 亿元，加成率为 15.5%)和可单独收费卫生材料加成收入(2.2 亿元，加成率为 15.7%)予以弥补，即"以药养医""以耗材养医"。

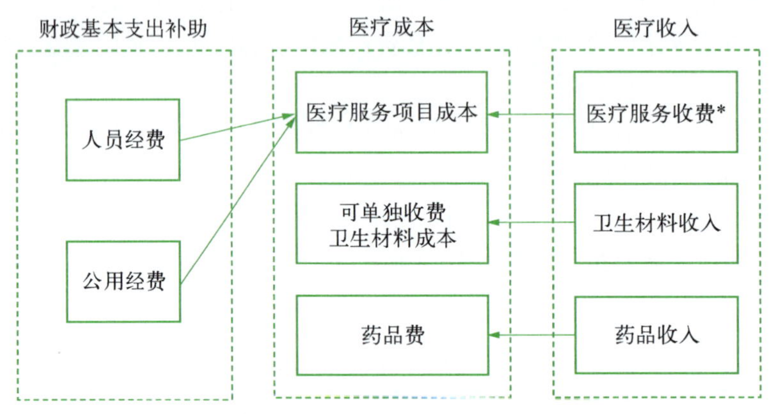

图 1 公立医院医疗成本补偿渠道图[2]

* 医疗服务收费指《上海 2014 汇编》中列示的医疗服务项目收费总额，从财务报表上看为医疗收入扣除药品收入和卫生材料收入，具体包括挂号收入、诊查收入、检查收入、化验收入、治疗收入、手术收入等内容

2. 各类别医疗服务项目收益情况

各类别医疗服务项目收益情况差异度较大，其中综合医疗服务类(包括床位费、诊查费、护理费、一般检查治疗类)项目由于服务量大，亏损较为严重，占所有亏损项目亏损总额的 76.3%；医技诊疗类(包括医技检查类和医技检验类)项目盈利状况可观，其盈利额占所有盈利项目盈利总额的 67.3%。临床检查治疗类、中医治疗类、手术类虽有部分项目盈利，但其总体仍处于亏损状态；麻醉费、手术仪器费项目总体处于盈利状态，五个自主定价类项目则全部盈利(表 3)。这说明医疗服务项目价格内部结构不合理，体现医务人员技术劳务价值的项目(如综合医疗服务类)价格偏低、亏损严重；而部分依赖设备耗材的检查、检验类项目现行成本可通过项目收费予以弥补。

表 3 医疗服务项目总体收益情况及各类别收益情况

分类名称	盈利项目		亏损项目		总收益(万元)
	盈利额(万元)	占比(%)	亏损额(万元)	占比(%)	
1. 床位费	27.2	0.03	−14 279.7	5.89	−14 252.6
2. 诊查费(住院)	0.0	0.00	−42 958.8	17.72	−42 958.8
3. 诊查费(门诊)	0.0	0.00	−35 510.6	14.65	−35 510.6
4. 护理费	0.0	0.00	−40 559.9	16.73	−40 559.9
5. 一般检查治疗类	29.2	0.03	−51 535.1	21.26	−51 505.9

续 表

分类名称	盈利项目		亏损项目		总收益（万元）
	盈利额（万元）	占比（%）	亏损额（万元）	占比（%）	
6. 临床检查治疗类	11 378.1	11.49	−27 421.0	11.31	−16 042.9
7. 中医治疗类	817.4	0.83	−2 939.8	1.21	−2 122.4
8. 医技检查类	29 413.0	29.71	−4 096.4	1.69	25 316.7
9. 医技检验类	37 538.7	37.92	−7 301.6	3.01	30 237.2
10. 麻醉费	3 782.2	3.82	−1 107.9	0.46	2 674.4
11. 手术费	2 078.7	2.10	−14 647.1	6.04	−12 568.4
12. 手术仪器费	4 415.4	4.46	−71.2	0.03	4 344.3
13. 自主定价类	9 512.5	9.61	0.0	0.00	9 512.5
合 计	98 992.4	100.00	−242 428.9	100.00	−143 436.4

（二）医疗服务项目成本构成分析

1. 医疗服务项目成本构成总体情况

根据新医院财务制度，医疗成本具体由人员经费、卫生材料费、药品费、固定资产折旧费、无形资产摊销费、提取医疗风险基金、其他费用构成。医疗服务项目成本在剔除可单独收费卫生材料成本和药品成本后，人员经费占到61%，其他费用为19%，打包收费的卫生材料费为15%，固定资产折旧费为5%。因此，对医疗服务项目的价格调整重点应考虑对人力成本的弥补。按成本发生时计入的方法，医疗服务项目成本可以分为直接成本和间接成本，其中提供医疗服务项目的临床和医技科室直接医疗成本占75.5%，从医辅和行政后勤类科室分摊而来的间接医疗成本占24.5%。

2. 各类别医疗服务项目成本构成情况

从各类别医疗服务项目成本构成来看，综合医疗服务类、临床诊疗类、中医及民族医诊疗类医疗服务项目中人力成本超过60%；而医技诊疗类和手术仪器设备使用类项目中非人力成本超过50%，其中医技检验类项目中打包收费的卫生材料成本占比超过50%。

（三）市级公立医院医疗服务项目单位成本与收费价格比较分析

1. 项目盈亏基本情况

将3 634项医疗服务价格项目单位成本与其收费标准进行比较后发现，盈利项目（项目成本≥收费标准）1 411项，占项目总数38.8%；亏损项目（项目成本<收费标准）2 223项，占项目总数61.2%。其中，诊查费、护理费两类项目全部处于亏损状态，一般检查治疗类亏损项目超过95%，床位费、临床检查治疗类、中医治疗类、手术类亏损项目数量都超过60%，麻醉费、医技检查检验类、手术仪器费亏损项目数量低于40%；而5个自主定价类项目都处于盈利状态（图2）。

2. 医疗服务项目成本与价格偏离程度

3 634项医疗服务价格项目中，项目价格与成本差距达500元或以上的有1 035项，占项目总数的28.5%，主要分布在手术类中；其中价格高于成本500元或以上的有251项，价格低于成本500元或以上的有784项。价格与成本差距在100元以内的有1 746项，占项目总数的48.1%；

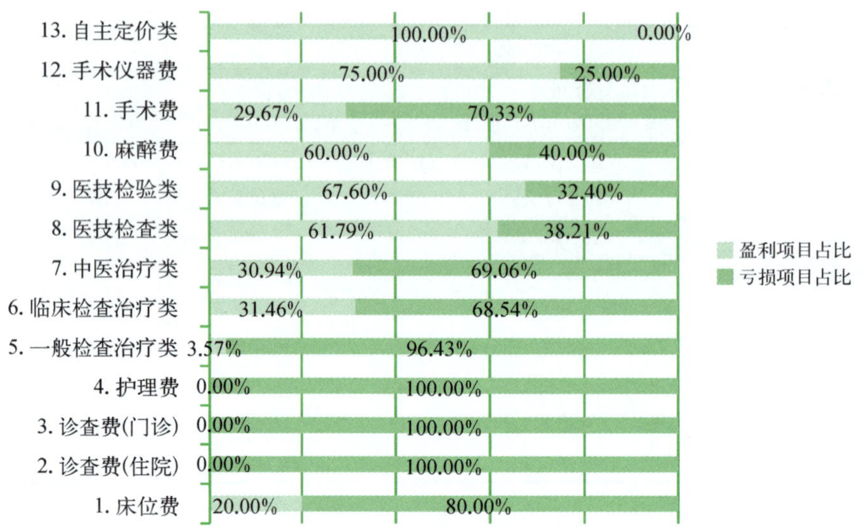

图 2 各类别医疗服务价格项目中盈、亏项目占比

其中,差距在 20 元以内的 903 项(约占项目总数的 24.9%)(表 4),医疗服务项目价格基本围绕成本成正态分布。

表 4 各类别医疗服务项目价格与成本背离情况*(单位:元)

项目类别	≤−500	>−500~100	>−100~0	>0~100	>100~500	>500
1. 床位费	1	1	6	2	0	0
2. 诊查费(住院)	0	2	0	0	0	0
3. 诊查费(门诊)	0	0	4	0	0	0
4. 护理费	0	3	13	0	0	0
5. 一般检查治疗类	0	4	50	2	0	0
6. 临床检查治疗类	37	131	431	172	65	38
7. 中医治疗类	8	7	81	40	3	0
8. 医技检查类	1	20	60	74	47	10
9. 医技检验类	0	6	202	402	30	2
10. 麻醉费	0	0	8	8	4	0
11. 手术费	736	295	107	69	217	194
12. 手术仪器费	1	4	4	8	12	7
13. 自主定价类	0	0	0	3	2	0
合计	784	473	966	780	380	251
占比	21.57%	13.02%	26.58%	21.46%	10.46%	6.91%

* 医疗服务项目价格与成本背离程度=医疗服务项目价格−医疗服务项目成本。

3. 医疗服务项目收费对成本的弥补程度

3 634 项医疗服务价格项目中,有 895 个项目(占项目总数的 24.6%)收费尚不能弥补其成本的 50%,其中 220 个项目收费连成本的 20%都无法弥补(表 5)。从项目类别上看,收费对成本弥

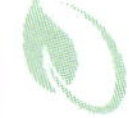

补程度较低(小于50%)的项目主要分布在诊查费、护理费、一般检查治疗类项目中;而检查检验类、麻醉类、仪器使用类下,超过一半以上项目成本可通过收费完全弥补;5个自主定价项目的成本都可通过收费弥补。

表5 各类别医疗服务项目收费对成本的弥补情况*(单位:项)

项目类别	≤20%	>20%~50%	>50%~100%	>100%~200%	>200%~500%	>500%
1. 床位费	2	2	4	2	0	0
2. 诊疗费	2	0	0	0	0	0
3. 挂号费	0	3	1	0	0	0
4. 护理费	12	2	2	0	0	0
5. 一般检查治疗类	30	18	6	1	1	0
6. 临床检查治疗类	101	223	275	178	83	14
7. 中医治疗类	15	37	44	33	7	3
8. 医技检查类	6	36	39	66	58	7
9. 医技检验类	17	60	131	221	168	45
10. 麻醉费	1	3	4	8	3	1
11. 手术费	34	290	814	457	21	2
12. 手术仪器费	0	1	8	11	10	6
13. 特需项目	0	0	0	2	3	0
合计	220	675	1 328	979	354	78
占比	6.05%	18.57%	36.54%	26.94%	9.74%	2.15%

* 医疗服务项目价格与成本弥补程度=(医疗服务项目价格÷医疗服务项目成本)×100%。

四、小结与建议

第一,从医疗服务项目总体收益来看,在现行公立医院补偿模式下,医疗服务项目成本无法完全通过医疗服务收费和财政基本支出补助予以弥补,近16%的医疗服务项目成本需通过药品加成收入和可单独收费卫生材料加成收入予以弥补。作为新晋综合医改省市级试点,上海市将按照国家要求逐步取消药品加成,并自2016年7月1日起将医疗器械加价率控制在5%以内[3]。因此,迫切需要通过调整医疗服务价格、加大政府投入、改革支付方式、降低医院运行成本等途径建立科学合理的公立医院补偿机制。

第二,从各类别医疗服务项目成本与价格比较来看,综合医疗服务类(包括床位费、诊查费、护理费、一般检查治疗类)项目基本都处于亏损状态,而且由于综合医疗服务类项目服务量大,亏损十分严重。临床检查治疗类、中医治疗类、手术类亏损项目数量也都超过60%。麻醉费、医技检查检验类部分项目存在亏损,但从整体上看处于盈利状态。研究结果与相关文件中提出的“降低大型医用设备检查治疗价格,合理调整提升体现医务人员技术劳务价值的医疗服务价格”要求完全一致。上海市从2015年开始为推进医药分开改革工作,先后调整了护理费、康复治疗费、精神卫生、诊查费、床位费、中医针灸等项目价格[4,5],但调整后的项目价格与成本仍存在一定差距。因此，建议配合医药分开改革工作，在确保稳定的前提下，进一步调整医疗服务价格。

第三，医疗机构成本核算是一项重要的基础性工作，但目前仍处于对实际成本进行核算阶段，受历史条件、地方财政补偿政策以及服务量等因素影响，同一项目成本核算结果在不同医疗机构中差异很大，对医疗服务项目价格调整参考作用有限。为解决上述问题，我们建议，一方面尽快在所有公立医院推广全成本核算工作，建立医疗机构成本信息库，通过对连续年度的数据收集和成本分析，根据各类医院分项平均成本逐步形成本地区成本定额指导水平，最终建立医疗服务项目的标准成本，为确定医疗服务项目目标价格提供依据；另一方面，同步开展医疗服务项目比价研究，形成医疗服务项目标化价值，通过建立主、辅两套比价参照体系，优化现行价格比价结构和水平，理顺医疗服务比价关系[6]。通过平行开展成本核算和比价研究，最终建立以成本和收入结构变化为基础的价格动态调整机制。

参 考 文 献

[1] 孙慧. 基于作业成本法的医院成本管理研究. 北京：财政部财政科学研究所，2012.

[2] 彭颖，李芬，王力男等. 从医疗成本角度对医疗服务价格调整总量测算. 中华医院管理，2015，31(8)：623 - 626.

[3] 上海市发展和改革委员会. 关于规范本市公立医疗机构等医疗器械价格行为的通知.(2016 - 07 - 01). http://www.shdrc.gov.cn/xxgk/cxxxgk/23848.htm[2016 - 08 - 14].

[4] 上海市发展和改革委员会. 关于调整本市护理费等部分医疗服务价格的通知.(2015 - 12 - 18). http://www.shdrc.gov.cn/xxgk/cxxxgk/19201.htm[2016 - 08 - 14].

[5] 上海市发展和改革委员会. 关于调整本市诊查费等部分医疗服务价格的通知.(2016 - 02 - 22). http://www.shdrc.gov.cn/gk/xxgkml/zcwj/jgl/23036.htm[2016 - 08 - 14].

[6] 金春林，彭颖，王海银. 上海价格改革为什么稳. 中国卫生，2016，(8)：100 - 101.

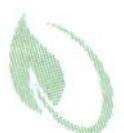

基于 DRGs 的上海市嘉定区公立医疗机构服务质量与绩效评价研究

杨山石　何　梅　汤　洁　金春林　王贤吉

【导读】 为探索按疾病诊断相关分组(diagnosis related groups，DRGs)的应用，推动医疗服务监管模式转变，以嘉定区卫生信息平台为依托，建立区 DRGs 应用系统，以病案首页信息为基础，以北京版 DRGs(BJ－DRGs)分组系统为工具，开展住院医疗服务质量与绩效评价，在此基础上获得了区综合医院、社区卫生服务中心等 16 家医疗卫生机构 2013～2014 年住院服务能力、效率、安全以及总绩效评价结果，并了解了其学科发展均衡性情况，基于 DRGs 开展公立医疗机构服务质量与绩效评价，可以为医疗服务监管提供有力的数据支撑和决策参考。

按疾病诊断相关分组(DRGs)是根据疾病诊断、治疗方式、年龄、合并症、并发症、病症严重程度及转归等因素，将住院患者分入若干诊断组进行管理的体系[1]。DRGs 于 20 世纪 60 年代诞生于美国，于 80 年代扩展至其他许多国家。目前，全世界应用 DRGs 的国家已经超过 30 个，DRGs 已成为全球应用最广泛的医疗质量监测与评价体系之一。

我国从 20 世纪 90 年代开始关注 DRGs，其后经历了漫长的争论和开发历程[2]。直到 2004 年，原北京市卫生局开始启动规范病案首页填报、疾病分类编码与人员培训等一系列实施 DRGs 前的基础准备工作；2008 年，北京版 DRGs(BJ－DRGs)终于完成，其后通过专家不断认证，完善版 BJ－DRGs 于 2014 年形成。2016 年，上海市人民政府发布《上海市深化医药卫生体制综合改革试点方案(2016—2020 年)》(沪府〔2016〕45 号)，要求运用大数据方法、卫生经济学和 DRGs 管理原理，建立公立医院医疗服务评价体系和管理机制；运用病种组合指数控制医药费用不合理增长，促进医院落实功能定位，调控医院床位。2015 年，上海市嘉定区将“DRGs 应用研究的探索”列入医政工作要点，以上海临床疾病分类 ICD－10、手术操作分类 ICD－9 字典库的病案首页信息为基础规范病案首页填报，以 2015 版 BJ－DRGs 分组系统为工具统一疾病分类标准，从而评价区内公立医疗卫生机构住院医疗服务的质量与绩效。

第一作者：杨山石，女，研究实习员。
通讯作者：王贤吉，男，助理研究员，上海市医学科学技术情报研究所综合管理办公室主任、医学科学情报研究部主任。
作者单位：上海市医学科学技术情报研究所、上海市卫生发展研究中心(杨山石、金春林、王贤吉)，上海市嘉定区卫生事务管理中心(何梅、汤洁)，上海市人口与发展研究中心(金春林)，复旦大学公共卫生学院(王贤吉)。

一、上海市嘉定区医疗服务质量与绩效评价指标

本研究评价对象为嘉定区的 4 家综合医院、10 家社区卫生服务中心、1 家妇幼保健机构以及 1 家精神卫生中心一共 16 家公立医疗卫生机构。数据来源为以上机构 2013～2014 年住院病案首页。因为 DRGs 是对急性住院患者的分组[3]，所以，本研究选取的病例要求住院时间少于 60 天。

本研究首先分别从能力、效率和安全三个维度对机构进行评价；进而，综合以上三个维度内容评价机构的“总绩效”；此外，还评价机构学科发展均衡性情况。

能力维度纳入 3 个指标：DRGs 组数量、总权重数、病例组合指数(case mix index，CMI)；效率维度纳入 2 个指标：费用消耗指数和时间消耗指数；安全维度纳入 2 个指标：低风险组死亡率和中低风险组死亡率。评价维度和指标及其解释如表 1 所示。

表 1　基于 DRGs 的医疗服务质量与绩效评价指标体系

维　度	指　　标	指　标　解　释
能力	DRGs 组数量	治疗病例所覆盖疾病类型的范围
	总权重	住院服务总产出
效率	病例组合指数	治疗病例的技术难度水平
	费用消耗指数	治疗同类疾病所花费的费用
	时间消耗指数	治疗同类疾病所花费的时间
安全	低风险组死亡率	疾病本身导致死亡概率较低的病例死亡率
	中低风险组死亡率	

注：① DRGs 组数量：假设某医疗机构的病例数据经过 DRGs 分组器的运算可以分入 k 个 DRG，那么该医疗机构的“DRGs 组数量”即为“k”。每个 DRG(diagnosis related group)都表示一类疾病。某医疗机构出院病例覆盖的 DRGs 组数量范围越广，说明该医院能够提供的诊疗服务范围越大。② DRGs 权重：是对每一类疾病(即每个 DRG)依据其资源消耗程度所给予的权值，反映该类疾病所消耗资源相对于其他疾病的程度，其数值越高，反映该类疾病的资源消耗越大[4]。③ 病例组合指数：某个医疗机构的病例组合指数＝该医疗机构的总权重数/该医疗机构的总病例数，即例均权重。CMI 与医院收治的病例类型有关，CMI 越高，一般表示该机构收治的病例越复杂。④ 费用消耗指数和时间消耗指数：代表患同类疾病的患者在不同医疗机构接受治疗时医疗费用和住院时间的差异，用以评价医疗机构的服务效率[5]。某医疗机构治疗疾病的费用较高和(或)住院时间较长，该机构的费用消耗指数和(或)时间消耗指数值就越大。如果该机构的医疗费用或住院时间与全区平均水平相当，费用消耗指数值或时间消耗指数值为 1。因此，当指数值大于 1 表示该机构治疗同类疾病所需费用或时间大于全区平均水平；指数值小于 1 则表示该机构治疗同类疾病需要费用或时间低于全区平均水平。⑤ 低风险组病例死亡率和中低风险组病例死亡率。“低风险组”和“中低风险组”是疾病本身导致死亡的可能性较低的病例类型。因为导致住院死亡发生的原因大致可以分为两类：一是疾病本身很严重，难以救治；二是临床过程发生了失误和偏差。所以，如果“低风险组”和“中低风险组”的病例发生了死亡，则表示临床过程有差错的可能性很大。

综合以上关于医疗服务能力、效率及安全的各个指标后，可对机构的“总绩效”进行评价。具体评价结果的计算遵从“同类相乘，异类相加”[6]的原则，以提高结果的全面性和可靠性。即医疗机构总绩效为能力分数、效率分数与安全分数相加之和；而能力分数为服务范围分数、医疗产能分数与技术难度分数相乘后开平方，效率分数为时间效率分数和费用效率分数相乘后开平方，安全分数为低风险组死亡分数与中低风险组死亡分数相乘后开平方。

医疗机构学科发展均衡性则根据医院基本职能，结合专家咨询，从 26 个主要疾病分类(major diagnostic categories，MDC)中选取了 18 个 MDC 作为评价的学科范围，具体包括神经、眼、头颈耳鼻、呼吸、循环、消化、肝胆胰、肌肉骨骼、皮肤、内分泌、肾脏、男性生殖、女性生殖、妊娠分娩、血液、

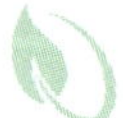

感染、创伤、多发严重创伤等。如果某医疗机构在2013～2014年没有收治以上18个MDC中的某一类病例，即被定义为“专业缺失”。参照“总绩效”的综合计算方法可以分别计算各医疗机构每个MDC的综合分值。如果某机构某一MDC分值排名在本级别机构后三位，则被定义为“低分专业”。如果某机构有“专业缺失”或者“低分专业”，说明该机构临床学科发展均衡性不佳。

二、上海市嘉定区医疗服务质量与绩效评价结果

（一）综合医院医疗服务质量与绩效评价

1. 医疗服务能力

（1）DRGs组数：在受评的4家综合医院中，2014年全区4家综合医院平均覆盖373个DRGs组，与2013年同期比较增加了7组，2014年在综合医院中收治疾病范围最广的是嘉定区中心医院（以下简称“中心医院”）（556组），其次是嘉定区安亭医院（以下简称“安亭医院”）（341组）和嘉定区南翔医院（以下简称“南翔医院”）（340组），收治疾病范围最窄的是嘉定区中医医院（以下简称“中医医院”）（258组）。

（2）病例组合指数：2013～2014年，中心医院CMI最高（1.03），中医医院（0.96）次之，之后是安亭医院（0.93），南翔医院CMI最低（0.82）。各综合医院两年的DRG组数和CMI情况具体如图1所示。

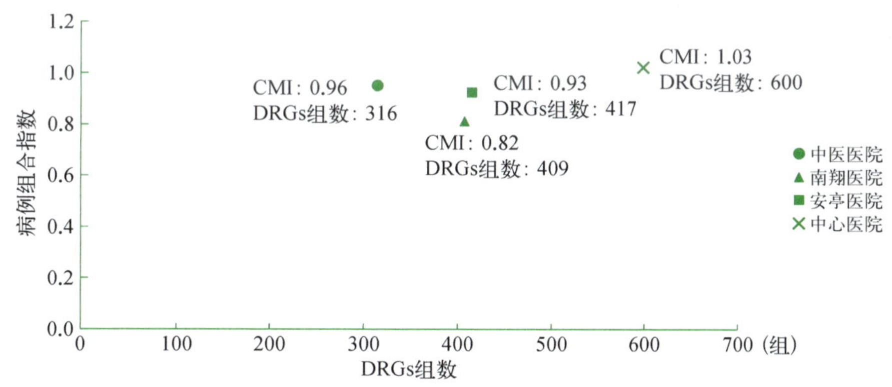

图1　2013～2014年嘉定区综合医院治疗疾病范围和技术难度分布情况

（3）总权重：2013年，4家综合医院住院医疗服务总权重为44 459.99。2014年，4家综合医院住院医疗服务总权重为45 983.72。其中，总权重最高的医院为中心医院。而且，每床日权重最高的也为中心医院。所以，一方面表明该医院的住院医疗服务产出效率较高，另一方面也表明该医院每床日负担较重（表2）。

表2　2013～2014年嘉定区综合医院住院服务总产出情况

机构名称	2013年		2014年	
	总权重	每床日权重	总权重	每床日权重
中心医院	27 174.51	0.10	27 741.10	0.10
南翔医院	7 512.95	0.07	7 873.12	0.07

续 表

机构名称	2013 年		2014 年	
	总权重	每床日权重	总权重	每床日权重
安亭医院	4 473.41	0.07	4 953.25	0.08
中医医院	5 299.12	0.06	5 416.25	0.07
综　　合	44 459.99	0.09	45 983.72	0.09

2. 医疗服务效率

4 家综合医院的医疗服务效率分布如图 2 所示。2013～2014 年，中心医院治疗同类疾病费用较低、住院时间较短，效率较高。而其他 3 家医院治疗同类疾病费用较高、住院时间较长，效率较低。

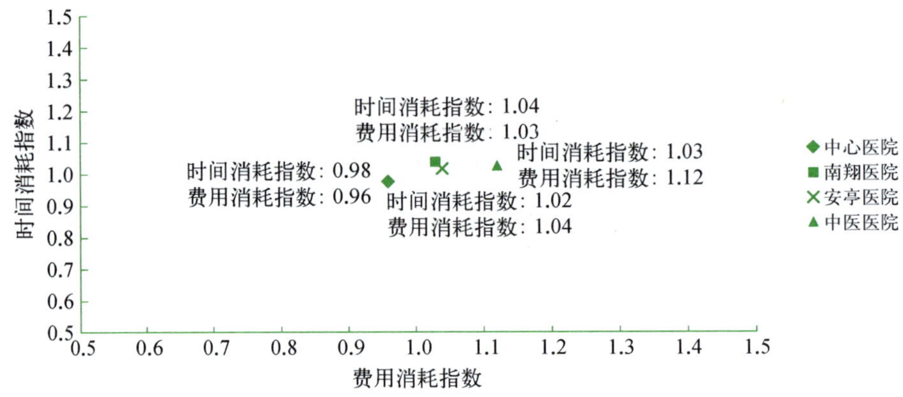

图 2　2013～2014 年嘉定区综合医院时间效率和费用效率分布情况

3. 医疗服务安全

2013～2014 年，4 家综合医院均出现了低风险组和中低风险组死亡病例，其中南翔医院以上两类死亡病例的比例均最高，分别达到了 1.73％和 3.80％(图 3)。

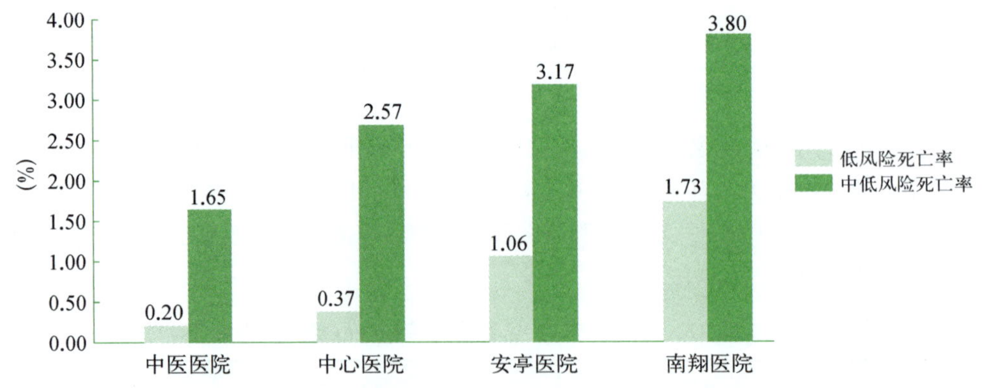

图 3　2013～2014 年嘉定区综合医院低风险和中低风险组死亡情况

4. 综合评价

总绩效位居第一名的医院是中心医院，体现了该机构在保障医疗安全与质量的同时，积极提

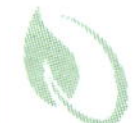

高医疗资源的使用效率,为更多患者提供高质量的医疗服务(表 3、表 4)。

表 3　2013 年嘉定区综合医院医疗服务总绩效

机构名称	DRGs组数(组)	病例组合指数	总权重	费用消耗指数	时间消耗指数	低风险死亡率(%)	中低险死亡率(%)	产能得分(分)	效率得分(分)	安全得分(分)	综合得分(分)
中心医院	550	1.01	27 174.51	0.97	0.96	0.38	2.56	1.28	1.04	0.00	2.32
中医医院	255	0.95	5 299.12	1.13	1.01	0.00	2.14	0.37	0.94	0.32	1.63
南翔医院	327	0.80	7 512.95	1.04	1.01	1.70	3.20	0.46	0.98	0.00	1.44
安亭医院	335	0.94	4 473.41	1.06	1.02	0.71	3.23	0.39	0.96	0.00	1.35

表 4　2014 年嘉定区综合医院医疗服务总绩效

医院名称	DRGs组数(组)	病例组合指数	总权重	费用消耗指数	时间消耗指数	低风险死亡率(%)	中低险死亡率(%)	产能得分(分)	效率得分(分)	安全得分(分)	综合得分(分)
中心医院	556	1.05	27 741.1	0.95	1.00	0.36	2.58	1.32	1.03	0.00	2.35
中医医院	258	0.98	5 416.25	1.12	1.06	0.42	1.15	0.38	0.92	0.22	1.53
南翔医院	340	0.83	7 873.12	1.02	1.05	1.82	4.35	0.49	0.96	0.00	1.45
安亭医院	341	0.93	4 953.25	1.01	1.02	1.41	3.11	0.41	0.98	0.00	1.39

5. 学科发展均衡性

2013～2014 年,4 家综合医院均未出现专业缺失现象。其中,中医医院和安亭医院的低分专业最多,而中心医院低分专业最少。

(二) 社区卫生服务中心医疗服务质量与绩效评价

由于社区卫生服务中心住院服务量较少,所以对社区卫生服务中心单独评价。本部分对嘉定区 10 家社区卫生服务中心 2013～2014 年的住院服务绩效进行评价(没有住院服务、因数据质量不合格的服务中心未被纳入评价)。

1. 医疗服务能力

(1) DRGs 组数: 2014 年,全区 10 家社区卫生服务中心一共覆盖 83 个 DRGs 组,与 2013 年同期比较减少了 5 组。其中,收治疾病范围最广的是安亭镇黄渡社区卫生服务中心(56 组),最窄的是嘉定镇街道社区卫生服务中心(5 组)。

(2) 病例组合指数: CMI 最高的是迎园医院(0.19),最低的是马陆镇社区卫生服务中心(0.11)(图 4)。

(3) 总权重: 2014 年,10 家社区卫生服务中心医疗服务总权重为 121.62,其中,安亭镇黄渡社区卫生服务中心总权重最高。

2. 医疗服务效率

各社区卫生服务中心时间消耗指数和费用消耗指数分布如图 5 所示。2013～2014 年,嘉定镇街道社区卫生服务中心等 4 家机构治疗同类疾病费用较低、住院时间较短,效率较高。新成路街道社区卫生服务中心等 4 家机构治疗同类疾病费用较高、住院时间较长,效率较低。此外,安

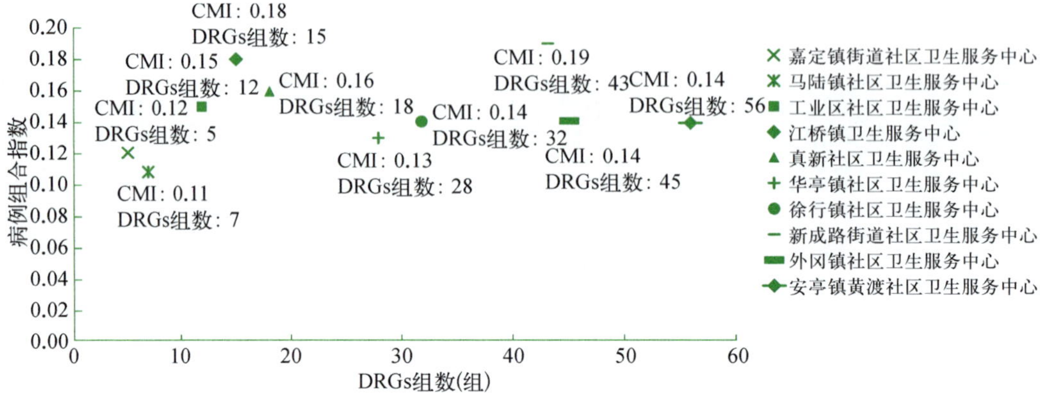

图 4　2013～2014 年嘉定区社区卫生服务中心治疗疾病范围和技术难度分布情况

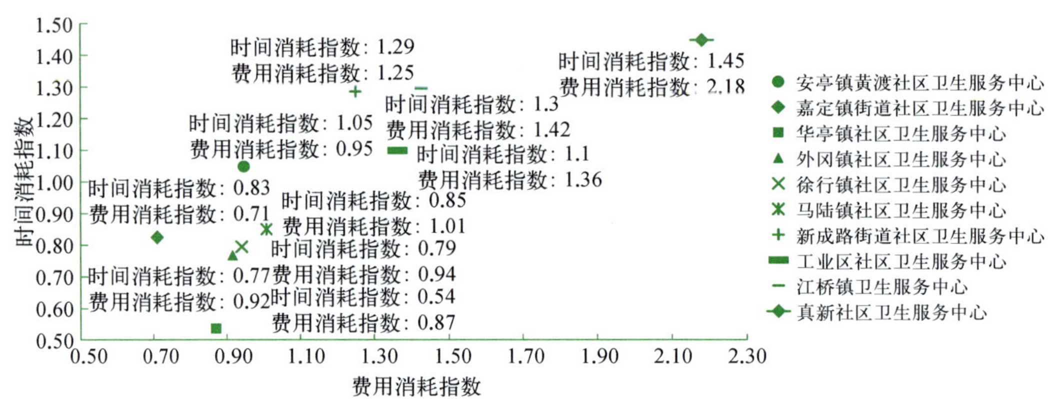

图 5　2013～2014 年嘉定区社区卫生服务中心时间消耗指数和费用消耗指数分布情况

亭镇黄渡社区卫生服务中心治疗同类疾病费用较低，但住院时间较长；马陆镇社区卫生服务中心治疗同类疾病费用较高、住院日较短。

3. 医疗服务安全

2013～2014 年受评的 10 家社区卫生服务中心中，有 5 家出现了低风险死亡病例，其中除黄渡镇社区中心外的 4 家医院出现中低风险死亡病例，徐行镇社区卫生服务中心等 5 家 2013～2014 年未出现低风险组和中低风险组死亡病例。数据分析发现，部分社区卫生服务中心低风险死亡率、中低风险死亡率相对较高，一方面，与综合医院相比，社区卫生服务中心老年患者较多，这部分患者原发症、并发症均较多，加之临终关怀服务的影响，导致相关死亡率增高；另一方面，也反映了在社区卫生服务中心运用 DRGs 来进行医疗服务质量与绩效评价有一定的局限性，可行性有待商榷。因此，对 2013～2014 年 10 家社区卫生服务中心未作医疗服务方面的综合绩效评价。

4. 学科发展均衡性

由于社区卫生服务中心住院患者较少，因此 2013～2014 年，10 家中心均出现了专业缺失现象，其中，专业缺失最多的为马陆镇和嘉定镇街道社区卫生服务中心。

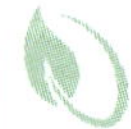

（三）妇产医院医疗服务质量与绩效评价

由于妇幼保健机构住院服务类型单一，所以对其单独评价。而嘉定区只有一家妇幼保健机构，即嘉定区妇幼保健院。

1. 医疗服务能力

（1）DRGs 组数：2013 年，妇幼保健院的病例覆盖了 92 个 DRGs 组，2014 年则覆盖了 94 组。

（2）病例组合指数：2013 年，妇幼保健院的 CMI 为 1.11，2014 年则为 1.09（图 6）。

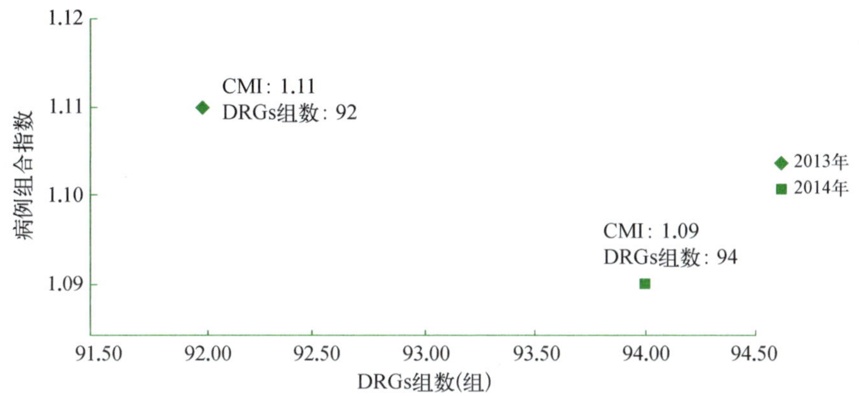

图 6　2013～2014 年嘉定区妇幼保健院治疗疾病范围和技术难度分布情况

（3）总权重：2013 年，妇幼保健院住院医疗服务总权重为 13 769.53。2014 年，其总权重为 15 118.2，比 2013 年增长了 1 348.67。2013 年，妇幼保健院的每床日权重为 0.13。2014 年，其权重为 0.14，比 2013 年增长了 0.01。

2. 医疗服务效率

妇幼保健院 2013～2014 年时间消耗指数和费用消耗指数分布如图 7 所示。2013 年，妇幼保健院治疗同类疾病费用较低、住院时间较短。2014 年，妇幼保健院治疗同类疾病费用较高、住院时间较长。

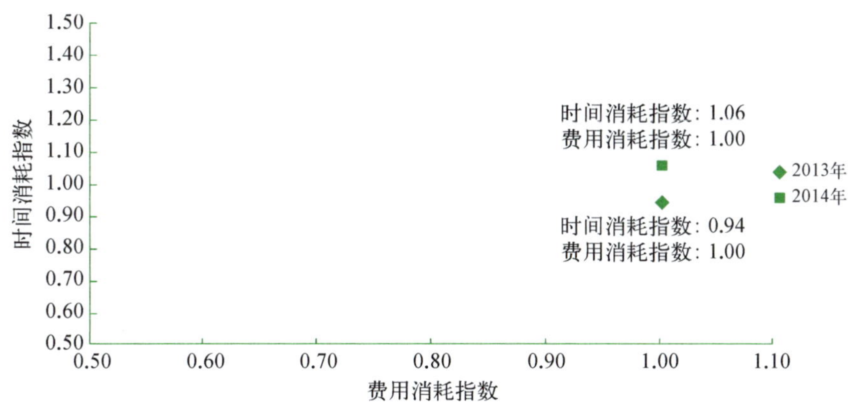

图 7　2013～2014 年嘉定区妇幼保健院时间消耗指数和费用消耗指数分布图

3. 医疗服务安全

2013～2014 年，妇幼保健院没有出现低风险组和中低风险组死亡病例，说明妇幼保健院在临床和管理过程有较高的规范。

（四）精神卫生中心医疗服务质量与绩效评价

由于精神卫生中心住院服务类型单一，所以对其单独评价。嘉定区只有一家精神卫生中心，即嘉定区精神卫生中心。

1. 医疗服务能力

（1）DRGs 组数：2013 年，精神卫生中心的病例覆盖了 13 个 DRG 组，2014 年则覆盖了 12 组。

（2）病例组合指数：2013 年，精神卫生中心的 CMI 为 0.22，2014 年则为 0.23（图 8）。

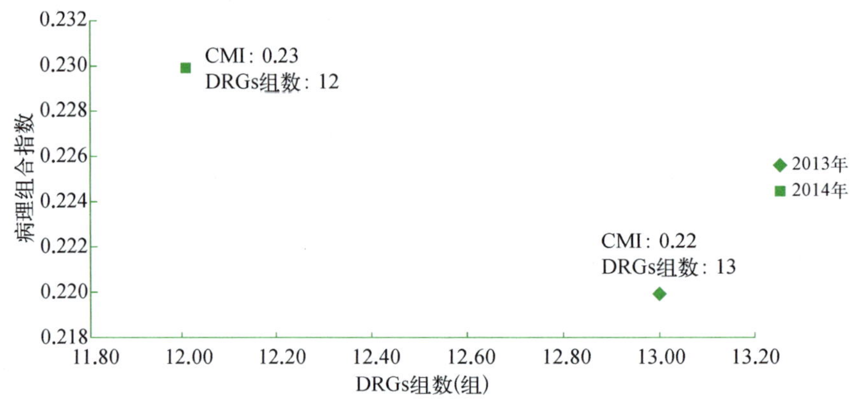

图 8　2013～2014 年嘉定区精神卫生中心年治疗疾病范围和技术难度分布情况

（3）总权重：2013 年，精神卫生中心住院医疗服务总权重为 39.05；2014 年，其总权重为 48.66，比 2013 年增长了 9.61。2013 年，精神卫生中心每床日权重为 0.000 27；2014 年，其权重为 0.000 3，比 2013 年增长了 0.000 03。

2. 医疗服务效率

2013～2014 年精神卫生中心时间消耗指数和费用消耗指数分布情况如图 9 所示。2013 年，精神卫生中心治疗同类疾病费用较低、住院时间较短。2014 年，精神卫生中心治疗同类疾病费用较高、住院时间较长。

3. 医疗服务安全

2013～2014 年，精神卫生中心没有出现低风险组和中低风险组死亡病例，说明精神卫生中心在临床和管理过程有较高的规范。

三、讨论

首先，评价发现综合医院每年的绩效排名相对稳定。具体来看，中医医院安全得分最高；安亭医院 2014 年费用消耗指数下降明显，这反映了其医疗服务效率的提高。因此，相比于医疗机

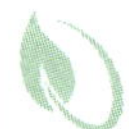

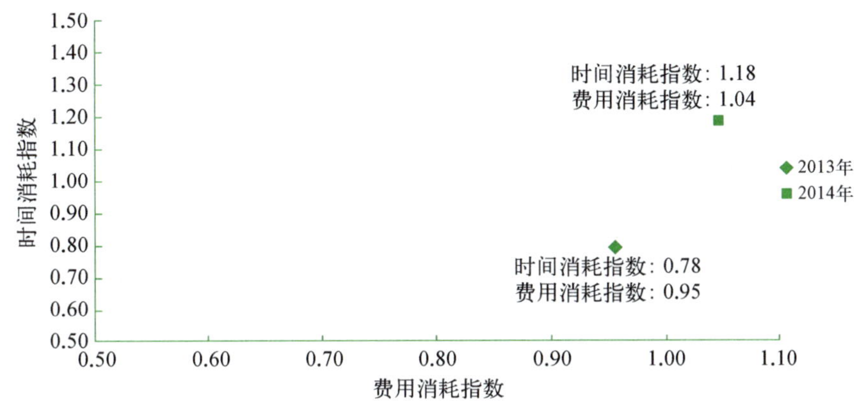

图 9　2013～2014 年嘉定区精神卫生中心年时间消耗指数和费用消耗指数分布情况

构传统绩效管理，基于 DRGs 的评价不仅更加客观，而且可以提高评价的辨识度和精细化水平。

其次，基于 DRGs 进行医疗机构绩效评价需要建立在充分准备工作的基础之上。即需按照统一要求对病案首页管理软件进行改造，统一接口标准上传首页信息，规范病案首页填报、统一疾病分类标准等。虽然 BJ－DRGs 目前只有 1 028 个分组，并没有包含 ICD－10 中全部疾病，同时也存在住院病案中有主要诊断编码却无法入组的类目，但运用 BJ－DRGs 来进行医疗服务质量与绩效评价，总体上仍具有可推广性。

第三，上海市医疗卫生改革要求强化公立医疗机构绩效管理。而通过基于 DRGs 的医疗服务质量与绩效评价可获得各医疗卫生机构绩效综合得分、入组病例数、入组率、DRGs 组数、病例组合指数、总权重及每床日权重、时间消耗指数、费用消耗指数，低风险死亡率及低风险死亡病例数、中低风险死亡率及中低风险死亡病例数，以及各病种及手术操作的病例数、治愈好转率、死亡例数及死亡率、平均住院日、次均费用、药占比、自付自费费用比等，这些精细化的绩效评价结果可以为医疗机构医药费用控制、功能定位落实、床位规模调控、病种结构监控、内部绩效考核等提供强有力的数据支撑和决策参考。

参考文献

[1] 王小万，刘筱娴. DRGs 方法的原理与评价. 国外医学(社会医学分册)，1990，7(2)：53－56.

[2] 万崇华，蔡乐，许传志等. 疾病诊断相关组 DRGs 研究的现状、问题及对策. 中国医院统计，2001，8(2)：112－115.

[3] 江芹，张振忠，赵颖旭等. 试论病例组合 DRGs 与临床质量管理. 中国卫生质量管理，2012，19(104)：2－6.

[4] 曾耀莹. 胡牧. 北京 DRGs 付费试点实践. 中国医院院长，2012，24：58.

[5] 李渝，马云波. DRGs 在主诊组绩效考核中的应用. 中国病案，2015，16(9)：44－46.

[6] 黄建珍. 试用综合指数法评价我院社会和经济效益. 中国医院统计，1996，3(4)：251－252.

嘉定区居民就医体验研究

谢春艳　陈　多　王常颖　王月强　何江江　钱海明

【导读】 随着医疗卫生领域的不断发展和患者导向医疗模式的转变，健康体验逐渐得到重视并获得较快的发展，同时调查可信度也越来越高，现已作为评估医疗服务质量的重要依据而被许多发达国家所认可。本研究通过在嘉定区开展居民问卷调查和深度访谈，系统梳理了嘉定区居民就医体验的现状与问题，并在此基础上提出可进一步提升居民就医体验的路径及建议。

随着医疗卫生领域的不断发展和患者导向医疗模式的转变，美国学者于 1986 年提出用“患者体验”(patient experience)研究取代“患者满意”(patient satisfaction)研究，以收集和测量患者接受服务过程中的体验[1]。一直到 20 世纪 90 年代开始，就医体验逐渐得到重视并获得较快的发展，同时调查可信度也越来越高，现已作为评估医疗服务质量的重要依据而被许多发达国家所认可[2]。从国际经验来看，要针对服务利用者(需方)的需求创新服务模式、提高服务质量和效率，患者体验是一个很好的切入点。

一、概念界定

患者体验改善国际组织——Beryl 研究院(The Beryl Institute)将患者体验定义为：由组织文化塑造的所有服务互动的总和，这些互动影响着连续性的卫生服务过程中的患者认知和感受。这一概念的核心要素包括 4 个方面：互动、文化、认知感受、连续性的服务。

“患者满意”和“患者体验”概念相似，两者的主要区别在于：① 就评价指标和内容而言，“患者满意”将患者对医院服务的认知态度作为评价指标，其内容更偏向于医院管理者和医生所关心的内容；“患者体验”更注重患者就医过程中的心理感受和整体过程中的细节，以患者关心的内容为主要研究内容，在指标的选取上更加倾向由患者提供最真实的感受。② 就调查过程来看，患者满意度调查具有“评分特征”，选项/结果常常非此即彼，往往忽略了患者在就医体验中的情感因素[3]；“患者体验”以患者就医过程中每一个环节的体验和感受为研究内容的基础，进行深入分析挖掘，追溯患者面对医疗服务中所感知的服务缺陷所在，具有“循证特征”。③ 就研究方法

第一作者：谢春艳，女，助理研究员。
作者单位：上海市医学科学技术情报研究所、上海市卫生发展研究中心(谢春艳、陈多、王常颖、王月强、何江江)，上海市嘉定区卫生和计划生育委员会(钱海明)。

来说，满意度调查多采取量化的问卷调查的方法，大多只能得到框架性的调查结果；患者体验研究采用问卷调查、深度访谈等多种方法，量化研究与质性研究相结合，易于得到与患者就医体验密切相关的内容[4]。即在研究初期将问卷调查作为发现问题的初步工具，继而采取深度访谈的质性研究方法获得真实感受与体验细节，以找到改善就医体验的切入点与方法对策。

二、研究方法

（一）量化研究

项目组于 2016 年 4～5 月，在嘉定区开展居民问卷调查。从嘉定区 12 个街镇中随机选取 6 个街镇，每个街镇随机选取两个居委（村委），每个居委（村委）以目的抽样和随机抽样的方法抽取 100 人进行居民调查，样本量合计 1 200 人。研究采用的居民就医体验调查问卷借鉴了欧洲 Picker 患者体验量表、英国国家卫生与临床优化研究院（NICE）服务质量评估指南中关于患者体验的评估工具，并结合上海市实际情况进行了修订。

（二）质性研究

采用半结构式深度访谈和 Colaizzi 现象学分析方法，通过反复地阅读转录的访谈文本，对文本进行意义探究。

三、嘉定区居民就医体验量化研究结果

（一）基本信息

从表 1 可知，被调查对象各年龄层皆有分布，老年人较多；经常在基层医疗卫生机构和二级医院就诊的占大部分（82.5%），较为习惯就近看病就医；大部分居民就诊次数在合理范围。

表 1　嘉定区居民就医体验调查人群基本概况

项　　目	男		女	
	人数（人）	比例（%）	人数（人）	比例（%）
年龄	495	41.9	687	58.1
≤17 岁	16	1.4	10	0.8
18～44 岁	138	11.7	133	11.3
45～59 岁	128	10.8	196	16.6
60 岁及以上	213	18.0	348	29.4
患病情况	492	42.3	671	57.7
没有患病	224	19.3	302	26.0
患一种疾病	189	16.3	237	20.4
患两种疾病	57	4.9	96	8.3
患三种及以上疾病	22	1.9	36	3.1

续 表

项　　目	男		女	
	人数(人)	比例(%)	人数(人)	比例(%)
经常就诊的医疗卫生机构	496	42.0	685	58.0
就近社区卫生服务中心	294	24.9	380	32.2
其他社区卫生服务中心	18	1.5	35	3.0
二级医院	144	12.2	203	17.2
三级医院	40	3.4	67	5.7
过去一年本区内机构的就诊次数	485	42.5	656	57.5
1次	88	7.7	109	9.6
2～4次	56	4.9	86	7.5
5～9次	155	13.6	184	16.1
10次以上	66	5.8	93	8.2
不确定	120	10.5	184	16.1

（二）便利可及体验

由表2可知，75%的居民认为本区医疗卫生机构的服务时间是合理的，66.4%的居民认为服务收费合理。认为就诊之前等待时间一般的占比最多，达到41.5%，而等待时间小于等于1小时的人数占83.1%，说明居民对等待时间要求期望较高。有70.6%的被调查对象认为前往本区医疗卫生机构是非常方便的，大部分被调查对象前往就医花费时间少于等于30分钟，与就近基层医疗卫生机构和二级医院就诊的习惯相符合。

表2　嘉定区居民便利可及体验调查概况(单位：%)

项　　目	1	2	3	4	5	不知道
服务时间	14.1	60.9	23.0	1.4	0.0	0.6
服务收费	9.8	56.6	30.0	2.3	0.4	0.8
服务可及	15.2	55.4	22.8	6.0	0.2	0.5
候诊时间	3.4	27.5	41.5	23.9	3.1	0.7

注：标题行1、2、3、4、5表示居民就医体验良好程度，良好程度由高到低。

大部分居民没有在本区医疗卫生机构就医前进行预约的习惯，大部分曾经预约的居民认可本区医疗卫生机构的预约方式是较为便捷的。

（三）环境设施体验

如表3所示，总体来看，大部分居民对嘉定区医疗卫生机构就诊环境、整体设施、便民服务等体验较好。相较而言，就诊过程中对个人隐私的保护还有提升的空间。

表3　嘉定区居民环境设施体验调查概况(单位：%)

项　　目	1	2	3	4	5	不知道
卫生程度	15.9	63.1	20.0	0.6	0.0	0.4
就诊环境	14.0	60.8	23.9	0.9	0.0	0.3

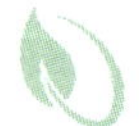

续 表

项　目	1	2	3	4	5	不知道
整体设施	13.2	59.3	26.4	0.7	0.0	0.3
便民服务	12.2	54.0	31.3	1.0	0.0	2.4
隐私保护	15.0	47.3	32.4	3.2	0.6	1.6

注：标题行 1、2、3、4、5 表示居民就医体验良好程度，良好程度由高到低。

（四）服务态度与情感支持体验

本次调查中，58%～69%的被调查对象认为就诊过程中受到尊重、医生较为了解自身健康状况、认真倾听陈述、耐心回应并对自身疾病感同身受等。结果提示嘉定区医疗卫生机构医务人员的服务态度尚可，但对患者的安慰方面还有需要提升的空间（表 4）。

表 4　嘉定区居民服务态度与情感支持体验调查概况（单位：%）

项　目	1	2	3	4	5	不知道
受到尊重	13.1	56.1	29.4	0.8	0.2	0.5
医生了解健康状况	12.2	45.7	37.2	4.0	0.2	0.9
认真倾听陈述	12.5	56.2	28.5	2.0	0.0	0.7
耐心回应	16.2	55.3	25.9	1.9	0.2	0.6
感同身受	11.3	47.3	37.6	3.1	0.3	0.5

注：标题行 1、2、3、4、5 表示居民就医体验良好程度，良好程度由高到低。

（五）沟通交流与患者参与体验

该部分调查的满意度为 56%～60%。这提示就诊过程中，医患双方的沟通交流情况一般，患者对自身疾病治疗方案的参与度一般，需要改进（表 5）。

表 5　嘉定区居民沟通交流与患者参与体验调查概况（单位：%）

项　目	1	2	3	4	5	不知道
说明病情时间充足	9.7	51.1	33.4	9.7	0.2	0.9
诊断说明详细	13.0	44.5	38.1	4.0	0.0	0.4
注意事项说明详细	12.6	45.5	33.8	7.2	0.4	0.4
患者参与决定治疗方案	11.2	47.7	36.2	4.0	0.2	0.8
健康教育	10.4	45.9	37.4	5.0	0.5	0.7

注：标题行 1、2、3、4、5 表示居民就医体验良好程度，良好程度由高到低。

（六）服务整合体验

总体来看，家庭医生服务有一定的基础和成效，但还需继续深入推进。居民对双向转诊、服务衔接与协同服务体验一般，尤其是对急性期后向下转诊的体验有待提高（表 6）。

表6 嘉定区居民服务整合体验调查概况(单位:%)

项　目	1	2	3	4	5	不知道
服务衔接	25.1	53.6	18.0	1.4	0.2	1.6
心理健康关注度	21.8	47.5	26.5	2.1	0.0	2.1
团队协同服务	21.9	49.7	25.8	0.2	0.0	2.3
提供及时转诊服务	18.1	53.4	22.6	2.3	0.0	3.6
转诊服务衔接	20.3	47.6	28.6	0.9	0.0	2.6
转诊流程及时间便捷与否	13.2	54.5	28.6	1.8	0.0	1.8
急性期后的向下转诊	12.7	45.5	33.6	4.1	0.0	4.1

注:标题行1、2、3、4、5表示居民就医体验良好程度,良好程度由高到低。

(七)小结

1. 就医体验总体较好,仍有提高空间

由前所述可知,从整体来看,本次调查中67%的居民认为现有的本区医疗卫生服务机构能满足基本健康需求。各方面体验良好的人数占比基本在60%~80%,体验一般的约有1/3的居民,这提示嘉定区医疗卫生机构就医体验仍有需要提升的空间。

2. 对硬件环境体验较好,软环境及内涵建设有待提升

从调查结果来看,75%~85%的居民对本区医疗卫生机构的就诊环境,包括卫生程度、整体设施、便民服务等方面的体验良好。但是,对服务态度与情感支持、沟通交流与患者参与、服务整合体验等服务内涵的体验相对差一些,体验良好的仅占60%左右。此外,双向转诊有待提升,转回社区较少,信息沟通不够顺畅。

3. 家庭医生服务体验优于对医院的服务体验

将家庭医生服务体验与机构服务体验进行比较可知,签约居民对于家庭医生服务体验较好,认为家庭医生了解其健康状况和需求的有81.6%,家庭医生对居民心理健康、社会健康因素比较关心的约70%。这提示家庭医生通过对居民日常健康状况进行照护,基本与居民建立了较为通畅的沟通机制,且居民对其提供的服务还是较为认可的。家庭医生签约率为36.3%,还需继续深入推进。

4. 居民健康意识与需求提升,但就医理念和习惯有待引导

调查结果显示,居民健康需求与期待不断提升,除了目前已有的医疗卫生服务,约一半的居民对心理咨询师、营养师、康复师、社会工作者等相关服务有需求。调查显示居民在就医过程中缺乏耐心,对等待时间期待较高,83%的居民等待时间小于1小时,57%的居民等待时间小于30分钟,体验良好的却仅有30.9%,41%认为一般。从居民就医习惯来看,只有不足20%的被调查对象前往嘉定区医疗卫生机构就诊是经过预约的,说明大部分居民没有就医前进行预约的习惯,这可能也是影响就医流程体验的原因之一。

四、嘉定区居民就医体验质性研究结果

(一)社区卫生服务方便、可及、价廉,普遍受到居民的欢迎

深度访谈的结果显示,居民对于社区卫生服务机构体验良好。与上级医院相比,社区卫生服

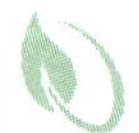

务机构开在家门口,“一般候诊时间不长,医生态度较为亲切,沟通时间能够保证”,因此普遍感觉社区医疗机构“很方便”。居民普遍感觉在常见病就诊、常用药配药以及日常健康管理等方面的便利可及性有较大幅度的提升。

(二) 通过公共卫生服务和健康教育使居民健康意识提升

社区卫生服务中心和上级医院联合开展的各类居民健康促进、健康教育活动切实提升了当地居民的健康意识,普及了健康知识,同样受到当地居民的欢迎和好评。访谈中居民谈及社区开展乳腺癌筛查,“不仅及时筛查出潜在的疾病,且提高了居民的风险意识”。此外,越来越多的居民养成了各类适用于自己的运动习惯,“晚饭之后,做什么事情的都有,跑步的、跳舞的,各种各样”。

(三) 社区医生态度好,容易被居民熟悉和信任,但专业水平尚需提高

根据深度访谈可知,深入社区的医务人员尤其是家庭医生较为被居民所熟悉,相较于上级医院的医生更易取得当地居民的信任和认同。但有些居民对基层医务人员技术水平有疑虑,因此普遍存在生病直接去上级医院就医,等病情稳定后再到基层配药的情况,如仅有“小毛小病”时才去社区医疗机构。

(四) 部分居民“不晓得”有家庭医生签约服务,对部分弱势人群的服务有待加强,服务整合程度有待提高

虽然家庭医生签约居民对家庭医生服务的体验较好,但对家庭医生签约及相关服务内容不甚了解的情况也同时存在,部分居民表示“这个政策我没有听说过,我也不知道”。由于家庭医生多是在居民到社区医疗机构进行就诊时与居民签约,而患有严重复杂疾病的患者多选择直接到上级医院就诊,致使这些相对弱势的人群反而缺少了解家庭医生制度和政策的机会。对弱势人群的覆盖程度和关怀程度还有待进一步加强,部分患重大疾病患者群,如晚期肿瘤和精神病患者缺乏居家、康复、护理等服务,以及临终关怀支持,社区层面多方资源还需进一步横向整合,加强衔接。

(五) 到医院看病时仍感到“看病难”

通过访谈了解到,目前医院的看病流程已在很大程度上得到规范,但由于就诊患者较多,医患沟通不足,居民大多感到等待时间长,反映“排队等待时间长,医生太忙,没时间多说”。除却客观医疗卫生服务需求量较大、医院人力资源不足的因素以外,医院对于患者的不满情绪没有进行及时处理,患者的认知不合理和期望过高都是导致居民就医体验下降的原因。

(六) 社区卫生服务范围和内容有待扩大

很多居民在访谈中反映,社区卫生服务机构所能提供的服务较为有限,“很简单的小伤口的处理都没有,要是能开设一些这样的服务就更好了。多增加一点药品的种类,很多药还是没有,只能到大医院去排队”。针对居民提出的扩大社区卫生服务范围及药品种类的需求,可通过增加

门诊手术、清创缝合、日间病房等服务内容来进一步提升居民的就医便捷度。

五、进一步提升居民就医体验的路径及建议

(一) 供方：加强政策宣传和资源整合，创新服务模式

1. 加大医疗卫生相关制度和政策的宣传和解释力度

针对部分居民对医疗卫生服务相关制度和优惠政策知晓度不高的问题，要加大宣传和解释力度，如社区卫生和家庭医生服务、“1＋1＋1”签约、分级诊疗等。增加社会各方对社区卫生服务及家庭医生制度的认同、接受和支持，需要媒体和宣传部门大力支持、合理宣传与解释，同时明确医患双方各自的权利和义务，避免对相关政策、制度的误解和扭曲，打消居民的顾虑，引导社会各方包括居民正确认识医改相关政策，引导居民形成科学的就医习惯和医疗需求，使家庭医生和居民双方主动提供和接受全程健康管理，共同提高签约服务的利用率和实际效果。

2. 创新服务模式，基于病种及重点人群建立整合型服务路径，以人为中心进行案例管理和个性化服务

借鉴发达国家医疗卫生服务整合型服务路径和经验，基于病种和重点人群对疾病进行预防、筛查、诊断、服务和评估建立标准化流程。首先通过全科医生的签约服务档案将当地人群分类，识别出某种疾病的风险人群，对风险人群进行疾病筛查，从而发现重点服务人群；其次，社区服务团队对重点人群进行生理、心理和社会的综合需求评估以确定每一病种人群的特定需求和最需要解决的关键问题，根据需求评估结果对不同的病种制定具体的诊断标准、服务标准及转诊标准；同时加强风险人群和重点人群的疾病预防和健康管理，根据其病种及个体需求和生活环境建立个性化的服务方案或服务包，对风险人群增强服务力度，避免不必要的住院；此外，服务路径中应集中与此人群或病种所有相关的资源和信息，包括可以提供帮助的相关政府部门、民间组织、慈善团体及专业服务机构，对所涉及的各个部门、服务提供者和相关利益方的责权利进行明确；最后对服务成效和人群健康结果进行评估，根据评估结果对服务路径不断改进。

在设计每一位患者的服务方案时，应强调以人为中心和人性化，注重患者面对整个服务体系的话语权和知情权。可以指定家庭医生团队中的护士或医生助理——有条件的社区可以引入医务社会工作者，承担案例管理者或服务协调者的角色，作为患者在整个复杂服务体系中的“代理人”和“导航”，可以有效地整合多方面的资源(除向上转诊医院的专科医疗服务之外，还有社会和社区资源等)，在督促多学科专业团队的有效合作的同时也提高与患者之间的沟通效率，改善患者体验。

(二) 需方：建立科学合理的健康理念和就医习惯，提高自我健康管理的能力

居民最熟悉自己的身体，最了解自身的健康状况。居民应改变就医习惯及健康理念上的一些误区，在寻求医疗卫生服务时，为自己的健康承担更多的责任，从过去的消极接受者转变为积极主动的自我健康管理者；关注各种健康教育，形成合理的就医理念，懂得如何选择适合自己的服务，如何主导自己的健康；配合分级诊疗、居民签约和社区家庭医生制度的实施，积极参与健康管理和医疗决策过程；争取把自己培养成为最高效的自我健康管理的专业人士，最终实现改善人

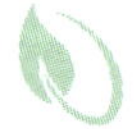

群健康结果的目标。

(三)相关政府部门:加强跨部门联动,完善制度环境和政策支撑

1. 完善人才培养、保障与激励机制,加强基层卫生服务能力建设

针对基层卫生人员能力水平参差不齐,居民对家庭医生的诊疗水平不信任等问题,建议市级有关部门加大全科医生培养力度,强化全科医生规范化培养工作和全科医生在岗、转岗培训工作,除了要全面掌握临床专业技能外,也要融会贯通社会学、管理学和心理学等知识,掌握家庭健康危险因素的识别、干预和评估等健康管理手段,同时具备必要的人际沟通能力,真正从单纯的临床医生转化为具有综合能力的复合型医学人才。同时加强多学科服务团队的建设,在社区大力发展全科医生队伍的同时,也要加快对社区护士、职业治疗师、物理治疗师、营养师、心理咨询师和社会工作者等专业人员的培养和培训,加强以全科医生为核心的多学科服务团队建设,加大对影响健康的社会、心理因素的关注程度,推动医学模式在社区的转变。

此外,针对医务人员工作积极性不高的问题,建议尽快出台具有竞争力和吸引力的基层卫生人员薪酬待遇、职称晋升等人事制度,吸引更多的优秀人才充实家庭医生队伍并提高其稳定性。同时出台倾斜政策吸引相宜医学人才进社区,鼓励上级医院医务人员支援社区,给予下基层工作津贴。为有效提升社区卫生服务的水平,可规定二、三级医院的医生具备三年以上社区工作经历才能晋升职称。这样一方面可以密切医院与社区的联系,另一方面有利于推动基层卫生人才队伍的成长。

2. 加快建设医疗联合体和分级诊疗制度

针对部分居民反映到二、三级医疗机构等待时间较长、医生缺乏耐心、到医院就诊感到迷茫无措等问题,加快推进“1+1+1”签约,落实连续性健康管理、长处方、二级和三级医院专家号源、上级医院延续用药、优先便捷转诊等一系列优惠政策和服务,引导签约市民优先利用家庭医生诊疗服务,逐步实现定点就诊。同时建议二、三级医院设置专门的部门或专人对接家庭医生转诊服务、为转诊患者建立绿色转诊通道等措施,加大对首诊社区的支持力度。

3. 调整医保相关政策

在支付制度的设计过程中,应着眼于整体,针对慢性病患者所需的整个服务过程,将家庭医生健康管理和咨询服务纳入医保支付范围,通过支付制度引导由注重医疗和药品转向积极开展预防保健和健康管理,有利于“预防为主”方针落到实处,尽量避免不必要的急诊和住院。另外,还应建立与分级诊疗相适应的差异性支付政策,基于医疗联合体对不同类型、不同层级的服务进行整合型的打包支付,并适当调整对社区卫生服务中心的医保额度与管理指标,在相关政策上能够给予社区进一步的倾斜,即与家庭医生制度联动,实现按人头总额预付。

4. 开展跨部门行动,建立社会支持网络,引导社区资源整合

充分发掘社会和所在社区的资源,将社区生活服务中心、社区文化中心、社区卫生服务中心等多种基层服务机构的资源和功能进行有效整合,建立社会支持机制,使之成为改善居民健康和就医体验的重要支撑。成立多政府部门参与的,互相协作的社区服务管理部门,将解决健康问题的着力点放在基层和社区,探索卫生、民政、残联等多部门社会公共服务相互整合的契机与方式,有利于降低行政管理成本,简化服务流程,节省有限的公共资源,并使卫生服务与各种社会公共

服务有效衔接与融合。加强与社会工作者、志愿者等民间社会组织的合作，加强与所在街道居委的沟通机制，充分发挥街道健康促进委员会的职能，使健康自我管理小组成员和健康志愿者等组成的居民健康管理团队，参与到改善居民就医体验的工作中，以提供适应当地居民需求的更加人性化的、便捷有效的服务。

参考文献

[1] Frampton. S. B, Guastello S. Honoring the Life of a Pioneer in Patient Centered Care: Harvey Picker(1915 - 2008). Patient, 2008,1(2): 73 - 75.

[2] 谭玉兰，张云美. 患者就医体验研究进展. 护理学杂志，2014,29(5): 91 - 93.

[3] 尹孔阳. 医疗服务行业的情感管理及对策. 医院管理论坛，2003,30(3): 8 - 12.

[4] Tsianakas V, Maben J, Wiseman T, et al. Using Patients' Experience to Identify Priorities for Quality Improvement in Breast Cancer Care: Patient Narratives, Surveys or Both? BMC Health Serv Res, 2012,(12): 271.

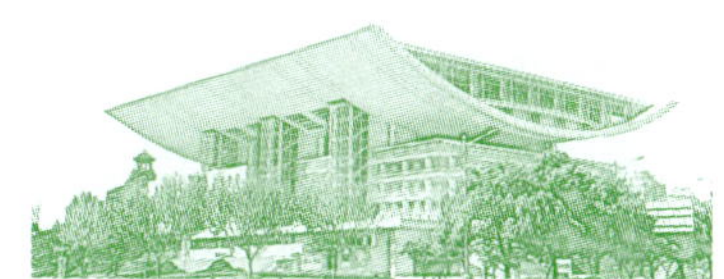

第五章

基层卫生

目前,上海市社区卫生服务发展正处于新一轮改革试点初期,在很多运行、管理与服务模式上正处于新旧交替、逐步转变的阶段。根据《2016年上海市卫生计生工作要点》,深化社区卫生服务综合改革,推进社区卫生服务综合评价、医养结合和老年医疗护理体系建设作为基层卫生领域的重点工作。为此,本章结合国家卫生计生委关于进一步规范社区卫生服务、基层中医药服务管理和提升服务质量等相关文件要求,全面概述了上海市2015年度社区卫生服务综合评价结果,并对“十二五”期间基层中医药服务能力提升工程实施进展进行了系统评估;同时分析了我国医养分离的现状、根源及社会影响,结合上海市医养结合探索的进展,为上海市医养整合性体系的建设与医养结合的发展提供参考;最后选取上海市普陀区和徐汇区相关改革实践,分别探索了老年护理资源配置和慢性病长处方等方面的工作思路。

上海市2015年度社区卫生服务综合评价结果概述

何江江　钟　姮　汤真清　张天晔　康　琦
万和平　刘静静　王　玲　金春林　胡善联

【导读】 为全面了解2015年度上海市各区县社区卫生服务工作现状，结合国家和上海相关政策文件要求，本文从区县和机构两个层面全面总结了上海市社区卫生服务综合评价结果，并从服务体系构建、综合改革责任、人力资源建设、信息化建设和患者就医体验等五个方面提出了具体的政策建议，为深化社区卫生服务综合改革提供参考。

2015年，国家卫生计生委先后发文对提高社区卫生服务管理和提升社区卫生服务质量提出了新的要求[1,2]。同年6月，上海市政府启动新一轮社区卫生服务综合改革试点工作。结合上述政策背景，上海市于2016年6月下发了《关于做好上海市2015年度社区卫生服务综合评价暨提升工程工作的通知》(沪卫计基层〔2016〕6号)，组织各区对各自辖区内共计240家社区卫生服务中心开展了2015年度的综合评价工作。现从区县和机构两个层面全面分析上海市社区卫生服务工作的开展情况，以期为进一步提升社区卫生服务质量和深化社区卫生服务综合改革提供依据与政策建议。

一、指标体系与数据来源

(一) 指标体系的主要内容

上海市2015年度社区卫生服务综合评价指标体系在2014年度上海市社区卫生服务综合评价指标体系的基础上，将国家下发的提升工程指标纳入其中进行整合，将部分对于上海市来说较普适性的指标进行了删减和合并，并结合了上海新一轮社区综合改革和基本公共卫生服务的新

基金项目：美国中华医学基金会卫生体系研究与政策转化合作项目(项目编号：CMB-CP 14-190)，"第四轮上海市公共卫生体系建设三年行动计划(2015-2017)项目"(项目编号：GWIV-33)，上海市卫生和计划生育委员会定向委托课题。
第一作者：何江江，男，助理研究员，上海市卫生发展研究中心卫生政策研究部副主任。
通讯作者：胡善联，男，教授，上海市卫生发展研究中心首席顾问。
作者单位：上海市医学科学技术情报研究所、上海市卫生发展研究中心(何江江、汤真清、康琦、金春林、胡善联)，复旦大学公共卫生学院(何江江、胡善联)，上海市卫生和计划生育委员会(钟姮、张天晔、王玲)，上海市社区卫生服务管理中心(万和平、刘静静)，上海市人口与发展研究中心(金春林)。

内容，旨在通过一次评价达到评价结果多重应用的目的。评价体系分为机构指标、区县指标两部分，每类指标分一、二、三级指标，其中区县指标是市级卫生行政部门对区县卫生行政部门的考核，包含 2 个一级指标，16 个二级指标，27 个三级指标；机构指标是区县卫生行政部门对社区卫生服务中心的考核，包含 4 个一级指标，9 个二级指标，44 个三级指标(表 1)[3]。

（二）数据来源与分析方法

1. 区县指标和机构指标达标情况[3]

由 17 个区县和 240 家社区卫生服务中心根据《关于开展 2015 年度上海市社区卫生服务综合评价工作的通知》(沪卫计基层〔2016〕4 号)相关附件要求，自行填报数据收集报表，并经现场抽样复核合格后纳入数据库分析，对照指标标准值分析各项指标的基本特征与达标情况。

2. 社区卫生服务综合改革试点推进情况[4]

来源于 2016 年度第二季度全市社区卫生服务综合改革试点机构现场调研情况，同时结合上海市社区卫生综合管理平台对接抓取的数据。根据各区县实际情况，对各区县、试点社区进展程度分为三类：A 类，推进进展基本达到要求；B 类，已启动但尚在推进中；C 类，尚未看到推进效果的。

3. 上海市社区卫生服务社会公众和医务人员第三方满意度调查[3]

由上海市质量协会用户评价中心组织实施，抽样框覆盖 17 个区县中的 80 家社区卫生服务中心，其中社区公众满意度调查内容包括住院服务、门诊服务和公共卫生服务三大类中的服务环境、服务设施、服务安全、服务效率、服务能力、服务规范等六个方面样本量，共计 4 250 人(其中社区就诊患者 2 250 名，社区居民 1 200 名，社区住院患者 800 名)；社区医务人员满意度调查内容包括工作认同、工作环境、工作激励、组织管理、社会职业环境、综合情况等六个方面，样本量共计 379 人。

表 1　上海市 2015 年度社区卫生服务综合评价指标体系

分类指标	一级指标	二级指标	三级指标(个)
区县指标	资源投入	政策支持	2
		财政投入	1
		机构布局	2
		人力资源	2
		学科与人才培养机制	2
		服务项目	1
		补偿机制	1
		评价机制	1
	健康管理	基本和重大公共卫生服务	1
		医养结合	4
		舒缓疗护	2
		卫生监督	1
		有序诊疗	1
		费　用	2
		满意度	1
		信息化功能实现和应用	3

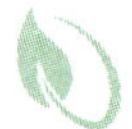

续 表

分类指标	一级指标	二级指标	三级指标(个)
机构指标	服务维度	基本医疗	7
		公共卫生	9
		计划生育	2
	管理维度	费　用	3
		效　率	3
		发展能力	9
	模式维度	家庭医生制度	5
		综合改革试点	2
	满意度	满意率	4
合　计			71

二、上海市社区卫生服务综合评价结果

(一) 区县层面

1. 政策落实与资源投入情况

2015年度,上海市各区县对社区卫生服务工作高度重视。首先在政策上给予了大力支持,包括制定社区卫生服务总体规划和中长期规划,并有配套年度规划的落实效果且将中医药内容纳入规划;各区县均制定了社区卫生人才引进政策,明确了基于标化工作量的财政补偿机制与流程,核定了单位标化工作量补偿标准。各区县均出台了本辖区社区卫生服务中心基本项目目录,核定了试点单位标化工作量,制定了公共卫生分级分类服务与管理实施方案和细则以及质量结果考核体系,并对考核体系进行了试评估,进而做出改善调整方案,并按照相关文件要求落实评价考核结果的应用。

全市共有240家社区卫生服务中心和90家社区卫生服务分中心,2 047家社区卫生服务站(含村卫生室),平均每家社区卫生服务中心(含分中心)服务人口数为7.37万人,平均每家社区卫生服务站(含村卫生室)服务人口数为1.19万人;全市社区卫生服务机构注册全科医生(含中医全科)数为6 411人,社区注册护士数为10 658人,平均每万人全科医师数为2.64人,平均每万人注册护士数为4.39人。各区县均有住院医师规范化培训社区教学基地和在岗全科医生岗位培训基地,制定了全科医生及师资培训相关支持政策和能力体系建设文件,开展了社区全科医生(含乡村医生)实训,累计培训1 225次,培训学员10 726人。在人才引进方面,全市所引进的社区卫生人才的硕士学历比重为10.27%,仍有提升空间;在财政投入方面,各区县社区卫生服务机构核定的单位标化工作量财政补偿标准差异较大,有必要统一核定办法与执行标准;在机构布局方面,人口导入区的社区卫生服务中心(含分中心)平均服务人口超过了10万人,有待进一步优化机构布局或新增社区卫生服务机构;在人力资源方面,11个区的每万人口全科医生(含中医全科)和社区护士数均没有达标。

2. 健康管理体系构建情况

全市各区县均开展了市级层面规定的基本和重大公共卫生服务项目。在医养结合方面,全

市卫生部门牵头设置的老年护理床位数共计 29 369 张，占全市 60 周岁及以上老年户籍人数比例为 0.71%；社区卫生服务中心与养老机构签约率达到 100%的区县有 15 个，与社区托养机构签约率达到 100%的区县有 12 个；全市家庭病床建床数共计 56 114 张；全市舒缓疗护建床数共计 1 033 张，各区县均达到 40 张及以上的标准。在卫生监督协管工作方面，各区县均制定了卫生监督协管工作方案，明确了监督机构、疾控机构、社区卫生服务中心的卫生监督协管工作职责，组织开展了对卫生监督协管工作人员的培训和对社区卫生服务中心卫生监督协管工作的考核，落实了社区卫生服务中心卫生监督协管工作项目资金，14 个区县有卫生监督协管工作方面的创新举措。信息化功能实现和应用方面，各区县社区生产性系统功能模块数量均在 20 项及以上，12 个区县所有业务数据均可由系统自动生成，15 个区县的系统能够实现综合评价、薪酬分配、财政补偿等各项管理功能。存在的问题包括中心城区老年护理床位数严重短缺，其卫生计生部门牵头设置的老年护理床位数占区域内老年户籍人数比例均未达标。关于家庭病床总建床数占辖区内本市户籍人口比例，市区有 4 个区县未达标，郊区有 3 个区县未达标。舒缓疗护床位使用率整体不高(50.42%)，11 个区县的使用率低于 70%。10 个区县的卫生监督协管工作人员数量仅有 1 人。信息化功能实现和应用方面，全市社区系统自动采集指标数占可采集总指标数的比例为 65.35%，仅 2 个区县的比例在 90%及以上。

（二）机构层面

1. 机构层面各项指标达标情况

各项指标达标率最高的为 0～6 岁儿童健康管理率，240 家社区卫生服务中心达标率为 100%，最低的为在职卫技人员硕士比例，达标率仅为 1.67%，其中达标率不足 60%的指标有舒缓疗护床位使用率、门诊中医药(饮片和中成药)处方占比、每万服务人口全科医生数、中医全科占全科医生总数比、每万服务人口社区护士数、在职卫技人员高级职称比例、在职卫技人员硕士比例、在编中医占总编制比等。从二级指标的情况来看，基本医疗的平均达标率为 59.77%，公共卫生的平均达标率为 90.24%，计划生育的平均达标率为 98.12%，费用的平均达标率为 72.92%，效率的平均达标率为 50.55%，发展能力的平均达标率为 67.41%，家庭医生制度的平均达标率为 79.48%。从上述结果描述可以看出公共卫生和计划生育工作开展情况较好，达标率均在 90%以上，基本医疗和效率的达标率较低，均不足 60%，因此下一阶段的工作重点方向应该主要集中在提高社区卫生服务中心的效率以及改善基本医疗方面。

2. 机构层面的具体评价结果

(1) 基本医疗服务方面：全市抗生素处方比例平均为 8.88%，低于本次社区卫生服务综合评价的指标上限值 10%，尤其中心城区和近郊地区平均比例分别为 7.53%、8.65%，控制程度较好，但远郊地区平均比例为 14.08%，全市静脉点滴处方比例达标情况与抗生素使用类似。全市社区卫生服务中心实际开放床位使用率平均比例为 89.86%，高于本次社区卫生服务综合评价的指标下限值 80%，尤其中心城区和近郊地区平均比例分别为 95.69%、93.49%，控制程度较好，但远郊地区平均比例为 74.96%。从平均水平看，城区和郊区家庭医生病床总建床数占辖区内本市户籍人口的比例指标均达到本次评价要求的标准，其中城区平均水平为 0.54%，近郊、远郊分别为 0.36%、0.2%(城区标准≥0.5%，郊区标准≥0.2%)。全市舒缓疗护床位使用率平均

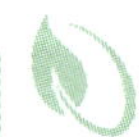

为49.33%，远低于标准下限值70%。全市、城区、近郊中医门诊(挂号)量和非药物中医治疗人次之和占比平均水平均高于市标准下限值30%，但远郊地区平均仅为19.64%。全市门诊中医药(饮片和中成药)处方占比为47.48%，低于市标准下限值50%，城区、近郊、远郊平均水平亦不达标，全市门诊中药饮片处方占比平均为4.63%，低于市标准下限值5%。因此基本医疗方面需要进一步加强抗生素处方和静脉点滴的控制工作，提高舒缓疗护床位使用率、门诊中医药(饮片和中成药)处方占比和门诊中医药(饮片和中成药)处方占比。

(2) 公共卫生服务方面：公共卫生各项指标控制较好，除远郊地区早孕建册率、重点孕妇管理率、65岁以上老人健康管理率平均水平低于市标准下限值，其他各项指标的城区、近郊、远郊地区平均水平均能达到市级管理要求的标准水平，其中，居民电子健康档案建档率、儿童免疫规划疫苗接种率、艾滋病高危人群干预覆盖率、0～6岁儿童系统管理率、0～3岁儿童中医调养率、产后访视率、老年人中医健康管理率、2型糖尿病患者健康管理率、重性精神疾病患者健康管理率、重性精神疾病患者规范管理率、重性精神病患者稳定率等指标标准可以适当提高。

(3) 计划生育服务方面：大部分社区卫生服务中心均能很好地开展计划生育、优生优育、生殖健康咨询指导，提供计划生育免费避孕药具，并开展避孕节育知情选择指导，协助开展计划生育管理，与社区计生综合服务机构建立服务联动机制，服务满意度测评均能达到相关标准。其中城区怀孕信息通报率未达100%(2个区县未达标)，远郊生育信息通报率达100%，较去年大幅改善(2014年仅23.32%)。

(4) 费用、效率和发展能力方面：从费用指标看，药品收入占业务收入比例仍较高，全市平均值为72.44%，仍未达70%以下。医保患者平均自费费用比例尚未控制为0，仍有少量自费项目，其中远郊地区自费项目较多，平均水平达0.54%。从效率与发展能力指标上看，每万服务人口全科医生数、每万服务人口社区护士数、中医类别全科医生占全科医生总数比例仅城区达到标准，远郊、近郊平均水平均不达标。注册全科医生占临床医生比例、注册中医类别全科医生占中医类别执业医师比例、社区卫生服务中心的护士与全科医师比和在职卫技人员中级及以上职称比例、在职卫技人员本科及以上学历比例、妇保人员占社区卫生技术人员比例的全市均值均达到标准。郊区的在职卫技人员高级职称比例、在编中医执业医师占医师总编制比例均不达标，全市各区域在职卫技人员硕士学历比例均低于市标准下限值10%。社区卫生服务中心高学历人才缺乏仍是普遍存在的现象。但由于这次评价设定的指标过低(医护比设定的市级标准值为1∶1)，不仅远低于2010年经合组织国家的比例1∶3.09和香港特别行政区的医护比1∶3.17，也低于原卫生部规定的医护比最低标准1∶2，不能掩盖目前社区护士的紧缺现状。另一方面，随着财政投入和人事政策对社区的倾斜，目前在职卫技人员职称和学历层次有所改观，但高级职称和研究生学历的卫技人员比例很低，郊区情况更为严重短缺，一定程度上限制了社区相关服务能力和科研等方面的发展。

(5) 家庭医生制度方面：截至2015年底，上海全市共有家庭医生总数4 538人，全市家庭医生签约饱和率平均水平为84.61%，高于70%的市标准下限值，其中闵行区、杨浦区、虹口区和徐汇区的家庭医生工作负荷较大。全市30%以上常住居民及40%以上户籍居民签约家庭医生服务，全市家庭医生有效服务利用率达62.11%。

(6) 综合改革试点单位推进情况：本次改革试点工作总体上得到各区县政府、相关委办局、

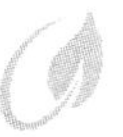

试点单位高度重视，自 2015 年 11 月各区县正式实施试点以来，整体工作推进有序，从政策层面来看，各区县、试点社区已基本完成了改革相应文件、实施操作办法等的制定，测算确定了单位标化工作量财政补偿单价、岗位配置标准、机构可分配总额核定单价等标准；从实施层面来看，各区县已普遍核定了试点社区 2016 年预期标化工作总量，各社区卫生服务中心也对家庭医生标化工作量进行了核定，根据单价标准，各区县财政、人社也普遍加大了对试点社区的支持力度；65 家首批市级试点社区均启动了"1+1+1"签约。从信息化层面来看，各区县正在加紧完善区县层面与社区层面的综合管理平台建设、完善生产系统，并对接"1+1+1"签约配套信息系统建设，试点社区已开始上传标化工作量等运行机制数据至市综合管理平台。

但通过 2016 年度第二季度现场调研，发现在不同区县、社区试点进度不一，尤其在推进实施层面，与政策层面存在脱节，根据各区县实际情况，对各区县试点社区进展程度进行定性分类，其中 A 类(16 家)、B 类(30 家)、C 类(19 家)。试点机构希望市级层面加强试点指导，同时进一步加强各类资源对改革试点的支撑，主要包括：① 希望医保部门继续加大对试点社区支持力度，如慢病长处方、延伸处方的年终医保总额超支补偿，逐步探索按服务人头或签约居民支付改革试点；② 希望继续加大市级医院支撑力度，进一步落实"两个 50%"的政策设计，提高签约居民服务获得感；③ 希望进一步实施符合行业特点的薪酬分配制度，建议在加强试点准入与进度评价的基础上，明确对试点社区人均薪酬水平标准；④ 希望加大人才队伍建设配套政策支撑，建议市级层面进一步拓展社区医务人员培养渠道，尤其是针对远郊地区出台更有吸引力的人才招录倾斜政策。

(7)服务满意度方面：根据第三方机构的评价数据来看，全市社区卫生服务公众满意度高于标准值(85%)，表明社区卫生服务中心的普及和推广宣传，以及硬件和服务质量的提升，公众对社区卫生服务的认可度和满意度都在不断提升。公众评价结果较高的是住院服务(90.47%)，而老年护理服务是相对薄弱的领域(84.28%)，门诊服务和住院服务的评价有所上升，而公共卫生服务、家庭医生服务和老年护理服务的评价结果较去年有不同程度的下降。总体来说，民众对社区卫生服务中心整体感受日趋提升，成为看病首选。关于门诊服务方面：居民对医务人员的医德医风评价最高，其次是医务人员的服务态度；而对于门诊基本诊疗设备和门诊基本药物配备的评价相对较低；对各指标进行优先改进分析，发现门诊基本诊疗设备、门诊基本药物配备、门诊就医的环境设施和医务人员的医技水平处于优先改进区域。关于家庭医生服务方面：普及度还有待提高，大部分公众虽然听说过，但是不够了解，而抽样调查签约率为 23.4%，虽较去年有所提升，但仍较低；对部分居民不签约家庭医生的原因进行调查，发现未签约的主要原因是担心签约后就医受到限制(占 29.7%)，其次是由于家庭医生服务的普及度不高，居民对其了解不够，不知道签约后能获取哪些好处，能享受哪些医疗服务等情况，所以采取观望的态度。签约的公众中，接受家庭医生服务最多的是通过预约优先就诊服务，其次为健康咨询服务。住院服务的医务人员诊疗行为得到肯定，但餐饮和床位问题需改进。公共卫生服务稳中求进，老年护理服务需要进一步加强宣传和提升硬件设施配置。老年护理服务作为社区卫生服务中心推出的试点工作，现在仍在推广宣传的过程，本次调查显示，受访者中，有 51.4%表示听说过但不了解，有 30.6%表示没听说过，表明宣传推广力度还需要深入推进。

社区卫生服务职工满意度测评指标值亦高于标准值(85%)。其中觉得每天的工作任务繁重

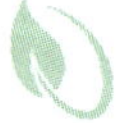

是工作认同中评价结果最低的指标，35周岁以下员工因工作适应难，工作量和压力相对而言都是最大的，因而满意度评价较低。工作环境中的人力资源配置方面不太满意，觉得人员太少，这也就导致了工作认同中员工评价认为自己每天的工作任务繁重。工作激励在各大类指标中评价相对较低，“对目前的收入水平感到满意”和“收入与付出是成正比的”这两项的评价明显低于其他指标的评价结果。组织管理的评价结果都处于较高水平，“中心的绩效奖励制度实施效果很好”的评价相对较低。社会职业环境中“目前医务人员因缺乏理解而地位较低”的评价结果相对较低。另外，员工根据自身感受，觉得工作中最重要的方面，选择比例最高的是“工作环境”“工作激励”以及“团队精神”，期望得到更多的全面培训机会、增加一些团队凝聚力活动、完善激励机制、提高员工福利待遇、保障医务人员安全、构建良好工作环境和提升医务人员社会地位。

三、政策建议

（一）响应“健康中国2030”规划纲要，建立以基层为核心的“整合型”卫生服务体系

“共建共享、全民健康”，是建设健康中国的战略主题。核心是以人民健康为中心，坚持以基层为重点，以改革创新为动力，预防为主，中西医并重，把健康融入所有政策。上述新时期的工作方针要求建立“整合型”的卫生服务体系，进一步区分二、三级医院和社区卫生服务中心的功能定位，形成整合型的医疗联合体，同时将医疗服务与其他社会服务系统衔接，将卫生服务纳入到公共服务体系，打破部门的界限，协同推进，建立起更好的健康服务体系，营造相互支持的社会氛围，强调健康与安全的有效衔接，以人为中心，服务系统协调与整合，建立对健康负责任的社区[5]。

（二）落实社区卫生服务综合改革的政府主导责任，完善资源支撑

市级政府层面要加强对区县改革试点的指导工作，并进一步加强部门联动，如加紧市级医院号源优先预留工作，尽快落实优先预留号源；进一步做好对区县、试点社区的政策口径布置，严格执行试点审核机制，对参加试点的社区卫生服务中心同步实施新的绩效工资标准，理顺人均薪酬标准、标化工作量可分配单价与可分配总额之间关系，建立标化工作量标准模型；对延伸处方实施进行联合发文，明确服务要求，解决基层顾虑；重点探索按人头、绩效或价值支付，促进社区卫生服务中心主动关注服务质量与安全、患者感受、效率与成本控制、临床效果和流程优化等；逐步建立对不同服务模式与运行机制的社区卫生服务平台、家庭医生和老年护理床位的针对性投入机制与方式；通过优化现有的公共服务项目和增加适应社区卫生改革的公共管理项目，提升服务质量和推进综合改革进展。区县政府在市级层面的指导下，也要落实社区卫生服务综合改革的主导责任，进一步加强各类资源对改革试点单位的支撑，同时要继续加强相关改革制度和服务模式的公众宣传与引导工作[4,6]。

（三）加强社区卫生人才队伍建设，重点解决郊区卫生人才短缺问题

通过规范化培训、全科转岗培训等多种途径充实社区医务人员队伍，探索全科医生委托定向

培养，允许远郊地区可接受外省市临床医生全科转岗培训后在社区执业，以及加强全科医师临床教学基地和社区教学基地建设，多层次充实社区医务人员队伍。同时明确社区卫生服务中心的平台功能定位，一是积极引导市场各类资源参与社区卫生服务，提升社区卫生服务能力和水平，更好满足居民各层次卫生服务需求；二是建立社区卫生服务中心与社会组织、社会资源联动机制，对于参与社区卫生服务的社会资源，应给予政策支持，充分发挥协同、补充作用。基于上面两项措施，亦可一定程度上缓解社区人力资源紧张情况。除了上述措施外，还需要推行过渡期的应急措施，如开展郊区农村地区助理全科医生规范化培训，在原有订单定向免费培养的基础上，培养一批具有较高素质乡村社区医生队伍。目前上海远郊地区全科医生缺口较大，可以通过设置全科医生远郊地区强制服务期的措施来干预全科医生流动分布的“治标”措施，旨在短期内解决远郊基层医疗卫生机构人力资源不足的问题，避免了频繁的远郊基层卫生人才流失[7]。

（四）加快建立全市信息化支持体系，建立基于数据的改革推进与管理机制

充分利用信息化技术优势，继续完善或建立社区卫生服务基本项目、服务流程与运行管理各个环节相衔接的信息化生产平台，规范与完善基于电子病历的电子健康档案建立、使用与动态管理，充分发挥移动互联等先进技术作用，促进服务模式转变和服务流程规范，提升社区卫生服务能力和管理效率。在全市卫生综合管理平台上，建立市、区、社区联动的社区卫生服务综合管理信息平台，自动生成，动态采集，客观提供全面、及时、准确的社区卫生服务综合评价信息数据，为社区卫生服务精细化管理提供技术与数据支撑。市、区政府与卫生计生行政部门要充分利用管理平台信息数据与资源，促进粗放式管理转向精细化、科学化管理，推动政府管理职能转变，针对所有社区卫生服务中心建立基于数据的社区卫生服务综合改革推进与管理机制[4]。

（五）注重持续改善服务质量和可及性，提升患者和社会公众获得感

服务质量与安全应该是社区卫生服务改革持续关注的重点，机构层面应该对现有的服务质量各个控制环节进行分析，建立起单个临床或公共卫生项目的质量评价体系与评价方法，采用内部评估和外部评估相结合方法，内部评估促进机构的自我完善，外部评估结果向公众公示，从关注效率转移到关注质量安全，基于服务质量、安全和可及性的改善，提升患者对社区医生的信任度与忠诚度，进而改善患者和社会公众的社区获得感。社区卫生服务管理层面和决策层面也应该注重倾听患者或患者家属，以及社会公众对社区卫生服务的声音，并通过第三方中立机构在服务结束后获得这些真实信息，改善自己的服务体系。更为重要的一点是调动社区医务人员的积极性，要从机构愿景、使命和价值出发，进行战略设计，并进行多层次精细化绩效管理调动医务人员的竞争性与积极性，同时配合柔性管理和员工支持体系来解决绩效考核的副作用[8]。

参考文献

[1] 国家卫生和计划生育委员会. 关于进一步规范社区卫生服务管理和提升服务质量的指导意见. http://www.nhfpc.gov.cn/jws/s3581r/201511/1742007746a64005a16e32de00cc5fc5.shtml [2016-12-20].

[2] 国家卫生和计划生育委员会. 关于开展社区卫生服务提升工程的通知. http://www.nhfpc.gov.cn/jws/s3581r/201511/c1100cd1890848eabf0a899539eaba13.shtml [2016-12-20].

[3] 上海市卫生和计划生育委员会，上海市卫生发展研究中心，上海市社区卫生服务管理中心. 上海市2015年度社区卫生服务综合评价报告(内部报告). 2016.

[4] 上海市卫生和计划生育委员会，上海市卫生发展研究中心，上海市社区卫生服务管理中心. 上海市社区卫生服务综合改革试点2016年度评估报告(内部报告). 2016.

[5] 中华人民共和国国务院. "健康中国2030"规划纲要. http://www.gov.cn/zhengce/2016-10/25/content_5124174.htm [2016-12-20].

[6] 上海市人民政府办公厅. 关于进一步推进本市社区卫生服务综合改革与发展的指导意见. http://www.shanghai.gov.cn/shanghai/node2314/node2319/node12344/u26ai41751.html [2016-12-20].

[7] 上海市卫生和计划生育委员会，上海市卫生发展研究中心，上海市社区卫生服务管理中心. 上海市2014年度社区卫生服务综合评价报告(内部报告). 2015.

[8] 上海市卫生和计划生育委员会，上海市卫生发展研究中心. 美国医院管理和医疗服务监管领导力培训考察报告(内部报告). 2015.

上海市基层中医药服务能力提升工程效果评估

李 芬 陆超娣 甘银艳 赵致平 苏锦英 贾 杨
陈 多 王 瑾 杜学礼 丁玲玲 金春林

【导读】 中医药服务是我国人民防病治病的有效手段，其凭着“简、便、验、廉”的独特优势在我国医疗卫生服务体系中占据着重要地位，特别是在基层卫生工作中发挥了不可替代的作用。文章通过全面梳理“十二五”基层中医药服务能力提升工程实施进展、评估发展现状，总结目前提升工程开展中存在的问题，提出创新基层中医药服务模式、加大医院对基层的支撑作用、丰富中医药服务项目和服务方式、加大人才培养和政策宣传、扩大医保支付范围和比例等进一步提升基层中医药服务能力的建议。

2012 年 8 月起，国家中医药管理局部署基层中医药服务能力提升工程。上海市对基层中医药服务能力开展了深入调研和摸底调查，制定出台了《上海市基层中医药服务能力提升工程的实施意见》(沪卫中医〔2013〕001 号)。自 2013 年始，上海市基层中医药服务能力提升工程已开展三年有余。为全面梳理“十二五”基层中医药服务能力提升工程实施进展、评估发展现状，总结目前提升工程开展中存在的问题及瓶颈，并针对问题原因逐条进行深入分析并提出相关政策建议，特开展基层中医药服务能力提升工程评估。

一、评估的理论框架及实施过程

（一）评估的理论框架

本研究的评估理论框架参考世界卫生组织的卫生系统绩效评估理论框架及“结构—过程—结果”评估模型[1]，从基层中医药的管理组织架构、医疗服务提供资源、服务产出及需方就诊体验等维度，对基层中医药服务能力建设进行评估。其中，管理组织架构主要从组织框架、监督、规范化建设、绩效分配等维度进行评价；医疗服务提供资源包括床位、中医科面积等硬件资源，以及

基金项目：上海市卫生和计划生育委员会“上海市基层中医药服务能力提升工程督导评价”课题(课题编号：2015042A)。
第一作者：李芬，女，助理研究员，上海市卫生发展研究中心事业发展部副主任筹资与规划研究室主任。
作者单位：上海市卫生和计划生育委员会(赵致平、陆超娣、苏锦英、贾杨)，上海市医学科学技术情报研究所、上海市卫生发展研究中心(李芬、甘银艳、陈多、王瑾、杜学礼、金春林)，中南大学湘雅公共卫生学院(丁玲玲)，上海市人口与发展研究中心(金春林)。

 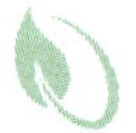

中医医师人员数量软件资源。过程层面即中医药服务产出，从中医科诊疗人次、公共卫生服务、中药饮片和特色中医服务提供情况等反映。结果层面主要通过居民的就诊体验调查，反映基层卫生机构中医药服务的响应水平和患者的满意度（图 1）。

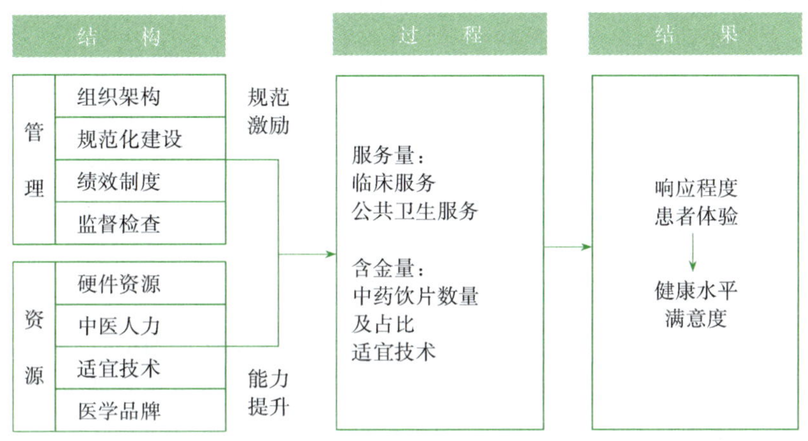

图 1 基层中医药评估总体框架

（二）评估的实施过程

评估采用定性与定量相结合的方法，通过卫生服务中心现场调研、召开提升工程成果汇报会议了解基层中医药服务建设情况；邀请卫生行业中医药相关管理人员、中医药管理领域专家、中医药服务机构管理人员、临床一线人员等，评价基层中医药服务能力，并就如何提升基层中医药服务能力、加强上下级医院的联动进行座谈。定量指标方面，通过常规卫生服务资源机构表，了解提升工程实施以来中医药服务硬件、人力等资源变化情况。患者体验问卷调查采用分层抽样方法，将区县分为中心城区、近郊、远郊等 3 类，随机抽取了 2 个区，每个区随机抽取 2 个社区卫生服务中心，调研机构包括长宁区江苏路社区、程桥社区，普陀区白玉社区、甘泉社区，嘉定区菊园新村社区、嘉定镇社区，闵行区江川社区、浦江社区，奉贤区胡桥社区、金汇社区，崇明县建设社区、长兴社区。问卷采用 Epidata 双份录入，用 SPSS17.0 进行统计分析。

二、提升工程主要举措和进展

（一）基层中医药服务管理与监管

1. 完善管理组织架构

在管理框架方面，在市级层面建立了部门联动机制，明确了能力提升工程的总体目标、基本原则和主要任务，并将能力提升工程列为上海市政府重点工作加以推进。各区在原有基础上进一步完善，明确各部门职责，分工协作。一是区政府建立区级中医药发展办公室，挂靠区卫生计生委；二是区级卫生计生委设置中医药管理部门（中医药发展办公室或中医药管理科）；三是区内上级中医医院设立基层指导科，负责对辖区内社区卫生服务中心开展业务指导、双向转诊等。

2. 多层面提供支持政策

一是构建中医药人才继续教育体系。成立了上海市毕业后中医药教育委员会和中医药继续教育委员会，初步形成了医教协同的中医临床人才院校教育、毕业后教育和继续教育的培训管理体系。二是加大财政投入支持。提升工程期间，市级层面设立医改专项资金 6 000 余万，用于开展基层非中医人员中医药培训、中医药特色项目扶持建设、中医专家社区师带徒等专项项目建设。在两轮上海市中医药事业发展三年行动计划专项中，持续对基层进行倾斜，累计投入 4 000 余万，建设覆盖全市所有中医医院与社区卫生服务中心的中医药临床培训网络[2]。三是加大对基层中医药服务的考核。《关于开展上海市社区卫生服务综合评价工作的实施意见》(沪卫计基层〔2014〕1 号)，将中医药服务纳入社区卫生服务中心综合评价指标体系内，分值占比逐年提高。

3. 创新中医药服务模式

积极探索中医药服务融入家庭医生制的各种模式，如中医类别全科医师直接担任家庭医生，给签约患者提供服务；有的团队由中医类别全科医师负责指导家庭医生开展中医药服务。中医药医务人员主动参与家庭医生相关服务标准的制定，对家庭医生进行包含有中医药知识和技能的临床与健康管理技能的培训，对承担家庭医生工作的全科医生开展中医药相关知识和技能评估。长宁区积极推进中医医师多点执业、进楼宇等工作。

4. 明确中医药服务内容及规范

一是明确基层中医药服务的内容，社区中医药服务包括基本诊疗服务如中医科辨证论治(外治、内服)和各种中医适宜技术；在基本公共卫生服务项目中包括 0～3 岁儿童中医药健康管理、65 岁以上老年人中医药健康管理等服务项目。社区护理服务项目中，涉及中医药服务的项目有中医门诊康复护理，主要内容包括艾灸、拔罐和协助功能训练等。二是推进中医药服务规范化，进一步促进中药企业加强中药煎药、中医药成品管理工作。上海市将中医公共卫生服务与家庭医生服务进行整合，提供防治结合、中西医结合的基本医疗卫生服务，制定了《健康教育类基本公共卫生服务项目管理规范》等 8 个中西医结合的服务规范[2]。三是完善监督机制，制定实施《上海市中医医疗质量管理与控制工作规范(试行)》(沪卫计中管〔2015〕011 号)，成立上海市中医医疗质量管理与控制工作指导委员会；对区级医院和社区卫生服务中心每年进行 2 次常规中医质控督导检查。

(二) 基层中医药服务能力资源建设

1. 基层中医药服务资源建设

(1) 硬件资源：全市所有社区卫生服务机构按照《上海市社区卫生服务中心中医药服务管理基本规范实施细则》要求开展中医药服务建设。每个社区卫生服务中心均设置中医科室，设置独立中医药服务区，配备中医诊疗设备，提供中医药服务。其中，100%的社区卫生服务中心能够提供 6 种以上中医药服务项目，99.58%的社区卫生服务中心设置相对独立的中医综合服务区。2011～2015 年，医疗机构中医科总面积从 3.7 万平方米增加到 3.8 万平方米。

(2) 资源整合：各区对基层中医药能力开展建设时多根据区域自身条件对资源和服务进行整合和探索。一是在区域范围内对服务进行整合。如黄浦区社区卫生机构地处上海市中

心，用房比较紧张，社区层面没有条件自行配备中草药房，但是外包质量又难以保证，因此区卫生计生委统筹协调，建立了“黄浦区饮片免费配送服务圈”，进行区域中药饮片集中代煎、配送的服务模式，不仅确保了基层医疗卫生机构中药饮片的质量和临床用药安全性，还给患者提供了方便。二是在区域范围内对中医药资源进行整合。推动三级中医医院围绕中医优势病种，加强与二级中医医院、社区卫生服务机构的技术指导与协作，开展包括中医药适宜技术推广基地建设，基层医师到上级医院参加基层中医药适宜技术推广师资培训班。三是联动区外优质中医药资源。如奉贤区与上海中医药大学的签订协议，引入外部优质中医药人才资源的同时，通过医、教、研全面深化交流合作，加快学科建设与人才培养，打造区域品牌优势。

2. 基层中医药服务人才培育及技术传承

(1) 加强中医药人才配备：通过采取招聘、返聘、定向培养、在职人员学历教育、师带徒、岗位培训等方式大力培养和引进中医药人才。2015 年，上海全市社区卫生服务中心中医医师1 794 人，占执业医师比例的 6.3%，占比较 2011 年提高了 0.3 个百分点，但总人数下降。中心中医类别全科医生占全科医生总数比例上升幅度明显，有 11 个区县占比提高了 10 个百分点。

(2) 加强中医药人才培养：启动中医专家社区师带徒项目，在全市二、三级医疗机构遴选中医专家，负责带教社区卫生服务机构的青年中医医师。借助医师多点注册、医联体，支持上级医院医生对口支持和扶持社区中医药服务。实施中西医结合人才计划和培训工作，现有非中医人员(社区卫生服务中心临床、公共卫生类别医师和乡村医生)，实现全市中医药知识与技能培训全员覆盖。

(3) 推进适宜技术应用，培育技术品牌：建成覆盖全市的 1 家市级中心、18 家区级分中心的中医药适宜技术推广网络，遴选出面向基层医疗机构医务人员的上海市基层中医药适宜技术。围绕社区医疗、康复等临床专病专治方面，设立专项扶持建设 50 项中医特色鲜明、疗效确切、具有较大发展潜力的社区中医药服务特色项目，培育社区“小名中医”，形成社区特色技术门诊。积极申报非物质文化遗产，并在区内进行品牌和特色建设，如黄浦区卫生计生委将国家级非物质文化遗产“石氏伤科”等引入社区。

(三) 基层中医药服务提供情况

管理与服务模式的创新，使社区卫生服务中心中医科室拓展了中医药适宜技术的应用，中医药特色优势得到了充分发挥。2015 年，全市社区卫生服务中心门诊诊疗 8 446.2 万人次，较 2013 年提高了 12.7%。

完成中西医融合的基本公共卫生服务包的制订以及管理规范标准化建设、中医药健康管理服务项目与家庭医生责任制相结合的相关流程和规范，创新了中医药工作融入基本公共卫生服务的一体化管理新模式，各条线协同推进中医药健康管理的格局初具雏形。2015 年末，全市开展 0～3 岁儿童中医健康管理 27 万人，占 0～3 岁儿童人数的 41.8%；开展 65 岁以上老年人中医药健康管理 134.4 万人，占 65 岁以上老年人数的 45.8%；高血压、糖尿病患者中医药健康管理、中西医结合健康管理覆盖率分别达到了同类管理人数的 42.8%和 43.4%。

（四）基层中医药患者就医体验

社区中医卫生服务医疗机构患者就医体验问卷调查中，86.3%的中医门诊患者表示会经常选择去本社区卫生服务中心，过去1个月去社区医疗卫生机构的就诊次数为2～4次，所占的比例最高(40.8%)，这与慢性病长处方的时间基本一致(慢性病可开2周处方)；中医门诊患者对服务便利可及体验、环境设施体验、社区医疗机构的服务态度与情感支持体验、沟通交流与患者参与体验、患者期待等指标总体评价较好(服务便利可及体验指标为74.9%，其余都在80%以上)。中医综合门诊与全科相比，大部分患者认为中医服务便利可及、收费合理、就医环境良好、服务态度好、满意度高；中心城区与郊区比较，远郊地区患者对各项服务体验评价更好，其更易于满意。但相对于全科门诊，社区中医门诊特别是远郊地区在满足患者的基本健康需求方面能力还有待进一步提升。

三、提升工程存在问题

（一）基层中医药服务人员：人员不足，发展缺乏可持续性，职业吸引力欠缺

中医药人才短缺成为制约基层中医药发展和服务能力提升的最关键原因[3]，而这一情况在远郊地区尤甚。除了数量上，基层中医药人才结构缺乏发展持续性，部分区域以返聘人员为主，发展不可持续。而同时，中医药服务在医疗康复(推拿、针灸等)、预防保健以及健康教育等方面的优势逐渐显现，由于人员紧缺使基层中医药服务供不应求的问题也越发凸显。

基层吸引不住、留不住人才，可将原因归为三方面：一是人才培养方面，受到卫生系统社会大环境影响，医学院校的报考生源逐年递减，其中也包括中医医学院校，而即使选择了中医专业的医学生，在毕业后选择转行不从事本专业工作的毕业生也不在少数。二是薪酬待遇方面，卫生系统从业人员待遇受到绩效工资封顶等薪酬制度影响，相对较低，而在社区卫生服务中心的中医师待遇又普遍低于上级医院。三是职业发展方面，社区中医师受限于执业平台等因素，面对的疾病种类以及能够获得的专业资源相较于上级医院有专业“隔离感”，且职业发展前景和个人提升空间也相对有限，而这一问题在边远地区则更加明显，因此出于个人发展原因而跳槽或离职的基层中医药医务人员也逐渐增多，其中又以有一定经验积累的年轻医师为主。

（二）各级中医药服务资源上下联动缺乏配套激励及信息化支撑

目前部分区已建设有以三级医疗机构为中心，二级医疗机构为枢纽，社区卫生服务中心为网底的区域医疗联合体或学科型医疗联合体。但中医药服务体系内的上下级资源联动整合还有待进一步加强，主要体现在以下两方面。

一是上级下转还需加强，据调研，当前由基层上转的患者已达到一定数量，但由上级机构下转的患者数量却屈指可数。根本的原因是全市还没有建立切实的转诊导向的激励机制，将患者留在医院才能提升医院的绩效、产生经济效益，转诊到基层是负向的惩罚，既没有绩效考评激励也没有经济上的激励。在技术上来说，上下对接存在信息化障碍，大部分区内信息化建设以机构为单位，信息整合程度不高，无法为中医基本医疗和中医健康管理提供统一的信息平台，也无法与上级医疗机构建立实时的数据传输与沟通平台。中医在患者体征指标上又有别于西医，因此

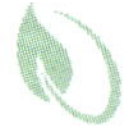

与上级医院的对接在口径及建设程度上均存在差异。

二是人才下沉效果好，但缺乏长效机制，根据关键知情人访谈可知，目前三级医疗机构的核心作用还未发挥完全，部分上级医院专家下到基层坐诊受到辖区居民的欢迎。这些资源随着专家走，而专家现在依靠行政命令，无长效有效激励的情况下也很难长久的在基层坐诊，还需对建立资源下沉的长效机制进行探索。虽然近年来出台了多个鼓励多点执业和人才下沉的政策，然而在实际实施过程中还存在一定瓶颈，一方面，专家多点执业有所顾虑，担心所在医院认为这是"不忠心"等，另一方面缺乏规范的经济激励。

（三）基层中医药服务能力离群众需求还有差距

目前基层医疗卫生机构中中医科室建设标准及配置水平不一，由于部分社区卫生服务机构为原来的地段医院等基层医疗机构改建，建筑陈旧，设备老化，地方狭小的问题一直存在，患者调查中也有多位远郊地区受访者希望能够对中医科室的床位及场地进行增加，环境和设备进行改善。虽然社区医疗卫生服务中心标准化建设使这一情况有所改善，但与居民中医药服务的实际需求与期望还有一定差距。

四、进一步提升基层中医药服务能力的建议

卫生行政部门及相关行政部门、研究人员座谈会，针对基层中医药发展的短板和薄弱环节，从上下联动、丰富服务内容、创新服务模式、加大人才培养提升服务能力等方面提出落实分级诊疗下基层中医药服务功能的建议。

（一）创新基层中医药服务模式

服务模式的内涵包括明确服务主体、服务对象、服务内容、服务方式、服务场地以及对供方和需方的激励、约束机制（图2）。基层中医药服务的主要提供机构包括社区卫生服务机构、村卫生室以及中医药门诊部、诊所。服务对象主要以上海市常住人口、老年人为主，并积极拓展在职"亚健康"人群，通过以社区卫生机构为载体、三级中医药服务网络为支撑、与日间照护机构和养老机构协作，实现机构服务与上门服务、传统服务方式与互联网+服务相结合。对供方的激励和约束实行绩效考核激励与经济激励（包括财政补助和医保倾斜政策）相结合。对需方来说，一是要扩大医保报销目录，扩大中医药支付范围，将更多的中药和中药服务项目纳入报销范围，二是提高医保报销比例，扩大中医服务辐射范围。

（二）通过绩效和经济激励落实分级诊疗，加大医院对基层的支撑作用

落实功能定位，既需要加强基层硬件和软件建设，提升服务能力，更重要的是，建立下沉社区的基层绩效、经济激励机制，做实各级各类医疗机构在服务网络中的定位。例如，在中医医院的绩效考核中，将接收基层向上转诊患者、医院恢复期患者向下转诊患者的数量及比例纳入绩效考核指标体系，提高通过转诊体系就诊患者的报销比例等。

探索医院中医科对基层的多渠道支撑作用。第一，通过组建联合体、委托管理等形式，建立

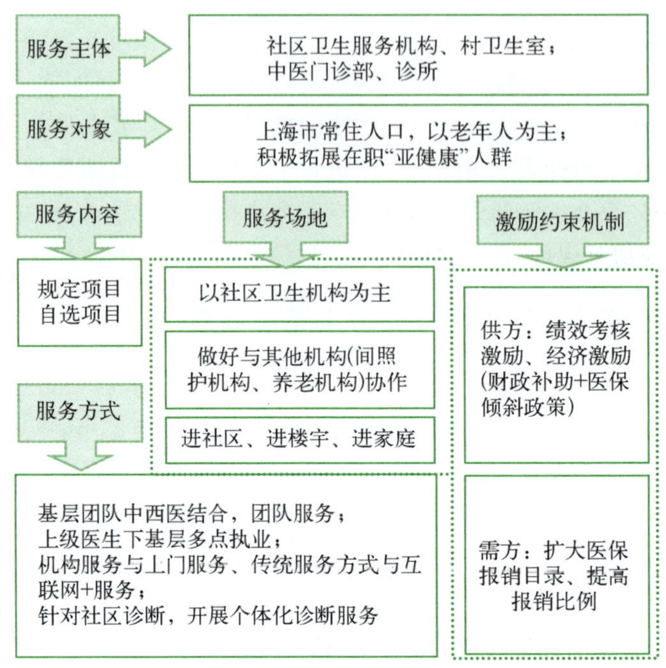

图 2　上海市基层中医药服务模式的内涵

中医药服务资源共建共享、患者上下转诊等紧密合作。第二，探索医院中医科医生定期下社区、基层医生到医院培训的机制，探索中医药医生多点执业机制，提升社区中医药服务吸引力、提升基层中医药人员服务能力。第三，与社区需求诊断相结合，加大基层中医药服务人员对中医药流派的传承，提高各流派在全市的辐射能力。

（三）丰富中医药服务项目和服务方式，更好的满足居民需求

在基本服务项目中，2015 年的社区基本服务项目文件《上海市社区卫生中心基本服务项目目录（2015 版）》基层中医药服务项目主要包括上门诊疗服务、健康档案服务、运用中医药知识开展孕产妇保健咨询及指导、运用中医药技术和方法预防传染病、慢性病防治、社区门诊护理开设中医康复门诊护理服务、开展家庭医生服务对基层医疗患者进行健康管理。中医药健康管理服务主要是慢性病管理服务，部分区开展的程度不高，需要找出差距的原因，更好地开展。除却基本服务项目外，还可以做好社区诊断，根据社区需求开展针对性服务。

（四）加大人才培养是提升基层中医药服务能力的关键

1. 通过在校教育、在职培训、流派传承提升基层人力层次

一方面，社区也可培养自身的人才，通过组织社区在职人员短期培训、集中培训来学习中医药知识及服务过程中所需的交流沟通等综合能力培养，提高中医药服务技能及综合能力，获得居民认可。另一方面，由于基层中医药服务人员所占比例小，仅仅依靠这部分人员来扩大中医药服务力量有限，建议继续加强对非中医药人员中医知识培训，进行针灸、推拿等较为简易的中医适

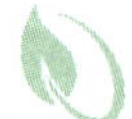

宜技术学习，以提高社区卫生服务机构中能提供中医药服务的人群比例[3]。市级层面可制定统一的中医药培训教材，有计划地推进适宜技术培训。此外，中医服务的一个显著特点是与患者选择及流派紧密相关，加大师带徒工作，加大基层中医药人员对流派的学习、传承，吸引和更好的服务社区居民。

2. 实行适当倾斜政策，巩固和扩大中医药服务阵地

中医人才培养需卫生、教育、财政等多部门的充分重视，形成合力。建议对基层中医药人才实行适当的保护性政策倾斜，鼓励中医药毕业生到基层工作。亟待解决的首要问题是工资待遇和职称晋升，优化中医药服务人员的职业前景：适当提高中医药服务人员工资水平，对使用中医药技术和方法的基层医务人员给予绩效上的倾斜，加大对提供中医药饮片及中医适宜技术的奖励尺度；适当提高基层中医药服务中、高级岗位比例。其次，探索建立符合中医药特点的中医药人才评价机制，积极创造条件，多种形式引导中医药人员下沉社区提供服务。

（五）实施经济杠杆，扩大医保支付范围和比例

在健全全民医保体系和基本药物制度中发挥中医药优势和作用，将符合条件的中医药适宜技术、院内制剂等纳入报销范围；提高中医药报销比，将支付比例进一步向基层倾斜，鼓励城乡居民在基层使用中医药服务。探索中医优势病种收费方式改革，逐步实现中医医院与综合医院“同区域、同级别、同病种、同费用”。

（六）发挥中医药服务的优势，加大政策宣传

调查显示，基层医疗服务的优势是便利可及、收费合理、良好的就医环境，中医药服务由于就诊特点、文化、传统等多方面原因，在人文关怀、患者就诊体验方面更优于西医服务，基层中医药应保持和发扬这一传统，治好患者的病、留住患者的心。尤其是中心城区，总体满意度低于远郊地区，中心城区的社区中医门诊仍要提升医疗服务质量，提升患者就诊体验。

加强主动引导，广泛宣传中医药相关政策和优势。加强基层中医药服务“简、便、验、廉”等优势的宣传，以及已有中医药服务便民政策宣讲、广泛传播中医药饮片、适宜技术，提高社会各界对中医药服务的认同，提高中医药在社区居民中的知晓度和信任度；让更多的人群了解政策、利用政策，了解中医、使用中医，促进基层中医药服务的利用。

参考文献

[1] 陈英耀，唐檬，王婧妍等. 上海市住院医师规范化培训制度阶段性评估. 中国卫生资源，2011，14(6)：358－360.

[2] 上海市卫生和计划生育委员会. 上海市卫生计生状况报告. 2015.

[3] 李芬，王力男，金春林等. 基层中医药人员队伍建设现状与发展策略——基于上海的经验. 中国初级卫生保健，2015，29(4)：22－24.

健康老龄化视角下
上海市医养结合策略思考

王　颖　杨颖华　李水静　万和平
陶　雷　方律颖　万　瑾　蒋　曼

【导读】 伴随着医疗卫生服务需求的不断增长与多样化发展趋势，老龄化问题日益突出，长期照护需求急剧增长并成为一种社会性的挑战。作为世界上老年人口最多的国家，我国面临的医养分离难题更为突出，制约了老年医疗卫生与长期照护需求的有效满足。基于世界卫生组织"健康老龄化"概念，医养整合性体系建设成为实现健康老龄化的必经之路。本文深入分析了基于国情的医养整合性体系建设的重要意义，分析我国医养分离的现状、根源及社会影响，结合上海市医养结合探索的进展，总结发达国家医养整合性体系建设的成功经验，以期为上海市医养整合性体系的建设与医养结合的发展提供参考。

一、成功应对老龄化的关键之举：建设医养整合性体系

（一）人口老龄化问题日益严重，如何成功应对引发全球瞩目

世界卫生组织于2015年国际老年人日发布的最新报告显示，2050年全球60岁以上人口预计将达到2015年的两倍[1]，全球将有91.6%的国家步入老龄化社会[2]。世界范围内掀起了积极应对人口老龄化的浪潮，如何有效应对老龄化趋势及其影响成为全球关注的热点。

自2000年开始进入人口老龄化社会，我国目前已成为世界上老年人口最多的国家。我国向老龄化过渡速度之快[3]，被称为"跑步进入老龄化"。除基数大和速度快以外，我国的人口老龄化还面临社会经济发展尚处发展中阶段，存在底子薄、负担重、未富先老等诸多突出问题，如何有效应对人口老龄化成为当前我国社会面临的热点问题与巨大挑战。

（二）老年长期照护需求迸发且呈社会化发展趋势，老年长期照护体系建设势在必行

1. 衰老引发功能渐失，长期照护需求激增，功能维持与改善有赖周围环境的支持

随着年龄的增加，人体衰老逐渐造成机体生理储备下降和自身能力弱化，老年人在生理和心

第一作者：王颖，女，副教授。
作者单位：复旦大学公共卫生学院、健康相关重大社会风险预警协同创新中心（王颖、方律颖、蒋曼），上海人口和计划生育宣传教育中心（杨颖华），上海市卫生和计划生育委员会（李水静），上海市社区卫生管理中心（万和平、陶雷），上海交通大学医学院附属瑞金医院（万瑾）。

理上加速走下坡路，肌体功能逐渐衰退，发病愈发频繁，成为最容易发生失能的高危人群。日常生活功能逐渐地丧失使得老年人生活变得难以自理，环境中的危险因素也相应增加。人口老龄化加速深化，失能老年人口增长，长期照护服务需求势必随之增加。而老年人健康功能的维持和改善离不开周围环境适应性的帮助与支持。

2. 家庭的结构变化与养老功能弱化，长期照护需求社会化与市场化趋势明显

计划生育国策的作用下，多代户家庭减少，大量“四二一”结构家庭甚至是“丁克家庭”的出现，使家庭中可提供照料成员减少，再加之现代社会的快节奏生活，使得老年人在家养老的希冀成为“空中楼阁”。城镇化带来人口流动的加剧与劳动力市场的开放与竞争升级，跨地区职业流动加剧，中青年一代外出务工增加，“空巢老人”不断增长[4]。家庭结构小型化的改变和空巢家庭现象的加剧，促进了大量老年长期照护需求的社会化和市场化满足的必然社会发展趋势，且该需求势必会进一步持续、快速地增长。

长期照护需求的急剧迸发与家庭养老功能的弱化，催生了长期照护系统构建与完善的需求。作为失能老人在生活中获得全方位服务支持的系统，解决失能老人长期照护需求的系统性手段，长期照护体系的重要性不言而喻[5]。

（三）老年人医疗卫生服务需求持久且多样化，完善以老年人需求为核心的医疗卫生服务体系迫在眉睫

1. 长期性的医疗卫生服务需求挑战了急性医疗为主的医疗卫生体系

老年人随年龄增长身体逐渐衰弱，免疫力逐渐降低，成为疾病，尤其是慢性非传染性疾病的高发人群。慢性病患病引发持久性的医疗卫生服务需求，一旦患病将长期依赖医疗卫生服务。这对当前我国以急性医疗为主的医疗卫生体系是否能够针对老年人提供长期跟踪治疗、康复与护理提出了挑战。

2. 医疗卫生服务需求多样化引发设施设备与人才培养等的新要求

相比之下，老年人对医疗卫生服务需求相对更为多样化与复杂化。由于慢性病多无法根治，虚弱、残疾沦为常态，因此治疗后老年人还需要用药指导、康复锻炼、饮食及运动指导等多样性的服务。此外老龄通常还伴随着对心理健康的影响[1]，常表现出精神抑郁与焦虑或不愿与人交流的现象，提示着老年人群对于精神卫生服务的较大需求。这无疑将对现有医疗卫生服务的服务技能、设备设施及相应的人才培养提出新的要求。

3. 外出就医困难，医疗卫生服务的可及性有待提高

除对服务内容有着特殊需求以外，由于体弱多病、腿脚不便，外出就医困难，老年人对医疗卫生服务的可及性也有更高的要求。有研究显示，90%的老年人希望长期与社区卫生服务机构保持联系，在居家、社区的环境中解决医疗服务需求[6]。

世界卫生组织提示，医疗卫生服务体系应从以疾病为基础的医疗模式向以老年人需求为核心的综合模式转变[1]。为了确保向老年人提供高质量医疗卫生服务，完善以满足老年人实际需求为核心的医疗卫生服务体系势在必行。

（四）成功应对老龄化，医养整合性体系建设成为健康老龄化的关键之举

人口老龄化不断深化，世界卫生组织在 2015 年发布的《关于老龄化与健康的全球》报告（以

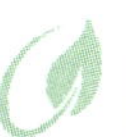

下简称《报告》)中更新了“健康老龄化”的定义,即每个老龄个体健康轨迹逐步改善的过程[7],明确老年人健康的两大类影响因素,即“内在能力”,受个体特征影响的生理与心理健康功能的整合;以及“功能发挥”,是使老年人内在能力与周围环境互动以发挥个体功能完成行动与生活的过程。以该概念作为战略指导,从其内涵深入可知成功应对老龄化可通过提高“内在能力”或改进“功能发挥”入手。

正因如此,2015 年世界卫生组织在《报告》中高度概括与总结:要实现健康老龄化,需要发展以老年人为中心的整合性“医疗、照护与环境”公共卫生服务体系(a public-health framework for healthy aging)[7],为了区别于我国的“公共卫生”概念,称其为“医养整合性体系”,包括有效整合、相互衔接的医疗卫生体系和长期照护体系,其中体系所处环境包含在相应体系之中。

二、我国应对老龄化的突出问题:医养分离

(一)我国“医养分离”问题突出,现有策略措施未能有效解决

1. 两大体系相互独立且分离

在我国,医疗卫生服务体系与长期照护体系相互独立且分属于卫生系统与民政系统主管(图 1)。虽然貌似不同类别机构且职责划分明确,但实际运作中,从急性期疾病治疗到单纯的生活照料,各类机构的服务提供存在明显的“交叉”,仅医疗卫生与长期照护服务所占比例高低的不同而已。

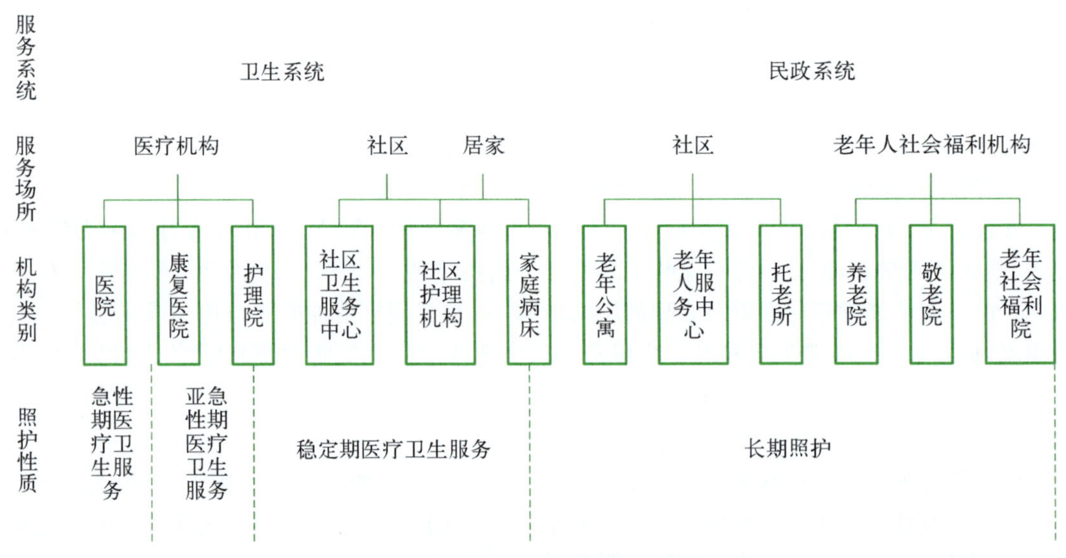

图 1 中国医疗卫生服务与长期照护体系架构[8]

我国长期照护与医疗卫生服务分别由民政系统和卫生系统单独承担与监管,两类体系的机构相互独立、自成体系,即体系分离。体系分离之下,政策与规制不到位,不同场所老年人医疗卫生和长期照护需求难以同时满足。体系分离已然成为功能与服务脱节的导火线。

2. 各类服务机构在政策层面上的功能定位与服务提供相脱节

纵观卫生系统与民政系统针对老年服务机构提供“老年护理”服务界定的相关制度、规范与

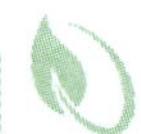

发展纲要等政策文件，对不同类别机构的服务性质及内容仅有笼统、简单的提及，并未切合服务需方多样复杂的需要或需求进行深入与细化，这势必导致实际服务中缺乏可操作性。政策层面上各类机构的功能定位与服务的脱节一览无遗。

不同机构间缺乏统一的服务规范或标准导致各机构功能定位的模糊不清。加之目前两大体系均认可的统一需求评估制度缺乏，老年人无法经需求评估后准确定位入住机构及服务类型，用于划分等级的两大系统各自的需求评估形同虚设。统一的服务规范缺乏致使各类机构多根据自身的特色、需要与方式提供服务和管理，护理分级管理混乱。此外，出入院标准的缺失使得服务在不同机构间的有效衔接障碍重重，不同机构间患者的有机转诊难以实现。已然分离的两大体系难以实现功能融合与服务有效衔接[9]。

3. 实践证明针对医养分离现状提出的策略措施未能有效解决分离问题

为改变医养分离的现状，国家近年来陆续出台了一系列医养结合的政策措施，积极开展医养结合的理论与实践探索。上海市也推出了相应举措，包括基层医疗卫生机构与养老机构签约服务、养老机构设置医疗机构、老年照护统一需求评估等，探索各种形式的结合模式。

然而，就全国范围来说，由于医养结合相关政策尚处萌芽期，配套措施尚未建立与完善，现实推进中阻碍重重，医养分离问题并未得到有效解决。

（二）医养分离下，医疗卫生体系关注急性医疗，未聚焦“以老年人需求为核心”

1. 以“老年人需求为核心”医疗卫生体系建设存在不足

为成功应对老龄化，我国老龄事业“十二五”规划中首次做出医疗卫生体系如何适应老年人特征性需求的规定，如“基层医疗卫生机构为老年人提供居家康复护理服务等”[10]。然而纵观各地实践情况，老年人医疗卫生服务需求急剧迸发之际，医疗卫生体系“以老年人需求为核心”的建设依然不足，尤其是基层医疗卫生机构的资金投入、人员配置、服务水平等方面均表现出相对于需求的滞后与薄弱[11]。

2. 医疗卫生体系向养老机构、社区、居家提供服务不足

为确保“9073”养老格局（90％的老年人由家庭照料，7％享受社区养老服务，3％享受机构养老服务）下不同服务场所中的老年人无论经济收入高低，生活自理程度好坏均能按需获得高质量的医疗卫生服务，医疗卫生服务体系除自身优化外，更应积极探索向社会养老体系多方渗透。

目前，医疗卫生服务向长期照护体系的机构渗透在全国范围尚处于试点阶段，基层医疗卫生机构仍未意识到自身资源的服务可及性优势，仍滞留于“坐堂行医”“被动医疗”的服务模式。由于基层医疗机构工作任务日益繁重，投入不足、规划不充分问题严峻，医护人员自身素质有限，相应便携服务设备匮乏，上门医疗护理服务的实施效果并不理想[12]。目前医疗卫生体系向长期照护体系的功能及服务渗透阻碍重重。

（三）“医养分离”下，单纯的“居家—社区—机构”养老模式无法成功应对老龄化

1. 机构长期照护服务单一，老人医疗卫生服务需求无法得到满足

“医养分离”之下，养老机构提供的服务范围狭窄、内容单一，多数仅停留于日常起居照料，老

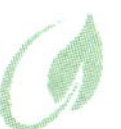

年人需求量最大的医疗、护理、康复等服务明显不足。此外，养老机构专业医护人员缺乏，从业人员的专业技能与知识水平参差不齐[13]，难以满足老年人的医疗卫生服务需求。

由于存在风险规避及提供专业医疗卫生服务受限等因素，养老机构的入住人群出现结构性缺陷。绝大多数的养老机构倾向于选择生活可自理的老人，排斥高龄与失能失智老人[14]。医疗卫生服务功能缺失及入住人群的倾向性选择导致养老机构的床位增长远远落后于老龄化速度。床位总量供给不足之下，出现入住率低下、床位利用率不高的问题[5,15]。

2. 社区、居家长期照护服务供需不匹配，服务发展滞留于福利性支持

我国现有的社区、居家老年长期照护服务数量不足、服务质量不高，必备的制度建设尤其欠缺[14]。长期照护体系中社区发挥的功能多为具有福利性质的支持服务，专业长期照护服务实质上仍处于空白阶段；有限的服务也仅零星提供，且服务质量水平有限。多数社区居家养老服务仅局限于基础家政服务。

3. 长期照护保险缺失下过度利用医疗卫生资源，引发社会不公

目前我国长期照护保险制度缺失，长期照护服务暂缺稳定筹资与系统支付机制。这直接导致老年人想方设法入住医疗水平更高的医疗卫生机构中，并享受更高的报销比例[16,17]，他们长期占据医疗服务功能床位[18]，享受由医疗机构的专业护理人员提供的简单生活照料服务，并过度利用用于保障全人群的医疗保险，演化出老年人医疗卫生服务供不应求而长期照护服务资源相对闲置的矛盾，致使真正有医疗卫生服务需求的老年人的需求无法满足，引发社会不公。

三、总结国际成功经验，助力我国医养整合性体系建设

为了满足老年人的多层次需求，经过多年的实践，发达国家特别是日本、澳大利亚等已经建立起一整套完备的医养整合性体系，逐渐成为人类个体生命周期中的最后一道安全网，也成为整个社会保障体系的最后一道防线[5]。

（一）理想的医养整合性体系的建设离不开四大基础支撑

依据世界卫生组织 2015 年《报告》[7]，参照各国现有体系框架，总结发达国家的成功经验，结合卫生系统与长期照护体系的职能，理想的医养整合性体系离不开以下四个方面的支撑：一是同时覆盖医疗卫生体系与长期照护体系的整合性体系框架，这是医养整合性体系的坚实基石；二是建立长期照护保险制度，以此解决老年人长期照护服务的筹资与支付问题（医保的筹资与支付已相对成熟，不赘述）；三是健全且有序衔接的服务提供体系，以便围绕老年人多层次的需求特点来提供高质量的连贯性服务；相应地，不同服务机构功能的有序衔接与有效发挥还需要统一的需求评估的支撑；四是培养一支可持续性且训练有素的人才队伍，以保证专业人才的持续供应。

（二）体系有机整合，实现医疗卫生与长期照护体系的有效融合

纵观国外诸多体系建设顺畅有序的国家和地区，在体系架构上，既有像我国一样医疗卫生和长期照护分由民政系统和卫生系统主管的情况（如台湾地区），也有医疗卫生和长期照护融为一体的情况（如澳大利亚），还有早期医疗卫生和长期照护分开管理但后期重新组合、在功能上融为

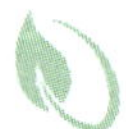

一体的情况(如日本);它们均基本实现了医疗卫生体系与长期照护体系的有效融合与一体化服务,即完成了体系的有机整合。

(三) 建立长期照护保险制度,确保独立的长期照护筹资与支付体系

国际上,典型的长期照护体系分为国家保障型照护体系、商业保险型照护体系、社会保险型照护体系,没有普遍适用的、完美的筹资与支付方式,各有利弊。国家保障型保险制度的筹资与支付方式有助于覆盖率与公平性的提高,但它可能造成公共财政支出的日益膨胀;商业保险型保障制度相对而言覆盖范围小,体现经济上公平,而宏观效率低下;社会保险型长期照护模式虽然覆盖范围上有所限制,但缴费者权利平等程度较高,宏观效率和微观效率都较高[5]。

借鉴我国已有的保险制度,综合分析这三种类型体系与现实条件不难发现,社会保险为主体、商业保险为补充的长期照护体系是目前最适合我国的实际国情的。上海市目前正在积极尝试探索长期护理保险制度,将于2017年开展试点工作。这将很大程度上推进我市长期照护筹资与支付体系的发展。

(四) 丰富服务内容,实现连贯衔接,统一需求评估实现按需利用,提高服务可及性

1. "医养结合",丰富服务内容,衔接服务功能,提供医养整合性服务

构建医养整合性体系一大宗旨就是,服务内容丰富,服务提供形式灵活,服务机构之间职责明确,服务对象分明,服务功能紧密衔接,以形成医养整合性服务,满足老年人各种合理的服务需求。服务内容需要紧密围绕老年人的实际需求,尽可能地做到多元化、多层次、覆盖广、有重点。

结合多个国家的服务体系不难发现,医养整合性服务一般包含三大模式,即以家庭为平台的居家服务、以社区为平台的社区服务和以专门机构为平台的机构服务,且三类服务之间可灵活切换。每一种模式下有相应的服务层级划分,每一个服务层级对应有明确的服务场所或服务机构、明确的服务对象及服务对象的特征要求,对应的服务内容在不同机构之间也有所区别。即真正实现医疗卫生服务与长期照护服务的有效衔接与整合,不同的服务模式和不同的机构之间服务功能的相互衔接而非大量重叠甚至完全一致,服务可井井有条地开展。

2. 建立统一的需求评估,明确评估标准,实现服务的按需利用

服务对象之间存在着较大的特征差异,老年人因个体差异产生了对于服务类型与需求的不同。需求评估可以帮助明确老年人的实际照护需求,包括有何种需求以及需求的程度如何。依据服务对象的自身需求情况进行的等级划分就像是为每一位老年人贴上了"标签",并对应服务机构、服务内容,落实服务提供的"游戏规则",避免违规现象的频繁发生。客观、公正、规范的需求评估是保证长期照护相关机构和服务场所的入院标准和转诊标准得到真正落实的重要因素。2014年底,上海市颁布了《上海市开展老年照护统一需求评估体系建设试点工作意见(试行)》,同时在徐汇、闵行、杨浦、普陀和浦东五个区先行开展试点。2016年底,在上海市政府的支持下,需求评估已在全市开展。

3. 长期照护与医疗卫生服务的社区化,提高服务可及性

纵观世界各国,凡是老年医养整合性体系建设领先的国家和地区,无一例外对社区的利用都

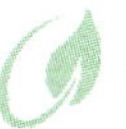

非常充分，效果也是十分的显著。

20 世纪 50 年代后期，英国政府开始推行社区护理养老模式。2001 年，英国政府提出针对老年人的以居家养老为主的长期照护体系计划，主张大力发展社区助老服务，为居家养老的老年人提供全方位的服务[19]。香港于 20 世纪 70 年代初也引入社区照顾概念，帮助老年人在社区环境中养老。澳大利亚政府把发展社区老年人家庭护理作为一项基本卫生保健政策，建立了完善的社区老年照护服务体系[20]。

“十二五”规划期间，国家参照国际经验提出了“9073”的养老格局。以社区为单位，普及长期照护服务与医疗卫生服务，不仅是提高服务可及性、满足老年人需求的有效举措，同样有助于提高服务效率、避免服务利用的功能重叠与资源浪费。

（五）建立专业化的人才队伍、制定合理的人才培训计划

一个富有活力且可持续性的医养整合性体系，在人力资源结构设置上，必须具备明显的人员等级梯度、明确的职责分工与任务划分。此外，对于服务人员均应有相应的资质认证，以确保人员的专业程度与服务质量。与此同时，配套薪酬机制、职业发展规划与晋升机制将帮助服务体系获得源源不断的力量充实队伍。为人员提供不断的优质学习和接受正规培训的机会将帮助人员不断提高个人知识、提升专业技能与综合实力。

日本医养整合性服务的各类人员有明确的功能设定与任务划分，并匹配相应范围的服务内容[21]。还将长期照护服务专业人才划分等级，每个等级必须取得相应的国家资格认证。为确保长期照护服务行业人力资源的稳定与发展、提高服务人员的积极性，日本政府提出了包括提高待遇、改善劳动环境、提供培训和职业生涯规划等在内的三大措施。

目前我国医养整合性体系的建设与理想体系之间依然存在较大差距，完善现有医疗卫生体系与长期照护体系，构建我国医养整合性体系已成必然。政府层面在政策、实践中作出“医养结合”的积极尝试与探索。然而优化我国老年人医养整合性体系并非一蹴而就，而是长期的系统工程，需要借鉴各国经验，充分分析体系运作的内外部环境，从我国实际出发，构建健康老龄化视角下医养整合性体系的理想框架，制定优化我国医养整合性体系的可持续发展策略及其配套措施，以此实现健康老龄化的内核要求，优化资源配置，维护社会可持续性的公平与稳定。

参考文献

[1] 世界卫生组织. 60 岁以上人口将于 2050 年翻番，需要作出重大社会变革. http://www.who.int/mediacentre/news/releases/2015/older-persons-day/zh/[2015-10-01]

[2] 世界卫生组织. 2002 年老龄问题国际行动战略. 纽约：社会发展委员会作为第二次老龄问题世界大会筹备委员会，2001.

[3] 穆光宗. 成功老龄化：中国老龄治理的战略构想. 国家行政学院学报，2015，3：55-61.

[4] 付晓光，段成荣，郭静. 城市人户分离现状及其引致原因. 城市问题，2015，(3)：81-85.

[5] 夏伟伟. 我国失能老人长期照护体系的构建——基于福利多元主义视角的研究. 杭州：浙江工商大学，2013.

[6] 张建凤,杨尚真,于卫华等. 城市社区老年慢性病患病情况及家庭护理需求基线调查. 现代护理,2001,7(1):3-4.

[7] 世界卫生组织. 关于老龄化与健康的全球报告. http://www.who.int/ageing/publications/world-report-2015/zh/[2016-05-22].

[8] 方律颖,万瑾,万和平等. 老龄化服务提供的突出问题:医养分离. 中国卫生资源,2016,(6):453-457.

[9] 徐建光,王颖,杨颖华等. 上海市老年护理服务体系功能定位的现状. 中国卫生资源,2014,17(3):147-149.

[10] 中华人民共和国国务院办公厅. 中国老龄事业发展"十二五"规划. http://www.scio.gov.cn/zggk/gqbg/2011/Document/1014340/1014340_1.htm[2016-06-05].

[11] 王静. 老年人社区医疗卫生服务体系的构建. 中国药物经济学,2014,12:120.

[12] 纪娇,王高玲. 协同理念下医养结合养老机构创新模式研究简. 中国社会医学杂志,2014,(6):376-378.

[13] 严菲. 人口老龄化背景下基层医疗卫生服务体系完善研究. 苏州:苏州大学,2014.

[14] 杨胜慧,叶裕民. 2000—2010年中国城乡家庭结构变动分析. 南通大学学报(哲学社会科学版),2015,31(2):114-119.

[15] 联合国. 联合国:让老少同喜同乐成为老龄化的目标. http://cn.un.org.cn/article/content/view? id=185[2017-1-4].

[16] 世界银行. WORLDBANK数据. http://databank.shihang.org/data/reports.aspx? source=2&country=CHN&series=&period=#[2016-03-02].

[17] 许燕君,杨颖华,杨光等. 上海市老年护理床位配置现状及问题. 中国卫生资源,2014,17(3):157-159.

[18] 杨颖华. 上海市老年护理服务现状及对策研究. 上海:复旦大学,2011.

[19] 任苒,高倩. 国外老年长期护理发展模式及对中国的启示. 医学与哲学,2014,9:18-20.

[20] Cameron DI. Aged care issues and services in Australia. AnnAcadMedSingpapore, 2003, 32(6): 23-727.

[21] Mitchell OS, Piggott J, Shimizutani S. Developments in long-term care insurance in Japan. Center for Pensions and Superannuation, 2007.

普陀区老年护理资源配置的探索与思考

李文秀　罗　力　刘　晨　邓海巨
刘晔翔　梁　娅　于金玲　陈　杰

【导读】 分析普陀区老年医疗护理服务体系问题主要集中在床位总量不足、分布不均，社区床位用途与定性不符、零散分布、效能不高，老年人流动渠道不畅等方面，针对以上问题普陀区提出了总量调控、合理布局、多元发展、梯度有序的老年护理资源配置构想。针对老年护理资源配置中的核心——床位资源配置，将问题分解为在什么地方配置、配置多少及配置什么性质床位三个方面，在学习上级部门文件精神的基础上，运用地理信息系统(GIS)结合抽样调查的方法尝试回答上述问题，最终形成普陀区老年护理床位资源配置方案。

据统计，2011 年，上海有 60 岁以上老年人口 359 万，其中户籍老年人 335 万，占户籍人口的 23.7%[1]。老龄化程度上升导致医疗服务需求不断增长，上海的老年护理资源出现紧缺，医疗保障筹资压力明显增大[2]，给上海老年医疗卫生事业带来了巨大的压力和严峻的考验[3]。从普陀区的情况看，根据普陀区第六次人口普查结果，2012 年，普陀区共有户籍老年人 24.12 万，占户籍人口的 27.29%，高于全市平均水平，且将保持较快速度增长的趋势。人口老龄化的现实与加速发展的趋势对普陀区发展为老年医疗护理服务体系提出了客观要求。

一、老年护理床位资源配置的思路与构想

床位资源是老年护理资源中的核心。实现床位的合理配置是实现老年护理资源配置的前提，具体而言，床位资源的配置可以拆分为在配置地点、配置数量、配置方式和床位类型四个方面。配置地点、配置数量和配置方式与床位的地理可及性直接相关，配置什么性质的床位则与老年人照护需求的地理分布相关。

（一）基于地理信息系统(GIS)测算老年护理床位地理可及性的方法

地理信息系统是以地理空间数据库为基础，在计算机软硬件的支持下，对有关空间数据按地

第一作者：李文秀，男，上海市普陀区卫生和计划生育委员会主任。
作者单位：上海市普陀区卫生和计划生育委员会(李文秀、邓海巨、梁娅)，复旦大学公共卫生学院(罗力)，上海市普陀区桃浦镇社区卫生服务中心(刘晨)，上海市普陀区卫生和计划生育委员会监督所(刘晔翔、于金玲、陈杰)。

理坐标或者空间位置进行预处理、输入、存储、查询、检索、运算、分析、显示、更新，并处理各种空间实体(点、线、面)及其空间关系为主的新兴技术系统。在测算普陀区老年护理床位可及性的过程中，借鉴了基于 GIS 的引力法来测算普陀区内多个居委会的老年护理床位可及性。

1. 引力法简介

首先我们假定存在这样一个地区，在这个地区内存在 3 个资源供给点和 15 个资源的需求点，那么我们该如何描述每个资源需求点从资源供给点获得资源量呢?

在较早的一个测算模型中，是以资源需求点为中心划分需求点搜索区，分别计算搜索区内的资源供给点数量和需求点数量，并以资源供给点数量与需求点的商值来描述每个需求点所获得资源量(图 1)。在这个测算模型中，存在明显缺陷是只从需求点的角度出发来分析问题，而没有考虑到供给点的因素，如繁忙程度等。如图 1 中，a 店的供给在普查小区 2 的搜寻区内，但它不全为小区 2 的消费者服务，因为普查小区 11 到 a 的距离也在服务半径内。因此，每个供给点的繁忙程度应该由其周边的消费者多少而定，消费者越多其繁忙程度越高，便捷度越差。

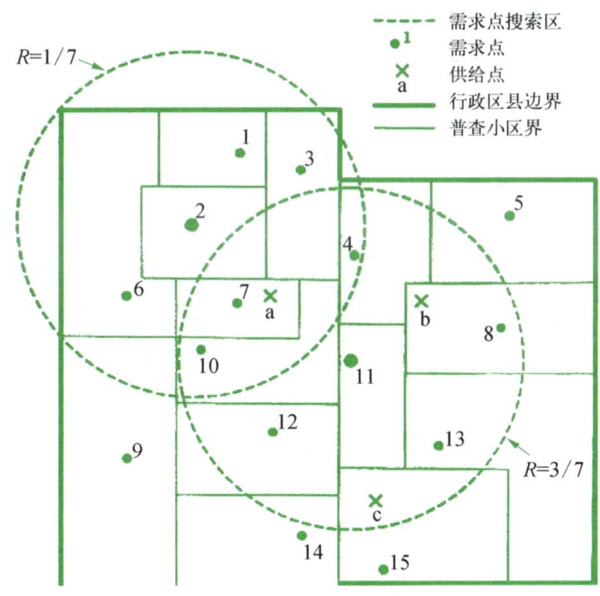

图 1 基于需求点搜索的资源供给模型

为了克服上述测算模型的缺点，提出了基于供给点搜索的资源供给模型，即两步搜索法(图 2)。在该模型中，第一步，对于每个供给点 j，搜索以其为中心阈值范围(d_0)内的需求点 k，计算供需比 R_j，以 D_k 表示 k 点消费者的需求，S_j 表示 j 点的总供给，那么

$$R_j = \frac{S_j}{\sum_{k \in (d_{kj} \leqslant d_0)} D_k}$$

第二步，对每个需求点 i，搜索在阈值范围(d_0)内的所有供给点 j，将这些供给点的 R_j 汇总，即得到 i 点的可及性值，记为

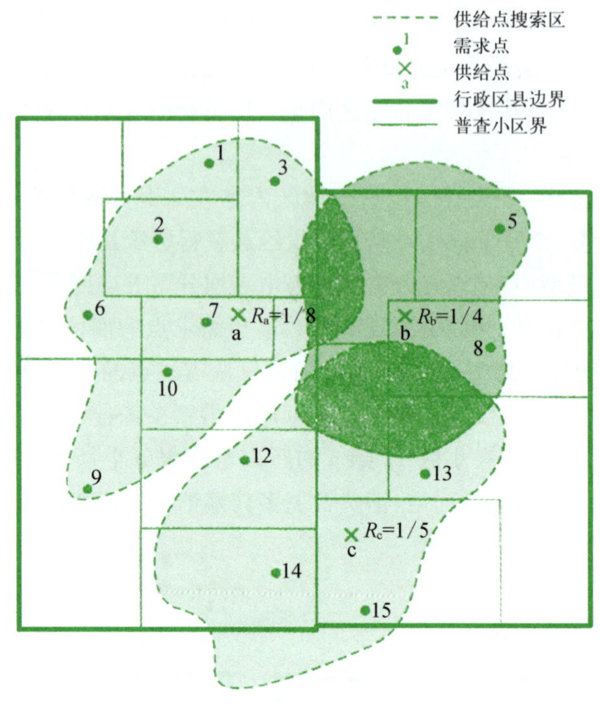

图 2　两步搜索法模型

$$A_i^F = \sum_{j \in (d_{ij} \leqslant d_0)} R_j = \sum_{j \in (d_{ij} \leqslant d_0)} \left[\frac{S_j}{\sum_{k \in (d_{kj} \leqslant d_0)} D_k} \right]$$

两步搜索法第一步确定了供给点的繁忙程度，即每个供给点服务范围内的供需比，第二步计算了需求点的可及性，其本质上是一个供需比，是被一个距离过滤了两次的供需比。

通过对两步搜索法的分析可以发现，该方法也存在一个明显的缺陷，即认为在同一个供给点搜索区内的所有需求点所获得的资源量是相同的。而在实际中，随着距离供给点的距离增大，必然导致资源获得量的减少。在两步搜索法的基础上，引入资源可及性随距离减少的特性后形成引力法，计算公式为：

$$A_i^G = \sum_{j=1}^{n} \frac{S_j d_{ij}^{-\beta}}{V_j}，其中 V_j = \sum_{k=1}^{m} D_k d_{kj}^{-\beta}$$

其中 A_i 为需求点 i 的资源可及性；S_j 为供给点 j 的总供给；d_{ij} 为 i 点与 j 点之间的距离；β 为距离衰减系数；D_k 为 k 点消费者需求；d_{kj} 为 k 点与 j 点之间距离。

2. 基于 GIS 的“引力法”模型构建

完成 GIS 环境下的“引力法”模型构建分为两个步骤：构建辖区内老年人及现有老年护理床位分布图、运用 GIS 的空间分析模块及地统计分析模块对引力法的公式进行编程并测算。

(1) 构建老年人及现有老年护理机构分布图：第一步，收集辖区内所有小区地址，将小区地址转换为经纬度并录入 Excel 表格，建立辖区老年人地理分布数据库，属性字段包括：小区名称、小区地址、经度、纬度、各年龄段老年人数量等。

第二步，收集辖区内所有老年护理机构地址，将老年护理机构地址转换为经纬度并录入

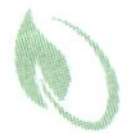

Excel 表格，建立辖区老年护理机构数据库，属性字段包括：老年护理机构名称、地址、经度、纬度、床位数等。

第三步，获得行政区划地图，后缀为.shp，将老年人地理分布数据库、老年护理机构数据库导入行政区划地图形成老年人及现有老年护理机构分布图。

（2）测算老年护理床位可及性：第一步，运用 GIS 的空间分析模块测算每个小区与每个老年护理机构之间的距离，即 d_{ij}。

第二步，运用 GIS 的编程及数据统计功能，实现对各小区护理床位可及性 A_i 的测算及统计分析。

第三步，综合运用 GIS 的地统计分析模块和空间分析模块实现辖区内各小区老年护理床位可及性的制图。

（二）基于抽样调查测算老年人照护需求的方法

测算老年人照护需求的目的是为了了解普陀区老年人照护需求的地理分布，进而为解决在什么地方配置老年护理床位及配置多少老年护理床位提供依据。因此，在抽样调查时，应按照地理位置进行分层抽样，在调查表设计时，应使调查表能反映老年人长期照护的需要与需求。

1. 调查对象的确定

2014 年 9～10 月间开展了抽样调查，调查时，普陀区下辖 6 个街道，3 个镇。调查开始前，首先获取了全区人口普查资料，在此基础上将每个街道（镇）老年人分为 60～70 岁，70～80 岁及 80 岁以上，分别计算出每个街道（镇）老年人年龄构成比，然后在每个街道镇辖区内按照地理位置差异抽取 5 个居委会，在每个居委会内按照街道（镇）老年人年龄构成比随机抽取 80 人，共抽取 3 600人。样本居委会分布图（图 3）。

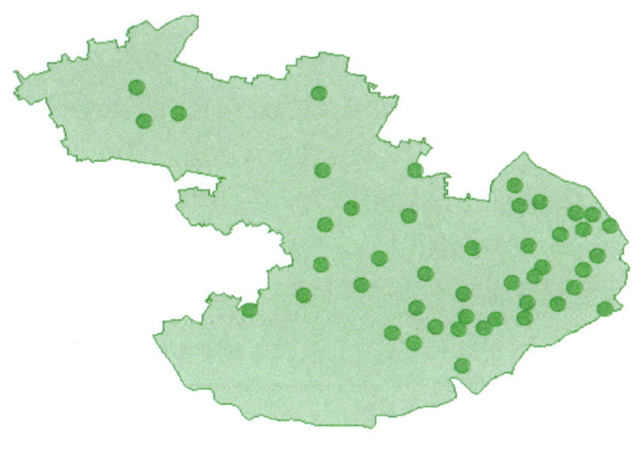

图 3　样本居委会分布图

2. 调查表的设计与判断规则

问卷调查采用自行编制的《老年人身心健康状况评估和长期照护服务需求调查问卷》，问卷内容含老年人基本状况、《日常生活活动能力(ADL)量表》《简易智能心理状态量表(MMSE)》《长期照护服务需求调查表》。

日常生活活动能力量表(ADL)测试共有14项,由躯体生活自理能力6项和工具性日常生活能力8项组成,计分方式为:1～4分依次为“完全能够自理”“基本能够自理”“部分能够自理”和“完全不能自理”。总分最低14分,为完全正常;大于16分则有不同程度的生活自理能力下降;总分≥22,为生活自理能力有明显障碍[4]。

MMSE调查量表中得分小于27分为认知功能障碍。按文化程度划分,小学及以下组得分≤17分为有痴呆倾向,初中组中得分≤20分为有痴呆倾向,中专及高中组得分≤22分为有痴呆倾向,大专及以上组中得分≤23分为有痴呆倾向。

《长期照护服务需求调查表》包含生活帮助服务、慢性病护理服务、康复护理服务、长期卧床护理服务和其他专业护理服务5个大类。其中生活帮助服务含起居护理、饮食护理、沐浴护理、排泄帮助、出行照护、其他6个小项;慢性病护理服务含生命体征测量、饮食指导、自我护理指导、协助合理用药指导、其他5个小项;康复护理服务含肌力训练、中小关节活动度训练、徒手操、综合训练及安全指导、步态功能训练、语言训练、其他7个小项;长期卧床服务含协助翻身及搬运指导、褥疮预防及指导、协助叩背排痰指导、其他4个小项;其他专业护理服务含肌肉注射、静脉输液、标本采集、创面护理(拆线和换药)、无菌导尿术、鼻饲护理、引流管冲洗、雾化吸入、其他9个小项。在每个大类的调查前,要求被调查者先填写是否需要该大类的服务,若不需要,则需勾选不需要的理由,理由包括需要已得到满足、经济条件限制等。在大类中,只要选择其中一个小项就认为对整个大类有需求。

(三) 老年护理床位地理可及性与老年人照护需求测算结果

1. 现有老年护理床位可及性测算结果

运用基于地理信息系统的引力法对普陀区现有老年护理床位可及性进行测算并制图发现,不但北部和南部地区由于床位分布较少导致可及性较差,在中部老年护理床位相对集中的地区,部分区域的老年护理可及性也有待提高(图4)。在9个街道(镇)中,平均可及性最高的是甘泉街道,为5.75床位/千老年人口;最低是长风街道,为1.78床位/千老年人口;全区可及性最好的居委会出现在甘泉街道为18.45床位/老年人口;可及性最差的居委会出现在桃浦镇,为0.91床位/千老年人口,全区平均可及性为2.86床位/千老年人口(表1)。

表1 普陀区2014年各街道(镇)老年护理床位可及性一览表

名　　称	居委会个数(个)	平均可及性(床位/千老年人口)	居委会可及性最大值(床位/千老年人口)	居委会可及性最小值(床位/千老年人口)
全　　区	244	2.86	18.45	0.91
曹杨街道	20	2.81	2.35	1.82
长风街道	26	1.78	2.05	1.52
长寿街道	33	2.12	2.78	1.56
甘泉街道	20	5.75	18.45	3.12
石泉街道	24	5.07	14.60	2.81

续 表

名　称	居委会个数（个）	平均可及性（床位/千老年人口）	居委会可及性最大值（床位/千老年人口）	居委会可及性最小值（床位/千老年人口）
宜川街道	22	2.68	4.27	1.86
真如镇	36	2.82	3.85	2.37
长征镇	27	2.63	5.91	1.96
桃浦镇	36	1.98	10.96	0.91

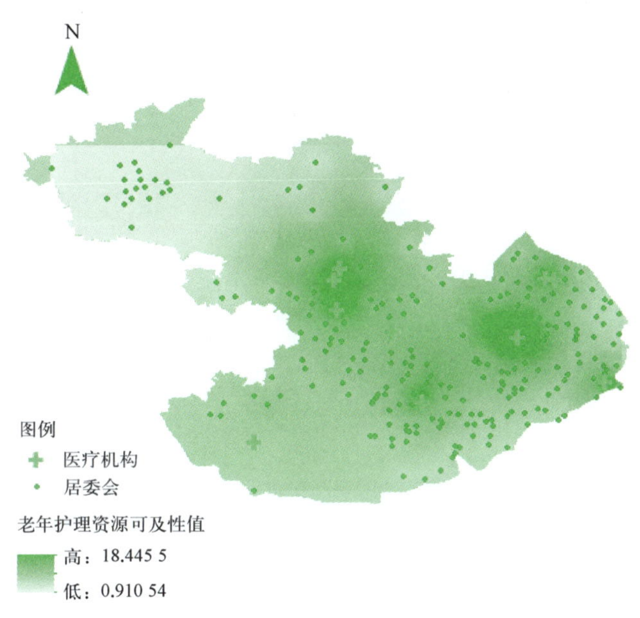

图 4　普陀区现有老年护理床位可及性

2. 老年照护需求地理分布情况的测算

(1) 老年人 ADL 损害及 MMSE 障碍地理分布情况：通过抽样调查，整理数据得到普陀区老年人 ADL 损害及 MMSE 障碍地理分布情况(表 2)。

表 2　普陀区 2014 年老年人 ADL 损害及 MMSE 障碍地理分布表(单位：人)

	ADL		MMSE	
	ADL 下降	ADL 障碍	认知功能障碍	痴呆倾向
曹杨街道	84	42	121	18
长风街道	93	71	142	21
长寿街道	105	73	176	33
甘泉街道	132	85	180	52
石泉街道	100	73	133	21
宜川街道	117	73	184	46
真如镇	103	57	153	42

续 表

	ADL		MMSE	
	ADL 下降	ADL 障碍	认知功能障碍	痴呆倾向
长征镇	91	66	162	36
桃浦镇	87	52	155	38
合　计	912	592	1 406	307

(2) 普陀区老年人长期照护服务需求分布情况：通过抽样调查，整理数据得到普陀区老年人长期照护需求地理分布情况(表 3)。

表 3　普陀区 2014 年老年人长期照护服务需求地理分布表(单位：人)

项　目	生活帮助服务	慢性病护理服务	康复护理服务	长期卧床护理服务	其他专业护理服务
曹杨街道	72	110	81	14	40
长风街道	92	125	87	20	52
长寿街道	79	97	111	24	58
甘泉街道	104	119	122	8	31
石泉街道	101	138	126	10	39
宜川街道	82	127	137	19	40
真如镇	81	101	83	18	47
长征镇	85	120	108	28	50
桃浦镇	105	94	101	22	48
合　计	801	1 031	956	163	405

(四) 老年护理床位资源配置

1. 床位配置总体思路

按各街道(镇)的现有护理床位可及性，将全区分为可及性较差的地区、可及性居中地区和可及性较好地区。在可及性较差地区，结合实际情况可优先考虑新建、改建老年护理机构，在可及性居中区域，结合实际情况优先改建、扩建老年护理机构，在可及性较高的区域，以周边街道(镇)新建、改建、扩建床位辐射为主，结合实际情况规划床位增量。

按"批复"测算，至 2020 年普陀区尚缺老年护理床位 1 438 张。结合普陀区实际情况，可将可及性小于 2 床位/千老年人口的街道(镇)床位增量控制在 300 张左右；将可及性大于 2 床位/千老年人口但小于全区平均水平的街道(镇)床位增量目标控制在 200 张左右；对于高于全区平均水平的街道(镇)，床位增量根据全区床位总量缺口和实际情况合理配置。

最后，根据问卷调查结果，按照各区域老年护理服务需要和需求确定新增床位的性质。

2. 可及性较差地区的老年护理床位规划

由表 1 可知，在 9 个街道(镇)中，床位可及性处于倒数前三位的分别是长风街道，平均可及性为 1.78 床位/千老年人口；桃浦镇，平均可及性为 1.98 床位/千老年人口；长寿街道，平均可及性为 2.12 床位/千老年人口。

三个街道(镇)的地理位置分别位于普陀区的西南部、北部及东南部，在三个街道(镇)居委会

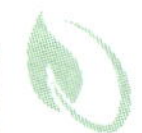

聚集区域内均无老年护理机构。因此，可考虑在三个街道(镇)内，新建或将已有社区卫生服务中心改建为老年护理机构。考虑满足多层次养老护理服务的需求，可在经济水平较高的长风地区引入社会资本，新建盈利性高端老年护理服务机构。

在平均可及性小于2床位/千老年人口的长风街道、桃浦镇，可将新改建老年护理机构床位设置在300张，在长寿街道将新改建老年护理机构床位设置在200张。

由表3可知，在上述三个街道(镇)内的老年护理需求中，长期卧床护理服务和其他专业护理服务的需求比例较高，因此，可将床位性质定位为治疗性床位。

3. 可及性居中地区的老年护理床位规划

由表1可知，除去长风街道、桃浦镇、长寿街道，剩余的6个街道(镇)中，床位可及性低于全区平均水平的有曹杨街道、宜川街道、真如镇、长征镇。

在4者之中，长征镇的可及性最低，为2.63床位/千老年人口，远低于"批复"中7.5‰的要求；在问卷调查时，长征镇由位于西部的长征地区和位于东部的万里地区组成，被位于中部的真如镇分割为不相连接的两部分。2014年12月，经市政府批准，区政府进行了街道(镇)建制调整，将东部的万里地区设置为独立的万里街道。长征镇的西部设置有长征老年护理院，核定老年护理床位100张，其可及性偏低主要是由于长征老年护理院的床位配置不足和万里地区无老年护理机构造成。因此，考虑床位缺口数后，可考虑在万里地区设置一所新的老年护理机构，设置床位200张；并将长征老年护理院的床位增加至200张左右。

由表3可知，老年护理需求中，长期卧床护理服务和其他专业护理服务的需求比例较高，因此，可将床位性质定位为治疗性床位。

宜川街道的可及性微高于长征镇，为2.68床位/千老年人口。宜川街道位于普陀区东部与甘泉街道、石泉街道、长寿街道交界。分析表2可知，与上述四个街道(镇)的老年人日常生活活动能力损害情况，位于全区前四，明显高于全区平均水平；由表3可知，上述区域内的老年人照护需求中，康复护理服务的需求比例也较高；这提示需要特别关注以宜川街道为中心的周边区域内老年人的康复护理服务需求。在普陀区内，尚无康复护理专科医疗机构，因此，结合实际情况可考虑在宜川街道内设置一家康复护理专科医疗机构，其服务范围不局限于老年人，但可在机构内根据实际情况设置一定的老年护理床位。

真如镇的平均可及性接近于全区平均水平，为2.82床位/千老年人口，但仍远低于"批复"要求。真如镇位于普陀区中部，行政区划面积仅次于桃浦镇、长征镇，位于普陀区第三位。据人口普查资料，真如镇现有老年人33 240人，位于普陀区第一位，且远高于全区平均水平。其床位可及性主要来源于西北部宏康医院、东部中医医院、西北部毗邻真如镇的九州医院和普静护理院。因此，可考虑增加东部的地区的老年护理床位，将中医医院改建为老年护理院，床位控制在200张。由表4可知，老年护理需求中，长期卧床护理服务和其他专业护理服务的需求比例较高，因此，可将床位性质定位为治疗性床位。

曹杨街道可及性为2.81床位/千老年人口，接近全区平均水平。曹杨街道位于普陀区中部偏南，辖区面积较小，为1.36平方公里，辖区内有老年人口22 354人，仅高于宜川街道位于倒数第二位，其辖区与真如镇、长风街道、长征镇、石泉街道、长寿街道交界。在上述5个街道(镇)中，除石泉街道外，其余四个街道(镇)，均有新建、改建老年护理机构规划，床位总增量为900张，可以辐射面积仅为1.36平方公里老年人口较少的曹杨街道。因此,在本轮规划中暂不考虑增加老年护理床位。

4. 可及性较好地区的老年护理床位规划

在全区9个街道(镇)中,可及性位于前两位的分别是甘泉街道、石泉街道。

甘泉街道位于普陀区西部,与石泉街道、宜川街道、长征镇交界。由表2可知,上述4个街道(镇)的老年人认知功能障碍人数分别位列全区第一、第二、第四和第八位,其平均值明显高于全区平均水平,同时痴呆倾向人数平均值也明显高于全区平均水平。结合失智老人收治的特殊性和普陀区精神卫生中心也位于甘泉街道内,因此,可考虑扩建普陀区精神卫生中心内的老年护理床位,将其定位为服务于全区的失智老人收治中心,床位由50张扩增至200张。

石泉街道位于普陀区中部,与真如镇、曹杨街道、长风街道、长寿街道、宜川街道、甘泉街道、长征镇交界。普陀区老年护理院处于石泉街道范围内,核定床位250张。在周边街道(镇)中,除曹杨街道外,其余街道(镇)均有新建、改建、扩建老年护理机构规划,因此,不做床位增量规划,但可根据全区老年护理床位缺口数做适当增加。

普陀区老年护理机构规划设置(图5)。

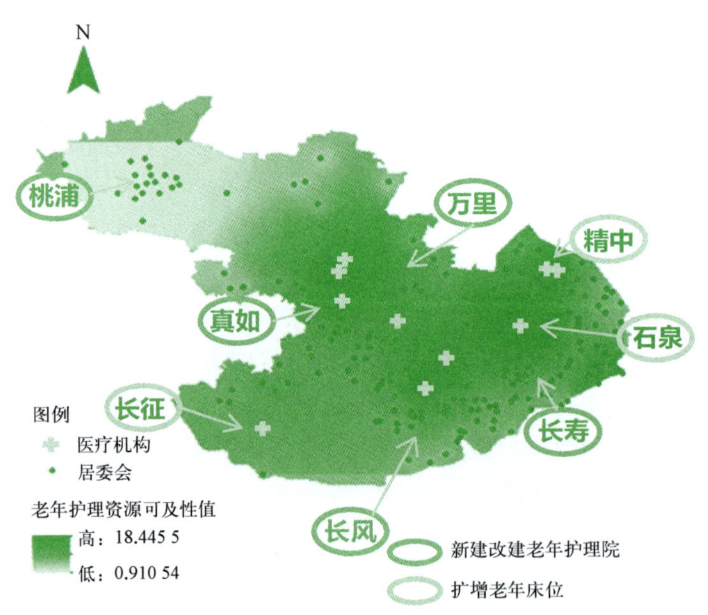

图5 普陀区老年护理机构规划设置图

床位资源是医疗资源的核心,但老年护理床位资源的配置也离不开对老年护理现状和问题的整体分析。在针对老年护理资源配置问题的基础上,提出老年护理资源配置构想,并引入新的方法和思路对老年护理床位的配置进行探索,以期为实现老年护理资源的合理配置提供建议和参考。

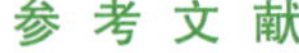

参考文献

[1] 吴凌放. 关于为老医疗护理服务的思考. 中国卫生资源,2014,17(3):166-168.

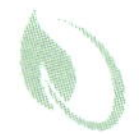

[2] 张勘,稽承栋,陆雯婷.新医改下的上海医疗卫生服务.社区卫生保健,2011,(2):78.
[3] 龙骅.上海市社区老年护理机构现状分析及建议.中国卫生资源,2011,14(3):181-184.
[4] 刘学员,阳丽华,赵蕾等.日常生活能力对老年人身心健康的影响.中国老年学杂志,2009,(1):92-94.

社区卫生服务中心实施慢性病长处方的效果评估及政策建议

——以枫林街道社区卫生服务中心为例

李 婷 林其意 黄 涛 易春涛

【导读】“看病烦、配药难”是慢性病患者长期抱怨的一个问题。2015 年 4 月徐汇等区试点慢性病长处方工作，8 月推广至全市。政策实施一年来尚未进行系统的效果评估。本研究基于某社区卫生服务中心，通过问卷调查、焦点组访谈、政策回顾等方法对于患者就医行为、社区卫生服务中心运行、医保基金负担等方面进行了评估。结果分析显示政策提高了居民在社区的就诊率，且慢性病管理效果差异无统计学意义，以及政策能提高医保基金效率，对患者满意度改变无统计学意义。同时该政策执行过程中也面临优势显现不明显、部分细节不明朗等问题，从而影响医务人员执行政策的积极性以及造成部分患者不满意。因此，本研究建议进一步加大医保预算对慢病长处方的支持，扩大慢性病长处方药品范围及疾病范围，注重政策操作的可接受度，并注重与“1+1+1”组合签约、延伸处方等政策对接，通过“组合拳”发挥慢性病长处方政策优势。

近年来国务院、上海市政府出台的医改方案和相关政策明确提出，要让群众普遍得到实惠，共享医药卫生体制改革的成果[1,2]。为缓解参保人员“限量配药”问题，医保慢性病长处方政策应运而生。2015 年，上海市人力资源和社会保障局、市卫生计生委联合下发了《关于开展本市医保慢性病长处方试点工作的实施意见》(沪人社医监〔2015〕79 号)，规定自 2015 年 4 月 1 日起，在徐汇、长宁、杨浦等区县实行医保慢性病长处方试点工作。2015 年 8 月，市人社局、市卫生计生委又联合印发了《关于在全市开展医保慢性病长处方工作的通知》(沪人社医监〔2015〕318 号)，医保慢性病长处方工作推广至全市。该政策突破了《处方管理办法》对于处方用药量规定的限制、上海医保对于处方用药量规定的限制以及突破了《基本药品目录》药物品种的限制[3]。

课题组通过问卷调查、焦点组访谈、政策回顾等方法，并收集社区卫生服务中心相关数据，在此基础上形成了政策评估的研究报告，系统回顾和总结该政策在基层社区卫生服务中心实施过程中取得的成效和面临的问题，以便为本市进一步推进与完善慢性病长处方政策提供建议。

第一作者：李婷，女，副主任医师，上海市徐汇区枫林街道社区卫生服务中心党支部书记、副主任。
作者单位：上海市徐汇区枫林街道社区卫生服务中心(李婷、林其意、黄涛、易春涛)。

一、改革的目的任务和主要举措

从文件《关于开展本市医保慢性病长处方试点工作的实施意见》(沪人社医监〔2015〕79 号)内容来看,慢性病长处方政策的目的是巩固完善基层医疗卫生机构运行新机制,探索开展对签约居民医保费用的管理,改善医疗服务和群众就医体验,满足参保人员基本医疗服务需求,切实缓解群众"看病难、配药难"问题[4,5],见表 1。

表 1　慢性病长处方政策的主要改革举措[4]

改 革 任 务	改　革　举　措
解决限量配药问题	● 明确长处方涉及病种、药物以及开具处方周期(病种：高血压、糖尿病;药物品种：高血压、糖尿病所有品种的治疗性药物;单次药量：1～2 个月的用量) ● 限定长处方政策享受对象(在社区卫生服务中心与家庭医生签约,并纳入家庭医生慢性病管理的"诊断明确、病情稳定、需要长期服用治疗性药物"的高血压、糖尿病参保慢性病患者)
慢性病长处方与家庭医生慢性病管理相结合,做实家庭医生签约服务机制	● 引导参保人员与家庭医生签约,以签约服务作为家庭医生服务的主要形式,加强家庭医生对签约参保人员的慢性病管理
构建合理分级诊疗模式	● 社区卫生服务中心可适当配备基本药物目录外的医保药品 ● 二、三级定点医疗机构也应为参保患者优先使用基本药物 ● 通过完善和做实家庭医生制度,畅通双向转诊渠道
探索医保执业医师监管的有效途径	● 依托医保执业医师信息库,加强家庭医生医保服务的监督和管理,尝试建立医保执业医师诚信管理制度,积极探索将医保监管重点延伸至定点医疗机构医务人员的有效途径
探索以签约居民为切入点的医保费用管理机制	● 探索将家庭医生作为医保医疗服务与管理责任主体,将医保费用支付与家庭医生签约参保患者数量、服务质量及工作绩效挂钩,建立以签约服务为基础的医保费用管理评估机制,使家庭医生成为居民健康及医保基金"守门人"

二、政策执行情况

本研究进行了基线调查、干预对照和随访调查。两次调查均发放问卷 1 001 张,问卷回收率 100%,且全部有效。其中 501 例为签约患者纳入慢性病长处方干预组,享受单次足量足品种配药(单次处方 1～2 月用量);另 500 例纳入对照组(非签约组),给予常规门诊处方(单次处方 2 周用量)。经 χ^2 检验分析,干预组与对照组在性别、年龄、文化程度等方面差异无统计学意义,干预组糖尿病患病率高于对照组,高血压患病率无差异。基线调查显示就诊次数多、平时认可和选择社区卫生服务中心的社区"老"患者签约意愿更强。

(一) 就医行为

1. 本次研究对象 2016 年 4～9 月在该社区卫生服务中心就诊人数

干预组(459 人)> 对照组(363 人);就诊次数：干预组(15.66±14.20)>对照组(10.93±11.47),P=0.000,见表 2。

表 2　两组就医机构选择比较

		三级医院 人(次)	二级医院 人(次)	社区卫生服务中心 人(次)	统　计
干预组	干预前	18(3.57)	3(0.65)	480(95.78)	$\chi^2=12.010$
	干预后	3(0.60)	1(0.20)	497(98.20)	$P=0.002$
对照组	干预前	36(7.29)	35(9.94)	429(85.76)	$\chi^2=4.282$
	干预后	51(10.20)	25(5.00)	424(84.80)	$P=0.118$
干预前	干预组	18(3.57)	3(0.65)	480(95.78)	$\chi^2=35.808$
	对照组	36(7.29)	35(9.94)	429(85.76)	$P=0.000$
干预后	干预组	3(0.60)	1(0.20)	497(98.20)	$\chi^2=70.606$
	对照组	51(10.20)	25(5.00)	424(84.80)	$P=0.000$

2. 选择社区卫生服务中心比例

干预前后，干预组均高于对照组（$P=0.000$）；干预组干预后高于干预前($P<0.01$)，见表 2。

（二）政策满意度

1. 干预组慢性病长处方政策满意度

“满意”和“基本满意”(96.41%)略低于干预前(97.81%)，差异无统计学意义($\chi^2=2.915$，$P=0.572$)，见表 3。

2. 干预组患者解约情况及原因调查

8 例解约(占 1.6%)。解约原因为：开具长处方需指定医生，感觉不方便；普通门诊不签约也能开 1 个月药；有时在其他区县居住。

3. 对照组患者签约状态及签约原因

对照组中 66 例签约(占 13.2%)。签约原因为：医生宣教，高血压、糖尿病配药更方便，可以减少看病次数、省诊查费、药价便宜等。

4. 对照组患者签约意愿以及原因

对照组“愿意”签约 224 例(占 44.80%)，签约意愿不高。不愿意签约的原因为：不愿意受到限制，不能满足需求，需多处就医，有延伸处方药物配送上门更方便，见表 3。

表 3　慢性病长处方政策满意度比较(干预组)

	满　意 人(%)	基本满意 人(%)	一　般 人(%)	不满意 人(%)	未　填	统　计
干预前	480(95.81)	10(2.00)	6(1.20)	1(0.20)	4(0.80)	$\chi^2=2.915$
干预后	471(94.01)	12(2.40)	7(1.40)	1(0.20)	10(2.00)	$P=0.572$

（三）机构满意度

社区卫生服务中心满意度：干预前后两组对社区卫生服务中心满意度均高(均大于 90%)，且干预组均高于对照组($P=0.000$)；组内干预前后无差异($P>0.05$)，见表 4。

表 4　两组对社区卫生服务中心满意度比较

		满意 人(%)	基本满意 人(%)	一般 人(%)	不满意 人(%)	统计
干预组	干预前	494(98.60)	4(0.80)	3(0.60)	0	$\chi^2=2.383$
	干预后	487(97.20)	8(1.60)	6(1.20)	0	$P=0.304$
对照组	干预前	466(93.20)	30(6.00)	4(0.80)	0	$\chi^2=4.104$
	干预后	456(91.20)	32(6.40)	12(2.40)	0	$P=0.128$
干预前	干预组	494(98.60)	4(0.80)	3(0.60)	0	$\chi^2=20.841$
	对照组	466(93.20)	30(6.00)	4(0.80)	0	$P=0.000$
干预后	干预组	487(91.20)	8(6.40)	6(2.40)	0	$\chi^2=17.418$
	对照组	456(91.20)	32(1.60)	12(1.20)	0	$P=0.000$

(四) 对医疗质量(健康水平)影响

1. 半年内新发并发症情况

干预组 15 例(2.99%)>对照组 5 例(1.00%),差异无统计学意义($P>0.05$)。

2. 半年内因病(高血压/糖尿病或并发症)住院次数

干预组 20 例 > 对照组 10 例,差异无统计学意义($P>0.05$)。

3. 半年内因病(高血压/糖尿病或并发症)至二、三级医院就诊情况

干预组 82 例(3 次及以上 14 例,2 次 18 例,1 次 50 例)< 对照组 85 例(3 次及以上 39 例,2 次 20 例,1 次 26 例),差异有统计学意义($P=0.000$),见表 5。

以上说明,实施长处方之后,初步实现患病社区首诊的目的,并且医疗质量无影响。

表 5　慢性病长处方政策对两组健康水平影响比较

内　容	项目 人(%)	干预组 人(%)	对照组 人(%)	统　计
半年内新发并发症情况	半年内新发	15(2.99)	5(1.00)	$\chi^2=3.772$
	未发	486(97.01)	495(99.00)	$P=0.068$
因高血压/糖尿病或并发症住院次数	3 次以上	0	0	$\chi^2=3.544$
	2 次	3(0.60)	1(0.20)	$P=0.170$
	1 次	17(3.39)	9(1.80)	
	无	481(96.01)	490(98.00)	
因高血压/糖尿病或并发症至二、三级医院就诊次数	3 次以上	14(2.79)	39(7.80)	$\chi^2=19.943$
	2 次	18(3.59)	20(4.00)	$P=0.000$
	1 次	50(9.98)	26(5.20)	
	无	419(83.63)	415(83.00)	

(五) 就诊费用

1. 2016 年 4～9 月两组在该社区卫生服务中心就诊情况和费用

利用社区卫生服务中心数据库,统计 2016 年 4～9 月两组在该社区卫生服务中心就诊情况和费用,干预组中 459 人有就诊记录,对照组中 363 人有就诊记录,干预组的总费用、诊查费、药

费、化验费和医保支付费用高于对照组，两组差异有统计学意义，见表 6。

表 6 在该社区卫生服务中心就诊次数及就诊费用比较

	干预组	对照组	统 计
就诊人数(人)	459	363	
就诊次数(次)	15.66±14.20	10.93±11.47	$P=0.000$
总费用(元)	2 822.49±2 551.82	1 896.24±2 424.99	$P=0.000$
诊查费(元)	140.53±127.07	97.69±102.33	$P=0.000$
药费(元)	2 427.03±2 201.15	1 538.62±1 907.21	$P=0.000$
治疗费(元)	112.49±325.68	145.48±515.61	$P=0.403$
化验费(元)	110.24±256.51	82.34±256.93	$P=0.011$
检查费(元)	25.03±92.80	26.25±90.74	$P=0.711$
其他费用(元)	6.18±38.50	4.92±33.15	$P=0.375$
医保支付(元)	2 371.64±2 180.80	1 583.05±2 098.89	$P=0.000$
自付(元)	450.84±700.12	313.19±683.36	$P=0.583$

2. 两组在该社区卫生服务中心就诊次数及费用干预前后差值比较

两组 2016 年 4～9 月费用与 2015 年同期增长值比较，干预组总费用、诊查费、药费、医保支付、自付费用高于对照组($P<0.05$)，两组就诊次数差异有统计学意义，见表 7。

表 7 在该社区卫生服务中心就诊次数、就诊费用变化比较(干预前后差值比较)

项 目	干预组(干预后－干预前)	对照组(干预后－干预前)	统 计
就诊次数(次)	1.82±11.89	0.35±10.07	$P=0.048$
总费用(元)	762.56±2 030.52	242.72±1 784.44	$P=0.000$
诊查费(元)	41.54±100.19	20.98±80.25	$P=0.001$
药费(元)	651.89±1 719.73	210.80±1 375.09	$P=0.000$
治疗费(元)	24.45±299.68	6.97±540.88	$P=0.544$
化验费(元)	34.31±267.68	2.41±223.57	$P=0.052$
检查费(元)	6.94±97.39	0.16±223.57	$P=0.288$
其他费用(元)	2.99±40.03	1.44±29.69	$P=0.516$
医保支付(元)	612.47±1 671.51	189.69±1 484.74	$P=0.000$
自付(元)	150.09±609.23	53.03±497.24	$P=0.010$

(六) 医保基金负担

按照收费标准及医保支付比例相关规定，相比在社区就诊，患者若至二级医院，诊查费将增加 42.86%，药费增加 15%，自付费用增加 50%；若至三级医院，诊查费将增加 100%，药费增加 15%，自付费用增加 100%；其他项目费用因收费标准二、三级医院高于社区卫生服务中心，费用也将增加[6～8]。

模拟至二、三级医院就诊相关费用分析，经过模拟测算，本次调查干预组患者 2016 年 4～9 月若全部在二级医院就诊，与社区就诊的诊查费均值差距 60.23 元，药费均值差距 364.05 元，自付费用均值差距 225.42 元；若全部在三级医院就诊，与社区的诊查费均值差距 140.53 元，药费

均值差距 364.05 元，自付费用均值差距 450.84 元，见表 8。

表 8　模拟测算至二、三级医院就诊费用比较

项　目	类别	社区卫生服务中心就诊费用均值(元)	二级医院就诊费用均值(元)	三级医院就诊费用均值(元)	与社区的均值差距/比例(二级医院)(%)	与社区的均值差距/比例(三级医院)(%)
诊查费	干预组	140.53±127.07	200.76±181.59	281.06±254.22	60.23/42.86%	140.53/100%
	对照组	97.69±102.33	139.56±145.83	195.38±204.17	41.87/42.86%	97.69/100%
药　费	干预组	2 427.03±2 201.15	2 791.08±2 535.43	2 791.08±2 535.43	364.05/15.00%	364.05/15.00%
	对照组	1 538.62±1 907.21	1 769.41±2 187.72	1 769.41±2 187.72	230.79/15.00%	230.79/15.00%
自付费用	干预组	450.84±700.12	676.26±1 050.91	901.68±1 401.21	225.42/50.00%	450.84/100%
	对照组	313.19±683.36	469.79±1 020.30	626.38±1 360.40	156.6/50.00%	313.19/100%

(七) 社区卫生服务中心运行

1. 复诊率

2016 年 4～9 月该中心门诊总复诊率 1.97，较 2015 年同期 1.93 略上升。干预前后干预组复诊率均高于中心复诊率，对照组复诊率均低于中心复诊率；干预组干预后复诊率高于干预前，见表 9。

该政策的实施方便居民的就医配药。但是，在该政策实施过程中应进一步强化开具长处方的监管，加强对患者就医配药的宣传引导。

表 9　两组复诊率变化比较

		复诊率(%)	统　计
干预组	干预前	2.20±2.25	P=0.001
	干预后	2.51±2.37	
对照组	干预前	1.53±2.04	P=0.484
	干预后	1.59±1.89	

2. 慢性病长处方开具情况

2016 年 1～10 月该中心慢性病长处方共签约 2 702 人(2015 年 4 月启动累计签约 3 707 人)；开具长处方 13 550 张(累计 15 444 张)；平均处方时间 5.54 周(累计 5.55 周)；平均处方金额 146.65 元(累计 149.78 元)。

2016 年 1～10 月该中心总处方数 328 166 张，平均处方金额 139.22 元，非长处方平均金额 138.90 元，长处方数占总处方数的 4.13%。

三、讨论与分析

(一) 政策实施的成效

综合数据统计分析结果及访谈情况，可以看出政策实施后，患者认为慢病长处方政策是利民

惠民的政策；干预前后干预组对慢性病长处方政策满意度均高，差异无统计学意义。政策对患者、社区卫生服务中心、医保基金等方面均带来了一定的积极影响。

1. 患者方面

干预组选择社区的比例上升，就诊次数大于对照组，显示政策实施有效地吸引了患者就诊下沉；在就医费用方面，干预组在社区卫生服务中心就诊费用升高；政策短期不影响医疗质量，即慢性病管理效果。

2. 社区卫生服务中心方面

对社区卫生服务中心的满意度干预组高于对照组，干预前后两组均高。干预组仅解约 8 人，比例低。

3. 医保基金方面

虽然干预组干预后在社区卫生服务中心同期就诊费用增加，但如果至二、三级医院则费用更高。相比较二、三级医院，就诊下沉社区可以节约医保基金支付总额。

（二）面临的问题

1. 部分政策细节不明朗影响政策执行积极性

长处方政策在如何实现医保预算支持、对社区卫生服务中心和家庭医生如何激励考核等方面没有明文规定。面对医保总额费用控制的压力，社区卫生服务中心内部绩效考核并没有对家庭医生开展慢病长处方工作给予特别的政策支持，影响家庭医生开展此项工作的积极性。

2. 政策对降低社区卫生服务中心复诊率影响不大

长处方政策仅对于高血压、糖尿病的治疗性用药起到了缓解“限量配药”作用，而对于此外的疾病和非治疗性用药，患者仍需多次往返，对于社区卫生服务中心降低复诊率的作用可以忽略不计。该中心长处方签约数、长处方数量占比、平均处方金额以及复诊率等数据也显示该政策对复诊率影响不大。因政策覆盖疾病范围过窄，对于构建分级诊疗模式的作用不大。

3. 政策操作层面，部分患者不满意

在上海医保现行“一卡通”的体制下，没有强制性社区首诊规定，签约后必须到签约家庭医生处才可以开具长处方，部分患者不理解，认为不方便，有的还因此解约。

4. 政策优势显现不明显

非签约组长处方政策签约意愿不太高，不到一半。且上海市社区卫生服务综合改革 2016 年新推出“1＋1＋1”组合签约以及延伸处方政策，与长处方政策“两条腿”走路，没有对推进长处方政策助力。截至 10 月 31 日，该中心慢性病长处方签约仅 3 707 人，而“1＋1＋1”组合签约已经达到 12 632 人。

四、政策建议

医保慢性病长处方政策执行过程中虽然存在不足之处，但是这并不是改革方案本身带来的，而是改革方案中一些措施还未进一步细化和充分落实所致。因此，下一步的关键是明确配套支持和细化相关举措。

（一）加大医保预算支持，进一步发挥慢性病长处方政策优势

建议医保总额进一步向社区卫生服务中心倾斜。可以通过慢病长处方政策费用不占用社区卫生服务中心医保总额费用进行鼓励；或者结合历年情况和增长因素，在分配医保总额时，单列指定用于慢性病长处方政策的医保费用。医保预算支持有明确的规定，社区卫生服务中心才不会有后顾之忧，才会有相应的政策引导家庭医生推进慢性病长处方工作。

（二）扩大慢性病长处方药品范围及疾病范围，进一步惠民利民

社区人口老龄化加剧，患多种慢性病的患者居多，除高血压、糖尿病外，冠心病、高脂血症、前列腺增生、慢性支气管炎、骨质疏松等疾病也是社区常见病，只有明确该政策扩大到哪些病种，哪些药物范围，才能扩大其缓解“限量配药”的作用，中心复诊率才能有所降低。

（三）注重政策操作的可接受度，逐步形成“以签约居民为切入点的医保费用管理机制”

要让所有社区居民接受就诊首先找签约家庭医生这样的理念，恐怕还需要很长的时间。单就进一步推广该政策而言，具体操作在现阶段可以稍微灵活一些，偶尔不在签约家庭医生处也可以开具长处方。同时签约家庭医生需要加强与患者的日常沟通以及对其的管理，让患者逐步接受就诊与家庭医生预约的概念。随着社区卫生服务综合改革的深入，社区卫生服务中心成为家庭医生的执业平台，逐步形成“以签约居民为切入点的医保费用管理机制”。

（四）注重政策对接，通过“组合拳”发挥慢性病长处方政策优势

2016 年新推出“1＋1＋1”组合签约以及延伸处方政策也是惠民利民的好政策，“双签约”将更加惠民利民。2015 年上海市印发了《关于进一步推进本市医疗机构大、简包装药品采购和使用的通知》（沪人社医〔2015〕561 号），这一政策增加基层用药选择、减少老百姓就诊配药次数、降低医疗费用负担[9]。建议打好政策“组合拳”，将有利于推进分级诊疗、促进做实家庭医生签约服务等工作。

参考文献

［1］中共中央、国务院. 关于深化医药卫生体制改革的意见（中发〔2009〕6 号）. 2009.

［2］中共上海市委、上海市人民政府. 关于贯彻中共中央、国务院关于深化医药卫生体制改革的意见的实施意见（沪委发〔2011〕10 号）. 2011.

［3］中华人民共和国卫生部. 处方管理办法［中华人民共和国卫生部令（第 53 号）］. 2007.

［4］上海市人力资源和社会保障局. 关于开展本市医保慢性病长处方试点工作的实施意见（沪人社医监〔2015〕79 号）. 2015.

［5］上海市人力资源和社会保障局. 关于在全市开展医保慢性病长处方工作的通知（沪人社医监〔2015〕318 号）. 2015.

[6] 上海市发展和改革委员会.关于调整本市静脉输液等部分医疗服务价格的通知(沪价费〔2016〕11号).2016.
[7] 上海市发展和改革委员会.关于调整本市护理费等部分医疗服务价格的通知(沪价费〔2015〕19号).2015.
[8] 上海市发展和改革委员会.关于调整本市诊查费等部分医疗服务价格的通知(沪价费〔2016〕2号).2016.
[9] 上海市人力资源和社会保障局.关于进一步推进本市医疗机构大、简包装药品采购和使用的通知(沪人社医〔2015〕561号).2015.

第六章

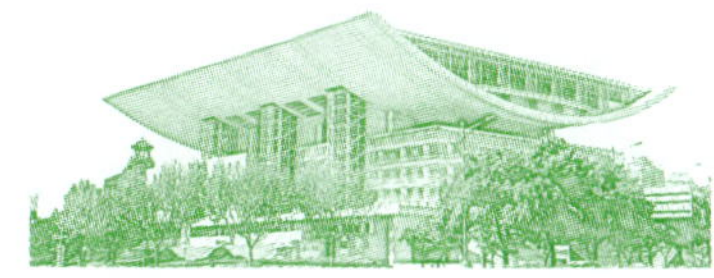

学科与人才

国以才兴，业以才旺。当下正值国家全面建成小康社会的关键阶段，也是上海加快推进科技创新中心建设、建成亚洲医学中心城市的重要当口，推动科技创新、扎实推进人才战略是其重中之重。对于医疗卫生事业的发展，上海市卫生计生委始终把学科建设和人才培养作为卫生事业改革与内涵发展的核心工作。本章从学科建设和人才队伍建设两个方面介绍上海的探索与实践。在学科建设方面，着重通过排摸上海市医学学科建设的现状，提出了进一步提升学科建设能力的可行性策略；介绍了上海市在完善公立医院科技评价体系、构建临床研究项目绩效评价指标、规范卫生技术评估流程方面的研究与实践，并就应用与推广提出相关建议。在人才队伍建设方面，本章则聚焦上海市在加强远郊地区基层卫生人才队伍建设、医师分类管理方面的探索与举措。创新是一个国家和民族进步的灵魂，人才是各行各业永续繁荣发展的不竭动力。上海要建成亚洲医学中心城市、打造医疗卫生行业的技术和人才高地，就必须努力走出一条符合医疗卫生行业特点的学科建设和人才培养新路。本章收录的 6 篇文章即是相关探索的集中体现。

上海医学学科建设策略研究

丁汉升 牛玉宏 顾青青 李 娜

【导读】 本研究从上海科技创新中心发展宏观战略和提升本市学科建设能力的要求出发，通过调研本市各医疗科研单位的学科基础设施建设、人才培养能力、科研能力和临床诊疗水平等方面情况，全面梳理本市医学学科建设的发展过程及现状，了解本市整体学科布局，分析建设过程中存在的相关体制机制等问题，并深入了解学科建设的发展需求。通过专家访谈和咨询，针对目前学科建设的薄弱点，逐步确定下一步建设的重点和亮点，提出可行的应对策略和政策建议，为推动上海医学学科建设，增强本市医学科研竞争力和建设医学科创中心做贡献。

2014 年 5 月，习近平总书记在上海考察时明确提出，上海要在推进科技创新、实施创新驱动发展战略方面走在全国前头、走到世界前列，加快向具有全球影响力的科技创新中心进军。

建设具有国际影响力科技创新中心，医学科技发展水平是重要因素。学科建设是体现医学科研实力、学术水平和核心竞争力的窗口，是医学科技发展的基础。上海市一直把学科建设作为卫生事业改革与科技发展的核心工作。《中共上海市委、市政府关于贯彻〈中共中央、国务院关于深化医药卫生体制改革的意见〉的实施意见》（征求意见稿）中，明确将学科建设工作作为医改新政的“四梁八柱”之一加以重点推进。

本研究在医学科技创新及学科建设相关概念、政策及研究进行梳理的基础上，学习国外先进经验，对上海市医学学科建设现状进行梳理，分析其存在的问题，并对上海市医学学科建设的发展提出相应的政策建议。

一、概念与内涵界定

目前，一般认为“医学科技创新中心”是集中医学优势资源、具有良好的医学科技发展潜力和医疗人文自然环境，在医疗领先技术、健康产业高科技方面辐射带动能力较强，是全球新医学知识、新医学技术和新医疗产品的产生地，是具有一定国际竞争力和影响力的城市或区域。

学科建设是针对国民经济尚不发达的现状，集中现有的财力、物力，在较短的时间内，使一些

第一作者：丁汉升，男，研究员，上海市医学科学技术情报研究所党总支书记、副所长，上海市卫生发展研究中心副主任。
作者单位：上海市医学科学技术情报研究所、上海市卫生发展研究中心（丁汉升、牛玉宏、顾青青、李娜）。

对社会发展具有重要意义的学科能够进行较高水平的科学研究，解决国家建设中重要的科学技术问题、理论问题和实际问题，能为国家重大决策提供科学依据，为开拓新的学术领域、促进学科发展做出较大贡献。

医学学科建设则是根据本学科发展趋势以及医疗机构自身条件制定其发展规划，建立学科队伍、组成合理学术梯队、改革教学计划、提高教学水平、确立科研方向、建设研究基地以及组织科研工作、提高与改善临床服务质量、培养高层次人才、建立管理体制及方法等。

二、国际经验

美国、英国、日本等发达国家的学科建设体系十分完备，拥有富集的人才、技术、设备和经费资源，建设了一大批世界著名医疗机构以及世界顶尖水平的学科，创造了许多对人类社会发展产生深远影响的原创性成果，强大的学科基础推动了医学科技发展，使其水平处于国际领先地位。学科建设方面有许多可以为我国医学学科建设提供启迪和借鉴的经验。

(1) 在学科设置上，不断根据不同时代科技发展的需要，调整学科门类，促进学科设置与社会发展的实际需求相符合。

第二次世界大战以后，日本的一大特色就是能够根据社会的发展需要不断地调整或压缩某些老学科、老专业，新设所需的新学科、新专业。针对日本老龄化程度不断加剧的状况，在新增学科时，努力向保健医学和老年护理方面的学科领域倾斜，其近年来的学科发展趋向体现了鲜明的时代特色[1]。

(2) 在学科结构上，注重构建多学科相互交叉、融合的学科体系。

美、英两国特别强调科学技术与复杂社会问题的相关性，普遍重视和推动多学科的交叉、融合与发展。许多来自不同学科领域的科学家在跨系或跨学院的多学科交叉中心或实验室中工作，最大限度地加强各学科之间的联系，最大限度地拓宽与主干学科紧密相关的边缘学科，进行跨学科研究[2]。

(3) 在学科队伍建设上，高度重视人才高原的形成，汇聚一流专家，培养高水平人才，提升学科水平。

美国、英国、日本等发达国家的学科建设都把人才培养放在十分重要的地位。几乎所有的医疗机构都有能够跨学科研究和具备很强教学力量的著名专家、学者，培养出了一批又一批医疗、教学和科研的创新性人才，研究生教育获得了巨大成功[3]。这些人才推动了医学领域的创新需求，成为创新研究的承担者，为学科的发展与建设注入了强劲的活力，提供了坚实的人才与智力保障。

三、上海市医学学科建设现状

上海市医学学科建设面向全市各级医疗机构和科研院所，本研究重点关注市级医疗机构和科研院所的学科建设情况，对学科建设情况进行描述性分析，以了解学科布局。

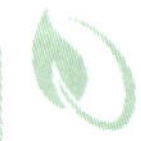

（一）学科建设概况

1994 年，上海市为了加强学科建设，提高医疗质量与学术水平，在全国率先推出“上海市医学领先专业重点学科建设计划”，分别在一、二、三级医院中选拔了重点学科，1994～1997 年为第一周期，重点建设三级医院重点学科 30 个；1997 ～2000 年为第二周期，重点建设重点学科 32 个。为了将学科优势转化成临床优势，2001 年起正式启动“上海市临床医学中心建设计划”，分三批选拔了 35 个临床医学中心项目进行建设；2004 年，经过盘整充实，后续启动第三轮医学领先专业重点学科建设计划，在上海市医疗卫生单位中有重点地选拔了 30 个学科进行建设[4]。

“十二五”期间，上海市卫生计生委于 2012 年又启动了“重中之重”临床医学中心和临床重点学科建设计划，分别遴选 22 个“重中之重”临床医学中心和 22 个重点学科项目。此外，于 2013 年启动了 12 个“非重中之重”临床医学中心建设计划。为了发展薄弱学科，上海市于 2015 年启动重要薄弱学科建设计划；2016 年继续推动第二批建设（表 1）。

表 1　上海市卫生系统临床学科建设情况

时间（年）	学科建设项目名称	项目数量（项）
1994	上海市医学领先专业重点学科建设计划	30
1997	上海市医学领先专业重点学科建设计划（第二轮）	32
2001	上海市临床医学中心建设计划（共三批）	35
2004	上海市医学领先专业重点学科建设计划（第三轮）	30
2012	上海市“重中之重”临床医学中心和重点学科建设计划	44
2013	上海市“非重中之重”临床医学中心建设计划	12
2015	上海市重要薄弱学科建设计划	32
2016	上海市重要薄弱学科建设计划（第二批）	17

在公共卫生体系建设方面，通过四轮公共卫生体系建设三年行动计划，加强公共卫生与预防医学学科建设，改善慢性疾病计划防治与社区健康管理，深化全社会健康教育和健康促进，提升居民健康水平和生活质量。

目前，上海市卫生系统市级医疗机构及科研院所的学科建设按照“重在临床、强化预防”的原则，重点放在临床医学中心、临床重点学科、公共卫生学科以及重要薄弱学科建设方向。其中，临床医学中心建设旨在对卫生系统特色优势显著、具有内在关联的学科进行整合，构建优势学科群，发挥学科的集聚效应；临床重点学科建设旨在将优势学科做大做强，挖掘学科新的增长点与突破口，解决疑难病、复杂疾病的诊治；重要薄弱学科建设则旨在发展目前较为薄弱的、非常重要的临床医技科室和亟须扶持的科室，培养具有竞争力的学科优势。

（二）学科建设成效分析

1. 临床学科建设分布及成效分析

为了分析临床学科的建设，将统一从临床医学学科角度对临床医学中心建设和临床重点学科建设情况进行分析。

根据表 1，上海市临床重点学科和临床医学中心经过了五轮建设，建设单位分别有上海市第六人民医院、上海市肺科医院、复旦大学附属中山医院、上海交通大学医学院附属瑞金医院、上海中医药大学附属龙华医院、上海长征医院等29家，基本覆盖了上海市的市级医疗机构。这些市级医疗机构是上海市临床医学学科建设的基地，是推动科技成果转化、开展学术交流的重要基地，是促进医学发展和医学科技创新体系建设的重要技术平台。

由汇总统计，上海市临床重点学科和临床医学中心共资助立项183个项目，造就了一大批医疗质量与学术水平并进的临床学科，涉及学科领域共有44个。其中临床医学领域为36个，分别是心血管内科、肾脏内科、呼吸内科、消化内科、血液病科、内分泌科、风湿免疫科、传染病学科；普通外科（包括肝胆外科等）、神经外科、颅脑外科、胸外科、心血管外科、泌尿外科、骨外科（包括关节外科、脊柱外科、手外科、创伤外科）、烧伤外科、整形外科（包括整复外科、微创外科）、器官移植外科；妇产科、小儿内科（包括新生儿内科、小儿血液病科、小儿心血管科）、小儿外科、儿童保健科、眼科、耳鼻咽喉科、口腔科、皮肤病科、精神医学科、神经内科、急诊医学科、肿瘤科、老年医学科、麻醉科、病理科、检验科、介入影像科和护理学科。另外，学科建设还布局在了中医学、预防医学与卫生学领域，分别是中西医结合科、中医妇科、中医内科、中医外科、中医骨伤科和中医针灸推拿科、病原微生物学科和营养卫生学科。

以上学科建设领域涵盖了临床学科中绝大部分的三级学科，其中一部分学科是从1994年一直持续建设着的，已经形成了当前上海市的优势学科，也有部分学科是这两年才开始建设发展起来的。

上海市卫生系统在进行顶层设计时，依据医疗机构各自的业务及学科发展情况进行布局。部分学科项目固定在某一家单位建设，其原因为：① 不同学科在不同单位建设，每家单位的学科侧重点存在差异，这样有利于整体学科规划及均衡发展；② 专病专治，对于某些专科类医院，如口腔医院、皮肤病医院、肿瘤医院等，重点发展其相关学科，有利于提高业务水平及行业竞争力，从而成为该单位乃至全国的精品学科。有些学科则分布在2家或以上单位建设，比如肾脏内科在上海长征医院和上海交通大学医学院附属瑞金医院建设、肝胆外科在东方肝胆外科医院和复旦大学附属中山医院建设、微创外科在长海医院及上海交通大学医学院附属瑞金医院同时建设等等，这一类学科的建设单位在该类学科发展中可以形成良性竞争，多见于综合性医院。

除了临床重点学科和临床医学中心，在临床学科领域进行建设的还有正在建设中的重要薄弱学科。薄弱学科建设主要扶持了11个重要的、覆盖面广的、亟须扶持的临床学科领域。其中，麻醉学、病理学、检验学、护理学、老年医学、急诊医学及儿科学7个学科在市临床医学中心和重点学科中有过建设。而康复医学、全科医学、危重病学和临床药学4个学科是本市卫生系统首次在市级学科建设方面进行扶持。每个学科领域选择了4～6家市级单位进行建设，以期尽快将这些薄弱而又重要的学科全面发展起来，培养成为上海市具有竞争力的优势学科。

上海市学科建设基本上是在前轮学科建设的基础上进行盘整充实。新一轮“重中之重”临床医学中心和临床重点学科建设计划遴选了44个项目，分布在22家市级单位，共涉及26个学科领域。除去中医学的3个学科，其中涉及临床的23个学科与前述总体涉及36个临床学科领域相比，此轮建设涉及学科领域占比64%。在一定程度上可以通过此轮学科建设情况反映本市临床医学学科建设成效。因此本研究将主要从最新一轮“重中之重”临床医学中心和临床重点学科

建设结果与建设前的情况对比来分析临床医学学科建设的成效。

(1) 学科发展基本情况:"重中之重"临床医学中心和临床重点学科建设期间,共建设了351个研究生站点,其中新增62个,分别新增博士后流动站10个、一级学科博士点5个、二级学科博士点20个、硕士点27个;现有市级以上重点学科117个,在原有103个的基础上有所增加;市级以上重点研究基地/重点实验室共建91个,其中新增27个。

(2) 科研攻关能力:建设期间,学科团队共承担1 985项科研项目。具体而言,临床学科团队承担了国家级科研项目928项,占总数的46.75%;省市部委级项目896项,占比45.14%(表2)。此轮学科建设共获3.91亿元经费,其中中央财政资助1.19亿元,市卫生计生委资助1.72亿元,各学科项目的平均预算执行率约为70.00%。在投入基础上,学科团队新申请获得的科研经费合计约16.79亿元,其中学科带头人合计获得约6亿元的科研经费,显示出建设投入的放大效应及学科带头人的影响力。

表2　学科团队承担科研项目数(单位:项)

项目		项目总数	其中:重点项目数
国家级项目	"973"项目	26	0
	"863"项目	12	0
	国家自然科学基金	850	30
	其他	40	0
	合计	928	30
省部级项目	国家部委	158	0
	地方政府	738	117
	合计	896	117
企事业单位委托项目		161	9
合　计		1 985	156

(3) 科研成果:在论文发表方面,学科团队共产出论文7 316篇,其中学科带头人发表1 640篇,SCI收录1 292篇,论文发表数量较建设前有所增加,尤其是SCI论文收录数量增长明显。在专著成果方面,学科团队共编写专著173本。在知识产权方面,申请专利394项,授权305项。大部分学科的研究与实际工作结合紧密,研究成果和专利已转化为实际运用。

在成果奖励方面,获得学术奖励共166项,其中国家级奖励12项,多为国家科技进步二等奖;省部级32项,学会奖59项,与建设前相比,几乎各级成果奖项数量均有增长。

(4) 人才培养:学科项目的实施有效带动了学科人才培养。学科团队中共有两院院士9人,"973"首席科学家8人,新增国家杰出青年7人、长江学者11人;学科建设期间,新增培养了国家级人才56人、市级人才184人,其中市领军人才新增21人;在市级及以上的学术团队中新增了577人次担任职务。新增教学基地78个,共招研究生2 835人,其中博士招生1 225人、硕士招生1 610人,授予研究生学位2 284人,其中授予博士1 041人、授予硕士1 243人;博士后流动站出站人数合计72人;在研究生培养过程中,共完成3 142篇研究生论文,与建设前三年相比,学生培养情况有10%~25%的增幅。

(5) 学术交流:具体学科团队学术交流情况中,与国外高水平机构联合开展工作93项。学

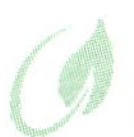

科团队成员不仅在创新、引进和改良新技术方面，在疑难杂症的诊断、治疗水平等方面也取得了很好的成绩，而且通过各种学术交流活动，在国内外的学术地位和影响力也逐步提升(表 3)。

表 3 学科团队学术交流情况(单位：次)

时间段	主办国际会议	主办国内会议	参加国际会议	参加国内会议	出国留学	出国讲学	出国进修
2010～2012 年	68	212	1 654	4 164	126	213	387
2013～2015 年	109	250	1 985	5 129	153	249	499

(6) 临床诊疗能力：建设期间，上海市各临床学科的临床诊疗能力有效促进了学科建设和发展，学科建设效果明显。比如，内分泌代谢性疾病临床医学中心在糖尿病和其他代谢性疾病的研究、临床诊治和应用，以及在罕见病方面取得了突出的成绩；微创临床医学中心在脑血管微创平台建设和微创技术上达到上海市领先水平；儿科学在先心病筛查和新生儿疾病多中心研究上有较好的成果。

经过分析发现，上海市临床医学学科经过持续地、周期性地项目支撑建设，科研产出不断增长，整体水平逐步提高，呈现螺旋上升趋势，学科特色和优势明显。学科领域也逐渐向更细的三级学科发展，以优势专科为切入点，逐步带动其他专科全面发展。

2. 公共卫生学科建设分布与成效分析

公共卫生学科由于起步较晚，与临床学科相比发展严重滞后，整体较为薄弱，为进一步提升上海市公共卫生体系的服务和保障能力，上海市已启动了四轮公共卫生体系建设三年行动计划。在三年行动计划中，学科建设是计划的重要组成部分，针对公共卫生领域的各个学科，通过逐步加强各学科内涵建设，提高应对突发公共卫生事件能力，完善上海市公共卫生体系建设。

公共卫生学科建设覆盖的建设单位分别有上海市公共卫生临床中心、上海市疾病预防控制中心、上海市医学科学技术情报研究所、复旦大学公共卫生学院等 33 家单位；涉及传染病学、流行病学、卫生毒理学、劳动卫生与职业病学、环境卫生学、放射卫生与放射防治学、卫生监督学、健康促进和健康教育学、妇幼卫生与儿童保健学、循证医学与卫生经济学、食品与营养卫生学、卫生检验学、眼卫生学、输血医学、全科医学、急诊医学、精神卫生学、妇产科学 18 个学科领域。

由于最新一轮(即第四轮)公共卫生学科建设于 2015 年刚启动，三年建设周期还未结束，本节将从第三轮公共卫生学科建设及前一轮建设情况对比分析本市公共卫生学科建设成效。

(1) 学科发展基本情况：此轮学科建设期间，共形成 16 个市级及以上重点学科，新增国家级重点学科 7 个；新增 15 个市级及以上重点研究基地；新增 197 人次在市级及以上的学术团队中担任职务。

(2) 科研攻关能力：学术梯队共获得 542 项科研项目，与上一轮相比，总项目数增加 33 项，其中国家级项目和省市部委级项目的比例出现明显变化，国家级项目占比由原先的 17.09%增长至 26.20%，此轮建设的 18 个重点项目分别来自流行病学、全科医学、精神卫生学等 8 个不同的学科，多个学科都实现零的突破(表 4)。在项目经费方面，此轮学科建设共获得约 1.13 亿元基金，其中市卫生计生委投入 3 600 万元，以此为基础，这些学科新申请获得的科研经费总额达到 3.87 亿元，是建设投入的 3.43 倍。

表4 学术梯队承担科研项目情况(单位:项)

项目		项目总数	其中:重点项目数
国家级项目	"973"项目	4	0
	"863"项目	3	0
	国家自然科学基金	121	0
	国家哲学基金	2	2
	其他	12	0
	合计	142	2
省市部委级项目	国家部委	51	6
	地方政府	231	10
	合计	282	16
企事业单位委托项目		52	0
国际组织合作项目		66	0
合　计		542	18

(3) 科研成果:在论文发表方面,共计发表论文1 597篇,发表论文总量是上一轮建设期间的1.35倍,国外发表论文是上一轮的2.19倍。在专著成果方面,共编写专著26本,主编教材13部。知识产权方面,申请专利25项,授权17项,所获专利授权数比上一轮多了7项。

(4) 人才培养:新增博士后流动站2个,一级学科博士点4个,二级学科博士点6个,硕士点11个,总数分别达到17个、17个、22个和43个。各学科的研究生培养人数都明显增加(表5)。在研究生培养过程中,共完成1 203篇研究生论文。学科建设项目为顺利解决近几年出现的公共卫生问题提供了人力资源保障。

表5 重点学科研究生培养情况(单位:人)

项目	博士生		硕士生		博士后
	招生数	授予数	招生数	授予数	出站数
第二轮学科建设	142	121	343	336	8
第三轮学科建设	228	202	514	469	13
增加比例(%)*	60.56	66.94	49.85	39.58	62.50

* 增加比例=(第三轮建设的人数－第二轮建设的人数)/第二轮建设的人数。

(5) 学术交流:本轮学科建设学术交流与上一轮建设情况相比,有大幅度的增长(表6)。

表6 重点学科学术交流情况(单位:次)

项目	主办国际会议	主办国内会议	参加国际会议	国际会议发言	参加国内会议	国内会议发言
第二轮学科建设	9	23	97	66	370	251
第三轮学科建设	34	75	495	190	1 050	595

综上所述,通过对上海市临床医学学科建设和公共卫生学科建设成效的分析,上海市学科建设一直以来致力于助强与扶弱并举,基本实现了全覆盖与全过程的建设和管理。在做强优势学科的同时,扶持社会需要而发展较弱的学科,覆盖所有卫生医疗机构及学科领域,促进科教兴医

战略的实施。但学科建设中依然存在着诸如学科发展不平衡、学科成果转化率低、人才创新意识不强、研发能力弱、科研队伍力量薄弱等问题，仍然不能满足卫生事业和科技发展的需求。

四、存在的问题

（一）学科成果转化率偏低，学科优势转化成科研优势不足

虽然近年来专利申请数量在不断增长，有效发明专利数量也在不断增长，但专利所有转让数量不多，也在一定程度上说明成果转化度不够。究其原因，科研成果的质量和影响力不够突出。目前，本市临床学科已基本达到国内领先水平，基础研究有很大进步，但是临床成果转化水平仍较低。公共卫生学科成果方面，只以论文作为成果的主要形式，更需要能解决实际问题的成果。学科发展的最终目的是能使广大患者从中得到真正的实惠，从发现问题到从研究中解决问题再到使患者得益，最后成果转化这一步尤为关键[5]。应当重视科研成果的质量和影响力，增强学科研究的创新意识，促进成果转化，将学科优势转化成科技创新优势。

（二）学科内、学科间协调不强，集群对科创中心建设支撑力不够

学科研究方向的确定上与现实急需解决问题之间存在差距，学科内部研究目标、方向不一致，学科内、各学科方向之间较难整合，缺少不同单位间的相互合作和促进，不仅造成学科整体发展的重点不突出，而且一个学科内各单位存在发展不均衡、成效差异显著的现象。由于学科特性的不同，各学科之间的建设特点各不相同，跨学科合作还处于初级阶段，学科方向间的协调机制有待完善。应当合理平衡好各学科间和学科自身的均衡发展，产生有效的良性互动化学反应，从而突出学科集群对科创中心建设的支撑力。

（三）科研创新意识薄弱，缺乏具有国际影响力的人才

尽管上海医学科技和人才队伍建设已经达到了一定水平，但与建设医学科技创新中心的要求相比，目前仍缺乏具有国际影响力的创新型人才。资料显示，上海科学家和研究人员的国际影响力较弱，只有极少数的科学家和研究人员在国际重要科研社团担任重要职务；我国本土科学家在国际权威科学院中出任外籍院士的数量不仅大大低于发达国家，而且还低于印度；获得国际性权威科技奖的人寥寥无几[6]。近年来，科研成果产出相对少，科研队伍创新意识薄弱，青年拔尖人才缺乏，复合型青年人才也较少，年轻医技人员科研积极性不高。

五、发展策略

学科建设是体现医学科研实力、学术水平和核心竞争力的窗口，是医学科技发展的基础。上海要建立成为具有国际影响力的科技创新中心，医学科技发展水平的重要性不容忽视。医学学科建设有利于科创思维的启发，符合科技发展的要求。

针对目前存在的问题，在建设医学科技创新中心、加强医学学科建设的过程中，需要综合考虑内外因素，可从以下几个方面发展学科建设。

（一）以科技创新为动力，实现技术水平的跨越

创新就是要瞄准学科发展方向，大力开展领先技术。医学科学研究应当注重“官、产、学、研、用”一体化，以解决临床诊治难题为基础，以科技创新为动力，开发关键技术和前沿技术，推动医学科技的发展。医学学科管理者要统筹全局，提高广大医务人员的创新意识，培养他们的创新能力；根据本地情况和医疗市场的需要，确定并及时调整创新方向和创新方式，可以通过将科研成果转化率纳入考核指标来促进科研创新能力，从而通过科研创新来获取新知识、新方法，促进学科优势向科研优势的转化。

（二）学科之间相互支持合作，形成整体优势

为了增强重点学科的竞争力，有能力圆满完成重大科研项目，必须加强学科间合作，进行跨学科研究。跨学科研究能够很好地融合不同学科的范式，发现以往被学科所忽视的研究领域，打破不同学科间的“知识垄断现象”，增进学科间的交流，促进新思想、原创性研究成果不断涌现，并催生出许多新学科，已成为当前学科学术创新的主要方向[7]。

跨学科研究可以通过加强学科间科研合作、促进学科的国内外多渠道结合两种方式来实现。学科间通过建立优势学科群，系统地整合资源，实现学科的低成本发展；同时借鉴和学习国内外先进的技术，实现技术上的融合，在科学研究工作上得到突破性的进展。

（三）引进与培养并举，构建优秀的科研创新团队

人才是科技创新的主体，现代医学发展迅速，更加倚重于科技人才队伍的建设。上海现代医学科技创新发展已经具备了良好的硬件条件，科研资金的投入也取得了历史性的突破，目前最重要的是改变医学科技创新人才建设的软环境，多渠道、多角度不断开拓和完善科技创新人才的培养路径，采取引进与培养并举的人才队伍建设战略，从而实现创新科技人才培养路径的多元化[8]。完善人才的激励机制、竞争机制、导向机制、保障机制、培训机制，使高端科技人才“既能培养得出来，也能留得住”。

探索实施更加开放、灵活和柔性的人才引进和流动政策，加快形成与国际惯例接轨的人才制度。研究人力资源配置问题，包括户籍制度改革、住房保障等对人才结构和人才流动的影响。

（四）在国内形成学科比较体系，凝练学科发展方向

学科方向的凝练是学科建设的灵魂和首要任务。学科在很大程度上就是吸收新思想，创立新技术、新方法，有效地解决社会发展中的各种疑难问题。上海市学科建设应当以社会需求为基本出发点，认真凝练学科方向，在深入了解国家、政府、社会和市场的现状、问题及发展趋势的基础上积极创新研究，在国内形成学科比较体系，发挥自身特色，提高有效的核心竞争力，促进学科竞争优势的整体提升。

（五）跟踪全球学科建设高端，发展前沿学科

坚持“学科前沿”是学科建设的重要方向。为了真正做到与国际接轨，在国际上产生学科影

响力和竞争优势，需紧密跟踪全球学科发展趋势和建设高端，对比出自身发展的瓶颈和差距，从而借鉴学习有效经验，建设能够引领学术前沿、服务国家战略和经济社会发展需求的学科。

全球科技创新中心建设的推进、社会经济新发展和人民群众对医疗卫生服务期望的不断提高，对医疗卫生科技事业的发展、医学学科建设的能力和水平提出了更高的要求。新技术的产生、市场机制的作用、创新环境及能力以及特色优势的发挥等都是科创中心发展的规律，也是目前学科建设的重点。学科建设是一项长期性的工程，它的建设和发展需要各方的大力支持。上海市应当通过在建设过程中不断地分析和总结，进一步完善建设和发展规划，使学科建设顺应国际潮流，健康、快速、持续地发展；应当以提高人民健康水平为根本目的，以创新智慧为重要支撑，促进医学学科建设，进一步提升科技创新能力，打造上海市、全国乃至全世界的医学品牌，为适应具有全球影响力的科技创新中心核心功能区的建设做贡献。

参考文献

[1] 颜建勇. 美、日、英等发达国家大学学科建设的基本经验及其启示. 科技管理研究，2009，(10)：226 - 228.

[2] 赵文平，吴敏. 美国 MIT 的办学特色与创建我国研究型大学的对策. 科技进步与对策，2004，(7)：165 - 166.

[3] 李文星，李建华. 论构建拔尖创新型研究生培养的交叉学科研究中心模式. 学位与研究生教育，2007，(5)：43 - 47.

[4] 张勘. 上海卫生系统学科人才建设的创新模式探讨及成效分析. 上海医学，2008，(31)：525 - 527.

[5] 王嘉蔚. 精细化管理提升医疗质量与安全，增强患者满意度. 国际医药卫生导报，2014，(12)：370 - 374.

[6] 方阳春，贾丹，陈超颖. 世界一流学科带头人的科学遴选和培养机制研究. 中国高教研究，2016，(5)：21 - 24.

[7] 张炜，邹晓东，陈劲. 基于跨学科的新型大学学术组织模式构造. 科学学研究，2002，(4)：362 - 366.

[8] 肖林，周国平，严军. 上海建设具有全球影响力科技创新中心战略研究. 科学发展，2015，(4)：63 - 81.

完善上海市公立医院科技评价体系研究

梁　鸿　张宜民　方　帅　刘欣宇　王欣国

【导读】 在科技兴国背景下，本研究借鉴国内外经验，结合上海市实际，通过文献分析法、德尔菲法，建立起一套科学合理、可操作、宜推广、易对比的上海市公立医院科技评价指标体系，包含"基础与条件""成果与产出""社会效益与影响"3 项一级指标，8 项二级指标，24 项三级指标，并提出相关配套政策建议，以完善医院综合评价体系，促进上海市医学科技创新发展。

中共十八大以来，国家高度重视科技创新，上海市也致力于建设具有全球影响力的科技创新中心。因此激励引导机制显得尤为重要，进行科技绩效评价十分必要。目前，我国公立医院科技评价体系存在重结果、轻过程，重数量、轻质量等问题[1~3]。本研究采用德尔菲分析法，研制出上海市公立医院科技评价指标体系。该指标体系更系统，数据可溯源，具备可复制、结果可比的优势，有助于发挥绩效评价对医院科创的激励引导作用。

一、科技评价框架设计与指标初选

（一）框架搭建

通过查阅政策法规和文献资料，我们发现医院科技评价体系包含以下基本维度。

1. 以人力资源为重点的资源、条件性指标是评价科技水平的基础

科技投入是医院开展科技活动的前提和基础[4]，尤其是医院的合作交流和人才培养[5]。科技能力不仅体现在产出水平，还应包括投入水平，即科研人员、科研经费、科研设施[6]。2015 年度中国医院科技影响力排行的评价内容就包括科技投入。

2. 以立项、平台建设为主的科技管理和活动等指标体现科技能力的中间过程

医院科研绩效评价是对医院开展科学研究工作全过程及策划做出客观公正和真实的价值判断[7]。科技活动和科技管理体现了科技能力的中间过程，也决定了是否有高质量的科技产出，应将管理平台、课题立项、学科及实验室的建设、人才培养等指标纳入[5]。

第一作者：梁鸿，男，教授，上海市浦东卫生发展研究院院长、复旦大学社会发展与公共政策学院院长。
作者单位：上海市浦东卫生发展研究院（梁鸿、张宜民），复旦大学社会发展与公共政策学院（梁鸿、方帅、刘欣宇、王欣国）。

3. 以成果、科项产出为主的成果产出指标是衡量科技水平的关键

医院科技产出是科技创新的直接成果[4]。科技成果一经产出并获得知识产权之后，应以各种形式在医院内部、医学界乃至社会大众间进行传播，使更多人获得新知识、掌握新技能[8]。故应包括论文、著作、专利、成果鉴定、成果获奖、技术推广等产出指标[6]。

4. 公立医院科创的社会效益和影响体现其科技水平的广度和深度

学术影响是指医院的科技成果以及科技人员在学科领域内产生的直接或间接影响，有学术任职、教育培训和科技奖项等评价维度[4]。新理论、新技术等应以最快的速度予以应用，转化为医院就诊防治的实际能力[8]。除“临床成果转化”，还包括“专业成果转化”[9]。

（二）各级指标条目库的建立

本研究共浏览文献 300 余篇，筛选出核心文献 70 余篇。选取出现率达 75%以上的指标，内涵完全相同的指标以其中一个名称合并，名称相同、内涵不同的指标按内涵重新命名。划分出三个指标级别条目库，含一级指标 9 项，二级指标 24 项，三级指标 49 项。

（三）指标初筛和调整

选取上海市 20 名专家（参考医院级别和职称，从事卫生科研管理及评价、卫生管理、临床医疗、统计学等方面工作 10 年以上且具有中级及以上职称的人员），组织专家咨询会和关键知情人访谈；课题组开展专题小组讨论，对条目库进行调整合并，初步形成含 3 个一级指标、11 个二级指标、35 个三级指标的指标体系（表 1）。

表 1 医院科技评价指标初稿

一级	二级	三级指标	指标构建和算法说明
科研基础和条件	科研人员	参与科研人员比重	科研人员占专业技术人员数量比重
		博士及回国人员数占专业技术人员数量比重	从学历水平和学术经历上，考察专业技术人员的质量
		高级职称人数占专业技术人员数量比重	从技术水平上，考察专业技术人员的质量
		杰出人才的数量	两院院士、长江学者、千人计划学者、国家科技部科技创新领军人才、国家杰出青年基金获得者、青年千人计划学者、优秀青年科学基金获得者
		杰出团队的数量	国家科技部重点领域创新团队、国家教育部“创新团队发展计划”入选团队、国家自然科学基金创新研究团队
	科研平台	国家级/部级重点实验室数量	获得国家或部委批准建立的重点实验室数量
		国家临床医学研究中心数量	获得国家或部委批准建立的临床医学研究中心数量
		国家卫生计生委临床重点专科数量	获得国家卫生计生委批准建立的临床重点专科数量
		国家级重点学科数量	获得国家教育部批准建立的重点学科数量，包括“211”、“985”工程重点学科
	资金支持	年度获得科教经费占医院总收入的比重	科教经费指医院获得各级各类科研、教育项目的经费总额
		年度科研支出占医院总支出的比重	科研支出指科研人员工资、设备购置以及平台建设的支出

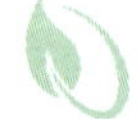

续 表

一级	二级	三 级 指 标	指标构建和算法说明
科技成果与产出	论文发表	SCI 收录论文数量	当年被 SCI 收录的论文数量
		EI 收录论文数量	当年被 EI 收录的论文数量
		ESI 高频被引论文数量	ESI 中引用频次较高的论文数量
		CSCD 收录论文数量	当年被 CSCD 收录的论文数量
	出版专著	国内学术专著数量	当年在国内发行的专著数量
		国外学术专著数量	当年在国外发行的专著数量
	科研项目	国际级科研项目数量	获得国外研究基金的项目数量
		国家级科研项目数量	国家科技重大专项、"973"计划、国家科技支撑计划、"863"计划以及国家重大科学研究计划、国家自然科学基金项目、国家国际重大合作专项等
		部级科研项目数量	国家教育部、国家卫生计生委、国家中医药管理局等委托的科研项目
		市级各类科研项目数量	市级科研项目包括：上海市科委、上海市教委以及上海市卫计委委托的各类科研项目
	专利标准	发明专利授权	国际和国内专利授权
		实用新型专利授权	国际和国内专利授权
		受到认可的行业标准	受到国家或者行业协会认可的标准等
社会效益与影响	成果转化	专利转化	包括发明专利与实用新型专利转化的金额
		中医适宜技术运用	使用常用中医适宜技术目标中列明的技术数量
	学术任职	重要学会任职人数	重要学会包括：医学会专科类学会、口腔医学会、中医药学会、中西医结合学会
		国际重要检索系统收录的国内期刊任职数	主要指担任主编、理事、常任理事等职务
	科技奖项	国际奖项数量	由公认国际组织颁发的奖项，不包含商业组织如药厂颁发的奖
		国家级奖项数量	国家最高科学技术奖、国家自然科学奖、国家技术发明奖、国家科学技术进步奖、国际科学技术合作奖
		部级奖项数量	高等学校科学研究优秀成果奖，包括自然科学奖、技术发明奖、科技进步奖(含推广类)、专利奖
		中华医学会奖项	主要指中华医学科技奖
		市级奖项数量	科技功臣奖、青年科技杰出贡献奖、自然科学奖、技术发明奖、科技进步奖、国际科技合作奖、上海医学科技奖
	社会效益	新技术使用后治愈率增加幅度	新技术运用后，某病例治愈率提升的情况
		新技术使用后患者满意程度	新技术使用后，患者对治疗时间、治疗费用以及病痛降低等的直观感受

2. 科技评价指标体系的构建

在上海市遴选 15 位专家，来源单位包括复旦大学、同济大学、上海交通大学各医学科技处，附属三甲医院科技处和各区二甲医院科研部。80%的专家具有副高级及以上职称，73%的专家从事医疗卫生科技管理年限超过 20 年。按照德尔菲法实施步骤，进行问卷咨询。结果如下。

（一）一级指标专家咨询结果

1. 专家权威系数和意见协调系数

专家权威程度值为 0.84，专家权威程度较好。重要性评分专家意见协调系数为 0.113，一致性较低，$P<0.05$，具有统计学意义。可操作性评分专家意见协调系数为 0.377，一致性一般，$P<0.05$，具有统计学意义。

2. 指标筛选

根据入选标准，“科技基础与条件”“科技成果与产出”“社会效益与影响”3 项指标均值、变异系数均符合入选标准，全部入选（表 2）。

表 2 各级指标重要性、可操作性均值、标准差变异系数

		重要性评价	可操作性评价
一级指标	总均值	9.244	8.044
	总标准差	1.151	1.731
	总变异系数均值	0.124	0.200
	总变异系数标准差	0.019	0.061
	入选标准	$\overline{X}>8.093$ & $CV<0.143$	$\overline{X}>6.313$ & $CV<0.261$
二级指标	总均值	9.000	8.467
	总标准差	1.596	1.769
	总变异系数均值	0.160	0.180
	总变异系数标准差	0.070	0.060
	入选标准	$\overline{X}>7.404$ & $CV<0.23$	$\overline{X}>6.698$ & $CV<0.240$
三级指标	总均值	8.259	8.657
	总标准差	1.841	2.071
	总变异系数均值	0.198	0.214
	总变异系数标准差	0.076	0.087
	入选标准	$\overline{X}>6.418$ & $CV<0.274$	$\overline{X}>6.586$ & $CV<0.301$

（二）二级指标专家咨询结果

1. 专家权威系数和意见协调系数

专家权威程度值为 0.85，专家权威程度较好。重要性评分专家意见协调系数为 0.146，一致性较低，$P<0.05$，具有统计学意义。可操作性评分专家意见协调系数为 0.324，一致性一般，$P<0.05$，具有统计学意义。

2. 指标筛选

根据重要性评价入选标准，其中“出版专著”不符合纳入标准；根据可操作性评价入选标准，其中“社会效益”不符合纳入标准。二者结合，二级指标删除“出版专著”“社会效益”。我们可以看出，专家普遍认为“社会效益”对医院科技评价具有重要性，但也认为此指标较难获得。一方面

提示“社会效益”概念界定可能较模糊，实践中难以评价；另一方面说明现有科技统计口径需适当调整，设计科学的指标，对“社会效益”进行客观评价。

（三）三级指标专家咨询结果

1. 专家权威程度和意见协调系数

专家权威程度值为0.829，专家权威程度较好。重要性评分专家意见协调系数为0.362，一致性较低，$P<0.05$，具有统计学意义。可操作性评分专家意见协调系数为0.380，一致性一般，$P<0.05$，具有统计学意义。

2. 指标筛选

根据重要性评价筛选标准，“年度科研支出占医院总支出的比重”“CSCD收录论文数量”“国内学术专著数量”“实用新型专利授权”“中医适宜技术运用”不符合纳入标准。根据可操作性评价筛选标准，“年度获得科教经费占医院总收入的比重”“年度科研支出占医院总支出的比重”“ESI高被引论文数量”“中医适宜技术运用”“国际奖项数量”“新技术使用后治愈率增加幅度”“新技术使用后患者满意程度”不符合纳入标准。

二者结合，三级指标删除“年度获得科教经费占医院总收入的比重”“年度科研支出占医院总支出的比重”“ESI高被引论文数量”“CSCD收录论文数量”“国内学术专著数量”“实用新型专利授权”“中医适宜技术运用”“国际奖项数量”“新技术使用后治愈率增加幅度”“新技术使用后患者满意程度”。

（四）指标体系与权重

在一级、二级、三级指标专家咨询结果的基础上，形成“上海市公立医院科技评价指标体系”，并就该体系进行二轮专家评分，进行权重赋值（表3）。

表3 上海市公立医院科技评价指标体系及权重第二轮专家咨询结果

一级指标	权重(%)	二级指标	权重(%)	三级指标	权重(%)
1. 科研基础与条件	36	1.1 科研人员	20	1.1.1 参与科研人员的比重	4
				1.1.2 博士及回国人员数占专业技术人员数量比	4
				1.1.3 高级职称人数占专业技术人员数量比重	4
				1.1.4 杰出人才的数量	4
				1.1.5 杰出团队的数量	4
		1.2 科研平台	16	1.2.1 国家级/部级重点实验室数量	4
				1.2.2 国家临床医学研究中心数量	4
				1.2.3 国家卫生计生委临床重点专科数量	4
				1.2.4 国家级重点学科数量	4
2. 科研成果与产出	35	2.1 论文发表	12	2.1.1 SCI收录论文数量	6
				2.1.2 EI收录论文数量	6
		2.2 科研项目	12	2.2.1 国际级科研项目数量	3
				2.2.2 国家级科研项目数量	3
				2.2.3 部级科研项目数量	3
				2.2.4 市级各类科研项目数量	3

续 表

一级指标	权重(%)	二级指标	权重(%)	三级指标	权重(%)
		2.3 专利标准	11	2.3.1 发明专利授权	6
				2.3.2 受到认可的行业标准	5
3. 社会效益与影响	29	3.1 成果转化	7	3.1.1 专利转化	7
		3.2 学术任职	10	3.2.1 重要学会任职人数	6
				3.2.2 国际重要检索系统收录的国内期刊任职数	4
		3.3 科技奖项	12	3.3.1 国家级奖项数量	4
				3.3.2 部级奖项数量	4
				3.3.3 中华医学会奖项数量	3
				3.3.4 市级奖项数量	1

三、科技评价指标体系的解释

本次设计的大部分指标可由医院科研竞争力统计表获得，共有 21 个三级指标具有可溯源性，占所有 24 个三级指标的 87.5%；仅有 3 个指标无法直接溯源，需要医院自报(表 4)。

表 4 指标数据来源可靠性分析表

数据点	采集内容(定义)	可靠性判断	备注解释
参与科研的专业技术人员数量/比重	医院参与科研人员的数量占专业技术人员的比重	可溯源	参与科研的人员数量，包括专职与兼职
博士及回国人员数量占专业技术人员数量比重	博士数量和回国人员数量的总和占专业技术人员数量的比重	自报	回国人员数量指进修一年及以上的人员数
高级职称人员数量占专业技术人员数量比重	高级职称获得的人员数量占专业技术人员数量的比重	可溯源	高级职称获得人员指有高级职称任职资格的人员
杰出人才的数量	获得部级以上部级人才培养计划的个人数量	可溯源	两院院士、长江学者、千人计划学者、科技部科技创新领军人才、国家杰出青年基金获得者、青年千人计划学者、优秀青年科学基金获得者
杰出团队的数量	杰出团队的数量	可溯源	国家科技部重点领域创新团队、国家教育部“创新团队发展计划”入选团队、国家自然科学基金创新研究团队
国家级/部级重点实验室数量	获得国家或部委批准建立的重点实验室数量	可溯源	国家级重点实验室指：国家重点实验室，“863”重点(开发)实验室； 部级重点实验室指：国家卫生和计划生育委员会重点实验室，国家教育部重点实验室，上海市重点实验室
国家临床医学研究中心数量	获得国家或部委批准建立的临床医学研究中心数量	可溯源	
国家卫生和计划生育委员会临床重点专科数量	获得卫生部批准建立的临床重点专科数量	可溯源	

续 表

数据点	采集内容(定义)	可靠性判断	备 注 解 释
国家级重点学科数量	获得教育部批准建立的重点学科数量	可溯源	学科建设统计时限指至2015年获批重点学科的部门； 国家重点学科包括"211"重点学科和"985"重点学科
SCI收录论文数量	前一年度被SCI收录的论文数量	可溯源	仅统计第一作者或者通讯作者，其中通讯作者需以本单位名义发布论文； 文献类型指：letter、article、review、meeting abstract等
EI收录论文数量	前一年度被EI收录论文数量	可溯源	仅统计第一作者或者通讯作者，其中通讯作者需以本单位名义发布论文； 文献类型指：letter、article、review、meeting abstract等
国际级科研项目数量	获得国际级的项目数量	可溯源	公认的国际组织的立项项目，不包括跨国医药公司的横向合作项目
国家级科研项目数量	获得国家级的项目数量	可溯源	国家科技重大专项、"973"计划、国家科技支撑计划、"863"计划以及国家重大科学研究计划、国家自然科学基金项目、国家国际重大合作专项
部级科研项目数量	获得部级的项目数量	可溯源	国家教育部、国家卫生计生委、国家中医药管理局等委托的科研项目
市级科研项目数量	获得市级的项目数量	可溯源	上海市科委、上海市教委以及上海市卫生计生委委托的各类科研项目
发明专利授权	前一年度获得国家授权的专利	可溯源	
受到认可的行业标准	受到医药、医疗等行业认证的标准	自报	由于行业协会类型很难界定，因此该项指标较难验证
成果转化	专利转化的数量	自报	已经签约且收到首付款的专利数量
重要学会任职人数	在重要学会任职人数	可溯源	重要学会包括医学会专科类学会、口腔医学会、中医药学会、中西医结合学会
国际重要检索系统收录的国内期刊任职数	在国内期刊任职人数	可溯源	担任主编、理事、常任理事等职务
国家级奖项数量	获得国家级奖项的数量	可溯源	包括国家最高科学技术奖、国家自然科学奖、国家技术发明奖、国家科学技术进步奖、国际科学技术合作奖
部级奖项数量	获得部级奖项的数量	可溯源	主要指高等学校科学研究优秀成果奖，包括自然科学奖、技术发明奖、科技进步奖(含推广类)、专利奖
中华医学会奖项数量	获得中华医学会奖项的数量	可溯源	
市级奖项数量	获得市级奖项的数量	可溯源	科技功臣奖、青年科技杰出贡献奖、自然科学奖、技术发明奖、科技进步奖、国际科技合作奖、上海医学科技奖

四、讨论与建议

(一) 研制的上海市公立医院科技评价指标体系特点

1. 可操作性与全面性的平衡

理论上,公立医院的科技评价应包括科研基础条件、管理水平、科研结果传播和转化等若干方面。而实践中部分指标的定义很难明确界定,也缺乏一定的操作性和针对性。如科研管理水平很难定量反映,也不易将科研管理从医院的日常运营中划分出来。因此,本研究我们以定量指标为重点,尽量平衡指标体系的可操作性和全面性。

本次指标体系设计中,删除了部分可操作性较差的指标。如二级指标"资金支持"和"社会效益",三级指标"科教经费和年度科研支出占比""ESI 高频被引论文数量""新技术使用后治愈率增加幅度"等。根据专家反馈意见,课题组认为上述指标并非重要性不足,而是在现有数据环境下,较难采集。且各专家对部分指标定义无法形成共识,加大数据采集难度。因此对于这些指标的定义、计算方法、统计口径等内容需进一步研究与明确。

2. 评价指标可溯源、评价结果可比较

上海市部分医院已开始研制科技能力自评评价体系,但是数据来源多以自报为主,缺乏一定的客观性。本次研究重点关注指标的可溯源性,设计的指标体系具有全市推广的可能,其评价结果具有同类比较的意义。

首先,根据国家要求,中医药适宜技术的推广理应受到重视。但是由于中医技术运用范围有限,该指标对三级综合医院的科技评价意义不大。课题组建议可以考虑另设一套针对二级和社区医疗机构科技能力评价的指标体系。

其次,医院科技创新最终目的是提升社会效益,但很难将科技创新获得的社会效益从医院整体社会效益中划分出来;同时,诸如患者满意度等指标缺乏客观性,较难准确采集。因此应明确科技创新社会效益的定义与内涵,探索新的数据采集方法,保证结果客观、科学、可操作。

(二) 完善上海市公立医院科技评价的相关建议

1. 分阶段完善公立医院科技评价指标体系

科技评价指标体系的完善需在实践中进行且会经历较长过程。现阶段设计出能立即使用的评价工具显得尤为重要。建议第一阶段以现有可采集数据为基础,重点关注指标体系的可操作性,兼顾评价的全面性,保障结果的准确性与科学性;第二阶段在充分实践的基础上,重点关注指标体系的科学性,不断充实和完善该体系。

2. 采用分级分类的公立医院科技评价方法

在实际评价中,应对上海市公立医院进行分级分类,就同级同类医院进行结果排序,以达到准确激励效果。按医院类别,医院可分为专科医院与综合医院两大类。按医院级别可分为社区医疗机构、二级医疗机构和三级医疗机构;也可按医院整体实力分为区域医疗中心、普通三级医院和其他公立医院。

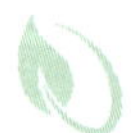

3. 应通过行业组织建立统一评分标准

如何根据指标体系进行指标值计分尚缺乏一套标准或规则，为提高医院科技评价的可操作性和结果的公平可比性，完善行业标准、统一打分细则十分必要。

4. 发展水平横向比较与发展速度纵向评价相结合

在实际评价中，应采用横向比较科技发展水平和纵向评价科技发展速度结合的方法，以充分保障各家医院进行科学创新的动力，也保证评价公平。

（三）研究的局限

本研究中各级医院的适用指标未区分，未来将考虑进一步细分体系结构和完善指标设置；为实现完全可比，部分绝对量指标值是否需要转化成相对量指标以及如何转化值得深入探讨；研制指标体系没有进行实地调研，研究结果缺少实证结果支撑。

参考文献

[1] 赵阳，陈文，郐惊雷. 医院绩效评价研究——复旦大学附属医院案例分析. 中国医院管理，2008，(8)：2-25.

[2] 杜书伟. 公立医院绩效考核与管理研究探析. 中国卫生经济，2010，29(3)：75-76.

[3] 郭永瑾，朱燕刚，罗力等. 以公益为核心的公立医院绩效考核指标体系构建研究. 解放军医院管理杂志，2013，(5)：417-420.

[4] 代涛等. 我国医院科技影响力评价指标体系研究. 医学信息学杂志，2016，37(3)：2-7.

[5] 李景慧. 关于科研绩效评估的思考. 农业基础科学，2010，21：32-34.

[6] 钟生艳，冯晴，魏巍. 四川省医院科技能力评价指标体系的建立. 中国卫生事业管理，2011，5：378-380.

[7] 吴志华，田书墨，邹俐爱. 大学附属医院的科研绩效评估研究进展. 现代医院，2013，13(7)：118-120.

[8] 许红民. 刍议医院可及生产力的内涵及构成要素. 解放军医院管理杂志，2003，10(6)：566-567.

[9] 潘苏彦，魏一鸣，潘军华. 北京21家市属医院科技成果转化调查. 北京医学，2014，36(12)：1058-1060.

临床研究项目绩效评价指标构建

王海银　杨　燕　王　瑾　陆雯娉　王剑萍　金春林

【导读】 建立基于不同学科特点的科研分类评价制度是当前医学科研管理的重要内容。临床研究不同于基础医学研究和预防医学研究，其更强调实用性和实践性。本文采用平衡计分法评价框架和德尔菲法制定评价指标体系，应用层次分析法确定指标权重，探索构建了临床研究项目评价指标体系。该指标体系包括一级指标5项，二级指标12项。一级指标综合权重前三位分别为诊疗效果、推广应用前景、创新成果及成本效益。二级指标前五位分别为改善检查、检验或治疗的效果程度、建立规范的数据库或生物样本库的规模、有助于总体上降低患者负担水平、有助于总体上控制(或优化)诊疗成本和有利于制定技术标准、诊疗规范、临床指南。该指标体系较可靠，评价指标较能凸现导向性，建议在临床研究项目绩效评价中应用和推广。

临床研究以临床问题为导向，以临床实践为首要任务。它以患者为主要研究对象，以疾病诊断、治疗、预后和病因为主要研究内容，目的是进行科学诊断和治疗，提高患者疗效和生活质量。其研究产出要能促进医疗发展、提高诊疗技术水平和解决临床问题，如优化临床诊疗路径，发明新技术、新方法，缩短手术时间和创伤，提高治愈率，提高生活质量等。20世纪90年代，科研项目绩效评估逐步引入，随后我国开展了一系列医学绩效评估研究。主要集中在医学科技成果、医学科研项目等领域，指标体系涵盖投入、过程和产出三个纬度，一级指标多为产出指标、效益指标和管理指标，二级指标多为科研成果、成果推广、人才培养、经费使用和组织管理等。科研基金和论文权重相对较高[1,2]。国内科研项目绩效评估研究较少对研究项目类型进行区分，且存在重理论轻实践、重论文轻产品、重获奖轻效益等问题。国内较少开展临床研究项目绩效评价研究，这不利于该类研究项目合理有序发展。本次研究采用平衡记分卡法，以价值导向、多维全面、科学有效、可比可获得等为原则，以公立医院改革及临床科研的发展规划为导向，探索构建适合临床研究项目特点的绩效评价指标体系，为引导临床医学研究的科学发展提供支撑。

基金项目：上海市医药卫生体制改革循证决策与政策转化项目(项目编号：CMB-CP-11061)，上海市卫生和计划生育委员会2015年卫生政策定向委托课题(课题编号：2015HP019)。

第一作者：王海银，男，助理研究员，上海市卫生发展研究中心卫生技术评估中心主任，上海市卫生发展研究中心卫生政策研究部卫生技术评估室主任。

作者单位：上海市医学科学技术情报研究所、上海市卫生发展研究中心(王海银、杨燕、王瑾、金春林)，复旦大学公共卫生学院(王海银)，上海市卫生和计划生育委员会(陆雯娉、王剑萍)，上海市人口与发展研究中心(金春林)。

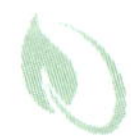

一、资料与方法

（一）基于文献构建评价指标

确定检索策略和检索数据库，开展国内外文献检索。其中检索的数据库包含已出版的文献、政府网站、会议资料等。筛选收集临床医学研究项目评价指标。从患者、内部流程、学习和成长及财务四个纬度设计绩效评价指标。

（二）开展德尔菲法筛选和完善指标

1. 拟定专家咨询表

根据德尔菲法设计两轮专家咨询表，开展两轮专家咨询，根据阈值筛选评价指标。

2. 选择确定咨询专家

(1) 纳入标准：① 涵盖多个临床学科(临床、医技、护理、中医、科研管理、政策研究)；② 具有一定的临床科研项目评审经验(作为评审专家 3 年及以上)；③ 年龄在 35～55 岁；④ 愿意参加并有精力按时开展。

(2) 纳入样本量：纳入 18 位咨询专家。其中，临床类评审专家 7 名(涵盖应用基础类专家)，医技类评审专家 3 名，护理类评审专家 2 名，中医类评审专家 2 名，政策研究类专家 2 名，科研管理类专家 2 名。

3. 指标评分及筛选标准

指标评价主要从重要性、导向性和可行性三个纬度开展，设定阈值进行指标的筛选。其中阈值设定为平均数－标准差，各指标值高于阈值则入选[3]。

4. 确定指标权重

应用层次分析法[4]，采用 Saaty 判断矩阵标度，构建评价矩阵，分别对一级评价指标、二级评价指标相对权重进行一致性评价。

5. 咨询专家评价

采用专家积极系数、权威程度系数、协调系数等指标评价专家评分的可靠性。

（三）统计分析

采用 Excel 建立录入数据库，采用均数、标准差等指标描述指标评分情况，采用肯德尔系数[5]评价专家意见一致性。分析软件采用 SPSS 16.0 及 Yaahp 2.0。

二、结果

（一）评价指标体系构建

基于平衡计分卡法框架和临床研究项目特点，从患者、内部流程、学习和成长及财务四个纬度设计绩效评价指标。一级指标 8 个，包括推广应用前景、诊疗效果、规范标准、完成质量、产出效率、项目创新、项目成果、成本效益等；二级指标 12 个(表 1)。

表1　临床研究项目评价指标

评价维度	一级指标	二级指标	评价参考标准
患者维度	推广应用前景	研究结果可推广及应用的程度	国内推广及应用、本市推广及应用、本单位推广及应用、无
	诊疗效果	改善检查、检验或治疗的效果程度	显著、明显、一般、无
内部流程维度	规范标准	有利于制定技术标准、诊疗规范、临床指南	有利于行业规范(指南)、有利于单位规范(指南)、无
		建立规范的数据库或生物样本库	有、无
	完成质量	研究设计科学性及实施质量	优、良、一般、差
		研究目标实现程度	全部完成、部分完成、未完成
	产出效率	项目产出对于提升检查、检验或治疗效率影响	很大、较大、一般、无
学习与成长维度	项目创新	发明专利	国际发明专利、国内发明专利、申请专利、无
		发表研究论文	国际核心期刊、国际一般期刊、国内核心期刊、其他
	项目成果	获得奖励	国家、省部级、厅局级、区级、其他、(政府、社会团体奖)
财务维度	成本效益	有助于总体上控制(或优化)诊疗成本	很大、较大、一般、无
		有助于总体上降低患者负担水平	很大、较大、一般、无

(二)专家基本情况

共访谈来自各专业领域18位评审专家。其中,多数为博士学历、正高职称、具有8年及以上评审经历,工作年限多在20年以上(表2)。

表2　德尔菲法咨询专家基本情况

变量	分类	频数	构成比(%)
性别	男	12	67
	女	6	33
年龄	30~39岁	2	11
	40~49岁	6	33
	50~59岁	8	45
	60岁以上	2	11
工作年限	10年以下	1	6
	10~19年	4	22
	20~30年	11	61
	40年以上	2	11
职称	中级(主治医生)	2	11
	正高(主任医师)	16	89
学历	大学本科	1	6
	硕士	2	11
	博士	14	77
	其他	1	6

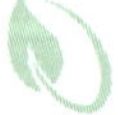

续 表

变 量	分 类	频 数	构成比(%)
从事工作	行政管理人员	7	39
	医务人员	6	33
	科研人员	4	22
	其他	1	6
评审时间	3 年以下	1	6
	6～8 年	1	6
	8 年及以上	16	88

（三）指标筛选和修改

第一轮共咨询 21 个指标，其中，一级指标 9 项，二级指标 12 项。共收集到 30 项建议，其中，一级指标 4 项，建议将创新和成果合并，目标实现程度并入质量，诊疗效果放在推广应用之前，将推广应用改为推广应用前景。二级指标 2 项，建议将推广及应用放在效果前面，将规范的数据库或生物样本库修订为建立规范的数据库或生物样本库的规模。其他 24 条为评分标准设定。

根据第一轮专家意见，第二轮将部分一级指标进行整合，如项目成果和项目创新修订为创新成果，完成质量、目标实现程度及产出效率修订为质量效率。第二轮共咨询 17 个指标，其中，一级指标 5 项，二级指标 12 项。根据各类指标的纳入界值（表 3），两轮评价指标均无需剔除（表 4、表 5）。

表 3　各级指标评分情况及筛选界值

轮 次	评价指标	样本量(人次)	最小值	最大值	均值	标准差	界值
第一轮	一级指标	162	1.67	3.67	3.16	0.53	2.63
第一轮	二级指标	216	2	4.33	3.10	0.49	2.62
第二轮	一级指标	80	1.67	3.67	3.29	0.45	2.84
第二轮	二级指标	192	2	3.67	3.26	0.42	2.84

表 4　第一轮各级指标评分情况

评价指标		均 值	标准差
一级指标	产出效率	2.96	0.52
	成本效益	2.91	0.52
	规范标准	3.19	0.59
	目标实现程度	3.16	0.44
	推广应用	3.26	0.51
	完成质量	3.35	0.45
	项目成果	3.02	0.60
	项目创新	3.13	0.51
	诊疗效果	3.44	0.47

续 表

评价指标		均 值	标准差
二级指标	发表研究论文	2.89	0.54
	发明专利	3.00	0.49
	改善检查、检验或治疗的效果程度	3.31	0.43
	获得奖励	2.94	0.50
	建立规范的数据库或生物样本库	3.11	0.52
	项目产出对于提升检查、检验或治疗效率影响	3.11	0.46
	研究结果可推广及应用的程度	3.35	0.35
	研究目标实现程度	3.02	0.55
	研究设计科学性及实施质量	3.16	0.41
	有利于制定技术标准、诊疗规范、临床指南	3.07	0.48
	有助于总体上降低患者负担水平	3.11	0.49
	有助于总体上控制(或优化)诊疗成本	3.13	0.53

表 5　第二轮各级指标评分情况

评价指标		均 值	标准差
一级指标	诊疗效果及推广应用前景	3.33	0.40
	规范标准	3.42	0.51
	质量和效率	3.31	0.37
	创新成果	3.29	0.42
	成本效益	3.08	0.49
二级指标	改善检查、检验或治疗的效果程度	3.42	0.35
	研究结果可推广及应用的程度	3.46	0.30
	有利于制订行业技术标准、规范(指南)	3.33	0.40
	建立规范的数据库或生物样本库的规模	3.31	0.46
	研究设计科学性及实施质量	3.31	0.46
	研究目标实现程度	3.23	0.38
	项目产出对于提升检查、检验或治疗效率影响	3.23	0.42
	发明专利	3.23	0.48
	发表研究论文	3.17	0.44
	获得奖励	3.06	0.47
	有助于总体上控制(或优化)诊疗成本	3.19	0.49
	有助于总体上降低患者负担水平	3.21	0.38

(四) 指标体系权重确定

一级指标综合权重前三位分别为诊疗效果及推广应用前景(0.209 1)、创新成果(0.200 8)及成本效益(0.200 7)。二级指标前五位分别为改善检查、检验或治疗的效果程度(0.130 7),建立规范的数据库或生物样本库的规模(0.112 7),有助于总体上降低患者负担水平(0.105 0),有助于总体上控制(或优化)诊疗成本(0.095 6)和有利于制定技术标准、诊疗规范、临床指南

(0.087 7)(图 1)。对层次排序的一致性检验,随机一致性比率均小于 0.1(表 6),一致性较好。

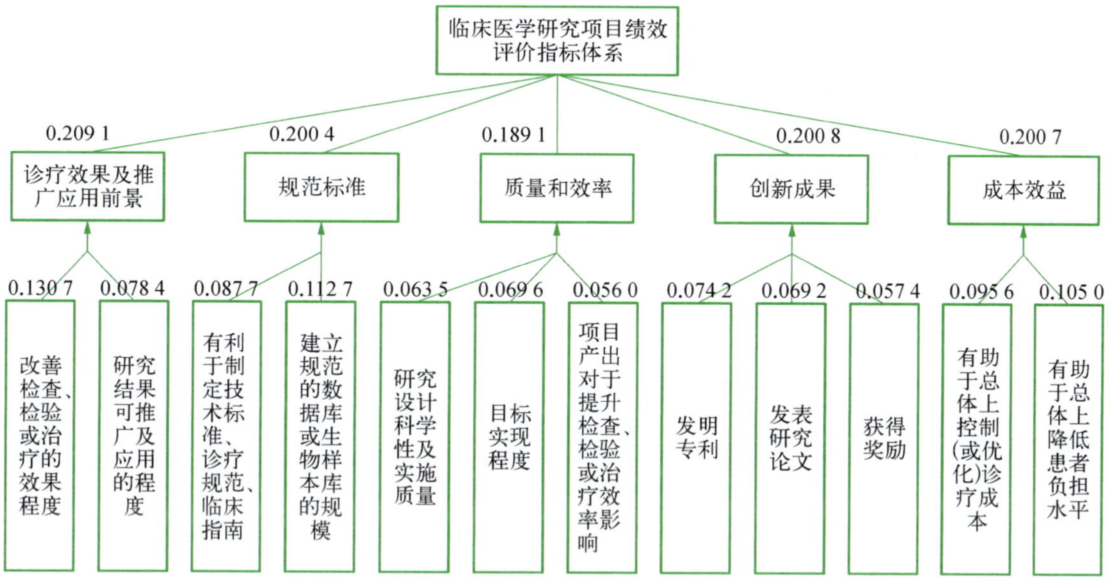

图 1 各级指标权重评分情况

表 6 各一级指标权重及一致性比例

专家序号	权重					一致性比例	最大特征根
	效果及推广应用前景	规范标准	质量和效率	创新成果	成本效益		
1	0.234 9	0.245 4	0.156 4	0.128 4	0.234 9	0.078 0	5.349 4
2	0.310 5	0.286 2	0.136 0	0.136 0	0.131 4	0.088 2	5.395 1
3	0.037 1	0.297 2	0.297 2	0.071 2	0.297 2	0.015 9	5.071 1
4	0.071 2	0.320 9	0.111 7	0.175 3	0.320 9	0.078 0	5.349 4
5	0.274 4	0.130 2	0.082 9	0.430 9	0.081 6	0.076 2	5.341 5
6	0.353 4	0.123 8	0.141 6	0.045 6	0.335 6	0.023 5	5.105 2
7	0.114 5	0.211 7	0.068 9	0.448 9	0.156 0	0.083 4	5.373 7
8	0.082 9	0.174 9	0.376 1	0.143 2	0.222 8	0.051 8	5.232 1
9	0.340 6	0.113 5	0.282 3	0.113 5	0.150 1	0.033 7	5.150 8
10	0.230 8	0.230 8	0.230 8	0.076 9	0.230 8	0.000 0	5.000 0
11	0.220 7	0.149 3	0.073 6	0.278 2	0.278 2	0.044 1	5.197 4
12	0.509 4	0.178 5	0.122 8	0.132 4	0.056 9	0.074 4	5.333 4
13	0.081 5	0.081 5	0.210 2	0.347 5	0.279 3	0.094 4	5.423 1
14	0.149 7	0.149 7	0.298 9	0.156 4	0.245 4	0.078 0	5.349 4
15	0.262 2	0.104	0.176 6	0.397 9	0.059 3	0.087 9	5.394 0
16	0.071 2	0.408 2	0.260 1	0.130 3	0.130 3	0.078 0	5.349 4
均数	0.209 1	0.200 4	0.189 14	0.200 8	0.200 7		
标准差	0.127 2	0.088 6	0.090 2	0.129 8	0.089 4		

（五）参与专家评价

1. 专家积极系数

两轮的问卷回收率和有效问卷率均较高，分别为100%和89%（表7）。

表7　专家的积极系数

轮　数	发出问卷(份)	回收问卷(份)	回收率(%)	有效问卷(份)	有效问卷率(%)
第一轮	18	18	100	18	100
第二轮	18	16	89	16	89

2. 专家权威程度

两轮专家权威程度系数均高于0.7，且多数在0.8以上。说明预测结果具有较高的可靠性（表8、表9）。

表8　一级指标专家权威程度系数

指　标	权威程度系数	
	第一轮	第二轮
诊疗效果	0.90	0.873
推广应用	0.87	
规范标准	0.86	0.869
完成质量	0.85	0.884
目标实现程度	0.86	
产出效率	0.79	
项目成果	0.85	0.885
项目创新	0.86	
成本效益	0.73	0.757

表9　二级指标专家权威程度系数

指　标	权威程度系数	
	第一轮	第二轮
发表研究论文	0.87	0.91
发明专利	0.85	0.89
改善检查、检验或治疗的效果程度	0.83	0.87
获得奖励	0.86	0.94
建立规范的数据库或生物样本库	0.79	0.85
项目产出对于提升检查、检验或治疗的效果程度	0.82	0.85
研究结果可推广及应用的程度	0.85	0.85
研究目标实现程度	0.86	0.90
研究设计科学性及实施质量	0.85	0.86
有利于制定技术标准、诊疗规范、临床指南	0.85	0.85
有助于总体上降低患者负担水平	0.79	0.86
有助于总体上控制(或优化)诊疗	0.77	0.79

3. 专家意见协调系数

两轮专家咨询肯德尔系数均在 0.4 以上，差异均有统计学意义（$P<0.01$），两轮专家意见均一致（表 10、表 11）。

表 10　第一轮专家咨询肯德尔系数

指标类型	肯德尔系数		P 值
一级指标	0.43	65.35	<0.001
二级指标	0.53	108.95	<0.001

表 11　第二轮专家咨询肯德尔系数

指标类型	肯德尔系数		P 值
一级指标	0.48	35.78	<0.01
二级指标	0.44	59.50	<0.001

三、讨论与建议

（一）基于临床研究项目特点和发展方向科学制定绩效评价指标

不同类型研究项目的特点不同，需要建立分类评价标准。临床医学研究性质不同于基础研究，临床医学研究应以临床问题为导向，研究产出要能促进医疗发展、提高诊疗技术水平和解决临床问题，评价其产出不应以科研基金和论文为主要指标，需要重点关注项目效果，包括目标实现、成果转化、健康改善和经济社会效益等[6]。一项“健康中国 2020”临床医学研究对策提出临床医学重点研究方向包括临床诊疗规范和诊疗路径的循证研究、临床适宜技术的循证研究、医疗风险管理与卫生服务成本-效益分析研究[7]。另一项研究提出将研究结果是否被纳入临床指南的证据来源作为评价其价值的重要方面[8]。另外，结合绩效评价常用的评价纬度经济性、效率和效果及平衡记分卡四个纬度，本研究将诊疗效果及推广应用前景、规范标准、质量和效率、创新成果及成本效益作为一级评价指标，并延伸出 12 个相关的二级评价指标。基于重要性、导向性及可行性评分发现，一、二级指标均高于阈值，被纳入评价指标体系。本次研究发现，一级指标如效果及推广应用、创新成果及成本效益权重较高，二级指标如有利于改善检查、检验或治疗的效果程度、建立规范的数据库或生物样本库的规模、有助于总体上降低患者负担水平、有助于总体上控制（或优化）诊疗成本和有利于制定技术标准、诊疗规范、临床指南等权重较高。国内一项临床科研项目成果评价指标中创新水平、成果应用及推广权重较高[9]，一项医院内部科研项目评价指标体系中研究效益比重最高，主要包括先进性与创新性、科技成果奖、论文、专著及促进作用等。另一项医学科技成果评价指标体系中效益评价权重较高，包括推广应用程度和应用前景[10]。以上研究同本次结果有一致性，提示创新、成本效益以及推广应用在评价时需要重点关注。

（二）探索应用平衡记分卡开展项目绩效评价

平衡计分卡法（balanced score card，BSC）是一种绩效评价模型。BSC 起源于 20 世纪 90 年

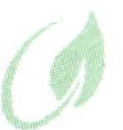

代，是涵盖了财务、客户、内部运营、学习与成长四个纬度的综合绩效评价体系，其平衡了财务指标和非财务指标，长期目标和短期目标，结果性指标与动因性指标，内部群体与外部群体等，已被广泛应用在医院、公共卫生、医保、医疗服务、卫生系统等多个层面开展绩效评估[11]。一项研究认为平衡记分卡联合专家评分是更先进的评估体系，更适合医院内部进行评估[12]。本次研究将平衡记分卡引入临床研究项目中，并采用层次分析法构建评价指标模型，各指标设计得到了专家一致肯定，建议国内临床项目评估时采用。

（三）研究局限性和不足

本次研究发现专家的积极系数、权威程度较高，专家意见基本一致，总体评价较可靠。另外，研究指标较能凸现导向性，并兼顾各学科评价的兼容性，具有较广泛的使用范围。研究不足之处包括：① 专家的代表性，由于选择的专家人数有限，各学科人数不多，专家的代表性可能有限；② 信息偏倚，由于主要采用层次分析法，需要专家对评价指标矩阵进行评分，计算相对复杂，可能会有错分偏倚；③ 失访偏倚，第二轮调查有两位专家失访，可能对权重指标有一定的影响。下一步研究将通过优化专家咨询评分表，拓展样本量及降低失访率等方法控制和减少偏倚发生。

参考文献

[1] 黄毓文，黄小珍，吴少林．医学科技成果评价指标体系研究．科技管理研究，2004，2：63－65.

[2] 王艳芳，白波．医学科研项目绩效评价指标研究的计量学分析．技术与创新管理，2013，34(1)：43－46.

[3] 俞婧．医院内部科研项目评价指标体系的构建．新疆：新疆医科大学，2009：7－8.

[4] 方积乾．卫生统计学．北京：人民卫生出版社，2006：386－387.

[5] 程琮，刘一志，王如德．Kendall 协调系数 W 检验及其 SPSS 实现．泰山医学院学报，2010，31(7)：487－490.

[6] 霍蕊莉，刘保延，常暖等．韩国科研绩效评估对中医类项目绩效评估的启示．国际中医中药杂志，2014，36(9)：769－772.

[7] 高润霖，尹岭，王正国等．健康中国 2020：临床医学研究面临的问题与对策．中国卫生政策研究，2009，2(7)：10－15.

[8] 刘森，孙点剑一，吕筠等．循证指南参考文献分析在医学研究产出评价中的应用．中国循证医学杂志，2011，09：1090－1093.

[9] 陈小清，黄君瑶，金从凯等．临床科研项目成果产出测评指标体系构建．中华医院管理杂志，2013，29(11)：860－862.

[10] 梁永刚．医学科技成果评价指标体系建立及其应用研究．广州：第四军医大学，2010：34.

[11] 杨慧，朱峰，冯建．基于平衡计分卡的医学学科评估体系．中医药管理杂志，2010，18(2)：119－121.

[12] 朱峰．三种学科评估体系的比较与思考．中医药管理杂志，2011，19(9)：826－828.

我国卫生技术评估流程及规范研究

王海银　张晓溪　房　良　金春林

【导读】 卫生技术评估于20世纪90年代在我国开始传播，至今已形成了一定的发展态势，但目前我国卫生技术评估仍然缺乏流程和规范。本研究通过梳理英国和澳大利亚的卫生技术评估流程，结合我国实际情况，提出规范我国卫生技术评估流程的相关建议，为我国卫生技术评估研究机构有序、科学开展卫生技术评估提供指导，以促进我国卫生技术评估机制建设和发展。

卫生技术是指用于卫生保健和医疗服务的技术统称，包括药物、医疗器械、卫生材料、诊疗方案、卫生信息系统、后勤系统等，或指用于预防、筛查、诊断、治疗、康复及促进健康和提高生命质量的技术手段。卫生技术评估(health technology assessment，HTA)是对卫生技术应用的短期效果和长期社会效应，包括卫生技术的性质、安全性、有效性(功效和效果)、经济性(成本效果、成本效益、成本效用)及社会影响(预算影响、伦理、道德等)，进行科学、客观地评价，为卫生技术合理应用及管理提供科学决策依据[1]。全球已有30多个国家或地区建立了卫生技术评估机构和评估机制，约有100多家机构在开展卫生技术评估研究[2]。卫生技术评估在重点优先投入的卫生技术筛选、医保报销目录和医药价格制定以及医疗技术准入和淘汰等方面发挥了重要作用，已成为多个国家卫生决策的重要程序[3]。国际上多通过立法和制定流程指南以保障卫生技术评估科学、有序实施，而我国在该方面的建设尚处于起步阶段。本研究从卫生技术评估流程规范角度切入，探索提出我国卫生技术评估的流程规范，为评估机构有序、科学开展卫生技术评估提供操作指导，以促进我国卫生技术评估机制建设和发展。

一、我国卫生技术评估流程规范建设现状

我国卫生技术评估的传播和发展始于20世纪90年代，近年来部分省(市、自治区)逐步建立卫生技术评估研究机构和开展相关研究，国内每年举办开展卫生技术评估论坛及培训。虽然卫生技术评估在我国已经形成了一定的发展态势，但其尚未被正式纳入政府卫生决策议程，所以我

基金项目：上海市医药卫生体制改革循证决策与政策转化项目(项目编号：CMB-CP-11061)。
第一作者：王海银，男，助理研究员，上海市卫生发展研究中心卫生政策研究部卫生技术评估室主任。
作者单位：上海市医学科学技术情报研究所、上海市卫生发展研究中心(王海银、张晓溪、房良、金春林)，复旦大学公共卫生学院(王海银)，上海市人口与发展研究中心(金春林)。

国卫生技术评估总体上发展缓慢，目前仍处于起步阶段[4]。

总体来看，我国卫生技术评估流程规范建设比较缺乏。国家层面尚未发布卫生技术评估流程和方法学指南，各地卫生技术评估机构自行申报和接受卫生技术评估课题。虽然部分研究机构已逐步纳入同行评审等机制以保证评估质量，但在评估议题筛选、卫生技术评估、专家委员会评议和结果发布与转化等环节，以及卫生技术评估基本规范等方面仍然建设缓慢，这些都制约了我国卫生技术评估事业的发展。

我国卫生技术评估流程规范建设缺乏的主要原因：① 宏观环境上缺乏立法支撑，卫生技术评估决策形成机制尚未形成[5]，以致我国卫生技术评估至今没有制度化，卫生技术评估在卫生技术准入、项目定价及医保报销等方面无法发挥功能；② 行业上缺乏有效组织机制建设，尚不能形成有效的网络合作[6]，具体表现为缺乏国家级卫生技术评估协调机构，如卫生技术评估委员会，以协调全国卫生技术评估工作并形成分工协作的评估体系，卫生技术评估专业队伍人员也较为有限且力量分散[7]。

二、卫生技术评估流程国际经验

卫生技术评估应用较成熟的国家和地区多制定卫生技术评估指南，并形成可操作的指导文件，以对评估的流程进行明确规范。本文以英国和澳大利亚为例，简要介绍其卫生技术评估流程。

（一）英国卫生技术评估流程

英国国家卫生与临床优化研究院（The National Institute for Health and Care Excellence，NICE）是英国重要的卫生技术评估机构。NICE 通过系统开展技术评估和整合技术评估研究证据，为临床指南及医保报销目录的制定提供重要依据[8]。NICE 于 2009 年发布了单技术卫生技术评估（single technology appraisal，STA）和多技术卫生技术评估（multiple technology appraisal，MTA）的流程指南，并于 2014 年更新形成了三份指南文件，分别为卫生技术评估流程指南、卫生技术评估方法学指南和卫生技术评估申诉指南[9]。

英国卫生技术评估流程主要包括 5 个环节，分别为评估议题选择、评估范围及内容确定、卫生技术评估、委员会评价会议以及申诉与发布。首先，议题主要由英国国家健康研究所技术扫描中心（National Institute for Health Research Horizon Scanning Centre）提供，NICE 结合外部咨询专家意见及纳入、排除原则后初步选定议题，该过程一般耗时 7 周。其次，NICE 制定形成初步的评估范围及内容，包括研究人群、对照技术、结局指标和公平性等。在听取咨询者（NICE 邀请患者、医护人员、卫生部等代表参加）及评论者（NICE 邀请参比技术公司、相关合作中心、相关研究组织等代表参加）意见后，NICE 召开评估范围研讨会，形成评估范围修订稿报送英国卫生部，由卫生部最终确定评估议题和范围，该流程耗时 18 周。再次，由 NICE 的卫生技术评估组组织开展技术评估，根据评估类型可分为 STA 和 MTA，分别耗时 21 周和 37 周。STA 主要由申请者提供证据，再由一个独立于 NICE 的外部学术机构形成证据评估组（evidence review group，ERG）开展证据审定；MTA 则由一个独立于 NICE 的外部学术机构建立评估组（Assessment Group，AG）

开展系统评价。此外,咨询者和评论者或由其指定的临床专家也同时并行开展技术评估,最后由评估组汇总各方结果形成委员会会议资料。然后,由 NICE 的卫生技术评估委员会召开两次委员会评价会议,第一次会议形成评估咨询文件(appraisal consultation document,ACD),再结合外部意见后于第二次会议形成最终评估文件(final appraisal determination,FAD)。最后,咨询者、评论者及申请者可以进行申诉,评估结果的最终修订版本将公开发布到网站。STA 总耗时 35 周,MTA 总耗时 52 周(图 1)。

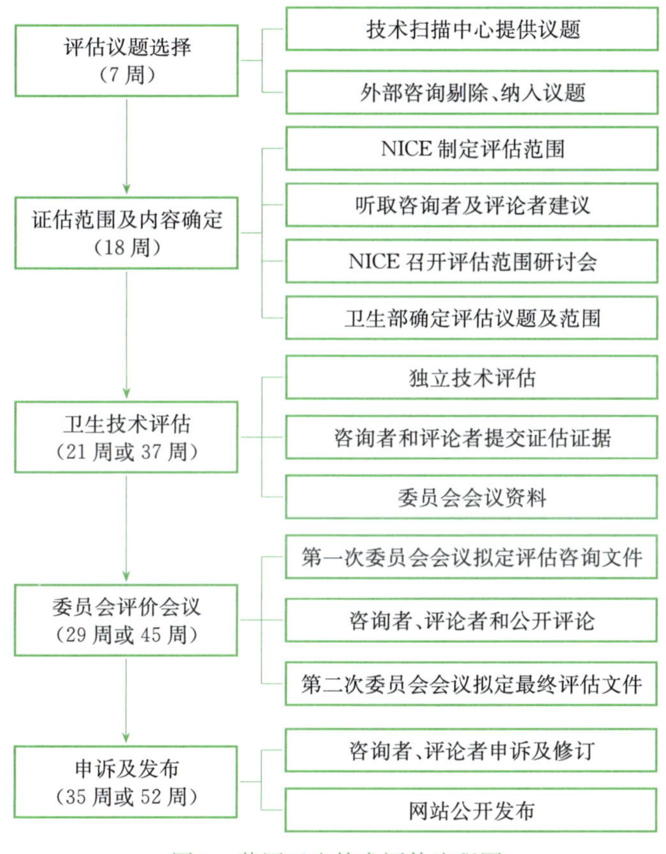

图 1 英国卫生技术评估流程图

(二) 澳大利亚卫生技术评估流程

澳大利亚开展卫生技术评估的机构主要有药品福利咨询委员会(Pharmaceutical Benefits Advisory Committee,PBAC)和医疗服务咨询委员会(Medical Services Advisory Committee,MSAC),评估结果直接转化为药品和医疗服务补偿与支付政策制定的依据[10]。澳大利亚卫生技术评估环节同英国基本一致,但不同的是澳大利亚主要由申请者组织咨询人员进行评估,评估材料再由独立的学术团体复核。PBAC 自 1990 年拟定第一版评估申请指南后,现已更新至 4.4 版。申请指南详细介绍了 PBAC 开展评估的程序及方法,是厂商提供申请材料的最重要依据[11]。

澳大利亚卫生技术评估流程主要包括 4 个环节,分别为提交申请报告、卫生技术评估、专家委员会两轮会议及对外发布，总耗时约10个月。首先，厂商按照申请指南，自行完成所有评估环节（包括效果、经济学评价及预算影响分析），并需通过治疗产品署（Therapeutic Goods Administration，TAG）的安全性审核，该进程需要在正式评估前3个月完成。其次，作为PBAC的两个子委员会，药品使用委员会（Drug Utilisation Sub-Committee，DUSC）和经济学委员会（Economics Sub-Committee，ESC）分别对效果及经济学评价部分进行质量审查，并提出意见请厂商补充修订，该过程约6个月。形成评估报告后再由外部咨询及评论者提出意见进而形成委员会会议材料，该过程约1个月。最后，委员会经过讨论修订，形成最终评估报告，并对外公开发布评价意见，该过程需2～3个月。

PBAC申报主要分为4种类型：上市仿制药申报（submissions to list generic equivalents）、次要申报（minor submission）、重新申报（resubmission）和重大申报（major submission）。PBAC优先关注重大申报，并对该类申报制定申请指南。以上各类申请所需材料主要包括6个部分内容，分别为背景（申报药物信息、计划用途及主参比药物）、临床评价（比较申报药物与主参比药物的临床表现，形成"优于"或"非劣于"的结论）、转化（仅限于"优效"治疗结论，提取可用于经济学分析的参数）、经济评价（成本效果、效用评估）、预算影响分析及其他（药物使用质量、风险分担）（图2）。

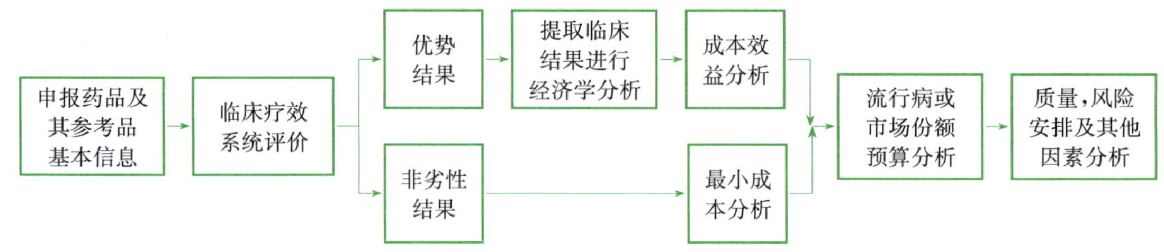

图2　澳大利亚卫生技术评估方法学流程

三、我国卫生技术评估流程规范建议

（一）我国卫生技术评估流程设计思路

我国卫生技术评估流程可分为四个环节：① 申请评估和评估议题遴选；② 评估组开展卫生技术评估；③ 专家委员会进行报告评价；④ 将评估结果转化应用（图3）。

各环节的实施均需准照一定原则进行，主要表现在以下几个方面：

（1）并非所有技术都要开展卫生技术评估，需要基于评估纳入标准和优先考虑的因素，结合卫生、医保和物价部门需求，综合选定开展评估的申请议题。

（2）厂商要按照申请指南提供评估所需的材料，卫生技术评估依据一定方法学开展，以保证评估质量。

（3）专家委员会评估要综合技术覆盖人群、预算影响等各方面因素形成政策建议报告。

（二）我国卫生技术评估申请类型及材料

卫生技术评估申报包括创新技术申报、非劣性技术申报、重新申报等类型。其中，创新技术是评估所关注的重点领域，主要是指能够显著提高诊疗效果、明显改善健康的技术。卫生技术评

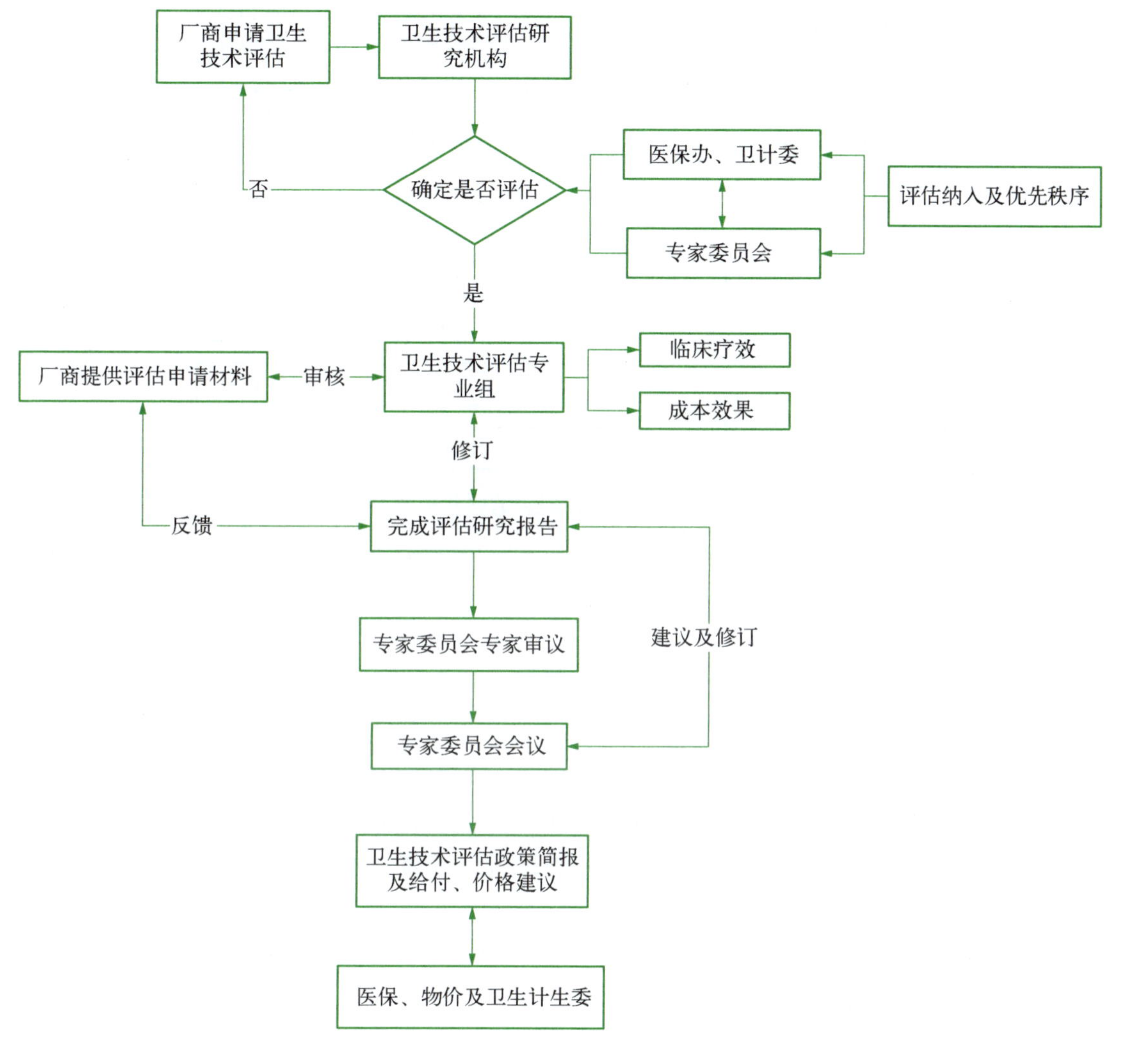

图 3　我国卫生技术评估建议流程

估申请材料应：① 真实可靠；② 证据全面；③ 符合申请规范提出的要求。对于材料不全者，待资料补充完整后可再次申请提交。根据评估要求，申请评估的材料主要涵盖 4 个方面(图 4)。

(1) 技术基础资料：如技术名称、规格、技术主要原理、适应证和禁忌证、建议治疗路径、对照技术的基本情况，FDA 审批情况，治疗疗程及每次治疗花费等。

(2) 疗效比较资料：尽量提供高质量的研究证据，如 RCT、Meta 分析等资料，也可提供队列研究、病例对照研究、现况调查等证据资料，诊疗效果直接和间接比较数据，以及初步结论。

(3) 经济学评价资料：提供治疗过程中治疗成本数据，并尽量从社会或医保支付者角度收集；根据疗效比较结果选择合适的方法进行分析，如成本效果法或最小成本法，形成初步的经济学评价结论。

(4) 预算影响资料：提供诊疗病种的流行病学资料、疾病负担等，对患者费用及市场份额影响等，结果的不确定性及敏感度分析。

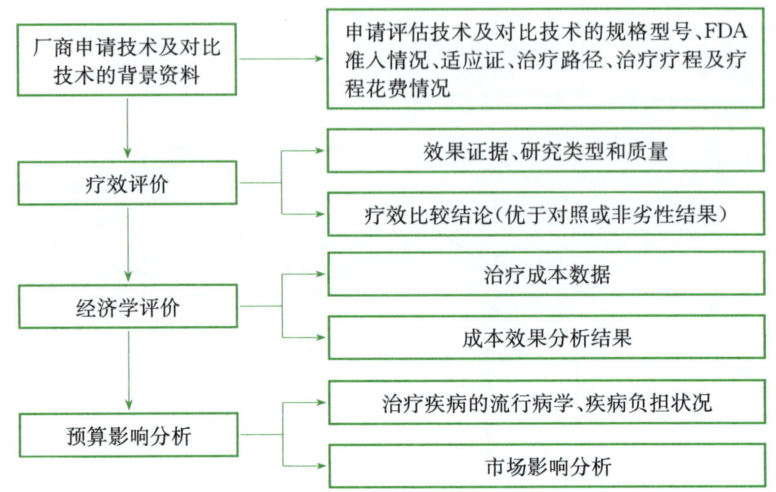

图 4　申请方需要提供的材料框架

如厂商不能提供以上证据或证据不全，卫生技术评估机构将根据进一步检索的证据情况决定是否开展评估。如全部数据由卫生技术评估专业组收集和分析(类似英国的多技术评估)，则评估周期和投入将明显延长和增加。

(三) 我国卫生技术评估基本规范要求

1. 遵守职业道德

评估者必须遵守职业道德，不得有违法、违反职业道德的行为。评估机构应加强评估人员的职业道德教育，对于评估人员违反职业道德的行为，评估机构负有相关责任。

2. 科学、独立、客观和公正

评估者应根据评估行为规范和技术规范进行独立评估，坚守独立、客观、公正原则，不受外界控制和利益影响。

3. 透明、公开和利益方参与

评估研究应遵循透明、公开原则，评估委托方和评估机构要有沟通互动，保证评估过程和结果透明；需要建立相关利益方参与机制，综合各相关利益方口头及书面意见。

4. 回避和保密

为避免评估的不公正行为，与评估项目具有直接或间接联系的专家应进行回避。厂商申请资料及相关知识产权需要保密时，评估者不得向任何机构和个人泄露评估的数据、信息和结果[12]。

参考文献

[1] 陈洁，于德志，耿庆山. 卫生技术评估. 北京：人民卫生出版社，2013：1-3.

[2] 金春林，王海银，陈洁. 卫生技术评估方法、应用与发展建议. 中国卫生资源，2014，17(1)：1-2.

[3] 唐檬，耿劲松，刘文彬等. 全球卫生技术评估发展的历史与经验. 中国医院管理，2014，34(04)：6-9.

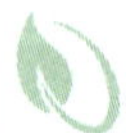

[4] 王海银，何达，王贤吉等. 国内外卫生技术评估应用进展及建议. 中国卫生政策研究，2014，7(08)：19-23.

[5] 陈英耀，刘文彬，耿劲松等. 发展我国卫生技术评估的政策建议. 中国卫生质量管理，2015，22(01)：61-64.

[6] 赵琨，隋宾艳，郭武栋等. 卫生技术评估的国际经验及启示. 中国卫生经济，2012，31(02)：87-89.

[7] 茅艺伟，陈英耀，唐檬等. 澳大利亚卫生技术评估的应用. 中国卫生资源，2014，17(06)：484-486.

[8] 隋宾艳，齐雪然. 英国 NICE 卫生技术评估研究决策转化机制及对我国的启示. 中国卫生政策研究，2015，8(07)：74-78.

[9] National Institute for Clinical Excellence. Guide to the processes of technology appraisal. https://www.nice.org.uk/article/pmg19/chapter/Acknowledgements[2015-12-30].

[10] 茅艺伟，陈英耀，唐檬等. 澳大利亚卫生技术评估的应用. 中国卫生资源，2014，17(06)：484-486.

[11] Pharmaceutical Benefits Advisory Committee. Guidelines for preparing submissions to the Pharmaceutical Benefits Advisory Committee (Version4.4). https://pbac.pbs.gov.au/content/information/printable-files/pbacg-book.pdf[2015-12-30].

[12] 国家科技评估中心. 科技评估规范. 北京：中国物价出版社，2001：1-5.

加强上海市远郊地区基层卫生人才队伍建设的研究

邬惊雷　郑　锦　倪艳华　陈　璐　谢春艳　陈　多　杜丽侠

【导读】 为贯彻落实上海市委、市政府《关于推动新型城镇化建设促进本市城乡发展一体化若干意见》(沪委发〔2015〕2号)文件精神，加强远郊地区基层医疗机构人才队伍建设，缩小城乡卫生服务差距。本文针对上海市16个区242家社区卫生服务中心2013～2015年的人力资源总体状况及2015年现状进行了调查，分析了远郊地区基层卫生人才队伍的建设情况。同时，通过现场调研，全面梳理了远郊地区卫生人才队伍建设的主要矛盾，通过借鉴国外先进国家边远及农村地区卫生人才队伍建设的成功经验，从充实人才队伍、明确职业发展规划、完善薪酬制度等方面提出了与上海市现实情况相符的政策建议。

一、远郊地区基层卫生人才队伍建设现状

(一) 人员总体概况

2015年全市242家社区卫生服务中心共计29 988名工作人员，其中卫生技术人员27 097人。卫生技术人员中，执业(助理)医师11 408人，其中注册全科医生5 899人，2010年后的新规培合格人员738人。

按常住人口计，平均每万人卫生技术人员11.24人，执业医师4.73人(其中，全科医生2.45人)，护士4.32人。远郊地区数据略高于平均数，每万人卫生技术人员12.67人，执业医师5.43人(其中，全科医生2.45人)，护士4.42人(表1)。

表1　2015年上海市社区卫生服务中心每万人卫生技术人员数量(单位：人)

地区	在岗人数	在编人数	卫生技术人员	其中					管理人员
				执业医师	其中		护士	其他卫生技术人员	
					全科医生	规培合格			
城区	13.88	11.25	12.35	4.99	2.85	0.48	5.04	2.31	0.33
近郊	11.02	8.80	10.21	4.38	2.22	0.26	3.90	1.93	0.34

第一作者：邬惊雷，男，上海市卫生和计划生育委员会主任。

作者单位：上海市卫生和计划生育委员会(邬惊雷、郑锦、倪艳华、陈璐)，上海市医学科学技术情报研究所、上海市卫生发展研究中心(谢春艳、陈多、杜丽侠)。

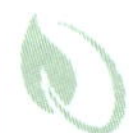

续 表

地区	在岗人数	在编人数	卫生技术人员	其中					管理人员
				执业医师	其中		护士	其他卫生技术人员	
					全科医生	规培合格			
远郊	14.60	12.87	12.67	5.43	2.45	0.15	4.42	2.82	0.38
合计	12.44	10.19	11.24	4.73	2.45	0.31	4.32	2.19	0.34

从职称分布来看，远郊地区执业医师中高级职称比例(45.6%)低于城区(62.7%)和近郊(52.8%)。从执业医师的学历分布来看，远郊地区执业医师学历在本科以上的比例不到60%，远低于城区(80%)和近郊(75%)；其他各类人员中，远郊地区的人员普遍学历偏低。

(二) 薪酬状况

1. 人均年收入及增长情况

2013～2015年，虽然远郊地区基层卫生机构的人均收入在不断增加，但各类人员的人均年收入水平仍然远低于城区和近郊(表2)。

表2　2013～2015年上海市社区卫生服务中心人均年收入

各类人员收入	地区分布	2013年(万元)	2014年(万元)	2015年(万元)	年均增长率(%)
上海市社区卫生服务中心人均年收入	城区	10.73	11.18	11.92	3.57
	近郊	10.01	10.70	11.79	5.60
	远郊	8.11	8.77	9.95	7.06
专技人员人均年收入	城区	10.59	11.26	11.92	4.00
	近郊	9.15	10.45	11.72	8.58
	远郊	8.03	8.59	9.67	6.39
执业医师人均年收入	城区	11.59	12.36	13.14	4.25
	近郊	10.35	11.84	13.28	8.66
	远郊	8.81	10.81	10.59	6.31
全科医生人均年收入	城区	12.33	12.82	13.66	3.47
	近郊	11.05	12.83	14.22	8.77
	远郊	9.47	10.30	11.66	7.18
护士人均年收入	城区	10.05	10.47	11.39	4.25
	近郊	9.29	10.05	11.14	6.25
	远郊	8.00	8.57	9.80	7.00

注：黄浦区(城区)、杨浦区(城区)、嘉定区(近郊)3个地区是以在编人数计算所得上海市社区卫生服务中心人均收入。

从基层卫生机构不同岗位人员的人均年收入增长情况来看，远郊地区执业医师人均年收入的增长率低于上海市社区卫生服务中心人均年收入的增长率，不同岗位人员的收入增长速度存在不合理的情况。

2. 收入差距情况

从平均收入来看，远郊地区人均在10万元左右，低于城区和近郊人均年均收入的12万元左右。在收入最大值方面，城区的收入最大值为35万元，远郊地区为20万元(表3)。

表3 2015年上海市社区卫生服务中心人员收入情况分析(单位：元)

收入分类	城区	近郊	远郊	城区－远郊	近郊－远郊	全市平均
平均值	120 367	120 664	101 158	19 209	19 505	116 829
中位数	118 313	120 783	107 810	10 503	12 973	105 968
最大值	355 008	315 863	205 505	149 503	110 358	355 008
最小值	6 432	7 139	10 115	－3 683	－2 976	6 432

(三) 近三年人员招录与人员流失情况

1. 计划与实际招录情况

上海市的社区卫生服务中心专技人员3年间招录完成率方面，近郊、远郊、城区之间也存在着一定的差异，远郊最低。近三年，城区全科医师的招录完成率在50%左右，而近郊是40%左右，远郊地区近两年仅为10%左右，远郊地区招录全科医师显得更为艰难(表4)。

表4 2013～2015年上海社区卫生服务中心计划与实际招录人员情况

人员类型	分布	2013年			2014年			2015年		
		计划招录(人)	实际招录(人)	招录完成率(%)	计划招录(人)	实际招录(人)	招录完成率(%)	计划招录(人)	实际招录(人)	招录完成率(%)
专业技术人员	城区	1 141	755	66	1 160	828	71	1 175	713	61
	近郊	1 344	957	71	1 462	849	58	1 383	917	66
	远郊	639	333	52	628	353	56	635	313	49
其中：全科	城区	332	156	47	332	166	50	314	155	49
	近郊	341	134	39	379	155	41	418	168	40
	远郊	176	8	5	188	24	13	183	18	10

2. 人员流失情况

(1) 流失率：单从人员流失情况来看，2013～2015年社区卫生服务中心人员分区域流失率方面，无论是在岗人员还是全科医师，远郊地区的人员流失率都较低，人员流动较少(表5)。流失人员中，大部分流向上海市其他社区卫生服务机构或者为退休人员，小部分流入上海市二、三级医疗机构。

表5 2013～2015年上海市社区卫生服务中心人员流失率(单位：%)

流失率	分布	2013年	2014年	2015年
在岗人员	城区	4.40	5.40	4.92
	近郊	2.77	2.46	2.68
	远郊	1.83	2.16	2.21
其中全科医师	城区	3.44	4.54	3.77
	近郊	2.08	2.14	1.80
	远郊	1.67	2.18	1.77

(2) 人员净流入：结合人员招录来看，远郊人员流入流出比很低，即净流入很低，很难维持人

员正常更替。从全科来看，远郊地区的净流失情况更严重，2013～2015 年间人员出现负增长，三年间远郊地区共招录全科医生 50 名，流失 52 名，流入流出比为 0.96∶1。同期，全市社区卫生服务中心净流入全科医生 1 037 名，流入：流出比为 3.31∶1。同时，流失的人才多为经过培养的，有经验的人才，而新招录的大多为没有经验的新医师(表 6)。

表 6 2013～2015 年上海市社区卫生服务中心人员招录流失情况(单位：人)

时间	分布	实际招录人数		流失总人数		招录专业技术/流失总人数	全科招录/全科流失	全科招录流失差
		专业技术	全科	总人数	全科			
2013 年	城区	755	156	417	66	1.81	2.36	90
	近郊	957	134	402	48	2.38	2.79	86
	远郊	333	8	101	14	3.30	0.57	−6
合　计		2 045	298	920	128	2.22	2.33	170
2014 年	城区	828	166	507	92	1.63	1.80	74
	近郊	849	155	372	57	2.28	2.72	98
	远郊	353	24	122	20	2.89	1.20	4
合　计		2 030	345	1 001	169	2.03	2.04	176
2015 年	城区	713	155	457	79	1.56	1.96	76
	近郊	917	168	414	54	2.21	3.11	114
	远郊	313	18	127	18	2.46	1.00	0
合　计		1 943	341	998	151	1.95	2.26	190

二、远郊地区基层卫生人才队伍建设存在的问题

(一) 人员短缺，工作负担较重

1. 关键卫生人才缺口较大

根据《上海市区域卫生规划(2011—2020 年)》(沪府发〔2013〕6 号)和《关于加强全科医生队伍建设的实施意见》(沪卫计人事〔2014〕116 号)等文件中"社区按每万名常住居民配备 4～5 名全科医师"的标准要求，根据 2015 年调查各区常住人口数(奉贤区、金山区、青浦区和崇明区的常住人口分别为 108.20 万人、85.39 万人、123.17 万人和 76.84 万人)计算，奉贤区、金山区、青浦区和崇明区应配置全科医师数分别为 433 人、342 人、493 人以及 308 人，而目前远郊地区各区全科医师数分别为 254 人、217 人、262 人和 253 人，尚缺 179 人、125 人、231 人和 55 人。由此可知，到 2020 年各远郊地区要达到该目标，目前大部分远郊地区全科医师数的缺口仍然较大。

2. 人员招录难

根据机构调查的结果显示，远郊地区基层医疗机构人员招录方面存在的问题整体较为严峻。2013～2015 年远郊地区计划招收完成比例均低于城区和近郊地区，而其中全科医师的远郊地区招收完成比例尤其突出，自 2013 年以来分别为 5%、13%及 10%。与此相对的城区及近郊地区招收完成比例则分别为 47%、50%及 49%和 39%、41%及 40%。以金山区为例，金山区 2006 年定向培养 20 名社区全科医生，实际到岗仅 7 人；2013 年首批规范化培养全科医生毕业以来，至今仅招录

到8名。从流入流出比也可以看出,远郊地区净流入数量极低,已不能维持正常的人员更替。

3. 人员队伍稳定性差

人员队伍系统建设方面,远郊地区自2013年以来共流失207人,除却退休的82人以外,大部分流向了城区及近郊的社区卫生服务机构以及二、三级医院。其中,全科医师2013～2015年人员流入流出比为0.96∶1,即出现了负增长的情况。根据定性访谈也可以了解,远郊地区的人员流动性较大,且流出人员多为具有一定资历、经过培训的卫生工作人员,而流入人员则以应届毕业生等新手为主,这一问题在队伍稳定性和系统建设方面都造成了不利影响。

(二) 人员素质偏低,难以满足居民需求

根据机构调查结果可知,远郊地区卫生工作人员的总体素质相较于城区和近郊地区偏低。

1. 人员学历结构偏低

就卫生工作人员学历而言,远郊地区专科及以下学历占到总卫生相关人员的55.08%,而城区与近郊地区情况较为相似,均为本科学历占到总卫生相关人员的50.33%及51.37%。由此可见,远郊地区总体学历水平较差,其中崇明区的专科及以下学历达到卫生人员总数的71.54%。

2. 教育培训制度亟须完善

就教育培训情况而言,虽然远郊地区各区已通过多种途径对卫生工作人员开展继续教育及专业培训,如奉贤区每年邀请市三级医院专家到奉贤举办专业知识讲座和系列培训等,但其培训效果有限,难以真正解决卫生工作人员在实际工作中遇到的各种专业和实践难题。

(三) 人员结构不合理

根据机构调查结果可知,① 目前远郊地区卫生工作人员的职称结构存在不合理现象。城区、近郊地区及远郊地区的高级职称比例分别为3.64%、1.80%及1.23%,远郊地区与其他地区间存在一定差距,其中崇明区和青浦区的正高职称均为0;② 远郊地区卫生工作人员的地区分布存在不合理现象。区域内社会经济发展程度较高的地区,其卫生工作人员的数量及质量相对发展程度较低的地区均较高。以奉贤区为例,奉贤区政府所在的南桥镇、靠近东部的四团镇和奉城镇属于区内经济发展水平较好的地区。根据机构调查结果显示,其基层卫生工作人员的素质较其他地区情况要好,其中社区卫生服务中心中高级职称的比例占到了整个奉贤区高级职称的近一半,为48.0%。从学历结构来看,仅南桥镇的本科及以上学历人员就占到了全部数量的近四分之一,为24.0%;③ 社区卫生服务中心医护比(1∶1.22)、全科医师占执业医师百分比(45%)均偏离配置标准,也低于平均值。

(四) 远郊地区薪酬待遇水平普遍低于城区及近郊地区

2013年以来,远郊各区虽出台了高级人才和全科规培生的激励政策,但其激励效果并不明显。首先,就横向比较来说,目前远郊社区卫生服务中心的人均年收入仍低于城区和近郊地区。根据调查数据可知,2015年奉贤区、金山区、青浦区及崇明区的社区卫生服务机构,其人均年收入分别为10.10万元、10.26万元、10.65万元及8.92万元,低于城区社区卫生服务中心的11.96万元和近郊社区卫生服务中心的11.94万元。其中以专技人员的差别最为显著。其次,远郊地

区内部不同社区卫生服务中心之间薪酬水平也存在不平衡的情况。

（五）职业发展环境有待改善

远郊地区存在相对城区的“边远”和“农村”性质，职业发展规划和路径的缺乏，致使远郊地区卫生工作人员在职业发展和上升空间方面容易受到限制，在工作和生活中容易产生被隔离或边缘化的情绪，导致边远地区卫生工作人员的流失或工作积极性的降低，在很大程度上造成了基层卫生人员“招录难、流失多、素质不高”等问题。例如，在对远郊地区的调研过程中，基层卫生管理人员及医务人员多次提到远郊农村地区社区卫生服务机构服务半径较大，目前缺乏符合远郊地区现实情况的工作量计算标准，极易打击工作人员的工作积极性，从而降低其在该区域执业的意愿，导致人员的流失。

三、国内外典型做法

（一）教育类政策措施

1. 招收边远地区出身的医学生

根据世界卫生组织对相关文献梳理后得到，具有相关边远地区出身背景的医学生留在边远地区为家乡服务的意愿更强烈。美国曾于 20 世纪 70 年代启动“医生短缺地区项目”以解决医生分布不均的问题，该项目倾向于选择有意愿留在医生短缺地区的学生，根据后期随访调查结果显示，这一项目的毕业生留在边远地区工作的可能性是非项目毕业生的 5 倍[1]。此外，泰国、安哥拉、南非、澳大利亚、挪威、日本等国家的相关文献也表明了这些国家都在招收边远地区出身背景的医学生以加强边远地区卫生人力资源建设并都取得了很好的政策效果[2]。

2. 在边远地区开展医学生培训

一般情况下，医学生轮转培训经常在有最新医疗技术和诊断工具的综合性医疗卫生机构内进行，而一旦医学生毕业后，他们将难以应对在没有这些高新技术和工具的边远地区医疗卫生机构的情况。泰国和美国的实践证明，在边远地区医院和卫生所进行临床轮转培训，能够提高医学生对边远地区医疗环境的熟悉度和归属感，同时提高他们对选择边远地区作为执业点的意愿[3]。

（二）制度类政策措施

1. 为快速满足边远地区卫生需求而加大各类卫生工作人员的培养力度

对不同类型的卫生工作人员进行适当培训和边远地区的轮转实践，以此增加边远地区的卫生工作人员数量。例如，在非洲撒哈拉以南地区的 37 个国家中，25 个国家的非医师临床人员活跃在他们的边远地区，并为当地人群提供应由医师提供的医疗卫生服务。

2. 将教育补贴与指令性分配相结合

政府以向医学生提供奖学金、助学基金以及其他教育补助的形式，免除这些医学生在教育及培训过程中产生的部分费用，以此来换取这些医学生毕业后在边远地区进行一定年份服务的协议。例如 20 世纪 70 年代初，日本便创办自治医科大学，专门为边远地区培养医学人才，各地区政府为学生提供助学贷款，学生需要在毕业后回到自己的家乡开展服务 9 年，则此贷款可不用偿还等。

（三）经济激励类政策措施

经济激励类政策的宗旨是使卫生工作人员感受到在边远地区开展工作和生活是一件有价值的事情。具体来说即使用可持续的财政激励政策，如生活津贴、住房补贴、交通补贴、带薪假期等，让卫生工作人员感受到足以与在城市地区工作的机会成本相媲美的政策条件，以此提升他们留在边远地区执业的意愿。非常多的研究表明，薪酬和津贴是影响卫生工作人员是否留在边远地区执业的两个最主要的因素。

（四）管理和支持类政策措施

1. 加强中心城区和边远地区卫生工作人员的联系交流

可以通过远程医疗的形式，让高级医务人员为边远地区的医务工作人员提供额外技术支持等。这一支持性措施还可以有效改进当地的医疗卫生服务质量，降低患者的门诊次数。

2. 增强专业知识交流

卫生工作人员对继续教育的需求是否得到满足很大程度上影响了其是否在边远地区开展执业，因此支持边远地区的职业网络、专业协会和边远地区卫生期刊等文字参考资料的建设和发展，可以提高边远地区卫生工作人员的积极性并有效减缓其职业隔离情绪[4]。

（五）小结

根据文献综述内容可知，边远地区卫生工作人员挽留政策不能是单一类的政策发布，而应是多种类型政策“捆绑式”的互相协同作用。政策的有效实施应该对当地人口的需求和卫生工作人员的期望同时做出回应，了解在边远地区卫生工作人员必需的优先需求，再在此基础上制定适合当地实际情况的相关配套政策。此外，对边远地区实施的干预政策必须配合以有效的监管及评估措施，通过发现并解决实际碰到的问题才能进一步完善相关政策的引导方向及基层落实[5]。

四、政策建议

（一）通过岗位明确、转岗培训和任务转移，盘活现有人员存量

1. 明确岗位和执业范围

目前远郊地区基层卫生机构具有全科医生资质，但是没有注册为全科医师的临床医师和中医医师有 20 人（临床 17 人、中医 3 人），可以通过注册确定为全科医师岗位。另外，从全市情况来看，没有注册为全科医师的临床和中医医师城区有 101 人（临床 53 人、中医 48 人），近郊 139 人（临床 107 人、中医 32 人），要求年底前全部注册为全科医师，并明确全科岗位和执业范围。

2. 开展转岗培训

目前远郊基层卫生机构的临床医师和中医医师中，在岗但没有全科医生资质的有 683 人（临床 632 人、中医 51 人），建议通过转岗培训，取得全科医师资质并注册为全科医师，解决远郊地区全科医师数量不足的问题。根据调查数据可知，奉贤、金山、青浦和崇明基层卫生机构的临床医师和中医医师中，在岗但没有全科医师资质的分别为 199 人、110 人、175 人和 199 人，而全科医师缺口分

别为 179 人、125 人、231 人和 55 人，通过转岗培训，基本可以补足远郊地区全科医生的缺口。

3. 通过工作任务转移，充分发挥全科团队的作用

远郊地区服务半径大，服务难度高，居民的卫生服务需求复杂多样，应充分发挥全科团队中每个组成人员的积极作用。建议逐步探索增加优秀高年资护士的处方权，提高护理人员的医疗和护理服务能力，分担基层临床医生的工作任务，减少本已短缺的全科医生人力资源的浪费，对于改善服务模式和服务结果、提高服务效率发挥积极的作用。此外，应充分发挥基层卫生机构公共卫生医师的作用，做好社区诊断，明确影响当地居民健康的风险因素，全力配合全科医生做好预防保健、健康教育和人群健康管理。

（二）加大人才培养和吸引力度，扩大人员增量

1. 医学本科教育期间定向培养远郊地区全科医生

针对远郊地区全科规培生供不应求的问题，建议与医学院校合作，协商在本科医学生招生时招录远郊全科定向生。医学生本科教育期间，采取远郊地区全科方向定向培养的方式，针对远郊地区的医疗卫生情况和人群健康问题增加农村卫生方面的教育内容，同时将奖学金、助学金等教育补贴与到远郊地区强制性服务协议相结合，增加远郊地区对医学生的吸引力。定向生医学本科教育毕业后经过本市住院医师规范化培训落实到地区。另外，对到远郊地区工作的人才予以特殊政策，优先吸引户籍在远郊当地的医学生和医务人员回乡工作。

2. 在远郊地区增设全科医生规培基地，加大招录力度

在远郊地区增加全科医生规范化培训基地，并在远郊地区进行临床轮转培训。加大对远郊医疗机构培训基地的扶持力度，提供更为先进的器材设备。另一方面，专门为医学生赴远郊基层卫生机构实习提供 2～4 周的机会，以此提高医学生对远郊地区医疗环境的熟悉度和归属感。

3. 在二、三级医疗机构设置全科医生特设岗位，吸引相关医务人员到远郊基层医疗机构工作

根据国家《关于开展全科医生特设岗位计划试点工作的暂行办法》(国卫人发〔2013〕35 号)，在本市部分二、三级医疗机构设置全科医生特设岗位，专门聘用派驻到远郊地区社区卫生服务中心工作，特设岗位不受二、三级医疗机构岗位总量、最高等级和结构比例的限制。聘期内，特岗全科医生在享受所在公立医疗机构同类人员工资待遇的同时，享受额外津贴，由市级财政和区财政共同承担。聘用期满后，全科医生可回原单位工作，但鼓励其继续在远郊社区卫生服务中心工作，对于聘期内工作业绩突出，表现优秀的特岗全科医生，可按有关规定将其聘任到领导岗位。

4. 落实延长退休和退休返聘政策，鼓励聘用二、三级医疗机构退休医务人员

对于人才紧缺的远郊社区卫生服务机构，建议落实延长退休和退休返聘补贴等政策，在远郊地区社区卫生服务机构，凡符合条件的副高级职称以上卫生技术人员，可按国家规定延长退休年龄，中级职称以上卫生技术人员返聘到远郊地区社区卫生服务中心给予一定工作补贴，按月发放。此外，增加二、三级医疗机构医务人员到远郊社区卫生服务中心多点执业补贴，鼓励远郊地区基层卫生机构聘用二、三级医疗机构退休的医务人员。

（三）通过提高收入待遇水平等激励措施，吸引和留住人才

1. 在行业分类调控绩效工资的政策下，稳步提高远郊地区社区卫生服务中心收入水平

目前，市人社局、财政局试行按照行业分类调控绩效工资的政策。远郊地区社区卫生服务中

心执行与近郊、城区统一的绩效工资指导线。但各区需根据所在地区卫生事业单位的原有收入水平确定不同幅度的增资额。根据《关于适应上海市城乡发展一体化进一步做好人力资源和社会保障工作的实施意见》(沪人社研发〔2015〕8号),对农村地区公益性事业单位绩效工资在核定的总量内进行调节。建议综合考虑远郊地区卫生事业单位绩效工资水平基数低、“两卫”事业单位绩效工资实施早等现状,一方面按城乡一体化原则,在核定水平方面向远郊地区倾斜,提高远郊地区核定水平达到近郊及城区的平均水平;另一方面,合理确定远郊地区社区卫生服务中心绩效工资调整机制,进一步做好远郊地区卫生计生部门的指导工作,在社区卫生服务中心内建立梯度合理、体现绩效的收入分配办法。按照医务人员的职称、类别、学历、工作年限等因素设定不同的薪酬分配比例。

2. 探索建立家庭医生签约服务费补偿机制

在远郊地区试行家庭医生签约服务费,家庭医生为签约居民提供约定的基本医疗卫生服务,经过考核合格,由医保基金按签约人数向家庭医生支付签约服务费,不计入单位绩效工资总量。加强与医保部门的联动,建立与签约首诊挂钩的激励考核机制。

3. 建立远郊基层卫生人员分类补贴政策

凡到上海市远郊基层医疗卫生机构工作的卫生人员,发放远郊基层卫生工作补贴,根据不同的远郊地区分类确定补贴待遇,补贴额度与特定地区和全科医生等关键岗位绑定。远郊工作补贴由区财政支付,对于财政支付困难的地区,市财政进行转移支付。

(1) 区域划分:将地理位置、交通便捷程度和经济发展程度作为区域划分的主要依据,由各远郊地区卫生计生委人事干部对全区所有的社区卫生服务中心分别就以上三个维度进行综合评分,最后根据评分汇总结果将远郊所属社区卫生服务中心按区域划分为三个类别:偏远农村(A类)、一般农村(B类)、较发达地区(C类)。

(2) 补贴对象:远郊工作补贴主要针对执业医师,重点向全科医师倾斜。

(3) 补贴原则与补贴办法:按标准给予考核补贴。各单位在下达的指标内实施补贴。总额70%作为每月补贴额,分基础性补贴(占60%)和绩效性补贴(占40%),按月发放。总额30%和月考结余部分合并作为年终补贴额,考核后一次性发放。也就是说,与基层人才岗位、职称直接对应的基础性补贴占全部补贴的42%,另外58%的补贴需要通过本单位月度考核和卫生计生委层面的年度考核来获得。

4. 完善全科规培生到远郊工作的补贴和吸引政策

全科规培生到A、B、C类社区卫生服务中心工作满1年,考核合格的,给予一次性定额补贴,增加远郊地区对医学生的吸引力,优先吸引户籍在远郊当地的医学生和医务人员回乡工作。经过规范化培养的全科医生到远郊基层医疗卫生机构工作,可提前一年申请职称晋升,并可在同等条件下优先聘用到全科主治医师岗位,吸引更多全科方向的规培生到远郊工作。

(四) 提升远郊基层卫生人员服务能力,拓宽执业发展空间

1. 继续做实上海市公立医疗机构临床主治医师到基层定期工作,完善合作托管关系

加强定期工作的指导、监督和考核。根据供需情况适当增加向远郊地区派出定期工作人员的数量,促进郊区和基层医疗机构服务能力提升和人才队伍建设。

进一步做实远郊地区医疗机构和支持医院的合作托管关系。支持医院进一步加大帮扶力

度，将“派出去”和“接过来”同步推进，与远郊地区基层医疗卫生机构形成结对带教关系，帮助远郊培养一批技术骨干和学科带头人，逐步将对社区卫生服务机构的支持力度作为二、三级医院绩效考核的重要内容。

2. 加强在职学历教育、继续教育和培训进修，提升远郊基层卫生人员的学历层次和服务能力

鼓励远郊地区基层卫生人员在职学历深造，通过参加成人高等教育、在职研究生教育提升学历层次，逐步改善在岗人员的学历结构。远郊地区社区卫生服务中心医技人员参加本科及以上在职学历教育并取得学历证书且专业对口的，学费全额报销。

加强远郊基层卫生工作者的医学继续教育和培训，通过举办各类业务轮训班、学术讲座等形式，帮助郊区医院提高专业技术队伍的技术水平。原则上远郊基层卫生人员参加各类培训次数不低于城区同类人员培训次数。提高继续教育和培训质量、实用性和针对性，就近设置培训项目，或引入远程继续教育和培训模式，采用网络授课、微信授课等多样化的技术手段，考试考核合格后发放继续教育学分或培训合格证书；继续教育和培训内容除了基本临床技能之外，还要加大对一些基本的专科医疗临床技能的培训。

为提升远郊社区医务人员业务水平，建立全科医生到上级医疗机构学习进修制度，将社区医务人员定期到上级医院轮转进修作为考核内容，远郊地区的全科医生每年至少要有 1 个月时间到上级医疗机构学习进修。另外，通过加强不同区域卫生人员之间的联系交流，加强城区医疗卫生机构对远郊基层卫生机构的远程医疗支持，拓宽远郊基层卫生人员的职业发展空间。

3. 进一步深化社区卫生高级职称评审机制的分级分类改革

进一步深化职称分级分类改革，加大政策引导，稳定基层特别是郊区社区卫生人才队伍，转变职称评审导向，重实践，适度调整科研、论文要求。同时，进一步做实社区医务人员定期到上级医院轮转进修工作，提高上海市社区卫生整体服务水平和临床实践能力。

参考文献

[1] Woloschuk W, Tarrant M. Do students from rural backgrounds engage in rural family practice more than their urban-raised peers? Medical Education, 2004, 38: 259 - 261.

[2] Wibulpolprasert S. Economic uncertainties: future challenges to world health. Lessons learned from Thailand. Liverpool: Liverpool School of Tropical Medicine, 2001.

[3] Rabinowitz HK. A program to recruit and educate medical students to practice family medicine in underserved areas. JAMA, 1983, 249(8): 1038 - 1041.

[4] Wibulpolprasert S, Pengpaibon P. Integrated strategies to tackle the inequitable distribution of doctors in Thailand: four decades of experience. Human Resources for Health, 2003, 1(12): 1 - 17.

[5] World Health Organization. Increasing access to health workers in remote and rural areas through improved retention: Global policy recommendations. Geneva: World Health Organization, 2010.

上海某大型综合性医院建立医师分类管理的探索和实践

王兴鹏　胡影萍

【导读】 针对医院医师管理问题，本研究采用行动研究法进行了探索和实践，对不同个性和专长的医师提供不同的职业发展平台，实行不同的职称晋升路径、绩效考核方法和培养通道，并进行了一系列的制度设计。通过三年的探索和实践，建立了医师分类规划发展、分类职称晋升、分类绩效考核、分类人才培养的模型，制定了不同的成长路线图，对每一位医师成长、成才进行全过程管理，使其发展更加多元化和个性化，实现各得其所，各尽其能。一支以医疗、科研和教学并重型医师为主体，分别以临床、科研、教学等为主型的规模适当的高水平医师队伍基本形成，实现了医师多元化发展的格局。

目前我国绝大部分医院对医师的管理是“统合式”的管理模式，没有针对医师个体的特点、年龄、兴趣爱好以及自身的职业规划来进行统筹规划、分类管理，不能做到“以人为本、人尽其才、才尽其用”，严重降低了医师的自主积极性，也阻碍了医教研整体水平的提高。

本研究通过文献调研及多方面资料的收集整理，对医师类型及其职业发展通道进行了全面的梳理和分析，并结合具体的探索和实践提出了医师分类管理模型，以期为医院人才队伍建设提供可靠的参考和依据。

一、研究背景

通过相关文献检索分析[1~6]，目前我国医院管理中对于医师管理上存在着以下几个方面的问题：① “重科研、轻医疗、轻教学”的现象普遍存在，使医、教、研发展失衡；② 医师职称晋升通道单一，由于各种原因致使许多临床技能好的医师无法正常晋升；③ 医师绩效考核内容单一，考核指标不具有系统性、科学性，重科研轻临床的现象普遍存在，由于考核评价的结果直接影响医师的福利，使得所有医师难以摆脱科研任务，无法把主要精力放在临床，影响医疗质量。

另一方面，医学界尚未提出过对医师分类管理的理论及其配套制度，目前仅依托于聘任制、人事制度、医师管理等方面的内容来展开研究，缺乏可操作性，深入细化的研究更是少之又少。

第一作者：王兴鹏，男，主任医师、教授，上海市第一人民医院院长。
作者单位：上海市第一人民医院(王兴鹏、胡影萍)。

美国行政学学者怀特认为，现今人事管理建立在两大柱石之上，一为选拔贤能，一为职业分类管理，两者缺一不可[7]。因此，医师岗位分类管理改革的研究迫在眉睫，研究和建立合理的医师分类管理制度是职业分类管理的典型做法，也是医院持续发展的必经之路，能缓解医院人才流失率高、积极性低下等问题。

二、上海某医院的探索研究和系统实践

整体（结构）理论是管理学的基本理论之一，是以管理的整体组织作为研究对象，把其内部和外部的各种因素看成有机的整体，从系统出发，着眼于整体与个体、整体与结构、整体与要素、整体与环境的相互联系和作用，以求得个体和整体的最优化。鉴于此，对于医院来说，其实质就是遵循结构优化原则，根据社会经济结构对医学人才类型的需要，分析自身基础与条件、优势与特色、实力与水平，将医院医教研三大职能依据医师的能力进行调整，各自定位，进行整体性管理，发挥医院最佳功能。另一方面，John Hattie 和 Marsh（2002 年）对业务工作和科研二者关系的研究列出了主要的三种关系[8]：① 正相关关系，即临床工作可以促进科研，而科研反过来能够提升临床工作，二者之间可以互相增强、相辅相成；② 负相关关系，即人的精力、时间和资源都是有限的，从事过多临床工作会对科研带来负面影响，同样，从事过多科研工作也会妨碍临床工作的正常开展；③ 零相关关系。临床和科研是两种不同类型事业，从事他们之间的一种不会影响另一种。我们认为，医院的临床和科研的这三种关系普遍存在，我们希望和倡导的是正相关关系，尽量减少负相关关系的影响，允许部分零相关关系的情况存在。

因此，在探索和实践过程中，主要遵循以下四个原则：①“人尽其才、才尽其用”的以人为本的基本原则；②“人适其岗、各尽其长”的共性中有个性的发展原则；③ 分类规划、分类管理的原则；④ 优化配置，动态调整的原则。以该院为个案进行研究，在收集数据的基础上，展开实证研究，探索医师分类管理的优点、存在的弊端和不足，由点带面，由个别推一般，进而为构建新型的医师岗位分类管理制度提供一定的理论依据，经过反复探讨、设计和总结，最后形成了一个比较成熟的医师全员分类管理模型，为促进医院医教研质量的提高、培养创新型人才奠定基础。

（一）医师分类规划发展的实践

医院制订科学、合理的医师分类规划发展类型和比例（表 1），为不同的员工提供不同类型的发展方向，使各学科人才结构最优化。同时，健全各类医师职业发展通道，引导每一位医师积极主动规划职业发展目标和职业成长路径，各展所长，高质量发展。

表 1　医师分类规划发展结构、比例一览表

类　别	类　型	占　比（%）
分类Ⅰ	复合型	不低于本科室医师总数的 50
分类Ⅱ	临床医疗为主型医师（临床型医师）	不低于本科室医师总数的 30
分类Ⅲ	临床教育为主型医师（教育型医师）	不低于本科室医师总数的 10
分类Ⅳ	临床科研为主型医师（科研型医师）	不低于本科室医师总数的 10

(1) 复合型临床医生：医教研同步高质量发展，既是非常好的临床医生，也是很好的科学家、教育者，目标是成为学科带头人。

(2) 临床医疗为主型医生(临床型医师)：以临床为主的医生，适当从事科研和教学工作，目标是逐步发展成为医疗骨干、医学专家、著名医学专家。

(3) 临床教育为主型医生(教育型医师)：在做好临床医生的同时，将更多的时间和精力投入到带教、研究教学方法、出教学成果上，目标是成为医学教育家。

(4) 临床科研为主型医生(科研型医师)：在做好临床医生的同时，将更多的时间和精力投入到临床研究，发表科研文章中。提出的研究问题既可以是很好的科学问题，又是很好的临床问题。

(二) 医师分类职称晋升的实践

1. 医师分类职称晋升原则

(1) 针对不同类型的医师，使用不同的职称晋升制度，使晋升方法更实用，更易操作。

(2) 坚持标准分开的原则，不同类型的医师应有各自的准入标准。

2. 具体做法

设定医师分类晋升人员的类型和比例，遵循“复合型医师为主体，临床为主型、科研为主型、教学为主型三者比例适当”的原则(表 2)。

表 2　医师职称晋升分类设置一览表

类　别	类　型	占 比 (%)
分类Ⅰ	复合型	50
分类Ⅱ	临床型	30
分类Ⅲ	教育型	10
分类Ⅳ	科研型	10

(三) 医师分类绩效考核的实践

1. 对医师实施分类考核

根据某医院现行的聘任办法(试行)规定，医院根据实际情况，把医师分为复合型、临床型、科研型和教学型四类进行分类考核，并与职称晋升挂钩。

2. 考核办法

四类医师的考核总分都为 100 分。医院对四类医师的医疗、科研、教学和精神文明得分在总分中的占比分别设置不同权重，并将各项目的实际得分按照设定的权重比例折算成相应的考核分值(表 3)。

表 3　医师绩效考核权重分类标准(单位：%)

类　别	医疗指标占比	科研指标占比	教学指标占比	精神文明指标占比
复合型	50	25	15	10
临床型	65	10	15	10

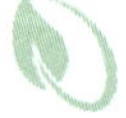

续 表

类别	医疗指标占比	科研指标占比	教学指标占比	精神文明指标占比
科研型	35	40	15	10
教学型	40	40	10	10

3. 考核体系及评价机制

该院形成了多元化的人才考核指标体系，包括以临床能力为核心的临床型医师评价机制、以科研创新能力为核心的科研型医师评价机制、以教学能力为核心的教学型医师评价机制，以及以医疗、科研和教学为核心的复合型医师评价机制。

（四）医师分类培养的实践

1. 首次形成“医院人才分类培养体系”，为医师分类培养提供各种路径

建立并完善分类医师的培养体系，为各类医师提供尽可能大的发展空间。包含五大体系：“优秀青年人才培养体系”“医学专家培养体系”“后备学科带头人培养体系”“紧缺人才培养体系”和“职业持续发展培养体系”，全面启动与人才分类发展相配套的人才类计划 25 个。其中：临床医学类计划 7 个，分别为“优秀医学青年人才培养计划”“优秀医学青年人才前期培养计划”“卓越医师培养计划”“杰出医学人才培养计划”“医学专项人才培养计划”“临床、医技紧缺人才培养计划”和“科主任短期出国（境）培养计划”，为医师分类培养提供了各种路径，打好了扎实的基础。

2. 做到各类医师与其培养路径相一致，提高培养的质量和效率

复合型医师与人才类培养计划相一致，主要为“优秀青年人才培养体系”“后备学科带头人培养体系”等；临床型医师与人才类培养计划相一致，主要为“医学专家培养体系”；科研型医师与人才类培养计划相一致，主要为“学术型专家培养体系”；教育型医师与人才类培养计划相一致，主要为“医学教育专家培养体系”。

三、初步成效

经过系统研究与实践，该院初步建立了医师分类规划发展、分类职称晋升、分类绩效考核、分类人才培养模型。该院围绕“医师岗位”的分类设置、聘任、考核、激励、发展和退出等进行一系列的制度设计，对医师进行分类管理，对不同特点和专长的医师提供不同的职业发展平台与通道，实行不同的考核评价方式，充分发挥他们的才干，实现各得其所，各尽其能。具体来说，主要有以下三个方面的成效：① 优化了人才结构，人才队伍更加全面、有序；② 提高了各类医师的工作积极性，降低了医师（尤其是优秀医师）的流失率；③ 各类人才计划的实施，为各类医师提供了施展拳脚的舞台，学术科研能力大大提高，学术科研氛围也得到了改善。

四、现实意义

对于医院来说，实施医师分类管理具有很强的现实意义，主要包括以下几个方面。

(1) 实施医师分类管理制度是医院人事制度改革的重要组成部分，实现了在政府宏观指导下医院人力资源管理的自主发展和自我约束，更加注重优化配置人力资源，更加注重合理确定人力资本，牢固树立岗位资源的概念，有利于医师队伍的建设，提高医院人才资源的效益和核心竞争力。

(2) 实行医师分类管理，有利于促进医、教、研协调发展，有利于抑制“重科研、轻临床、轻教学”现象的进一步发展。实行医师分类管理有利于强化各类医师岗位职责，有效实现以人为本，医师个性化发展，使医师资源得到合理配置。

(3) 目前我国实行医师分类管理有利于缓解临床型医师的科研压力，有更多的时间钻研临床，保障临床质量的稳定性。

(4) 医师岗位分类管理是多样性人才培养的客观要求。目前我国很多医院在组织目标、组织结构和组织行为等方面都存在着极高的趋同性，对现有医师的培养同质化，无论培养临床应用型人才、研究型人才、复合型人才都用同样的培养方法和培养路径，没有为不同个性、特色的医师提供不同的职业培养路径。实行医师分类管理，有利于体现“共性”中的“个性”，从而提高人才培养的质量和效率，提高医师的整体创新能力。

(5) 实行医师分类职称晋升有利于拓宽医师职业发展和晋升渠道，充分解决医师职称晋升与实际职业生涯路径之间的矛盾，能使医院对社会职能的发挥起到引导作用，使医院更好地为社会做贡献。

五、思考与建议

通过对该院探索与实践的分析与总结，课题组认为还应在以下几个方面加大探索。首先是研究内容上，如何设定医师分类规划发展的结构和比例，医师职称晋升该如何分类及其占比怎样合理设计，医师绩效考核权重占比及分类标准的设定，以及配套政策的设计等等；其次是研究方法上，如何构建顶层设计才能得出较为科学合理的结果，方法选择至关重要；再次是实践过程中，除了取得领导的认同之外，更需要全院医师的认同，只有提高医师的认同感，才能落实和促进本方案的实施；最后是在实施过程中，需要信息系统的协助，以降低工作量，达到事半功倍的效果。此外，在三年的探索、实践中，该院不断对此模型进行完善，目前已经建立起比较全面的配套制度，同时也将其嵌入现有人事信息管理系统中，实现了医师分类的全信息系统管理，大大提高了执行效率，也增加了透明度，更便于医师的自我管理。

总之，这是一个系统性的工程，目前在卫生系统中尚无先例，也是开创性的工作，将对医师的培养、职称晋升、职业生涯管理和考核评估带来历史性的变革，但也有很多方面需进一步研究和探索，使医师分类管理工作做得更好。

参考文献

[1] 邹郁松. 临床教学医院进修医师管理和培养模式的探索. 中国病案，2010，(08)：59－61.

[2] 贝文，徐天强，黄锐. 以医药卫生体制改革为契机创新医师管理模式. 中国医院管理，2009，(09)：5－7.

[3] 谢洪彬，贝文，邓志毅. 医师定期考核制度在准入后管理中的定位. 中国医院管理，2012，(01)：18－19.

[4] 谢洪彬，贝文，王跃龙等. 医师队伍管理的发展趋势分析. 中国医院管理，2012，(02)：16－18.

[5] 简伟研，熊先军，李静湖等. 医师管理制度的国际比较. 北京大学学报(医学版)，2011，(02)：320－323.

[6] 王小霞，陈琳，贾战生等. 教学医院进修医师管理的实践. 继续教育，2013，(08)：26－28.

[7] 李玉耘. 伦纳德・怀特行政思想的演变——基于四版《行政学导论》的考察. 福建行政学院学报，2015，(03)：20－28.

[8] Herbert WM, John H. The Relation between Research Productivity Teaching Effectiveness. The Journal of Higher Education，2002，(5)：603－641.

第七章

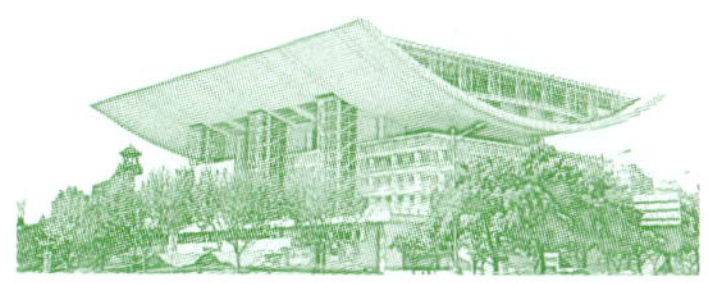

药政管理

《“健康中国 2030”规划纲要》指出：完善药品供应保障体系主要通过深化药品、医疗器械流通体制改革和完善国家药物政策两个方面来实现。其中，巩固完善国家基本药物制度，推进特殊人群基本药物保障，增加特殊药物免费供给，建立以基本药物为重点的临床合理用药综合评价体系，加强辅助用药管控和药师人才队伍建设等都是药政管理的关键点。为此，本章选择上海市 65 岁老年人群进行国家基本药物基层免费供应的可行性分析；并以肿瘤药物和辅助用药为切入点，探讨临床合理用药与规范管理的实施策略；同时关注药店执业药师继续教育培训问题，提出社会零售药店内药师理论与实践相结合的培训新模式；在新医改中，为了保障药品供应、理顺药品价格，国家出台了一系列有关药品采购、流通、价格等关键领域的改革措施，这一系列改革给医药代表行业角色调整与规范发展提出了多重要求，有必要研究医药代表行业发展现状及对策，合理设置政策缓冲期，引导医药代表角色平稳回归。

国家基本药物基层免费供应可行性分析

——以上海市 65 岁以上老年人为例

王力男　何江江　金春林

【导读】 为保障老年人用药权益，进一步巩固和完善国家基本药物制度，有学者提出在基层针对老年人免费供应国家基本药物。本文以上海市 65 岁以上老年人基层用药现状为基础，测算实行国家基本药物基层免费供应后财政、医保及个人的负担，并结合当前政治、经济、技术和社会因素分析其可行性。研究发现，国家基本药物基层免费供应具备政治和技术上的可行性，同时财政和医保能够共同从经济上保障该政策的实施。这一方案措施有助于进一步巩固和完善国家基本药物制度，但需加强系统研究，从筹资、支付、组织、监管和行为等层面共同推进国家基本药物制度，保障居民用药需求。

我国自 2009 年新医改开始推行国家基本药物制度，要求政府举办的基层医疗卫生机构全部配备和使用国家基本药物并实行“零差率”销售，报销比例明显高于非基本药物，降低个人自付比例，用经济手段引导广大群众优先使用基本药物。近年来，国家基本药物制度已初步构建，有学者[1]提出，可进一步推行国家基本药物基层免费供应来巩固和完善国家基本药物制度，保障群众基本用药需求、减轻群众用药负担，同时一定程度上破除基层医疗卫生机构“以药补医”机制。本文从政治、经济、技术和社会 4 个方面讨论国家基本药物制度免费供应的可行性，并以上海市为例，重点测算 65 岁以上老年人国家基本药物基层免费供应的经济负担，为该政策的推行提供参考。

一、资料与方法

本文所用数据来源于卫生财务年报、卫生统计年报和医保部门药品招标采购数据库，其中卫

基金项目：国家卫生计生委药政司 2014 年度委托研究课题，上海市公共卫生重点学科建设项目（项目编号：12GWZX0601），美国中华医学基金会卫生系统研究与政策转化合作项目（项目编号：11－061）。

第一作者：王力男，女，助理研究员。
通讯作者：金春林，男，研究员，上海市医学科学技术情报研究所所长、上海市卫生发展研究中心常务副主任、上海市人口与发展研究中心主任。
作者单位：上海市医学科学技术情报研究所、上海市卫生发展研究中心（王力男、何江江、金春林），上海财经大学公共经济管理学院（王力男），复旦大学公共卫生学院（何江江），上海市人口与发展研究中心（金春林）。

原文发表于《中国卫生经济》2015 年第 34 卷第 12 期。

生财务年报出自上海市卫生计生委财务管理中心，卫生统计年报出自上海市卫生计生委卫生信息中心，基本药物采购数据出自上海市医药集中招标采购事务所。

样本为社区卫生服务中心数据，采用现场调研，范围涵盖上海市 17 个区县，每个区县分层调研 3 家社区卫生服务中心，共 51 家。调查内容包括《2013 年基层医疗机构门诊患者信息调查表》《2013 年基层医疗机构住院患者信息调查表》《2013 年基层医疗机构药品收入信息调查表》，对 2013 年各样本机构中的各年龄段患者数量信息及药品支付信息，药品销售情况进行调查分析。

此外，采用政策回顾和文献综述对基本药物免费供应可行性从政治、经济、技术和社会 4 个方面进行分析。

二、国家基本药物基层免费供应测算结果

（一）国家基本药物基层供应现状

新医改文件提出“强基层、建机制”，上海市大力加强社区卫生服务中心的能力建设，引导居民下沉社区。2009～2013 年，社区门急诊次均医药费用基本保持平稳，年均增长率仅为 2.36%，2012 年环比增长最高，为 7.66%；而出院者次均费用和次均药费呈大幅增长趋势，次均药费年均增长率达 4.98%，2012 年、2013 年环比增长率分别为 9.35%和 16.67%(表 1)。

表 1　2009～2013 年上海市社区卫生服务中心次均费用情况*

指　　标	2009 年	2010 年	2011 年	2012 年	2013 年
门急诊次均医药费用(元)	108.16	107.34	107.38	115.6	118.76
出院者平均医药费用(元)	5 121.13	5 635.12	5 835.19	6 130.19	7 136.39
其中：药品费(元)	2 453.69	2 673.15	2 452.07	2 681.31	3 128.25
药品费用占比(%)	47.91	47.44	42.02	43.74	43.84

* 数据来源：2009～2013 年上海市卫生统计年报。

2013 年，上海市 245 个社区卫生服务中心全年门实际确认药品收入为 70.02 亿元，住院实际确认药品收入 3.19 亿元(表 2)。

表 2　2013 年社区卫生服务中心药品收入情况(单位：亿元)*

指　　标	门　　诊	住　　院	合　　计
医疗收入	94.41	7.31	101.72
其中：药品收入	70.02	3.19	73.21

* 数据来源：2013 年上海市卫生财务年报。

根据样本社区卫生服务中心门诊住院调查数据，上海市 65 岁以上老年人在社区门诊用药占整个社区药品费用的 63.6%，不同社区的比例在 35.5%～80.2%之间；而根据 196 家社区卫生服务中心住院用药情况，65 岁以上老年人住院用药比例则占到 89.7%，个别社区卫生服务中心出院患者全为 65 岁以上老年人(表 3、表 4)。

表 3　上海市社区卫生服务中心 65 岁以上老年人门诊用药情况*

年　龄	门诊人次(万人次)	药品费用(亿元)	人均药费(元)
65 岁以下	715.09	4.89	68.31
65 岁以上	962.55	8.54	88.68
合　计	1 677.64	13.42	80.00
65 岁以上占比	57.38%	63.60%	—

* 数据来源：51 家样本社区门诊住院调查结果,时间范围从 2013 年 4 月～2014 年 3 月。

表 4　上海市社区卫生服务中心 65 岁以上老年人住院用药情况*

年　龄	出院人数(人)	药品费用(亿元)	人均药费(元)
65 岁以下	22 565	0.28	1 228.95
65 岁以上	69 581	2.42	3 485.10
合　计	92 146	2.70	2 932.61
65 岁以上占比	75.51%	89.74%	—

* 数据来源：51 家样本社区门诊住院调查,时间范围从 2013 年 4 月～2014 年 3 月。

根据 2013 年 5 月～2014 年 4 月上海市不同级别医疗机构基本药物采购费用情况,若在上海市施行国家基本药物基层免费供应方案,其药品费用为 14.72 亿元,国家基本药物品种占整个基本药物采购金额的 21.6%,其中排在前 5 位的基本药物分类为内科中成药、抗微生物药、心血管系统用药、骨伤科中成药和呼吸系统用药(表 5、表 6)。

表 5　上海市不同级别医疗机构基本药物采购费用情况(单位：亿元)*

医院级别	全品种采购金额	基本药物品种采购金额		
		国家基本药物品种(307,520)	上海市增补品种(324)	基本药物品种采购金额合计
三级	154.62	18.84	26.19	45.03
二级	120.19	18.53	29.84	48.37
一级	78.79	14.72	53.37	68.09
合计	353.60	52.09	109.41	161.50

* 数据来源：2013～2014 年上海市药品招标采购数据库。2013 年计算段为 2013 年 5～12 月,2014 年计算段为 2014 年 1～4 月,因上海市 2010 年基本药物品种中标结果仍在使用,因此国家基本药物品种内统计金额还包括部分未纳入《国家基本药物目录(2012 年版)》的原《中华人民共和国药典(2010 年版)》品种。

表 6　上海市基层医疗机构基本药物分类采购费用情况
(国家基本药物品种排名前 5 位)(单位：亿元)

药　品　种　类	基本药物品种采购金额		
	国家基本药物品种	上海市增补品种	基本药物品种采购金额合计
内科中成药	6.90	11.67	18.57
抗微生物药	2.42	3.94	6.36
心血管系统用药	1.57	16.08	17.65
骨伤科中成药	0.86	0.64	1.50
呼吸系统用药	0.55	0.71	1.27

（二）国家基本药物基层免费供应测算

结合2013年上海市基层用药金额和样本社区65岁以上人口用药比例推算，2013年全市基层65岁以上老年人药品费用(包括国家目录和上海增补目录)为47.39亿元(70.02×63.60%+3.19×89.74%)。而根据上海市2013年5月～2014年4月基层医疗机构基本药物采购费用情况，基层国家基本药物品种占整个基本药物采购金额的21.6%，假设药品使用比例与采购比例相同，则上海市基层若实施65岁以上老年人国家基本药物免费供应需10.25亿元(47.39×21.6%)。根据国家要求社区应优先使用520种国家基本药物和上海市提出基层国家基本药物使用比例70%的目标，以此推算65岁以上老年人国家基本药物使用金额为33.18亿元(47.39×70%)(表7)。而用2011～2013年基层出院患者次均药品费用年均增长率做系数(8.01%)，2014年上海市基层65岁以上老年人国家基本药物免费供应则需要11.06亿～35.84亿元，2015年需要11.96亿～38.71亿元。

表7　65岁以上老年人基层国家基本药物免费供应测算值

费　用	标　准	下限(亿元)	上限(亿元)	备　　注
合计费用	21.6%～70.0%	10.24	33.18	
门诊费用	21.6%～70.0%	9.62	31.17	国家基本药物采购比例与药品使用比例相同
住院费用	21.6%～70.0%	0.62	2.01	

目前，按照国家基本药物制度要求，无论是国家还是上海市基本药物全部纳入医保目录，并按照甲类药品管理。结合三大基本医保2014年一级医疗机构的报销比例来看，门诊的报销比例在65%～90%之间，住院的报销比例在80%～92%之间。此外，由于基层医疗机构医保报销范围外药品数量较少(每家社区卫生服务中心最多另外增补30种非基本药物，且多数为医保药品)，若忽略不计，则65岁以上老年人国家基本药物基层免费供应方案中，医保报销的金额在6.74亿～29.90亿元之间，财政负担在1.02亿～11.31亿元之间(表8)。

表8　65岁以上老年人国家基本药物基层免费供应负担测算(单位：亿元)*

费　用	方法一		方法二	
	下限	上限	下限	上限
合计费用	10.24		33.18	
医保支付	6.75	9.22	21.87	29.90
其中：门诊报销	6.25	8.65	20.26	28.05
住院报销	0.50	0.57	1.61	1.85
财政负担	3.50	1.02	11.31	3.28

* 方法一：将21.6%作为国家基本药物占基层基本药物使用比例；方法二：将70%作为国家基本药物使用目标比例。门诊报销比例在65%～90%之间，住院的报销比例在80%～92%之间。

三、国家基本药物基层免费供应可行性分析

根据世界卫生组织的经验，基本药物免费供应可以有效提高基本药物的可获得性和可及性，

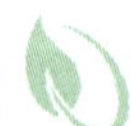

根据当前的医改纵深推进节奏和上海市实施现状来看，国家基本药物的免费供应在政治、经济、技术和社会上均具备可行性。

（一）政治可行性

1. 深入推进医改是新形势下的必然选择

医药卫生事业关系亿万人民的健康，关系千家万户的幸福，是重大民生问题。深化医药卫生体制改革，适应人民群众日益增长的医药卫生需求，不断提高人民群众健康素质，是深入贯彻落实科学发展观的重大实践行动，是促进经济社会全面协调可持续发展的必然要求，是维护社会公平正义、提高人民生活质量的重要举措，是全面建设小康社会和构建社会主义和谐社会的一项重大任务。党的十七届五中全会和国家“十二五”规划纲要对深化医改提出了新要求，深入推进医改是保障和改善民生的迫切需要，是加快转变经济发展方式的重大举措，是我国经济社会领域的重要变革。

2. 新时期深化医改方案明确提出巩固和完善基本药物制度

中共中央、国务院高度重视医改工作。2009 年，中共中央、国务院发布《关于深化医药卫生体制改革的意见》（中发〔2009〕6 号），同时，国务院发布《医药卫生体制近期重点实施方案（2009—2011 年）》（国发〔2009〕12 号）。经过几年的发展，我国已初步建立了国家基本药物制度，并在所有政府办基层医疗卫生机构实施，基层机构药品价格平均下降 30%左右，门诊药费、住院费用也相应降低。2012 年，《“十二五”期间深化医药卫生体制改革规划暨实施方案》（国发〔2012〕11 号）中明确提出新时期要为基本建成符合我国国情的基本医疗卫生制度、实现人人享有基本医疗卫生服务奠定基础，其中强调要持续扩大基层医药卫生体制改革成效，巩固完善国家基本药物制度。在基本药物制度实施范围上，有序推进村卫生室实施基本药物制度，执行基本药物制度各项政策，鼓励公立医院和其他医疗机构优先使用基本药物。在国家基本药物目录上，根据各地情况动态调整，由省级人民政府统一增补，合理控制增补药品数量，保证基本药物目录的权威性。

（二）经济可行性

1. 国民经济的持续增长

近年来，我国国民经济一直呈增长态势，上海市更是处于全国前列。“十一五”期间，国内生产总值（GDP）年均增长 11.2%，人均 GDP 年均增长 10.6%，保持着平稳快速的发展。2011 年、2012 年年均增长速度分别为 9.3%和 7.7%，超过“十二五”规划纲要年均增长不低于 7%的要求。从“十二五”期间国内 31 省市 GDP 增速看，2011 年在 8.1%～16.4%之间，2012 年在 7.5%～13.8%之间。2013 年，我国 GDP 达到 568 845 亿元，比上年增长 7.7%；人均 GDP 为 41 805 元（6 809 美元），已达到中等收入国家水平。上海市作为我国经济发达城市，近年来 GDP 增长保持在 7.5%～10.3%之间，2013 年上海市人均 GDP 为 90 092 元，达到中高收入国家水平。

2. 我国卫生投入的潜力巨大

2012 年，我国卫生总费用为 288 119.00 亿元，占 GDP 比重为 5.4%[2]。上海市卫生总费用为 1 092.35 亿元，占 GDP 比重为 5.4%[3]。按照可比价格计算，上海市卫生总费用环比增长 20.0%，高于同期 GDP 增长幅度（7.5%）。但从占 GDP 的比例来看，与经济合作与发展组织（OECD）中的国家相比，无论是我国还是上海市的数据都存在差距，据世界卫生组织最新统计资料,2011 年欧洲高福利国家卫生总费用占 GDP 比例多在 10%左右,而美国则达到 17.7%。

政府卫生支出、社会卫生支出和个人现金卫生支出是卫生总费用的三大筹资来源。2010～2012 年,上海市政府卫生支出占卫生总费用的比例在 21.3%～23.6%之间。根据国家基本药物制度要求,政府卫生支出增长幅度不低于财政经常性支出增长,自 2010 年开始,上海市政府卫生支出占财政支出比例迅速增加,2012 年达到 232.49 亿元,占财政支出 5.56%,占 GDP 比例达到 1.15%。从政府卫生支出占卫生总费用比例来看,从 2010 年的 23.6%下降到 2012 年的 21.3%。从增长趋势来看,2012 年政府卫生支出增长 7.78%,财政性医疗卫生支出增长 3.85%,远低于同期财政性教育支出的增长速度(18.15%)。总体来看,我国卫生投入,尤其是政府卫生投入还有一定增长空间,基本药物免费供应可作为卫生投入的重点方向。

3. 65 岁以上老年人基层基本药物免费供应的财政负担可以承受

据测算,2013～2015 年上海市基层若实施 65 岁以上老年人国家基本药物免费供应需 10.25 亿元、11.06 亿元和 11.96 亿元(按照现有国家基本药物采购比例)。而上海市基本药物制度规定,本市政府举办的基层医疗卫生机构配备使用《国家基本药物目录》的品种,全部按照医保甲类药品的支付办法支付,即《上海市基本医疗保险、工伤保险和生育保险药品目录(2010 年版)》中原按照 10%和 20%个人自付的乙类药品,在政府办基层医疗卫生机构配备使用时,医保支付比例全部调整为按照甲类药品支付。在上海市政府办基层医疗机构实施免费供应,医保大约 90%报销,财政补足剩余自付部分即可,则 2013～2015 年财政性卫生支出每年需要增加 1.0 亿～1.2 亿元,与上海市卫生财政投入总量和医保基金总量比较,均具有财政支付或医保支付的可能性。

(三) 技术可行性

1. 国家基本药物制度已初步构建

2009 年新医改方案提出建立国家基本药物制度,经过几年的发展,我国初步建立了国家基本药物制度[4],并已在所有政府办基层医疗卫生机构实施。从药品加成上看,实行药品"零差率"销售,从机制上推动医药分开;从药品配备上说,必须全部配备和使用国家基本药物,规范药品使用,促进合理用药;从药品采购上说,实现基本药物质量优先、价格合理、供应及时,使群众真正得到实惠。2010 年,上海市正式实施国家基本药物制度,在国家基本药物目录 307 种药品的基础上增补了符合本市经济发展水平和居民用药习惯的 381 种[5]。2012 年国家新版基本药物目录出台,上海市做出相应调整,基层医疗机构在《国家基本药物目录(2012 年版)》(520 个品种以及颁布国家标准的中药饮片)和《上海市基层医疗卫生机构增补药物目录(2010 年版)》(324 个品种)中合理选择配备和使用,并逐步提高使用金额比例,切实做到优先使用基本药物。国家基本药物制度的初步建立为 65 岁以上老年人基本药物免费供应提供了坚实基础,而巩固和深化国家基本药物制度的要求更为该项惠民政策提供契机。

2. 基层医疗卫生服务体系已基本形成

上海市自 1997 年就将社区卫生服务机构(中心、服务站、村卫生室)标准化建设列入市政府实事项目。2012 年已建成了由 301 所社区卫生服务中心(含分中心)、670 所社区卫生服务站和 1 384 所村卫生室组成的标准化的社区卫生服务网络。同时,上海市加强以全科医生为核心的社区卫生人才队伍建设。2010 年即将全科医生规范化培训统一纳入上海市住院医师规范化培训

计划,2012 年全市社区卫生服务机构共有执业医师 11 000 人,其中注册全科医生 4 229 人,占执业(助理)医师总数的 38%。此外,上海市开展社区卫生服务综合改革,全市所有基层医疗卫生机构均已实施收支两条线管理,政府全面承担兜底责任,实现了基层卫生机构的无债务运行。通过实施收支两条线管理、医保总额预付、绩效考核等综合改革措施,社区卫生服务机构的公益性显著增强[6]。总体来看,上海市基层卫生服务网络布局基本完善、功能定位初步确定、服务模式逐步转化、运行机制有所改善、全市社区诊疗人次增加、均次费用下降。

(四)社会可行性

1. 财政、医保、卫生联动机制进一步稳固

就现状来看,财政有义务进一步发挥资金的效力,医保基金结余的现状也亟待解决,而基层医疗卫生机构是我国卫生服务提供的重要组成部分。采用合适的路径实施基本药物免费供应,集合财政、医保和卫生的力量,通过三方联动共同提高居民用药的可及性。

2. 医疗服务公平性、可及性和公众满意度有效提高

国家基本药物实行免费供应后,可保证无论处于何种经济状况的患者都能获得基本药物,避免贫困者发生灾难性卫生支出,充分体现公平性。另一方面,实施基本药物免费后,可提高群众的医疗服务可及性,减轻群众就医负担,有助于提高公众满意度。

四、小结与讨论

国家基本药物免费供应的出发点在于提高药物的可获得性和可及性,进一步巩固国家基本药物制度的地位和作用,在减轻群众就医负担的同时,基层免费供应旨在一定程度上引导居民下沉社区。总体来看,国家基本药物基层免费供应在我国基层医疗卫生服务体系基本形成、医改纵深推进的背景下具备政治和技术上的可行性;我国国民经济和卫生总费用的增长为免费供应奠定了经济基础,从 65 岁以上老年人开始推行该政策具备经济上的可行性,且财政、医保和个人的负担相对可承受。但值得注意的是,该政策方案的推行可能同时带来由道德风险引起的资源浪费,并对药品企业生产和流通领域造成冲击,需要从整个筹资、支付、组织、监管和行为等层面加以考虑,值得进一步研究。

参考文献

[1] 金春林,王海银,何江江. 基本药物免费实施的国际经验及启示. 卫生经济研究,2014,(10): 79-82.

[2] 国家卫生和计划生育委员会卫生发展研究中心. 2013 年中国卫生总费用核算报告. 2013.

[3] 金春林,李芬,王力男等. 2012 年上海市卫生总费用核算研究. 中国卫生资源,2014,17(5): 322-326.

[4] 李克强. 不断深化医改推动建立符合国情惠及全民的医药卫生体制. 求是,2011,22(3): 10.

[5] 瞿介明,李卫平,张崖冰等. 上海市基本药物制度实施的主要思考与举措. 中华医院管理杂志,2011,27(7): 553-556.

[6] 金国军. 上海市社区卫生服务综合改革模式研究与绩效评价. 上海: 上海社会科学院,2010.

上海市抗肿瘤药物临床使用规范管理实施策略研究

章　雄　吴文辉　杨　燕　华雪蔚　汤庆伟
陈　雯　熊玉琦　戴秋霞　魏　馨　何江江

【导读】 为更好地落实《关于进一步加强肿瘤规范化诊疗管理工作的通知》(国卫办医发〔2016〕7号)相关文件精神,加强抗肿瘤药物和辅助用药临床应用的规范管理,保障肿瘤疾病诊疗质量与安全,降低肿瘤患者经济负担,本研究从肿瘤治疗相关疾病负担、药品采购、临床处方和规范管理等方面系统分析了上海市抗肿瘤药物临床使用规范管理的重点干预领域,并结合医药领域的综合改革背景,从数量限制、监测评价、点评公示和制度衔接等方面提出了政策建议,为上海市制定抗肿瘤药物临床使用规范管理实施工作方案提供决策参考。

为加强抗肿瘤药物和辅助用药临床应用的规范管理,保障肿瘤疾病诊疗质量与安全,降低肿瘤患者经济负担,国家卫生计生委先后制定并发布了《中国癌症防治三年行动计划(2015—2017年)》(国卫疾控发〔2015〕78号)和《关于进一步加强肿瘤规范化诊疗管理工作的通知》(国卫办医发〔2016〕7号)。基于以上政策背景,上海市有必要研究和探讨肿瘤诊疗过程中抗肿瘤药物的临床使用与规范管理情况及其影响因素,制定针对性的实施方案,进而为推动上海市肿瘤诊疗规范化水平的整体提高提供政策建议。

一、资料与方法

根据文件内容[1]的梳理和国家药物政策的三个目标(即药品可获得性、可及性和合理使用)[2],制定抗肿瘤药物临床使用规范管理的实施方案需要重点解决3个问题:① 如何有效控制抗肿瘤药物和辅助用药品种品规数量,切实减轻肿瘤患者经济负担?② 如何定期开展抗肿瘤药

基金项目:美国中华医学基金会卫生体系研究与政策转化合作项目(项目编号:CMB-CP 14-190),上海市第四轮公共卫生体系建设三年行动计划(2015年—2017年)项目(项目编号:GWIV-33),上海市卫生和计划生育委员会2016年度卫生政策研究定向委托课题(课题编号:2016HP012)。
第一作者:章雄,男,上海市卫生和计划生育委员会副主任。
通讯作者:何江江,男,助理研究员,上海市卫生发展研究中心卫生政策研究部副主任。
作者单位:上海市卫生和计划生育委员会(章雄、吴文辉、戴秋霞、魏馨),上海市医学科学技术情报研究所、上海市卫生发展研究中心(杨燕、熊玉琦、何江江),中国医药工业信息中心(华雪蔚),上海市医药集中招标采购事务所(汤庆伟),上海市卫生和计划生育委员会信息中心(陈雯),复旦大学公共卫生学院(何江江)。

物的用药监测与评价，减少抗肿瘤药物不合理使用情况？③ 如何落实抗肿瘤药物和辅助用药的处方点评及公示制度，促进处方质量的提高？为此，有必要了解抗肿瘤药物和辅助药物的定义与目录情况、上海市肿瘤患者经济负担情况、上海市抗肿瘤药物采购与处方情况以及目前的处方点评与公示制度的落实情况等。为了保证研究的可行性，本次研究对象均为西药、中草药和中成药不作为研究范畴，有关具体研究方法和资料来源如下：

（一）定性研究

通过访谈市、区两级抗肿瘤药物和辅助用药临床使用规范管理实施的重要知情人，咨询临床专家，并梳理相关文献文件资料，明确抗肿瘤药物和辅助药物的定义、在上海市的目录范畴情况、规范管理与制度实施情况，以及相关政策建议。

（二）定量研究

1. 上海市肿瘤患者经济负担情况分析

基于2015年度上海市卫生计生委信息中心住院病案首页数据库，重点了解住院肿瘤患者的总费用、人均费用、自费（包括医保报销范围内的自付部分）费用和西药费用构成情况。

2. 上海市抗肿瘤药物和辅助用药的采购情况分析

基于上海市医疗机构药品招标采购数据库，间接了解各级医疗机构抗肿瘤药物和辅助用药的使用集中度，抽取的指标内容包括药品种类、商品名、通用名、基本药物非基本药物分类、采购机构和采购金额等。鉴于上海市药品阳光采购平台建设，2015年上半年医疗机构并未全部上线，本次数据采集周期为2015年7～12月，本次分析指标为不同等级医疗机构、不同分类、不同通用名的采购金额情况。

3. 上海市各级医疗机构抗肿瘤药物处方调查

基于2015年度中国医药工业信息中心和上海市药学会合作建设的医院临床用药信息分析系统，该系统对上海市61家样本医疗机构（其中一级医疗机构17家，二级医疗机构16家，三级医疗机构28家）抗肿瘤药物处方进行了数据抽取，分别从医疗机构级别、患者年龄、医保类型和主要诊断等维度分析处方总数、处方总金额、单张处方金额和药品种类等抗肿瘤药物临床使用情况。

二、结果

（一）上海市各级医疗机构肿瘤患者住院费用负担情况

基于2015年上海市住院病案首页数据库，上海市各级医疗机构住院肿瘤患者的医疗总费用为89.31亿元，其中三级医疗机构占比最高，为79.98%；从自付费用来看，上海市2015年各级医疗机构住院患者自费（含自付）费用54.02亿元，占比超过60%；从西药费用占比来看，各级医疗机构肿瘤住院患者西药费占比较为稳定，在30%左右，详见表1。从人均费用来看，上海市2015年各级医疗机构住院患者的人均花费为23 199.50元，人均自费费用14 030.62元，详见表2。

表 1　2015 年上海市各级医疗机构住院肿瘤患者医疗总费用情况

医疗机构级别	总费用(万元)	自费(含自付)费用		西药费用	
		金额(万元)	占比(%)	金额(万元)	占比(%)
一级	3 252.14	468.29	14.40	1 146.18	35.24
二级	134 372.33	54 459.16	40.53	48 427.89	36.04
三级	714 370.14	463 764.67	64.92	233 872.15	32.74
其他	41 144.44	21 461.34	52.16	10 047.64	24.42
总计	893 139.06	540 153.47	60.48	293 493.86	32.86

注：其他为未定级的医院。

表 2　2015 年上海市各级医疗机构住院患者人均治疗费用情况(单位：元)

医疗机构级别	人均费用	人均自费(含自付)费用	人均西药费
一级	6 381.76	918.93	2 249.18
二级	18 896.14	7 658.33	6 810.18
三级	24 319.89	15 788.32	7 961.90
其他	27 363.95	14 273.31	6 682.39
总计	23 199.50	14 030.62	7 623.57

注：其他为未定级的医院。

(二) 上海市抗肿瘤药物和辅助用药的概念界定与分类目录

国内外没有明确对抗肿瘤药物进行界定，根据《新编药物学》(第 17 版)中对抗肿瘤药物主要适应证的描述，本研究将抗肿瘤药物定义为当确诊为某些全身性肿瘤后、多数常见肿瘤术后、晚期肿瘤姑息治疗时、某些浅表肿瘤局部治疗时使用的治疗肿瘤的药物[3]。结合《临床用药须知》《新编药物学》等专著及美国国立医学图书馆对辅助用药的解释，将辅助用药定义为有助于增加主要治疗药物的作用或通过影响主要治疗药物的吸收、作用机制、代谢以增加其疗效的药物；或在疾病常规治疗基础上，有助于疾病或功能紊乱的预防和治疗的药物；常用于预防或者治疗肿瘤、肝病以及心脑血管等重大疾病的辅助治疗[4]。因此，抗肿瘤药物的辅助用药即是在抗肿瘤药物的基础上，增加抗肿瘤药物疗效的药物；或在肿瘤常规治疗中，有助于肿瘤预防与治疗的药物。

根据传统的药物来源和作用机制分类，《新编药物学》(第 17 版)将我国抗肿瘤药物分为以下 6 大类：烷化剂、抗代谢药、抗肿瘤抗生素、植物来源的抗肿瘤药及其衍生物、抗肿瘤激素类、其他抗肿瘤药及辅助治疗药，共 96 种药物。根据药物作用的分子靶点，原卫生部在 2012 年发布的《抗肿瘤药物临床应用指导原则》[5]将抗肿瘤药物分为 4 大类：细胞毒类药物、激素类药物、肿瘤分子靶向和生物治疗药物、肿瘤治疗辅助药物，再细分为 24 个子类。上海市目前使用的抗肿瘤药物和辅助用药基本属于上述分类范畴，但各医疗机构在实际临床使用中存在一定的差异性，在此基础上并没有形成全市统一的限定或推荐使用目录。

(三) 上海市抗肿瘤药物和辅助用药的采购金额分布情况

根据复旦大学附属肿瘤医院抗肿瘤用药和辅助用药情况，结合上述 2 个国家推荐目录，形成

了上海市抗肿瘤药物和辅助用药分类目录，用于采购数据的提取。另考虑到抗肿瘤药物在临床使用时常用体表面积计算法，很难确定明确的参考限定日剂量(DDD值)，所以本研究主要从抗肿瘤药物大类、子类和具体通用名3个层次对2015年度下半年的采购金额进行全面分析。其中，细胞毒性大类药采购量最大，不论是抗肿瘤药物还是辅助用药，三级医疗机构采购金额占比均超过60%；靶向治疗药占比最高，超过90%，详见表3。有关子类药物采购情况见表4，上海市抗肿瘤药通用名种类83种，其中基本药物49种，占比59.04%，但其采购金额占比仅为13.80%，有关采购金额的前10名药品分布情况见表5。

表3　2015年下半年上海市各级医疗机构各分类抗肿瘤药和辅助药采购金额及占比情况[单位：万元(%)]

分　类	医疗机构级别			合计
	一级	二级	三级	
抗肿瘤药	5 079.03(2.95)	25 736.03(14.92)	141 623.99 (82.13)	172 439.05(100)
细胞毒类药	390.82 (0.47)	9 494.07 (11.44)	73 098.96(88.09)	82 983.85 (100)
生物反应调节药	4 516.02 (10.48)	11 321.55 (26.26)	27 270.71 (63.26)	43 108.28 (100)
靶向治疗类药	15.97 (0.06)	2 364.14 (8.28)	26 163.26 (91.66)	28 543.37 (100)
激素类药	156.21 (0.88)	2 556.27 (14.36)	15 091.05 (84.76)	17 803.54 (100)
辅助用药	4 057.52 (6.03)	10 569.87 (15.71)	52 637.46 (78.25)	67 264.85 (100)
总计	9 136.54 (3.81)	36 305.91 (15.15)	194 261.44 (81.04)	239 703.90 (100)

表4　2015年下半年上海市各级医疗机构子分类抗肿瘤药和辅助药采购金额(单位：万元)

分　类	医疗机构			
	一级	二级	三级	合计
细胞毒类药	390.82	9 494.07	73 098.96	82 983.85
影响核酸合成的药物	133.97	4 562.28	39 777.38	44 473.63
干扰有丝分裂的药物	71.67	1 926.32	17 652.65	19 650.64
作用于DNA化学结构的药物	134.76	2 213.36	12 375.18	14 723.30
拓扑异构酶抑制药	50.23	764.23	3 135.23	3 949.69
其他细胞毒类药	0.18	21.98	116.27	138.43
作用于核酸转录的药物	0.00	5.91	42.26	48.17
生物反应调节药	4 516.02	11 321.55	27 270.71	43 108.28
靶向治疗	15.97	2 364.14	26 163.26	28 543.37
单克隆抗体药	11.78	1 623.35	15 706.14	17 341.27
酪氨酸激酶抑制药	0.00	76.07	6 404.80	6 480.87
多靶点小分子抑制剂	0.00	0.00	2 220.64	2 220.64
细胞凋亡诱导剂	0.00	563.78	1 313.09	1 876.87
新生血管生成抑制剂	3.68	52.33	362.75	418.76
细胞分化诱导剂	0.52	48.60	155.85	204.97

续 表

分 类	医疗机构			
	一级	二级	三级	合计
激素类药	156.21	2 556.27	15 091.05	17 803.54
黄体生成素释放激素类	62.07	373.28	6 848.32	7 283.67
第三代芳香化酶抑制剂	42.80	1 614.34	6 634.90	8 292.03
雌激素及抗雌激素类	46.54	369.60	1 194.18	1 610.32
雄激素及抗雄激素类	4.81	199.06	413.64	617.51
其他药物及辅助用药	4 057.52	10 569.87	52 637.46	67 264.85
造血生长因子	155.40	3 875.69	31 065.02	35 096.11
止吐药	1 303.21	4 151.23	13 761.17	19 215.61
抑制破骨细胞药	1 133.19	1 027.52	5 089.54	7 250.24
镇痛药	1 440.92	1 279.02	2 339.29	5 059.23
神经精神用药	24.80	236.41	382.44	643.66
总计	9 136.54	36 305.91	194 261.44	239 703.90

表 5　2015 年下半年上海市各级医疗机构抗肿瘤药和辅助药采购金额排名前 10 的通用名药品(单位：万元)

排序	通 用 名	医疗机构			合计	是否基本药物
		一级	二级	三级		
1	注射用培美曲塞二钠	37.64	1 307.71	20 115.69	21 461.04	否
2	重组人粒细胞刺激因子注射液	49.60	878.56	17 299.36	18 227.52	否
3	注射用胸腺法新	1 003.80	6 958.78	10 189.54	18 152.12	否
4	替吉奥胶囊	34.54	1 840.15	9 150.98	11 025.67	否
5	注射用紫杉醇(白蛋白结合型)	24.31	507.10	10 073.82	10 605.24	是
6	多西他赛注射液	46.63	1 330.65	6 953.98	8 331.26	否
7	注射用胸腺五肽	85.61	1 058.90	6 292.89	7 437.41	否
8	盐酸帕洛诺司琼注射液	5.68	361.28	6 722.13	7 089.09	否
9	注射用曲妥珠单抗	11.78	432.87	6 139.64	6 584.29	否
10	奥沙利铂注射液	60.05	1 012.64	5 351.36	6 424.05	是

(四) 上海市抗肿瘤药物处方用药种类与数量情况

通过对 61 家样本医疗机构处方数据的抽取，共抽取 1 329 423 张肿瘤治疗处方，分别从医疗机构级别、年龄和医保类型对抗肿瘤药物处方的基本情况进行了系统分析，详见表 6～表 9。① 处方数量：三级>二级>一级，随着年龄的增长，处方数量上升明显，医保患者的处方数量最高，肺恶性肿瘤和胃恶性肿瘤处方数量较高；② 单张处方平均费用：三级>二级>一级，49 岁之前随着年龄增加，处方费用呈上升趋势，但是 49 岁以后随着年龄的增加，处方费用逐渐下降，自费患者费用远高于其他医保患者，恶性淋巴瘤、肺恶性肿瘤、胰腺恶性肿瘤处方费用较高，并列出单张处方平均费用超过 2 000 元的主要诊断类别；③ 单张处方平均药品数量方面：二级>三级

＞一级，平均单张处方中抗肿瘤药物和辅助用药数各级医疗机构在1.0～1.5之间，70岁以上年龄组用药数量较高，其他类医保类型患者的单张处方用药数量最高，胰腺恶性肿瘤、肺恶性肿瘤、恶性淋巴瘤处方用药数量较高。

表6　2015年上海市各级医疗机构处方分析情况

医疗机构级别	处方数量（张）	单张处方用药数量（种）	单张处方抗肿瘤药物数（种）	单张处方辅助用药数（种）	平均单张处方费用（元）
一级	87 572	2.62	1.00	1.01	111.85
二级	307 023	7.31	1.06	1.27	624.49
三级	934 828	5.85	1.10	1.54	1 110.46
合计	1 329 423	5.98	1.08	1.48	932.40

表7　2015年上海市各年龄段肿瘤患者处方分析情况

年龄段（岁）	处方数量情况（张）	单张处方用药数量（种）	单张处方抗肿瘤药物数（种）	单张处方辅助用药数（种）	平均单张处方费用（元）
＜20	21 189	4.56	1.21	1.40	665.81
20～29	41 336	3.47	1.08	1.49	663.09
30～39	65 515	3.74	1.09	1.57	978.18
40～49	97 635	4.87	1.12	1.65	1 370.00
50～59	232 997	5.30	1.11	1.64	1 206.41
60～69	362 784	5.49	1.09	1.58	1 005.78
≥70	505 770	7.42	1.05	1.26	699.07

注：部分未填写年龄的处方未计入。

表8　2015年上海市各医保类型患者处方分析情况

医保类型	处方数量情况（张）	单张处方用药数量（种）	单张处方抗肿瘤药物数（种）	单张处方辅助用药数（种）	平均单张处方费用（元）
城　保	59 103	5.52	1.08	1.56	821.96
居　保	744 647	5.22	1.06	1.41	726.13
新农合	20 775	6.54	1.04	1.32	546.89
自　费	311 348	6.11	1.15	1.65	1 603.15
其　他	193 550	8.76	1.08	1.29	722.45

表9　2015年上海市不同肿瘤诊断（单张处方平均费用＞2 000元）的处方分析情况

序号	主要诊断	处方数量情况（张）	平均单张处方用药数量（种）	单张处方抗肿瘤药物数（种）	单张处方辅助用药数（种）	单张处方费用（元）
1	恶性淋巴瘤	3 716	7.05	1.79	1.46	3 818.31
2	肺恶性肿瘤	38 422	7.11	1.32	1.97	2 997.52
3	胰腺恶性肿瘤	3 987	9.46	1.24	1.64	2 737.62
4	结肠恶性肿瘤	3 986	5.99	1.25	1.73	2 206.55
5	直肠恶性肿瘤	3 955	6.26	1.22	1.76	2 109.44
6	胃恶性肿瘤	6 477	6.99	1.19	1.66	2 048.34

（五）上海市抗肿瘤药物临床使用规范管理现状

目前，上海市尚未出台专门针对抗肿瘤药物临床使用规范管理的政策文件，因此上海市各级医疗机构主要基于《中华人民共和国药品管理法》《处方管理办法》《医疗机构药事管理规定》《抗肿瘤药物临床应用指导原则》《抗肿瘤药物临床使用管理办法》和《抗肿瘤药物临床应用指南》开展抗肿瘤药物临床使用方面的管理，主要管理或干预措施包括：① 加强抗肿瘤药物的药事管理工作；② 药师参与到抗肿瘤药物临床使用决策中；③ 强化处方点评制度；④ 制定抗肿瘤用药目录或临床使用清单；⑤ 加强信息化技术对抗肿瘤处方监控和肿瘤患者知识宣教等。另一方面，实际管理中也存在一些问题，包括倡导肿瘤药物的分级管理难以切合临床实际，缺少统一的用药规范，本土化指南缺失，临床药师人才队伍薄弱，处方点评制度有待完善和监管难度大，以及存在多方面的政策执行障碍等。

三、讨论与政策建议

（一）讨论

目前，抗肿瘤药物临床使用的规范管理相关指导文件对抗肿瘤药物在临床诊疗过程中的合理使用、分级管理、使用管理、配置管理、人员管理以及督查与问责方面起到了积极的指导作用，但还是难以解决抗肿瘤药物和辅助用药使用品种杂多、使用不合理、处方质量不一以及患者经济负担过重等问题，所以需要研究解决的不是规范问题，而是如何有效执行相关规范，制定专项的抗肿瘤药物临床使用规范管理实施方案显得尤为重要和紧迫。

上海市住院肿瘤患者无论从总的疾病经济负担，还是从人均治疗费用来看，都是比较沉重的，同时自付比例较高，尤其是在三级医院就诊时。从抗肿瘤药物和辅助用药的采购金额来看，三级医院金额最大，细胞毒类药金额最大，靶向治疗类药物三级医疗机构使用比例最高。按亚类细分发现，细胞毒类药物使用最多的为影响核酸合成的药物，其次为干扰有丝分裂的药物和作用于 DNA 化学结构的药物，而靶向治疗药以单克隆抗体药和酪氨酸激酶抑制药为主。辅助用药是造血生长因子使用比例最高，其次为止吐药和抑制破骨细胞药。按通用名细分发现，基本药物整体使用比例不高，采购金额最高的前 10 种药物分别为注射用培美曲塞二钠、注射用胸腺法新、替吉奥胶囊、注射用紫杉醇(白蛋白结合型)、多西他赛注射液、注射用胸腺五肽、注射用曲妥珠单抗、奥沙利铂注射液、注射用盐酸吉西他滨、重组人干扰素 α2b 注射液，这 10 种药品有 8 种不在基本药物目录内。这些常规统计数据反映的肿瘤患者临床用药情况，结合处方抽样调查结果，对于上海市下一步制定针对性的抗肿瘤药物临床使用规范管理实施方案有重要的参考价值，能够起到关键点控制的效果。

对于抗肿瘤药物合理使用和减轻肿瘤患者经济负担这两个核心问题，除了诊疗规范领域(即使用环节)的因素，同时也要考虑肿瘤药品在目录遴选、招标采购、定价报销等环节的障碍因素。这就要求在制定具体的实施方案时，一方面要根据上海的实际情况，进一步细化国家卫生计生委 2016 年初出台的《关于进一步加强肿瘤诊疗管理工作的通知》中已重点强调的临床路径、数量控制、监测评价、处方点评与公示制度等关键措施；另一方面要注重上海市抗肿瘤药物临床使用规

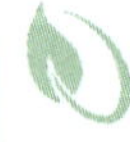

范管理工作方案与其他改革政策(尤其是公立医院运行机制、医疗保障制度和药品供应保障体系等改革领域)的联动和衔接[6]。

(二)政策建议

一是限定医疗机构抗肿瘤药物和辅助用药品种、品规数量,切实减轻肿瘤患者经济负担。建议制定机构或科室肿瘤药物(包括辅助用药等)遴选目录和限定使用清单,落实分类使用原则或分专业使用限制制度,优先选用基本药物目录或医疗保险目录中推荐的抗肿瘤药物品种。同一通用名称的抗肿瘤药物对其采购的品种与剂型进行数量限定,具有相似或者相同药理学特征的抗肿瘤药物不得重复列入供应目录,必要时可以引入药物经济学评价机制。同时采用信息化手段来设定抗肿瘤药物数量与费用控制指标,进而管控抗肿瘤药物和辅助用药种类、品规、数量与金额,如建立医院电子系统单张处方最大用药数量;或者根据诊疗规范,设立不合理用药提醒等。

二是定期开展抗肿瘤药物用药的监测与评价,减少抗肿瘤药物不合理使用。以已有的政策文件为基础,完善与健全相关规章制度,如参考抗菌药物合理使用评价指标体系,建立抗肿瘤药物临床合理使用质量监测评价指标体系等。发挥信息化和大数据决策分析作用,建立上海市统一的抗肿瘤药物重点监测品种目录,其目录的遴选可参考以下几个方面:药品的适应证和疗效、不良反应、药品的使用量和销售金额。建立抗肿瘤药物使用监测评价的反馈机制,医疗机构应当常态化开展抗肿瘤药物临床应用监测工作,评估抗肿瘤药物使用适宜性;同时对常用品种或品规设立预警机制,对超过警戒线的品种或品规及时予以追查和问责。

三是落实抗肿瘤药物和辅助用药的处方点评及公示制度,加强专项培训工作,促进处方质量的提高。明确抗肿瘤药物事前、事中和事后的点评内容,建立管理小组和点评小组,进行多部门统筹协调工作和专项点评工作。建立绩效考核和公示制度,将抗肿瘤药物规范管理纳入医院临床重点专科建设指标体系、部门负责人的绩效考核、评优重要指标等,同时建立本机构或肿瘤科室的抗肿瘤药物临床应用情况排名、内部公示和报告制度。最后要加强培训教育,定期对临床医师和药师进行抗肿瘤药物临床应用知识和规范化管理的培训,并定期考核,同时加强肿瘤患者肿瘤药物合理使用相关知识教育工作,亦可借鉴抗菌药物管理实践。

四是全面分析抗肿瘤药物合理使用与费用控制的障碍因素,做好配套政策支撑。合理使用方面,政府部门应从整体的公立医院改革角度出发,破除以药补医,建立健全公立医院运行新机制,价格调整要重点提高体现医务人员技术、劳务价值,调动医务人员积极性;同时医疗机构要完善医疗质量安全管理制度,健全质量监控考评体系,推进临床路径中抗肿瘤用药管理。医疗费用控制方面,在医保目录更新时,对临床必需、疗效确切,但价格较为昂贵的自费抗肿瘤药物,以及按照现有市场价格纳入目录可能给基金带来一定风险的专利、独家药品,可通过价格谈判纳入医保目录,在不影响基金运行风险的基础上,减少肿瘤患者的经济负担,另外也可考虑设立单独的抗肿瘤药物预算基金,并可考虑逐年增补或动态调整。全面推进支付方式改革,亦可考虑将临床药事服务费纳入到医保支付范畴中,激发医疗机构抗肿瘤药物临床使用的规范行为、控制肿瘤患者医疗成本的内生动力,同时落实药品分类采购和逐步实行“两票制”。

参考文献

[1] 国家卫生和计划生育委员会. 关于进一步加强肿瘤规范化诊疗管理工作的通知. http://www.nhfpc.gov.cn/yzygj/s2911/201603/53341b6ab1c14963acceb5d1f37540df.shtml?COLLCC=2440770664&[2016-12-10].

[2] 陈文,蒋虹丽,张璐莹等. 完善我国基本药物制度的策略与政策建议. 中国卫生政策研究,2012,5(10):1-5.

[3] 陈新谦,金有豫,汤光. 新编药物学(第17版). 北京:人民卫生出版社,2011:722-773.

[4] 美国国立医学图书馆. Adjuvants, Pharmaceutic. http://www.ncbi.nlm.nih.gov/mesh/68000277[2016-12-10].

[5] 原卫生部医政司. 抗肿瘤药物临床应用指导原则(征求意见稿). http://wenku.baidu.com/view/71d123d533d4b14e85246864.html?re=view[2016-12-12].

[6] 国务院深化医药卫生体制改革领导小组. 关于进一步推广深化医药卫生体制改革经验的若干意见. http://www.gov.cn/xinwen/2016-11/08/content_5130271.htm[2016-12-12].

合理用药之辅助用药管理办法研究

苏　红　华雪蔚　吴文辉　徐文遐
戴秋霞　朱　晶　何玉婵　郭　文

【导读】 通过探索医保控费背景下促进合理用药新机制，为上海市科学管控辅助用药提供建设性意见。本研究经过文献调研、专家咨询、对比分析等对国内外重点监控药品管理经验进行分析，使用 ABC－VEN 分析法，通过 RAS 处方数据库对各重点样本医院处方进行分析。研究发现国内各地已有 12 个省市发布重点药品监控政策，其中 6 个省市发布具体监控目录，同时出现在 3 地以上目录的药品有 17 个。上海市样本医院 A 类药品用药不集中，不同医疗机构用药特点差别大。下一步可重点借鉴国内各地措施，对重点监控药品进行区分对待，鼓励各医疗机构自定目录，建立重点监控药品预警通报制度，完善处方点评。

新医改以来，我国政府在卫生方面的投入持续增加，但居民个人的医疗费用负担并未减轻，“看病贵”仍是社会舆论关注的焦点之一。这其中，药物使用不合理导致的过度浪费现象不容忽视。尤其是过度使用贵价药这一问题已日益突出。例如，近年来，随着肿瘤发病率持续升高，肿瘤致死率以及人均医药费用始终居首位，抗肿瘤药和抗肿瘤辅助用药的使用也大量增加，据某大型医院的调查结果显示，约 28% 的抗肿瘤用药为美国国立综合癌症网络（National Comprehensive Cancer Network，NCCN）指南未推荐的用药，绝大多数属于个体化用药范畴。

2015 年 2 月，《国务院办公厅关于完善公立医院药品集中采购工作的指导意见》（国办发〔2015〕7 号）发布，明确提出建立处方点评和医师约谈制度，重点跟踪监控辅助用药及医院超常使用的药品。此后各地也陆续出台相应政策对辅助用药进行监管。同年 11 月，国家卫生和计划生育委员会等五部门联合印发《关于印发控制公立医院医疗费用不合理增长的若干意见》（国卫体改发〔2015〕89 号），要求落实处方点评、抗生素使用、辅助用药、耗材使用管理等制度，对辅助用药、医院超常使用的药品和高值医用耗材等进行重点监控，切实减轻群众医药费用负担。

应用辅助药物的临床意义在于提高一线治疗药物的疗效，减少药物不良反应，提高患者生活质量，并缩短住院时间，加快疾病的痊愈速度。辅助药物无论是在治疗价值或是经济成本方面都不应该占据主要地位，否则不仅浪费大量的国家资源、医保资金，导致患者负担加重，也加重医患

第一作者：苏红，女，副研究员。
通讯作者：郭文，女，副研究员，中国医药工业信息中心主任。
作者单位：中国医药工业信息中心（苏红、华雪蔚、徐文遐、何玉婵、郭文），上海市卫生和计划生育委员会药政处（吴文辉、戴秋霞、朱晶）。

关系的恶化。本研究拟通过对国内各地已出台的重点监控药品、辅助用药管理政策进行对比，并结合国外贵价药品的管理经验，分析上海市辅助用药临床使用现状，从而为上海市科学管控辅助用药提供管理思路和建设性意见。

一、研究方法

本研究主要采用文献调研、专家咨询、对比分析等对国内外重点监控药品管理经验进行分析；在分析上海市临床用药现状时，使用 ABC－VEN 分析法，通过 RAS 处方数据库对各重点样本医院处方进行分析。

ABC－VEN 分析法是将 ABC 分析法与 VEN 分析法结合起来，综合药品资金占用情况及临床治疗价值 2 个方面对药品进行分析、管控的方法。根据药品占用资金的多少及品种数量将其分为 A、B、C 3 类，根据药品的治疗价值将其分为 V、E、N 3 类，即关键药物(vital drug)、基本药物(essential drug)和非基本药物(nonessential drug)。重点分析 A 类中的 N 类药品，管控高成本药品中辅助用药的合理购用问题。本研究选用 ABC－VEN 分析法对上海市重点样本医院的辅助用药进行分析，首先从 RAS 数据库中按药品名称分类汇总，依金额大小降序排序。按 ABC 方法，将累计金额在 70%～80%，包含品种 10%～20%的药品定义为 A 类，再通过专家咨询筛选出 A 类中的 N 类药品。

二、研究结果

（一）国外重点药品管控经验

1. 英国国家服务部对人血白蛋白的使用进行严格控制

国家服务部(National Service Division，NSD)是英国全民医疗保健系统(National Health Service，NHS)下的一个分支，NSD 的职责之一是对一些费用很高的项目进行风险分担管理，主要通过指南或临床路径的形式指导临床服务或药品的合理使用，例如囊性纤维化、先天性心脏疾病、唇腭裂和脊柱损伤的治疗。

英国 2015 年面临人血白蛋白(human albumin solution，HAS)4.5%的短缺，预测其短缺可能增长到 20%。在此背景下，英国 Guy's and St. Thomas' NHS 信托基金会组织相关专家修订了人血白蛋白相关指南以及启动信任需求项目等。指南中明确了以下三点：适应证、规格/用量、医生的处方权限。指南给临床医师在人血白蛋白的适应证和禁忌证等方面提供指导，同时确保人血白蛋白仅用于最需要且最适合的临床情况。

除此之外，NHS 的各个基金会成立了人血白蛋白溶液评价专家组(human albumin solution assessment panel，HASAP)，对人血白蛋白的使用进一步细化管理。根据不同的适应证将人血白蛋白的应用分为 4 种颜色：红色、蓝色、灰色、黑色，需要使用程度依次递减。同时，由于人血白蛋白被广泛应用于血浆置换，依据美国血浆透析协会指南，将适应证归纳到血浆置换的Ⅰ、Ⅱ、Ⅲ、Ⅳ四个级别。因为医生的知识面相对狭窄，一般在某个领域研究比较深入，而对其他科室不一定了解。因此根据不同科室或医院选取了对应领域的专家来作为顾问，以确保其专业水平和

建议的准确性。

此外，还根据供应情况及适应证类型明确药品的取用程序。所有时间段内人血白蛋白的使用都需要咨询专家意见。而当有患者需要在17:00～9:00(工作时间外)使用HAS时，正常和紧缺状态下，除了红色适应证和级别Ⅰ，都需要相关专家按指南执行，同时需要回顾性授权。决定在工作时间外使用HAS时，不管是正常还是紧缺状态下，只有红色、蓝色适应证以及级别Ⅰ才能使用。

2. 德国对疗效有争议药品进行限制使用

德国联邦联合委员会(Gemeinsamer Bundesausschuss，GBA)是德国医师、医院和健康保险联合组织的最高决策机构，也是德国医疗卫生行业最重要的社会组织。主要负责制定法定医疗保险报销目录以及门诊医疗服务技术标准等，因此可以通过调控医保报销药品目录来管控贵价药等药品的使用。该委员会拥有药企新药进入医保与否的决策权，其通过药物经济学评价，在源头直接将非成本有效的药品排除在医保范围外。

根据德国联邦卫生监控信息系统统计数据的定义：疗效有争议性药物是指，根据AOK(Allgemeine Drtskrankenkassen)研究所的德国药物指数，如果试剂或制造的药物的治疗有效性尚未或没有通过对照的临床研究充分证明，则其被称为有争议的有效性药物。根据该定义，列出了110种疗效有争议的药品。通过政府的管制，此类药品市场规模逐年下降：从1992年的247 488种下降到2014年的28 359种，下降了近90%。

(二) 各省市出台重点监控药品政策

我国在促进合理用药方面已做出很多努力。目前，全国各地共有12个省(市、自治区)出台辅助用药或重点监控用药政策(13项)。其中，2015年出台4项政策，2016年出台9项。具体情况可见表1。其中，6个省(市)发布了具体的监控目录，5个省(市、自治区)发布的政策专门针对辅助用药。

表1 各省(市、自治区)重点监控药品政策

地 区	政策范围	政 策 名 称	是否发布目录	发布年月
安徽省	价格高、用量大、非治疗辅助性等重点药品	关于建立重点药品监控目录预警管理制度的通知	是	2015/7
		安徽省县级公立医院临床路径管理推进工作实施方案	是	2016/1
苏州市	价格高、用量大、非治疗辅助性等重点药品	关于苏州市重点药品监控目录预警管理制度的通知	是	2015/9
云南省	辅助用药	进一步加强医疗机构注射用辅助治疗药品使用管理的通知	是	2015/9
河北省	抗菌药物、辅助用药	关于进一步加强临床合理用药工作的通知	否	2015/12
四川省	质子泵抑制剂、中药注射剂、辅助用药	关于建立医疗机构重点监控药品管理制度的通知	是	2016/2
江西省	抗菌用药、辅助用药、肿瘤用药、耗材	关于进一步加强药械管理，促进合理用药用械工作的通知	否	2016/2

续　表

地　区	政策范围	政策名称	是否发布目录	发布年月
湖北省	激素类药物、抗肿瘤药物、辅助用药	进一步加强医疗机构合理用药管理的指导意见	否	2016/5
山西省	辅助用药	关于进一步加强医疗机构辅助类用药管理的通知	否	2016/5
辽宁省	辅助用药	辽宁省关于加强公立医院辅助用药预警和监控工作的指导意见	否	2016/6
南昌市	辅助用药	关于加强辅助药物临床使用管理工作的通知	否	2016/6
内蒙古自治区	辅助用药	关于进一步规范医疗机构辅助用药管理的通知	是	2016/7
山东省	临床非治疗性用药、超常使用药品	关于公布山东省药品集中采购平台药品配送和采购信息的通知	是	2016/12

1. 各地出台监管措施比较

（1）建立目录：12个省(市、自治区)中6个省(市、自治区)已发布具体重点药品监控目录。安徽省、苏州市和内蒙古自治区都建立了动态监控机制，定期或不定期更新目录，并对各级医疗机构药品采购使用情况进行连续性监测分析；河北省、江西省、山西省、辽宁省、南昌市虽然没有发布统一的药品目录，但要求医疗机构自定目录，按时上报当地卫生计生委。

（2）预警通报：在对重点药品、辅助用药的监控方面，安徽省、苏州市、云南省、河北省、江西省、辽宁省、湖北省、内蒙古自治区均采用预警通报机制。其中安徽省和苏州市是通过对采购金额排名，对靠前的进行预警通报；河北省是对药品销售金额、使用量进行排名，对超常规使用的进行预警通报；云南省和内蒙古自治区是将不适宜率作为考察对象，对不适宜率超过10%的药物进行预警。

（3）处方点评：在处方点评的具体抽样和结果运用方面，除去江西省和山西省没有明确提及以外，其他省市均将处方点评与医师绩效或医院考核挂钩。其中云南省和内蒙古自治区对处方点评的抽样、点评方法和点评结果做出了具体的规定，河北省也给出了具体的点评范围，其他地区具体规则较为笼统。具体情况可见表2。

（4）督查处罚：对于违规行为和不合理用药情况，除了大部分都与医师绩效考核挂钩外，大多数也对医疗机构进行责令整改、降级等处罚，对药品经营企业进行约谈，对违规行为按规定处理等。其中南昌市和内蒙古自治区对医师的处方权限制做出了具体的规定。具体情况可见表2。

表2　各省(市、自治区)重点药品监控政策分析

	建立目录	预警通报	处方点评	督查处罚
安徽省	已发布(48个/50个)，不定期更新	预警通报(每季度一次)；采购金额靠前	与绩效挂钩	新型农村合作医疗对预警机构报销打折；通报、限改、医院降级
苏州市	已发布(58个)；动态监控、半年更新一次	预警通报(采购金额top3市区及top5机构)	与绩效挂钩	通报、追究责任

续 表

	建立目录	预警通报	处方点评	督查处罚
云南省	已发布(122 个)	用药不适宜率均≤10%，超过 10%应进行预警	抽取消耗金额 top20 的药品与绩效挂钩	加强运行期病历巡查；加强中药注射剂使用
河北省	各级医疗机构自定	超规使用的药品预警	每月销售金额、使用量 top20 的药品	根据点评结果公示
四川省	已发布(25 个)	加强合理用药培训	与绩效挂钩;定期通报	约谈医师、相应处罚
江西省	各医疗机构自定	使用、采购情况监测预警	NA	降低辅助用药数量和比例
湖北省	未提及	超常处方预警	绩效挂钩	医师约谈、相应处罚
山西省	医疗机构自定,目录上报	从药品、医师、科室和科室主任等环节综合干预	NA	每季度公示通报
辽宁省	各医疗机构自定,省卫生计生委将适时编制;动态监管、半年更新一次	预警通报(采购金额靠前);分级管理	绩效挂钩	控制目标纳入医院考核
南昌市	一级以上医疗机构自定	经济的原则、按说明书使用	与绩效挂钩	对出现辅助用药超常处方的医师 2 次警告、3 次参加培训、3 次以上暂停处方权
内蒙古自治区	已发布(50 个);动态管理,不定期调整补充	制定临床使用目录;分级使用管理;不适宜率>10%实施预警	消耗金额 top20 药品;绩效挂钩	机构内公示;定期评价、追究责任;三级机构每月金额 top50 药品上报卫生计生委
山东省	已发布(50 个);采购金额 top50 药品	NA	NA	NA

2. 值得借鉴的经验

(1) 处方点评：除了江西省和山西省没有提到处方点评外,其他各地均有重点讲述,其中云南省和内蒙古自治区尤为详细。

1) 点评范围：内蒙古自治区、云南省、河北省三地的点评范围均是医疗机构消耗金额排名前 20 位的辅助用药。

2) 点评方式：内蒙古自治区、云南省的抽样规则是每月随机抽取排名前 20 位,每个药物门/急诊处方不得少于 30 张或 50 张,住院病历不少于 30 份。

3) 点评内容：根据适宜性(用药适应证、药物选择、给药途径、用法用量、药物相互作用、配伍禁忌)评价。

4) 处理方式：不适宜率高于 10%进行预警,连续 3 个月均进入排名前 20 位,且第 3 个月用药不适宜率仍然超过 10%,医院停止用药,且年内不得恢复。

5) 病历巡查：对终末病历实施专项点评的同时,加强对运行期病历的巡查,重点对正在使用进入目录药品的运行期病历进行抽查,及时发现、制止和纠正不合理用药行为。

(2) 处方权限制：在进行处方点评之后,根据点评结果,南昌市和内蒙古自治区对医师处方权的限制做出了详细规定。南昌市对辅助用药使用种类数目进行限制,而内蒙古自治区则是根据医师职称来限定处方权限。

（3）与医保衔接：安徽省在2014年就公布了首批新型农村合作医疗预警管理药品名单。在辅助用药的管控上，按照点评结果，对药品报销费用进行打折后计算；同时在采购时，省药品采购机构会联合新型农村合作医疗管理机构进行重点关注。

（4）与临床路径衔接：安徽省在发布的临床路径中，将21个辅助用药剔除出临床路径；南昌市则是在辅助用药的管控中提到要推进临床路径。

3. 各省市出台重点监控药品目录分析

（1）目录概况：从6个省（市、自治区）发布的辅助用药或者重点监控用药目录来看，共涉及280种药品。其中，进入省（市、自治区）目录1次、2次、3次、4次的药品分别为220个、43个、15个、2个。考虑到研究的可操作性，选择3次及以上的17个药品作为研究对象，这些药品占总数的6%。

（2）目录药品医保情况：对上述17个药品的医保情况进行查询，分别考虑其是否进入当地医保、国家医保及上海市医保，具体情况可见表3。当地发布的重点监控药品目录中未进入当地医保的药品，从数量上来看仅占一小部分，间接说明重点监控类药品对医保基金的影响较大。17个药品中有7个进入国家医保，8个药品进入上海市医保，重合的有6个药品，分别是疏血通注射液、康莱特注射液、艾迪注射液、丹红注射液、参附注射液、参麦注射液。这6个药品均为中成药注射液，且均为处方药，从功能主治上来看，都属于中药调理的范围。

表3 部分药品在医保目录情况

产品通用名	出现频次	地方及医保情况						
		苏州市	内蒙古自治区	四川省	安徽省	云南省	国家医保	上海医保
小牛血清去蛋白注射液	4		√√	√√	√√	√√	×	√
疏血通注射液	3	√√	√√			√√	√	√
血必净注射液	3	√√			√√	√√	×	×
康莱特注射液	3	√√	√√			√√	√	√
奥拉西坦注射液	3	√√	√√		√√		×	√
单唾液酸四己糖神经节苷脂钠注射液	3	√×		√×	√×		×	×
胎盘多肽注射液	3	√√	√√			√√	×	×
艾迪注射液	3			√√	√√	√√	√	√
丹红注射液	3		√√		√√	√√	√	√
参附注射液	3			√√	√√	√√	√	√
注射用红花黄色素	3		√√	√×		√×	×	×
脑苷肌肽注射液	3		√√	√√		√√	×	×
注射用复合辅酶	4		√×	√×	√√	√√	×	×
谷红注射液	3		√×		√×	√×	×	×
注射用核糖核酸Ⅱ	3		√√		√×	√×	×	×
骨瓜提取物注射液	3		√×	√×	√×		√	×
参麦注射液	3			√√	√√	√√	√	√

注：√表示进入，×表示未进入；√√表示该药品进入该地区辅助用药/重点监控目录及医保目录；√×表示该药品进入该地区辅助用药/重点监控目录，但未进入医保目录。

此外，根据全国样本医院的数据分析显示，按金额排序的通用名药物排名 top20 中，出现在 3 地、4 地的 17 种药品有两种出现在 top20 名单里，分别为小牛血去蛋白和奥拉西坦，可见其在全国的使用量巨大。

(三) 上海市样本医院用药现状

2015 年综合性医院所有用药中金额前 80%有 450 个药品，品种比例占总数的 10.31%。中医院、妇科医院和儿科医院的比例相对较高，分别为 18.51%、12.00%和 15.68%，这说明不同医疗机构的用药特点不同，具体可见表 4。肿瘤医院、中医院、社区卫生服务中心、妇科医院、儿科医院 A 类药品分别为 97 种、528 种、173 种、125 种、93 种。

表 4 上海市样本医院用药金额 top20 以及金额占比前 75%～80%的品种在总处方的占比

	综合医院	肿瘤医院	中医院	社区卫生中心	妇科医院	儿科医院
top20 药品品种占整体比例(%)	0.46	1.55	0.70	1.05	1.92	3.37
金额前 75%品种占整体比例(%)	8.25	5.36	15.11	7.27	9.88	12.98
金额前 80%品种占整体比例(%)	10.31	7.15	18.51	9.11	12.00	15.68
医院药品总数(种)	4 363	1 287	2 852	1 899	1 042	593

比较综合性医院和社区卫生中心，不仅药品品种差异较大，而且金额排名前 20 药品比例也不同，综合性医院的用药金额前 20 位的药品金额占比仅为 16.69%，社区卫生服务中心为 29.37%，比例都比较低，这也侧面说明用药比例分散。四大专科医院用药金额前 20 位的药品在金额占比上差异显著，占比最高的是肿瘤医院，比例达到 50.73%，其次是儿科医院(38.93%)和妇科医院(35.07%)，最低的是中医院，仅占 13.57%。中医院用药金额前 20 位的药品中出现了胸腺肽、氯吡格雷、前列地尔、神经节苷酯、艾迪注射液、腺苷钴胺、阿托伐他汀等典型辅助用药。

三、结论与建议

(一) 确定管理对象

1. 对象区分

由于不同医院的用药比例大不相同，不同科室的用药情况也有差异，各个疾病用药也有各自的特点，因此应当在政策上有所区分。不同级别用药情况差异显著，级别越高用药越分散。社区医院比综合医院用药相对集中，因此可以优先考虑治理综合医院，这样用药分散、药品品种多的医疗机构在治疗上效果更好，不同专科医院的情况也不同，可以先在用药集中度低的中医院进行试点。不同科室用药比例也不相同，例如心血管内科、神经内科、消化内科的用药集中度较好；在政策上要给各个医疗机构一定的管理空间，进行自行调整，不同科室不同管控。在以疾病为单位考察时发现，糖尿病的辅助用药比例相对较高，应当进行重点管控，因此，可以考虑将辅助用药与疾病病种进行有效结合，控制辅助用药比例。

2. 概念界定

由于辅助用药的定义不明确，尚存在分歧，并且目前出台的政策，只有内蒙古自治区和南昌

市给出了具体定义。因此在管理对象的名称上，建议使用“重点监控药品”或者“重点管控药品”等，避免使用“辅助用药”。

（二）各医疗机构自定目录

要求各医疗机构根据采购和处方数据，遵循药品的安全、有效、经济、适用原则，按照ABC-VEN方法建立重点药品监控目录，遴选药品金额70%～80%，品种占比10%～20%的药品进行监控，并报送卫生计生行政部门备案。辅助用药重点监控目录要实行动态管理。各医疗机构要对本单位药品采购使用情况进行连续性监测分析，按照药品采购金额排序，参考价格、用量及金额异常变动情况，原则上每季度调整更新一次监控目录。同时，卫生计生委可以带头召开讨论会，了解各级医疗机构的使用现状和问题。

（三）建立重点监控品种预警通报制度

要求各医疗机构建立和完善本单位辅助用药重点监控品种采购使用预警通报制度，根据辅助用药重点监控品种的主治和功效，合理确定各类疾病病种辅助用药重点监控目录和使用的范围、品规、数量、金额及比例，科学设置预警标准，定期通报预警信息。在监控角度上来看，可以以药品采购金额、使用金额或者不适宜率为标准，对连续排名靠前的进行预警通报。

（四）完善处方点评制度

由医院自行进行方案的推行、检查，定期进行汇总，对不合理药物进行警示、公告。对监控目录内的重点药品的使用情况实行医师处方点评。对存在不合理用药的，告知处方医师，限时整改，建立处方点评与绩效考核挂钩机制。对连续通报排名靠前的药品可采取暂停使用的策略，对连续被通报的医师也可相应暂停该项药物的处方权。在点评范围上，可以选择各医疗机构药品使用金额排名前20或50位的药品，全部进入处方点评；其中每个药物门急诊处方不得少于30或50张，住院病历不少于30份，数量不足则全部点评。点评内容上，根据适宜性（用药适应证、药物选择、给药途径、用法用量、药物相互作用、配伍禁忌）进行评价。

（五）加大违规处罚力度

将辅助用药使用管理作为考核评估医疗机构合理用药工作的重要内容，纳入医院评价和医疗质量考核体系。对于工作不力、违反有关规定的医疗机构，要对其主要负责人进行诫勉谈话，督促整改，跟踪复查；对于存在问题严重、整改落实不到位的，要严肃追究有关责任人的责任。卫生计生委适时组织对各地进行督导检查，并将检查结果在一定范围内进行通报。

妨碍社会零售药店执业药师培训意愿的因素分析

宁 博 吕 军

【导读】 为明确上海市社会零售药店执业药师继续教育培训现状，并分析制约药店药师执业药师培训意愿的影响因素，本研究选择上海市328家社会零售药店作为样本，收集药店基本信息、执业药师个人基本情况、参与继续教育培训的方式和内容、影响执业药师继续教育培训的意愿等信息进行分析。结果发现有90.8%的研究对象在过去两年内参与了继续教育培训，从培训的内容来看，主要集中于药学服务技能培训（如药品的分类、适应证/禁忌证、疗程剂量、效果等）方面。研究对象认为影响执业药师培训的因素主要为缺乏完善的执业药师培训体系以及针对执业药师继续教育培训的激励机制。下一步应该继续完善执业药师继续教育体系，尤其是要加强社会零售药店与二、三级医疗机构的联动，从而不断提升药店药师合理用药的水平。

一、研究背景

近年来，我国医疗卫生体制改革的新动向是加快推进分级诊疗制度，通过逐步取消三级医院普通门诊的方式，推进常见病患者的基层首诊，进一步优化医疗卫生资源配置。在此背景下，发展社会零售药店，提高社会药店药师的执业能力，将有效促进三级诊疗体系的建立，充分满足患者多样化的用药需求。社会零售药店作为常见病、多发病药品销售的重要渠道，理应顺应医疗卫生体制变革的内在要求，通过加强执业药师培训，尤其是要加强与二、三级医疗机构临床医师、临床药师的互动，从而提高自身的药学服务技能[1]。

但目前制约药店与二、三级医疗机构进行有效互动的因素较多，例如执业药师临床知识欠缺，难以审核发现不合理处方；执业药师继续教育体系不完善，制约了药品供应和药学服务能力的提升。因此本研究拟将障碍研究作为研究的出发点，通过实证法研究，发现目前制约药店执业药师继续教育培训的问题，在此基础上提出解决问题的策略。这将有利于依据我国社会零售药店的功能、药学教育和临床药学发展的特点，构建适宜社会零售药店内药师理论与实践相结合的培训新模式，从而更好地服务社会公众对药品安全性、有效性和合理性的需求，促进社会零售药

第一作者：宁博，男，博士后。
作者单位：复旦大学公共卫生学院健康领域社会风险预警治理协同创新中心（宁博、吕军）。

店的内涵式发展。

二、材料与方法

（一）调查对象及内容

本研究以国药控股国大复美大药房上海连锁有限公司、上海上虹大药房连锁有限公司、上海养和堂药业连锁经营有限公司为样本对象，搜集下属直营/加盟药店的信息，主要包括：一是药店基本情况（如规模、工作人员数量、机构收入等），药品供应情况（如配备药品数量、医保药品数量等），药学服务情况（如机构内设置药学服务区、开展药学服务情况等）。二是执业药师信息，主要包括：个人基本情况（年龄、性别、学历等），开展继续教育情况（如培训内容、培训方式等），开展继续教育培训的意愿（如制约因素等）。

（二）质量控制

包括：① 问卷内容的优化；② 对各样本连锁医药公司进行培训；③ 电子问卷逻辑控制；④ 问卷反馈。

（三）统计分析方法

现状描述部分，采用率、构成比等描述性统计方法，分析样本药店和样本药师的基本情况。在障碍分析部分，使用结构方程模型研究，从宏观层面（政府）、中观层面（药店）、微观层面（药师）及保障措施四个维度分析制约当前执业药师继续教育培训意愿提升的主要因素。

三、结果

（一）药店基本情况

本研究共收集 328 家药店信息。其中，连锁直营药店 228 家（69.5%），连锁加盟店 100 家（30.5%）；药店面积以 60～100 平方米为主（43.3%），加权平均面积为 104.9 平方米；76.2%的样本药店 500 米范围内无医疗机构覆盖；71.6%的样本药店 500 米范围内有其他药店覆盖；医保药店数量仅为 119 家（36.3%）；营业时间以 24 小时营业为主（39.0%），其次为 8～12 小时（36.9%），详见表 1。

表 1　样本药店基本情况及构成

	数量（家）	构成比（%）
药店类型		
连锁直营店	228	69.5
连锁加盟店	100	30.5

续 表

	数量(家)	构成比(%)
药店面积(平方米)		
<60	41	12.5
60～100	142	43.3
101～200	108	32.9
>200	37	11.3
500 米范围内其他医疗机构		
有	78	23.8
无	250	76.2
500 米范围内其他药店		
有	235	71.6
无	93	28.4
医保药店		
是	119	36.3
否	209	63.7
营业时间(小时)		
8～12	121	36.9
13～18	76	23.2
19～23	3	0.9
24	128	39.0

(二) 药师基本情况

本研究共收集 305 位执业药师信息。女性为主(74.4%);年龄方面,以 30～40 岁为主(43.0%),其次为 40～50 岁(34.7%);执业药师类型方面,以西药师为主(74.8%);从获取执业药师的年限来看,以<5 年为主(39.3%),其次为 5～10 年(32.1%);从在药品经营机构工作年限来看,以大于 8 年为主(67.9%),其次为 5～8 年(18.4%);从职称情况来看,大部分调查人员无任何职称(46.2%),其次为中级职称(31.8%);从学历情况来看,以大专为主(51.5%),其次为中专或高中(24.3%);从专业情况看,以药学专业为主(59.3%),其次为中药学(16.1%);从年收入来看,以 5 万～10 万元为主(62.3%),其次为小于 5 万元(33.4%)。

表 2 药师基本情况

	人数(人)	构成比(%)
性别		
男	78	25.6
女	227	74.4
年龄(岁)		
<30	29	9.5
30～39	131	43.0

续　表

	数量(人)	构成比(%)
40～49	106	34.7
50～60	33	10.8
>60	6	2.0
执业药师类型		
西药师	228	74.8
中药师	77	25.2
获取执业药师年限(年)		
<5	120	39.4
5～10	98	32.1
11～15	72	23.6
16～20	14	4.6
>20	1	0.3
药品经营机构工作年限(年)		
<1	2	0.6
1～3	22	7.2
4～5	18	5.9
6～8	56	18.4
>8	207	67.9
职称情况		
初级	50	16.4
中级	97	31.8
副高级	5	1.6
正高级	12	3.9
无	141	46.3
最高学历		
中专/高中	74	24.3
大专	157	51.4
本科	71	23.3
硕士/博士研究生	3	1.0
专业情况		
临床	35	11.5
药学	181	59.3
中药学	49	16.1
化学	7	2.3
生物学	1	0.3
其他	32	10.5
平均年收入(万元)		
<5	102	33.4
5～10	190	62.4
11～15	12	3.9
>15	1	0.3

（三）继续教育培训现状

过去2年内227人(90.8%)接受了相关继续教育培训；以每月培训为主(31.8%)；培训的内容主要集中于药学服务技能培训(如药品的分类、适应证/禁忌证、疗程剂量、效果等)方面(96.4%)，其次为零售药店的制度培训(如岗位职责、财务管理、交接班等)(88.9%)；培训的形式以阅读药学方面的书籍、教材、杂志等为主(83.9%)，其次为专家授课(62.9%)，详见表3。

表3　执业药师继续教育培训情况

	人数(人)	构成比(%)
过去2年内参加合理用药等方面的职业培训		
是	227	90.8
否	28	9.2
培训的频率约为		
每月一次	97	31.8
每季度一次	65	21.3
每半年一次	27	8.9
每年一次	94	30.8
其他	22	7.2
培训内容		
国家或地方的政策、法规	258	84.6
零售药店的制度培训	271	88.9
一般服务技能培训	260	85.2
药学服务技能培训	284	96.4
临床常见病的诊疗	244	80.0
疾病诊断与鉴别诊断	133	43.6
其他	15	4.0
职业培训形式		
专家现场授课	191	62.6
二级及以上医疗机构实习	9	3.0
视频或音频等方式授课	125	41.0
阅读药学方面的书籍、教材、杂志等	256	83.9
结业考试	71	23.3
由有经验的药店工作人员带教	106	34.8
案例教学	61	20.0
其他	8	2.6

（四）影响继续教育培训意愿的描述性分析

将影响药店执业药师继续教育培训的因素分为宏观层面(政府)、中观层面(药店)、微观层面(药师)和配套措施层面，每个条目的备选结果设置Linkert五等分法(1=非常同意，5=非常不同意)。将收集结果首先进行信度检验，克朗巴赫α系数为0.951，表明问卷可信度高(标准为>

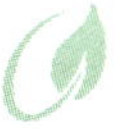

0.9)。其次,进行效度 KMO 和 Bartlett 球形检验。结果显示:KMO=0.932(标准为>0.9);Bartlett 球形检验=5.753×10^3;P<0.05,表明模型适合做因子分析。再次,进行描述性统计分析,具体结果见表 4。

表 4 继续教育培训障碍的描述性分析

变量	均值	标准差	变异系数
政府			
缺乏对药店药师培训的硬性规定	2.47	0.949	0.901
零售药店多、难以大范围开展培训	2.61	0.929	0.863
缺乏规范化的药店药师培训基地	2.48	0.892	0.796
缺乏专门的方案、大纲或教材	2.46	0.907	0.822
缺乏差异化的课程设置	2.48	0.903	0.816
缺乏考核评价机制	2.83	0.832	0.692
药店			
对合理用药培训的重视程度不足	2.87	0.956	0.915
执业药师临床知识不足,难以与医生有效沟通	2.71	0.961	0.923
药学服务能力不足,无法满足日常工作需要	3.25	1.024	1.050
缺乏参与临床一线疾病诊疗的机会	2.37	0.883	0.779
配备药品的种类、质量层次、价格水平等与医疗机构存在差异	2.55	0.872	0.761
患者对药师的依从度低于对临床医师的依从度	2.21	0.954	0.910
药师			
收入、职称晋升等方面激励不足	2.30	0.968	0.936
培训以理论为主,与实际工作关系不大	2.77	0.993	0.987
日常工作繁忙,无更多时间用于培训	2.59	0.999	1.000
培训的形式、内容过于刻板	2.66	0.914	0.836
药师流动性过大,影响培训效果	2.83	0.965	0.931
配套措施			
培训体系不健全	2.41	0.846	0.716
培训的经费投入不足	2.31	0.880	0.774
医保定点药店数量不足	2.35	0.883	0.780
缺乏电子处方平台	2.32	0.883	0.779
药费报销的的便利性不足	2.35	0.941	0.886
缺乏电子药历系统	2.32	0.848	0.720
未按分级管理原则对培训质量进行分类管理	2.41	0.835	0.698

(五)影响继续教育培训意愿的障碍分析

从宏观管理体制角度看,主要集中在:缺乏专门的方案、大纲或教材(路径系数=0.872)、缺乏规范化的培训基地(路径系数=0.834)、社会零售药店多、难以大范围开展药店药师培训工作(路径系数=0.701)。从中观药店角度看,主要有:缺乏临床一线疾病诊疗的机会(路径系

数＝0.784)、执业药师临床知识储备不足、零售药店配备药品的种类、质量层次、价格水平等与医疗机构存在差异(路径系数＝0.723)、难以与医生有效沟通(路径系数＝0.702)。从微观药师层面来看，主要有：药店药师培训的形式、内容过于刻板(路径系数＝0.892)、药店日常工作繁忙，药师无法分配过多的时间用于继续教育培训(路径系数＝0.758)、参与继续教育培训的激励机制不足(路径系数＝0.708)。从配套措施的角度看，主要有：缺乏电子药历系统(路径系数＝0.918)、缺乏电子处方平台(路径系数＝0.907)、医保结算的便利性不足(路径系数＝0.843)，详见表5。

表5　影响继续教育培训意愿的障碍分析

变　　量	路径系数	P
政府		
缺乏对药店药师培训的硬性规定	0.691	***
零售药店多、难以大范围开展培训	0.701	***
缺乏规范化的药店药师培训基地	0.834	***
缺乏专门的方案、大纲或教材	0.872	***
缺乏差异化的课程设置	0.177	0.003
缺乏考核评价机制	−0.021	0.723
药店		
对合理用药培训的重视程度不足	0.644	***
执业药师临床知识不足，难以与医生有效沟通	0.702	***
药学服务能力不足，无法满足日常工作需要	0.473	***
缺乏参与临床一线疾病诊疗的机会	0.784	***
配备药品的种类、质量层次、价格水平等与医疗机构存在差异	0.723	***
患者对药师的依从度低于对临床医师的依从度	0.695	***
药师		
收入、职称晋升等方面激励不足	0.708	***
培训以理论为主，与实际工作关系不大	0.688	***
日常工作繁忙，无更多时间用于继续教育培训	0.758	***
培训的形式、内容过于刻板	0.892	***
药师流动性过大，影响培训效果	0.700	***
配套措施		
培训体系不健全	0.759	***
培训的经费投入不足	0.816	***
医保定点药店数量不足	0.832	***
缺乏电子处方平台	0.907	***
药费报销的的便利性不足	0.843	***
缺乏电子药历系统	0.918	***
未按分级管理原则对培训质量进行分类管理	0.815	***

*** 表示 $P<0.05$。

四、讨论与建议

（一）上海市社会零售药店已广泛开展执业药师继续教育培训

结果显示，上海市社会零售药店已普遍开展继续教育培训(90.8%)，该现象的原因一方面来自于通过继续教育培训，提高药店工作人员的药学基础知识和销售服务技能，从而提升药店整体业绩；另一方面来自于患者的诉求。社会零售药店的主要购药人群是患有高血压、糖尿病、消化系统疾病的人群，这部分人群涉及疾病种类较多、发病机制复杂、并发症和不良反应多样，因此药店需要围绕常见病、多发病、季节性疾病进行培训，从而提高药店药师合理用药的水平。但从结构方程模型结果来看，药店药师普遍反映缺乏统一的教材大纲、培训基地，这反映目前上海市执业药师继续教育培训体系有一定的随意性，也缺乏外部政策环境的支持，因此建议上海市出台相关政策措施，例如指定若干大型医疗机构作为药店药师培训基地，并围绕培训时限、内容、考核方式等作出具体规定，从而进一步提升上海市继续教育培训体系的质量。

（二）药店继续教育培训的内容和形式存在一定的不足

药师日常培训内容主要是围绕药学服务技能、国家药事法规、药店经营管理规定等方面，这提示样本药店的药师继续教育培训模式能基本满足常见病、多发病的诊疗工作。但结果也显示，有23.1%的受访者希望通过“专家现场授课”的形式进行继续教育培训，这反映当前社会零售药店药师与二、三级医疗的机构的联动性不足，因此造成药店药师对疾病的临床表现、疾病诊断、鉴别诊断、治疗原则等临床知识方面存在局限[2]。从培训形式来看，结构方程模型结果显示，当前制约执业药师培训效果的因素是“内容刻板”，这反映当前药店药师的培训方式以课堂授课式为主，与实际工作需求有一定的差距。因此建议日后在药店药师继续教育培训过程中，适当增加有丰富临床经验的医师或药师作为带教老师，定期围绕临床/药店常见疾病类型进行合理用药培训，使药店药师及时掌握最新的治疗原则和治疗方案。同时杜绝以往继续教育培训过程中只重视理论基础知识学习的漏洞，要使药店药师尽快参与一线临床用药指导工作，从而提高二、三级医疗机构与社会零售药店的互动性[3]。

（三）药历制度的缺失不利于药店药师提供连续化的药学服务

未建立药历制度是制约当前执业药师培训意愿的主要障碍因素，其主要原因：一是药店药师无法掌握患者完整的疾病史、家族史、过敏史等疾病和个人信息，无法提供针对性的药学服务。二是购药人群存在一定的非连续性，药店无法常态追踪患者的用药史、疾病转归等信息。因此，建议上海市借鉴西方发达国家经验，在社会药店内探索建立电子药历系统，从而实现针对慢性病、常见患者群建立常态化的用药追踪信息记录的功能[4]。同时，行政部门将通过财政补贴，或纳入基本公共服务经费范畴等方式，对额外的事业性支出予以补偿，以提升社会药店主动提高药学服务能力的意愿。

（四）推动处方信息系统的建立将有助于提升药师合理用药培训的意愿

未建立一体化的电子处方信息平台是制约当前执业药师培训意愿的主要障碍因素，原因可

能为：一是电子处方无法下沉至社会零售药店，使得社会零售药店购药人群单一，难以有效发挥药店药学服务的职能，从而降低了执业药师继续教育培训的意愿。因此建议在电子药历系统建立的基础上，尽快开发电子处方的功能。政府行政部门应该强制要求二、三级医疗机构和社会零售药店配备使用电子处方信息系统，并对二、三级医疗机构下放电子处方的数量或比重进行规定，从而提高社会零售药店承接上级医疗机构的处方药供应能力。在此基础上，要围绕常见处方药的用法、用量、联合用药原则、可能的不良反应进行药师培训，强化药店药品分类管理的执行效果[5]，从而提高上海市整体合理用药水平。

参考文献

[1] 吴永佩，颜青，李喜西等. 加强临床药师培训基地建设与提升临床药师培训质量. 中国临床药学杂志，2014，(5)：265－269.

[2] 钱懿轶，张峻. 临床药师培训基地带教体会. 临床合理用药杂志，2012，5(4)：164－165.

[3] 李晓玲. 医院青年药师服务技能培训与考核模式初探. 中国药房，2013，(44)：4219－4222.

[4] 李朝辉. 试论我国执业药师执业监管体制的完善. 中国药房，2013，(1)：95－96.

[5] 张颖，谢明，孔旭. 从执业药师的角度看零售药店药学服务质量. 海峡药学，2014，(12)：280－282.

医药代表行业发展现状及对策研究

吴文辉 康 琦 熊玉琦 杨 燕 何江江

【导读】 新医改以来，国家出台了一系列有关药品采购、流通、价格等关键领域改革的政策文件，以保障药品供应、理顺药品价格，这一系列改革举措使得医药代表行业的发展正面临着前所未有的多重挑战。本研究总结了国外医药代表行业管理的经验，梳理了我国医药代表行业的发展历程，分析了我国医药代表行业的问题及其原因，并提出了新形势下我国医药代表行业管理和发展的相关政策建议。

医药代表是一类隶属药品生产或经营企业，以正确使用和普及药品为目的，代表公司同医疗人员接触，提供有关药品的质量、有效性、安全性等信息服务并负责信息收集和传递等工作的业务人员。国内医药代表数量已达到 250 万人[1]，对我国医药卫生发展起到了重要的促进作用。但是在大多数人眼里，医药代表与商业贿赂有着千丝万缕的联系。新医改以来，国家进行了一系列药品领域的改革，这些改革不仅关系到医药代表个人发展，医药企业工作模式的转型，还关系到整个医药行业的发展，甚至是社会的稳定。因此，有必要借鉴国际经验，开展针对性研究，以期为我国医药代表行业的职业化、规范化发展提供可鉴参考。

一、研究方法

本研究以医药市场发达的国家为对象(美国、欧洲典型国家和日本)，通过检索国内外文献数据库与医药代表行业监管组织的网站，进而梳理并总结以上国家医药代表行业管理的经验。以“医药代表”“医药销售人员”为主题词，在中国知网、维普和万方文献数据库中进行检索，以明确阐述医药代表行业问题及原因为标准，纳入 56 篇直接相关的文献进行具体评阅，从而对我国医药代表的发展历程、存在问题和原因进行总结；采用内容分析法，从 5 个方面(医药代表、医药企业、医药行业、政府监管和宏观环境)对医药代表行业的问题进行原因分析。

第一作者：吴文辉，男，上海市卫生和计划生育委员会药政管理处处长。
通讯作者：何江江，男，助理研究员，上海市卫生发展研究中心卫生政策研究部副主任。
作者单位：上海市卫生和计划生育委员会(吴文辉)，上海市医学科学技术情报研究所、上海市卫生发展研究中心(康琦、熊玉琦、杨燕、何江江)，复旦大学公共卫生学院(何江江)。

二、研究结果

（一）国际经验

1. 美国

美国作为最大的医药市场，于1966年就设置了医药代表资格制度。2006年，马萨诸塞州参议院率先通过了《医药代表注册法》，对全州的医药代表实施注册制度，并全面禁止了医药代表为医生、医院以及政府机构提供娱乐活动、礼品、礼金以及旅游。这在一定程度上约束和规范了医药代表的行为，但同时也引起了制药公司的强烈反响[2]。2010年，克利夫兰市出台了《医药代表规范》，旨在通过预约制度以规范医药代表在医疗机构中的拜访活动，并对拜访的场所、时间和行为等给出了具体规定。

2. 欧洲典型国家

法国于1993年就设立了医药代表认证体系，其卫生产品经济委员会和制药企业联盟于2004年出台了新的医药代表宪章。宪章内容包括医药代表的使命、提供信息的质量要求、医药代表的道德规范和行为控制等；并规定医药代表上岗前必须持有特定学校的毕业证书，如果在每年两次的产品和相关知识检查中不合格即被停职。此外，还要求医药代表拜访时不能分发样品，提供的资料要注明日期，禁止向医生提供任何礼品等[3]。此外，法国还建立了由专科和全科医师志愿者组成的监督网络，医师在医药代表拜访后需要填写问卷向该监督网络反馈信息。德国早在1978年就开始实施医药代表资格认证制度，迄今已经建立起了一套完备和成熟的法规制度。英国制药工业协会举办的医药代表测试也已实行多年，医药代表需要在从业两年内通过此测试，这对于提高医药代表的从业素质有很大帮助，并且可规范制药企业对医药代表的培训[4]。

3. 日本

日本药事局于1997年批准成立了医药代表教育和认证中心，该中心负责对医药代表进行教育培训，其规定的课程内容包括基础性课程和继续教育课程两部分，不接受教育的医药代表会受到一定程度的处罚。2004年，日本通过《药事法》规定了医药代表在职教育制度，医药代表每两年会接受专业知识与职业道德的考核，考核三次不合格者不得从事医药代表工作。此外，其《礼品法》对制药企业给医务人员提供礼品的范畴进行了严格规定，若发现医药代表采取不正当手段进行药品推广将被取消医药代表资格，终生不能从事医药代表业务[5]。

总结以上发达国家的经验发现，需要从法律保障、准入认证、在职教育、行为准则和监管体系等方面入手规范医药代表行为，从而发挥医药代表职能，进而促进医药行业的发展。

（二）国内现状

1. 发展历程

改革开放之前，我国在计划经济体制下，药品企业实行全国统一规划，省以下统一管理，药品按计划调拨，费用统一核算，医疗机构的进药渠道更多局限于本地的医药公司，药厂仅派出送货员与医疗机构进行接触。改革开放后，经济社会快速发展，部分中外合资的医药公司为在中国长期发展，专门建立市场营销队伍开拓医药市场。1990年前后，一批具有较高专业知识背景的人员，如医生、药师以及医学院校老师，开始投身制药企业，自此，出现了第一代专业的医药代表[6]。此后，医药代表队伍逐渐扩大，医药代表为推动很多特效药和新药在临床上的使用发挥了重要作用。

到了20世纪90年代末，医药市场竞争不断加剧，国内一部分药企看到了医药代表对药品销售的作用，也建立了自己的医药代表队伍。医药代表数量急剧增加，但其专业素质却没有得到保证，出现了“只要能有销售渠道提高药品销量，便可担任医药代表”的情况。随着医药购销中的不正之风愈演愈烈，医药企业商业行贿案件频发，政府开始意识到医药代表问题的严重性。2000年之后，政府开始对医药代表进行整治管理，先后出台了一系列政策，并加强了《中华人民共和国药品管理法》《中华人民共和国反不正当竞争法》等法律法规的执行力度[7]。医药代表不能再像从前那样在医院穿行无阻，一些医院开始出现“医药代表不得入内”的标语。行业协会也制定了一些药物推广和医药代表的行为准则，规范药物推广和医药代表行为。

2. 存在问题

我国相关法律，如《中华人民共和国药品管理法》《中华人民共和国执业医师法》等对医药代表相关行为，尤其是贿赂行为明令禁止。相关行业协会也制定并发布了行业准则，对药品推广及其中医药代表的相关行为进行了指导说明，如《药品推广行为准则》《医药代表行为准则》。2015年出台的《中华人民共和国职业分类大典(修订版)》更是首次将医药代表纳入职业序列，并给出了其职业代码和类别归属，罗列了其工作任务主要包括：制定医药产品推广计划和方案、向医务人员传递医药产品相关信息、协助医务人员合理用药和收集反馈药品临床使用情况。目前看来，我国大量的医药代表成了药品销售员，商业贿赂、药品回扣成为普遍现象，医药代表与其角色期望严重偏离[8]。

3. 原因分析

本研究从医药代表、医药企业、医药行业、政府监管和宏观环境5大方面对医药代表角色偏离的原因进行归纳分析，文献中相关原因的提及频次可见表1。其中，主要原因在于：医药代表本身素质参差不齐；医药企业薪酬激励机制不合理；医药企业恶性竞争；相关法律法规不健全；医疗机构补偿机制不健全等。

表1 医药代表角色失调的原因分析

分析维度	原因名称	原因解释	频次
医药代表	医药代表本身素质参差不齐	医药代表录用的审查及资质的考核管理不严，有些企业甚至没有培训和考核；同时，医药代表职责权力不同也造成医药代表参差不齐、管理困难	25
医药企业	企业监督机制缺位	无法及时了解医药代表的不当行为及工作情况，对不当竞争及违法行为的监督惩罚力度不够，不当竞争成本低，医药代表缺少竞争的约束，助长了医药代表不当竞争	2
	薪酬激励机制不合理	绩效考核标准单一，过于功利化，容易刺激不当竞争；不同区域薪酬待遇差距很大，有失公平，激励方法缺乏针对性，无法调动积极性，造成医药代表工作效率低、流失率高	19
	药品质量低、仿制性高，企业间恶性竞争	药品市场竞争性大，各家药企之间仿制性高，导致药企之间恶性竞争，可能引发一些不正当的竞争手段	17

续 表

分析维度	原因名称	原因解释	频次
医药行业	行业总体自律意识低	国内医药企业未组织建立统一的行业协会，另相关制度不完善，小行业协会不作为，影响力不大，往往形同虚设，缺失了对医药代表职业的规范管理	1
	产业结构不合理	产品同质化严重，市场严重供过于求，一些医药企业在发展过程中，由于研发能力不足无法靠新药获取较高利润，只能加大药品促销力度甚至采取不正当方法挤占市场，造成医药行业竞争白热化，医药代表生存艰难	5
政府管理	多头管理，监管机制形式化	药品从生产到流通整个过程中，每个部门对医药代表的监管职能并不明确，多头管理	1
	相关法律法规不健全	缺乏专门或具体的法律规范，也无专门的相关法律监督约束，使得医药代表缺乏职业规范及法律依据	20
宏观环境	医疗补偿机制不健全	医疗补偿机制不健全，使得医药代表的不当竞争和违法行为有机可乘	21
	缺少对医药代表职业价值及其定位的宣传	一味地将医药代表描绘成负面形象，使得社会对医药代表有不同程度的误解	3
	社会舆论对医药代表的监督引导不够	是对医药代表不当竞争及违法行为曝光度不够，对医药代表行为约束度不够	1

4. 形势分析

在新医改中，为了保障药品供应、理顺药品价格，国家出台了一系列有关药品采购、流通、价格等关键领域的改革措施，如基本药物制度、药品零差率等。而到了当前，药品政策改革力度之大更是前所未有：在生产领域，《中国制造 2025》《关于促进医药产业健康发展的指导意见》相继出台；在申报和审批环节，新药定义、仿制药一致性评价等做法都在向国际靠拢；在流通领域，"两票制"（药品从制药企业卖到经销商开一次发票，经销商卖到医院再开一次发票）被明确提出；在价格制定方面，明确提出以医保支付标准引导合理价格形成。这一系列改革使得医药代表行业的发展面临着前所未有的多重挑战。

三、政策建议

（一）建立医药代表职业资格和许可制度

作为医疗机构和医药企业之间的信息沟通桥梁，医药代表需要具备较高的专业能力。因此，非常有必要借鉴某些发达国家经验，建立医药代表职业资格和许可制度，对医药代表实行行业准入制。需要联合国家人力资源和社会保障部、国家卫生和计划生育委员会与国家食品和药品监督管理总局等力量，研究和出台相关管理办法，作为医药代表行业准入的法律依据，并在专业背景、学历层次和准入考试等方面明确具体的准入要求。医药代表需要具有医学、药学和相关专业学历资格或接受过专业培训并达到相当业务水平。正式从业人员需要通过医药代表资格考试，考试内容包括基本的医学、药学以及相关法律政策，考试具体由医药行业协会负责组织实施。此外，可根据所负责药品的类型（处方药和非处方药）等条件进行区分，实行分类准入。

（二）形成培训、教育和考评的长效机制

由于医药行业信息更新快，为了保证医药代表主动更新知识，除了由企业自身组织培训、教育和考评以外，还需要在行业层面形成长效机制。医药代表取得从业资格后，每年必须进行不少于最少规定时间的新知识学习，药事行风管理部门和相关学协会共同负责组织具体的继续教育课程，包括统一型课程和指导型课程。医药代表需要定期参加继续教育考评，考评合格者可继续上岗，不合格者将继续学习，直至通过考评为止。此外，可以探索建立医药代表信息平台，收集医生对医药代表专业知识水平的评价反馈，评分较低的医药代表需要参加相关继续教育课程。

（三）加强政府、行业和企业的监管

医药代表行业的行为规范离不开政府、行业和企业三方的有效监管。在政府层面，需要化运动式监管为长效监管，加大对违规违法行为的惩罚措施，提高违规违法成本，需要依托药品使用数据平台，对医疗机构和医务人员药品滥用等情况进行监测分析；在行业层面，可以依托医药代表信息平台建立医药代表和医药企业信用档案，将未经登记备案、超出授权范围以及伪造经营资质进行业务活动等行为记入档案，根据信用等级取消医药代表和医药企业相关资格；在医药企业层面，需要加强对医药代表的行为监管，合理设定医药代表薪酬与药品销量的关系，并重视医药代表的能力提升和职业发展，树立重视社会责任的企业文化。

（四）规范医药代表在医疗机构的拜访行为

医药代表在医疗机构的拜访行为也亟需规范。医疗机构需要实行严格的医药代表来访预约制，明确机构内负责部门，规定医药代表来访的时间和场所；需要对医药代表的来访信息进行登记备案，并对外公开透明，具体信息包括接待时间、场所、人员和药品相关信息。此外，还可以通过医药代表信息平台收集医生对来访医药代表基本素质、专业知识水平和礼物等信息的反馈。

（五）促进医药行业的可持续发展

医药行业的可持续发展也是医药代表职业化、规范化发展的重要保障。针对我国医药企业多、小、散、乱的现状，迫切需要严格落实相关准入审批，促进企业的良性竞争和兼并。充分运用激励手段促进企业发展，如对于规范企业给予名誉宣传、税收优惠、审批加快等奖励措施。在药品营销方面，可以运用“互联网＋”的思维和技术积极探索创新，如建立第三方医药营销平台，以减少药品及其来源的信息不对称；可以增加销售的外包，利用合同销售组织（contract sales organization，CSO），提高销售的专业化水平，并控制相应的成本。此外，还可以进一步拓展职业内涵，抓住我国大力发展健康产业的契机，使医药代表全面、深度地参与到健康服务的提供中，提高其职业认同感和成就感，如联合医生共同参与社区慢性病患者用药管理和培训等。

（六）深化医疗卫生体制机制改革

需要引起注意的是，药品回扣绝不仅仅是表面的商业规范问题，也是当前医疗卫生体制机制问题的集中反映。因此，必须深化医疗卫生体制机制改革，降低虚高的药品费用，才能进一步规

范医药行业，进而引导医药代表行业规范化发展。需要尽快理顺对公立医院的补偿机制和医生的收入分配机制，调整医疗服务价格以体现医生劳动价值，增加医生阳光收入以提高医生工作的归属感和积极性；需要加大医生多点执业，促进医生合理流动，加大社会办医力度，打破公立医院的垄断；需要医保在药品价格谈判、医疗费用控制方面发挥更大作用。

医药代表数量庞大，相关改革政策在出台前要充分考虑其对医药代表行业可能产生的影响。尤其要注意多个政策的组合作用，以及地方经验在全国推广的可行性。有必要将医药代表行业发展纳入政策的可行性分析，合理设置政策缓冲期，引导医药代表角色平稳回归。

参考文献

[1] 郑全帅，徐明新，望艺文等. 基于社会角色理论的医药代表本位回归分析. 经济视角，2011，(4)：190-191.

[2] 杨敏. 加强医药代表的规范化管理. 市场周刊(理论研究)，2012(6)：24-25.

[3] Pauline Norris, Andrew Herxheimer, Joel Lexchin, et al. Drug promotion: what we know, what we have yet to learn. World Health Organization and Health Action International, 2005.

[4] 胡超，郑振佺. 我国医药代表执业规范化管理的探讨. 医学与社会，2012，25(2)：73-75.

[5] 冯俊敏，秦勇，于洁. 我国医药代表职业现状及对策研究. 商业经济，2014，(5)：98-99，126.

[6] 张斌. 处于十字路口的医药代表. 医学与哲学(人文社会医学版)，2008，08：19-21，79.

[7] 刘博，先德强，丁唯一等. 法律视野下的医药代表问题考量. 医学与哲学(人文社会医学版)，2008，08：25-27.

[8] 谢勤. 我国医药代表的现状及对策研究——基于社会角色视角的分析. 广州：南方医科大学，2011.

第八章

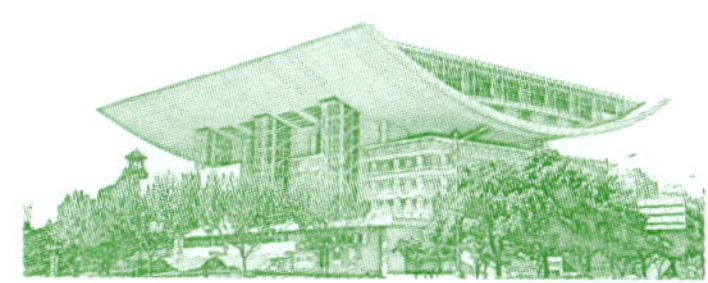

计生与家庭发展

随着国家全面两孩政策的实施和计划生育服务管理改革的不断深化，计划生育工作重点已由过去的控制人口数量逐步转向提高人口素质、增强家庭发展能力、增进家庭福祉。近年来，在这方面上海市开展了积极而富有成效的探索。本章重点从老年群体的角度出发，选取了3篇文章，分别从失独家庭扶助关怀、流动老人生存发展及对医疗卫生服务的影响、家庭照料负担及相关支持等方面进行研究，为相关政策的制定提供决策参考；此外还有1篇文章，围绕计生药具政府采购问题进行了深入探讨，提出了进一步优化上海市计生药具采购流程和机制的政策建议以及所需的配套保障措施。

关于完善上海市失独家庭扶助关怀政策的研究

樊　华　崔元起　丁　燕　胡　娟

【导读】 我国推行计划生育政策以来，由于种种原因，逐渐产生了一定数量的独生子女伤残、死亡的家庭(统称为“计划生育特殊家庭”)。近年来，国家和各地区相继出台了解决上述家庭特殊困难的扶助关怀政策。本文分析了上海市失独家庭的基本情况、面临的问题，针对失独家庭群体的特点和需求，在评估现有扶助关怀政策实施情况的基础上，提出了下一步改进完善的建议。

失独家庭是指我国实行计划生育政策以来，夫妻只生育一个子女，但该子女因病、祸等原因发生死亡，夫妻未再生育和未收养子女的家庭。失独家庭扶助关怀政策，是基于失独家庭群体的特点和需求，给予此类群体某些特殊待遇的措施。失独家庭问题是当前和今后较长一段时期内卫生计生工作面临的一个重点和难点问题。实施全面两孩政策以后，如何进一步做好计划生育特殊家庭扶助关怀工作，是摆在我们面前迫切需要思考研究和推进解决的一项重要任务。

一、失独家庭基本情况

2008 年上海市户籍人口中符合领取特别扶助金条件的失独人员为 7 745 人，2015 年已经达到 19 102 万人，年增长率 10%～15%。

(一) 失独人员年龄分布

失独人员主要集中在 50～69 岁，占失独人员总数的 82.67%；60 岁及以上的失独人员占 59.33%。随着时间推移，失独人员老龄化程度将逐步加快，高龄老人数量逐步增多。

(二) 失独时孩子的年龄构成

独生子女死亡时的平均年龄为 21.6 岁，主要集中在 15～34 岁，占 71.3%；14 岁及以下的占 21.1%；35 岁及以上的占 7.4%。可以看出，失独时孩子的年龄大部分处于青少年时期，也是人

第一作者：樊华，男，助理研究员，上海市卫生和计划生育委员会计划生育家庭发展处处长。
作者单位：上海市卫生和计划生育委员会(樊华、崔元起、丁燕、胡娟)。

生最活跃的一个时期，其父母在养育孩子等方面付出了艰辛努力。

（三）失独时孩子母亲的年龄构成

失去独生子女时孩子母亲的平均年龄为 48.6 岁。其中 30 岁以下的占 8.07%，30～39 岁占 21.97%，40～49 岁占 45.49%，49 岁以上的占 24.5%。可以看出，失独时孩子母亲的平均年龄接近 49 岁，大部分已经过了最佳生育期。据预计，到 2020 年，上海市失独特扶对象将达到 3.5 万人，2030 年将达到 6.5 万人。

二、失独家庭扶助关怀政策评析

近几年来，按照中央要求，在上海市委、市政府领导下，上海市进一步加强了计生特殊家庭扶助关怀工作。2004 年 4 月 15 日起实施的《上海市人口与计划生育条例》第三十八条规定：持有《光荣证》的公民，其独生子女在未满十六周岁之前发生意外伤残或者死亡，不愿再生育和收养子女的，由区、县人民政府按照市人民政府的有关规定给予一次性补助。2006 年市政府印发的《上海市计划生育奖励与补助若干规定》明确规定了独生子女意外伤残、独生子女死亡的一次性补助标准，即持有《光荣证》的本市户籍公民，其独生子女在未满 16 周岁之前死亡，自愿不再生育和收养子女的，由其户籍所在地的区、县政府给予不少于 5 000 元的一次性补助。2008 年，市政府办公厅转发市人口计生委、市财政局等三部门制订的《上海市计划生育家庭特别扶助制度实施办法》（沪府办发〔2008〕34 号），全面实施特别扶助制度。

2014 年 8 月 26 日，市卫生计生委、市民政局、市财政局、市人力资源和社会保障局、市住房保障和房屋管理局、市残联联合印发了《关于本市进一步加强计划生育特殊困难家庭扶助工作的通知》（沪卫计家庭〔2014〕016 号），围绕经济扶助、养老服务、医疗服务、精神慰藉等方面，着力构建政府主导、部门协同、社会参与、多元关爱的计划生育特殊困难家庭扶助工作机制。概括起来主要体现在以下几个方面：一是发放特别扶助金。二是实行养老“五优先”服务。三是加强医疗服务。四是优先收养子女。五是提供住房保障服务。六是安排和处理身后事。七是开展社会关怀活动。各区县普遍加大了失独家庭扶助关怀力度，在执行上海市统一政策的基础上，不少区结合本地区实际情况，研究制定了具有可操作性的实施办法，进一步深化和细化了扶助关怀措施。

总的来说，目前上海市已经基本建立了失独家庭扶助关怀政策，在一定程度上缓解了失独家庭面临的实际困难，收到了较好的成效。但是，由于失独家庭扶助政策的制定和实施，是一项与时俱进的重要工作，实施过程中仍需要解决以下几个问题：一是政策不完善。如医疗服务政策过于原则，需要深化和细化；养老照料优先优惠政策的覆盖面太小，没有解决实际需要。二是有些政策没有很好落实。如联系人制度、信息化档案等尚未落到实处。三是各区县之间发展不平衡。有的地区很重视，制定了具体实施办法，工作到位；有的地区重视不够，措施不实。四是社会力量发挥的作用不够。

三、失独家庭面临的主要诉求和问题

失独家庭提出的主要诉求和问题集中在以下几个方面。

（一）经济扶助

要求提高特别扶助金标准，认为与一些外省（市、自治区）相比，按照上海市经济社会发展水平和消费支出水平，上海市特别扶助金标准应当更高。同时，要求按月发放特别扶助金。根据国家和上海市现行政策规定，特别扶助金每年发放一次。

（二）养老照料

失独家庭老人最担心的问题是，一旦自己失去生活自理能力，日常生活起居没人照料、生病没人护理。由于失去了唯一的子女，传统的依靠子女养老照料的功能已经丧失，与一般有子女的家庭相比，失独家庭老人的养老问题更加需要依靠政府和社会力量来帮助解决。

（三）医疗服务

失独家庭老人希望解决三方面问题：一是在医院看病就医时，能够享受绿色通道待遇。二是看病就医时需要有人陪护。一些失独家庭老人因年龄大等原因，一旦患重大疾病以后，往往在医院看病时没人陪护，动手术时没人签字。三是住院期间需要有人护理。

（四）精神慰藉

失独家庭在精神上遭受沉重打击，与一般的无子女家庭相比，失独家庭因种种原因失去独生子女以后，往往在精神方面出现崩溃，长期无法走出丧子（女）的痛苦和阴影。

四、完善失独家庭扶助关怀政策的理论思考

（一）失独家庭是我国特殊历史阶段产生的一个特殊群体

众所周知，计划生育是我国的一项基本国策。失独家庭是我国在推行"提倡一对夫妻生育一个子女"这一特殊生育政策时期产生的一个特殊群体。由于大部分失独父母在失去独生子女以后因无法再生育子女，面临着与一般非独生子女家庭所不同的养老、医疗等诸多实际困难和问题，因此各级政府有义务、有责任将失独家庭（包括独生子女伤残家庭）作为一个特殊群体来看待，研究制定针对失独家庭的特别扶助政策。

（二）完善失独家庭扶助关怀政策，是全面建成小康社会的基本要求

习近平总书记指出："人民对美好生活的向往就是我们的奋斗目标"。党的十八大提出要全面建成小康社会，让发展成果惠及全体人民。完善失独家庭扶助关怀政策，是一项长期而又艰巨的任务，是一个渐进过程。既要立足当前，又要着眼长远，本着"尽力而为、量力而行"的原则，通过逐步完善政策，着力构建"政府主导、部门协同、社会参与、多元关爱"的扶助工作机制，帮助失独家庭解决实际困难和问题，带领他们同步进入小康社会，这是实现全面小康社会、全民小康的应有之义。

（三）完善失独家庭扶助关怀政策，是建设诚信政府、责任政府的基本要求

作为一个诚信政府、责任政府，在大力推进改革发展、完善生育政策、深化计生服务管理改革过程中，必须将完善失独家庭扶助关怀政策纳入政府保障和改善民生的总体部署，纳入城乡社会保障体系建设，尽最大努力解决失独家庭最关心、最现实、最迫切的问题，维护合法权益，提高保障水平，解决后顾之忧，促进社会和谐。

五、进一步完善上海市失独家庭扶助关怀政策的若干建议

失独家庭扶助关怀政策的实施和完善，是一项全局性、长期性的工作，关联性、互动性很强。要根据国家总体要求，紧密结合上海实际，按照循序渐进、有所创新的原则，围绕经济扶助、医疗服务、养老照料、精神慰藉、法律服务、保险服务等方面，逐步完善相关政策。有关建议如下。

（一）完善经济扶助政策

财政部、国家人口计生委于2011年12月14日联合印发了《关于建立全国农村部分计划生育家庭奖励扶助和计划生育家庭特别扶助标准动态调整机制的通知》，决定在全国层面建立与经济社会发展相适应的农村奖扶和特别扶助标准动态调整机制。主要内容包括：以农村居民家庭年人均生活消费支出增长幅度作为调整依据，当农村居民家庭年人均生活消费支出累计增长幅度达到或超过30%时启动调整机制，首次调整自2008年算起。计算公式为：调整后的标准＝现标准×(1＋累计增长幅度)。经上海市委、市政府同意，2013年7月5日市卫生计生委、市财政局联合印发了《关于提高本市计划生育家庭特别扶助标准的通知》(沪卫计委〔2013〕27号)，其中独生子女死亡家庭的扶助标准从每人每月150元提高到500元。据有关部门统计，上海市2013～2015年农村居民家庭人均生活消费支出累计增长幅度为33.9%，已达到动态增长机制的提标要求。因此，建议上海市从2016年1月1日起提高计划生育家庭特别扶助标准。同时，为了更好地发挥特别扶助金对于计生特殊家庭的扶助作用，体现以人为本的服务理念，考虑到实际可操作性，建议借鉴上海市老年人综合补贴的做法，将特别扶助金的发放方式由原来的“按年发放”调整为“按季发放”，于每年的1月、4月、7月和10月分别发放。

（二）完善医疗服务政策

医疗服务是失独家庭特别是失独老年人迫切希望解决的一个主要问题。卫生计生部门整合以后，有利于充分利用医疗卫生资源，为失独老年人提供就医便利。一是要优先落实失独家庭成员的家庭医生签约服务。各区卫生计生委在全面推广家庭医生制度时，要督促各社区卫生服务中心优先满足失独家庭成员的签约需求，作为重点服务人群予以照顾。按照自愿原则进行家庭医生签约，力争签约率达到90%。二是优先为签约的失独家庭成员提供健康管理服务。主要包括：建立规范化电子健康档案，建档率达到100%。定期对签约的失独家庭成员进行健康评估。各区县应为本区县户籍年满60周岁及以上的失独家庭成员每年提供一次免费体检。三是落实失独家庭成员的优先就诊、优先转诊等服务。签约的失独家庭成员在约定时段至家庭医生处就

诊，可享受优先就诊、优先转诊等服务。在签约医疗机构内，建立签约失独家庭成员预约优先就诊机制，让签约对象享受优先就诊的便捷。四是加强失独家庭成员的老年护理服务，落实医养结合。

（三）完善养老照料政策

养老照料同样是失独老年人希望政府和社会帮助解决的一个重要问题。随着人口老龄化、高龄化程度不断提高，市民的养老公共服务需求显著增加。失独老人由于缺乏子女赡养，更加需要政府提供养老照料服务。一是要落实好符合条件的失独老人养老服务补贴。二是要落实好失独老人养老“五优先”服务。即：优先上门评估、优先提供上门照护服务、优先利用老年人日间服务中心和老年人社区助餐点等社区居家养老服务设施、优先入住政府举办或资助的指定养老机构，对独居老人，优先提供社区关爱服务并纳入老龄部门独居老人关爱服务。鉴于上海市失独家庭中很少有低保家庭或低收入困难家庭，因而难以进入政府举办或资助的养老机构，建议上海市要进一步调整完善针对失独老年人的养老照料政策，给予特殊照顾。对于年满 60 周岁及以上的上海市户籍失独老人，经老年照护等级评估、确有照护需求的，无需进行经济状况审核，即可以享受养老优先优惠政策。

（四）加强精神慰藉服务

除了在经济、医疗、养老方面加大扶助关怀力度以外，精神慰藉服务也非常重要。不少失独家庭成员往往走不出丧子之痛而难以自拔，需要通过多种途径，帮助其走出心理阴影，融入社会大家庭。一是开展失独家庭成员心理健康咨询服务。各社区卫生服务中心要为辖区内的失独人员提供心理健康咨询服务，对有心理救助服务需求的失独人员，根据不同情况制定出适宜的心理救助计划，进行心理干预。二是动员社会力量开展献关心关爱关怀活动。要充分发挥计生协会、人口福利基金会、慈善基金会、红十字会以及工会、共青团、妇联等群团组织、社会组织、救助团体和企事业单位的作用，开展形式多样的帮扶和献爱心活动。① 开展失独家庭结对帮扶工作；② 以“生育关怀专项基金”为平台，发动企业和爱心人士捐款，发展壮大生育关怀基金，通过项目化运作方式开展扶助关怀项目；③ 以镇(乡)、街道或者居(村)委为单位，按照“自愿、就近、多样”的原则，鼓励失独人员参与社区活动，融入社会大家庭；④ 在每年的重大节假日来临之际，开展扶助关爱送温暖工作；⑤ 探索采取政府购买服务方式，通过社工组织或者有关专业机构，为失独家庭提供专业服务。

（五）开展再生育技术服务

提供再生育技术服务、让失独家庭再生育一个孩子，是政府帮助失独家庭从根本上解决问题的一条途径，既能减轻政府和社会的负担，更为重要的是能够让失独家庭重新回归正常家庭，一举两得。从浙江省、四川省、福建省的实践经验来看，提供再生育技术服务，深受失独家庭欢迎。建议上海市积极借鉴外省(市、自治区)经验，研究制定符合上海市实际的失独家庭再生育技术服务政策。

（六）探索建立失独老人保险保障模式

2014 年 8 月 10 日国务院印发的《关于加快发展现代保险服务业的若干意见》（国发[2014]29 号）明确提出："构筑保险民生保障网，完善多层次社会保障体系""把商业保险建成社会保障体系的重要支柱""创新养老保险产品服务"，为不同群体提供个性化、差异化的养老保障""发展独生子女家庭保障计划，探索对失独老人保障的新模式"。《上海市人民政府贯彻〈国务院关于加快发展现代保险服务业的若干意见〉的实施意见》（沪府发[2014]73 号）提出："积极发展应对老龄化风险的民生保险""积极发展独生子女家庭保障计划""创建失独老人保险保障模式"。通过发展计划生育家庭保险，创建失独老人保险保障模式，可以在较大程度上解决目前上海市养老、医疗等公共政策尚未覆盖、但失独老人自身无法克服的困难和问题，解决后顾之忧。

（七）建立联系人制度和信息化管理运用系统

联系人制度是连接失独家庭和政府部门之间的重要桥梁。由于失独家庭的情况千差万别，利益诉求各不相同，因此必须有针对性地开展扶助工作。要建立完善上海市统一规范的联系人制度。开展定时和不定时的上门走访、电话联系、微信联系等形式多样的沟通，及时了解失独家庭情况，做好帮扶工作和精神慰藉，有针对地解决实际困难。同时，通过联系人制度，可以及时掌握失独家庭扶助政策的实施情况、存在问题以及基层意见建议，对于进一步完善扶助政策具有十分重要的作用。此外，要依托现有的上海市人口与计划生育综合管理信息系统，开发功能较为齐全的计划生育特殊家庭信息化管理运用系统，为包括失独家庭在内的每个计生特殊家庭建立电子档案，全面掌握基础信息、管理信息、服务信息，注重政策执行的过程管理、日常监管、综合评估，推动扶助工作信息化、规范化、专业化、科学化。

（八）加强协调机制建设

失独家庭扶助关怀工作是一项社会系统工程，涉及卫生计生、民政、财政等多个部门，必须加强协调机制建设，加强部门之间的协作与配合。各相关部门要进一步增强大局意识、责任意识，按照各自职能，认真履行扶助失独家庭的职责，加强对本条线扶助工作的指导和监督检查，确保政策落到实处。要将失独家庭扶助政策的落实情况纳入年度计划生育目标管理责任制考核，加强监督检查，加强考核评估，确保扶助工作责任到位、投入到位、落实到位。

上海市流动老人生存发展及对医疗卫生服务影响分析

——基于2015年上海市流动人口卫生计生动态监测调查数据

沈 可 胡 湛 杨 雪

【导读】 本研究采用2015年上海市流动人口卫生计生动态监测调查中752名60岁及以上来沪老人数据，综合评估老人的人口家庭特征、经济来源、社交网络、健康状况、医疗保险与医疗服务利用率，并进一步分析了男性与女性老人、高龄与低龄老人在上述指标的差异性。流动老人低龄化、受过较好教育、经济相对独立、健康状况良好并享受户籍地基本医疗保险。流动老人对子女家庭的协助，极大地解放了中青年劳动力的家务负担，促使他们将更多的时间投入于市场化劳动、提高劳动生产率、增加劳动产出。因此，他们并非是传统意义上的被抚养者，而很大程度上在家庭中扮演了“守门人”和“照料者”的角色；其消费能力不可小觑，对上海市经济增长与财政收入增加亦有所裨益。

一、背景

上海市是跨省流动人口大量进入的重要目的地之一，流动人口的进入不仅改变了上海市的人口规模，更为重要的是，直接影响上海市的人口年龄结构。2014年统计数据显示，上海户籍人口金字塔已呈现底部萎缩、顶部扩张的形态。其中，55～59岁年龄组(即三年自然灾害后出生的婴儿潮群体)人数众多，在未来5～10年即将迈入老年，大幅度加深上海的老龄化程度。然而来沪人口的年龄金字塔则呈现两头窄中间宽的“核型”，即劳动力资源充沛，而被抚养人口稀少。上海市户籍人口中0～14岁、15～64岁、65岁及以上年龄组的比重分别为9.2%、72.5%及18.3%；而来沪人口则分别为8.4%、89.8%及1.9%。来沪人口中老龄人口的比重大大低于户籍人口。若将60岁作为老龄门槛，则上海市实有人口、户籍人口、流动人口的少儿抚养比、老人抚养比和总抚养比如表1。实有人口中，平均每2.8个劳动人口负担一个抚养人口，户籍人口平均每1.7个劳动人口负担一个抚养人口，来沪人口平均每7个劳动人口负担一个抚养人口。年轻来沪人口的加入大大缓解了上海市实有人口整体的抚养负担。

第一作者：沈可，女，副教授。
作者单位：复旦大学人口与发展政策研究中心(沈可、胡湛)，上海市卫生和计划生育委员会(杨雪)。

表 1　2014 年上海实有人口、户籍人口、流动人口抚养比情况(单位: %)

口　　径	总抚养比	少儿抚养比	老人抚养比
实有人口	35.8	12.2	23.7
户籍人口	58.9	14.7	44.2
流动人口	14.4	9.6	4.8

来沪老人作为来沪人口中的特殊群体,其生存状况和发展趋势不仅关乎民生发展,也直接关乎公共医疗卫生资源的配置。针对这一问题,我们对 2015 年上海市流动人口卫生计生动态监测数据进行了整理、分析,筛选得到 752 个来沪老人样本,其中男性 378 人,女性 374 人;60～69 岁老人 580 人,70 岁及以上老人 172 人(80 岁及以上老人 24 人)。基于该样本数据,进行了分性别、分高低年龄流动老人的对比分析(表 2)。

表 2　样本数据说明

年　　龄	性　　别		合　　计
	男性(人)	女性(人)	
60～69 岁	274	306	580
70 岁及以上	104	68	172
合　计	378	374	752

二、流动老人的基本特征

(一) 流动老人性别年龄构成

以本次受访流动老人为样本,统计得到男性流动老人 378 人,女性流动老人 374 人,各约占流动老人总量的 50%。由于本次调查采取分层、多阶段、与规模成正比的 PPS 抽样方法,同时调查问卷以居住关系为标准获取每一位受访者"同住"老年人的相关信息,因此样本具有较高的代表性。由此推断,来沪流动老人的性别分布较为均衡。

从年龄结构来看,49%的来沪流动老人集中在 60～64 岁,28%的流动老人年龄为 65～69 岁,仅 3%的流动老人年龄在 80 岁及以上。由此可见,77%的来沪流动老人年龄在 60～69 岁,绝大部分来沪流动老人为低龄老人。

(二) 流动老人受教育程度分布

来沪流动老人受教育程度集中分布在小学、初中和高中,占比依次为 24%、30%、17%。另外 15%的流动老人为大学本科或专科学历,14%的流动老人未上过学。根据 2010 年人口普查,全国 60 岁及以上老年人中受过大学本科或专科教育的比例仅为 3.3%,从未上过学的老人占比高达 23.5%。可见来沪流动老人的受教育程度显著高于全国平均水平。

(三) 流动老人户口登记类型和登记省份

45%的流动老人户口登记类型为农业户口,52%为非农业户口,1%为农业转居民户口,2%

为非农业转居民户口。流动老人的户口登记省份集中分布在江苏、安徽、江西、浙江和河南，其中来自江苏和安徽的流动老人最多，占比优势明显。

三、流动老人子女的基本特征

(一) 流动老人子女的受教育程度分布

51%的流动老人子女的学历在大学专科及以上，其中26%的子女为大学本科学历，占比最大；其次为初中学历(23%)、高中学历(20%)、本科与专科学历(18%)、研究生学历(7%)、小学学历(5%)和未上过学(1%)。可见，流动老人子女整体的受教育程度较高。

(二) 流动老人子女的婚姻状况

超过八成流动老人的子女为已婚状态，仅13%的流动老人的子女未婚。81%的流动老人的子女为初婚，0.4%为再婚，5%的婚姻状况为离婚，0.4%为丧偶。

(三) 流动老人子女的户口登记类型和登记省份

40%的流动老人的子女户口登记类型为农业户口，58%的流动老人子女为非农业户口，1%为农业转居民户口，1%为非农业转居民户口。流动老人子女的户口登记省份集中在安徽、江苏、江西、浙江和河南。与前文中流动老人的户口登记省份分布趋势重合度高，基本一致。

四、流动老人生存现状分析

(一) 分性别、分高低龄流动老人来沪主要原因

如图1所示，男性流动老人来沪的主要原因依次为照顾孙辈(28%)、养老(23%)、务工经商(21%)、照顾子女(18%)和其他(10%)；女性流动老人来沪的主要原因依次为照顾孙辈(34%)、照顾子女(24%)、养老(22%)、其他(11%)和务工经商(9%)。

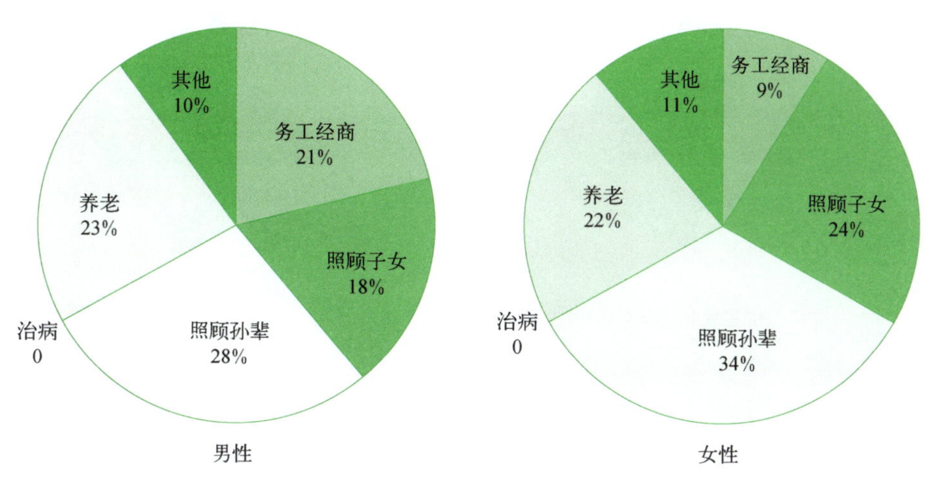

图1 流动老人来沪主要原因(分性别)

在来沪原因上流动老人呈现明显的性别差异，男性在照顾孙辈、照顾子女上的比例要明显低于女性，而在务工经商上则高出女性 12 个百分点；此外，男性和女性流动老人中都有约 1/5 的人是出于养老需求才流入上海，而治病动因较低。

如图 2 所示，不同年龄段流动老人在来沪原因上呈现一定的共性和差异。70 岁及以上的老年流动人口中，40％因养老需求流入上海，28％为照顾孙辈，15％为照顾子女，5％为务工经商，11％为其他；60～69 岁老年流动人口中，仅 17％的老年人因养老需求流入上海，最为主要的原因是照顾孙辈（32％）和照顾子女（23％）。

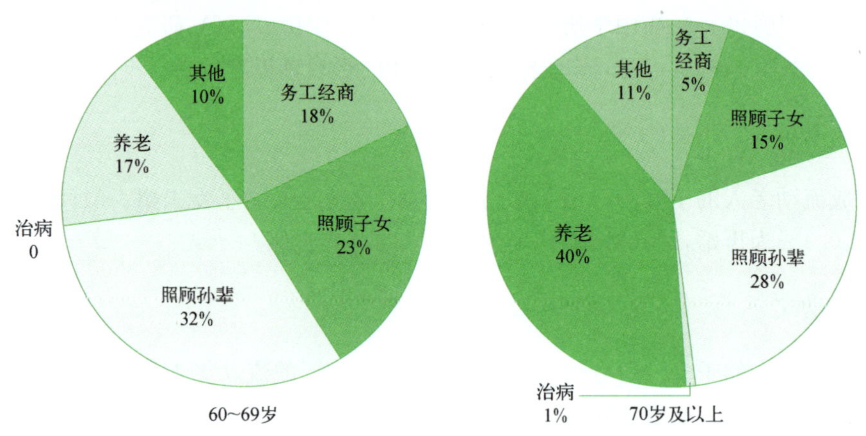

图 2　流动老人来沪主要原因（分年龄）

由此可见，高、低龄老年人的来沪动因都集中分布在“照顾孙辈”和“照顾子女”上，尤其在60～69 岁低龄老人中，超过三成老年人来沪主要原因为照顾孙辈。高、低龄流动老人的治病动因都不甚明显。70 岁及以上老年人因养老需求流入上海的占比远高于 60～69 岁老年人，达到 40％。

（二）分性别、分高低龄流动老人的经济能力

如图 3 所示，男性和女性老人流动人口的主要经济来源都为：离退休金/养老金，家庭其他成员支持和劳动收入。在劳动收入这一来源上，男性老人流动人口的占比要明显高于女性；在家庭其他成员支持这一收入来源上，女性老人流动人口的占比则相对较高。

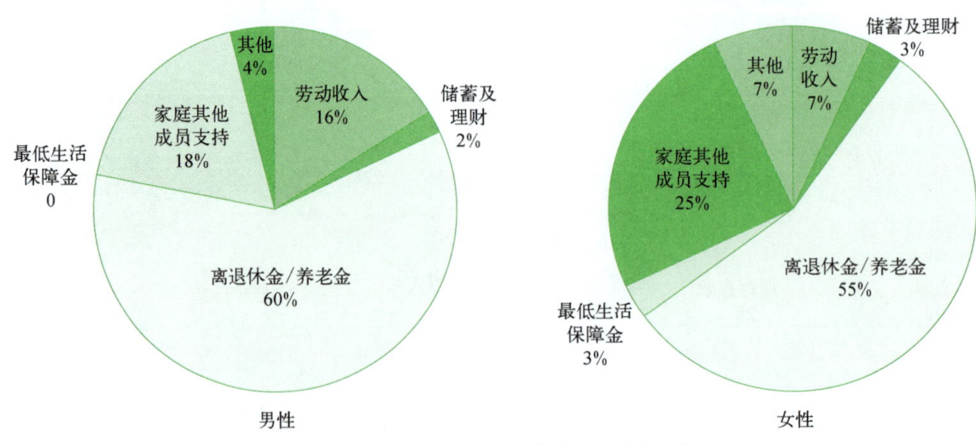

图 3　流动老人主要经济来源（分性别）

如图 4 所示，无论是低龄老人还是高龄老人，均有 60%左右的老年人以离退休金/养老金作为主要经济来源，这一比例远远高于 2010 年人口普查显示的全国平均水平。14%的低龄老人仍能依靠劳动收入；高龄老人更为依赖家庭其他成员支持。

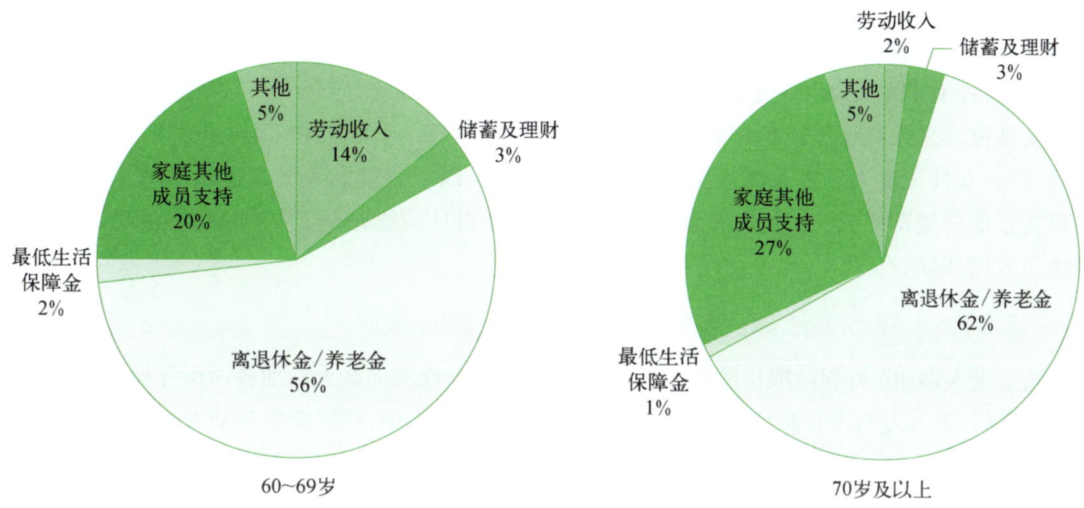

图 4　流动老人主要经济来源(分年龄)

（三）分性别、分高低龄流动老人的社会支持

近一半流动老人有 1～5 个本地朋友，流动老人本地朋友数量的性别差异小、分布趋势较一致。分性别来看，45%的男性流动老人和 43%的女性流动老人有 1～5 个本地朋友；24%的男性流动老人和 22%的女性流动老人有 6～10 个本地朋友，13%的男性流动老人和 14%的女性流动老人有 11～20 个本地朋友，12%的男性流动老人和 14%的女性流动老人没有本地朋友，6%的男性流动老人和 7%的女性流动老人有 21 个及以上的本地朋友。

分年龄来看，60～69 岁流动老人中，43%有 1～5 个本地朋友，23%有 6～10 个本地朋友，15%有 11～20 个本地朋友，13%没有本地朋友，6%有 21 个及以上的朋友；70 岁及以上流动老人中，47%有 1～5 个本地朋友，25%有 6～10 个本地朋友，13%没有本地朋友，8%有 11～20 个本地朋友，7%有 21 个及以上本地朋友(表 3)。

表 3　上海市分性别、分高低龄流动老人本地朋友情况(单位：%)

分组		没有朋友	1～5 个朋友	6～10 个朋友	11～20 个朋友	21 个及以上朋友
性别	男	12	45	24	13	6
	女	14	43	22	14	7
年龄	60～69 岁	13	43	23	15	6
	70 岁及以上	13	47	25	8	7

（四）分性别、分高低龄流动老人的健康状况

流动老人健康状况的性别差异较小。55%的男性流动人口认为自己健康，42%的男性流动

人口认为自己基本健康，3%的男性流动人口认为自己不健康，但生活能自理；女性流动人口方面，52%的认为自己健康，45%的认为自己基本健康，3%的认为自己不健康，但生活能自理。

综合而言，流动老人的健康状况良好。60～69 岁的流动老人中，57%认为自己健康，41%认为自己基本健康，2%认为自己不健康但生活能自理；相比较而言，70 岁及以上流动老人的自评健康状况则相对较差，41%认为自己健康，51%认为自己基本健康，7%认为自己不健康但生活能自理，同时还有 1%认为生活无法自理。

女性流动老人高血压或糖尿病的患病率略高于男性。21%的男性流动人口患有高血压或糖尿病；25%女性流动人口患有高血压或糖尿病。70 岁及以上流动老人的高血压或糖尿病的患病率要高于低龄流动老人。20%的低龄流动老人患有高血压或糖尿病；34%的高龄流动人口患有高血压或糖尿病。

（五）分性别、分高低龄流动老人的医疗保险可及性

流动老人参加医疗保险项目的性别差异较小，男性和女性流动老人参加各项医疗保险的占比相对一致，仅有 10%左右没有参加任何医疗保险。男性流动老人中，28%参加新型农村合作医疗保险（以下简称“新农合”），26%不清楚，16%参加城镇职工医疗保险，15%参加城镇居民医疗保险；女性流动老人中，30%参加新农合，26%不清楚，15%参加城镇职工医疗保险，12%参加城镇居民医疗保险。

60～69 岁流动老人中，31%参加新农合，5%参加城乡居民合作医疗保险，13%参加城镇居民医疗保险，15%参加城镇职工医疗保险，2%参加公费医疗，26%表示不清楚，8%未参加以上任何保险；70 岁及以上的流动老人中，24%参加新农合，3%参加城乡居民合作医疗保险，14%参加城镇居民医疗保险，16%参加城镇职工医疗保险，6%参加公费医疗，26%表示不清楚，11%未参加以上任何保险（表 4）。

表 4　上海市分性别、分高低龄流动老人医疗保险状况（单位：%）

分组		新农合	城镇职工医疗保险	城镇居民医疗保险	不清楚	未参加任何保险
性别	男	28	16	15	26	
	女	30	15	12	26	
年龄	60～69 岁	31	15	13	26	8
	70 岁及以上	24	16	14	26	11

绝大多数流动老人医疗保险的参保地为户口登记地，且性别差异较小。其中，96%的男性流动老人在户口登记地参保，4%的男性流动老人在本地参保；97%的女性流动老人在户口登记地参保，2%的女性流动老人在本地参保，1%的女性流动老人在其他地方参保。

绝大多数流动老人医疗保险的参保地为户口登记地，60～69 岁流动老人中，97%医保参保地为户口登记地，3%为本地；高龄流动老人中，95%医保参保地为户口登记地，4%为本地，1%为其他地方。

（六）分性别、分医疗保险状况流动老人的医疗服务需求的满足程度

1. 过去一年是否经诊断需住院与过去一年是否实际住院

在过去一年是否诊断需住院的问题上，各有 5%的男性流动老人和女性流动老人患有经医生

诊断需住院的病/伤；而这些经诊断需要住院的流动老人中，85%的男性流动老人会选择住院，仅65%的女性流动老人会选择住院，男性流动老人实际住院的比例远远大于女性流动老人(图5、图6)。

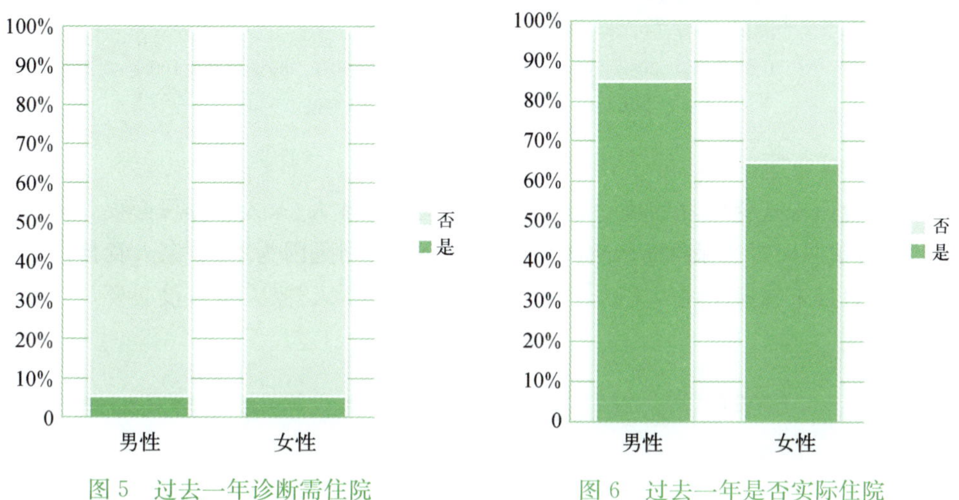

图5　过去一年诊断需住院

图6　过去一年是否实际住院

在过去一年是否诊断需住院的问题上，参与公费医疗的流动老人的确诊住院的比例最高，其次为未参加任何保险的流动老人，参加城镇居民医疗保险的流动老人的确诊需住院的比例排第三；而在这些经诊断需住院的流动老人中，享有公费医疗、城镇居民医疗保险和城乡合作医疗保险的流动老人的实际住院比例最高，为100%；享有城镇居民医疗和新型合作医疗保险的流动老人的实际住院比率最低，仅65%左右(图7)。

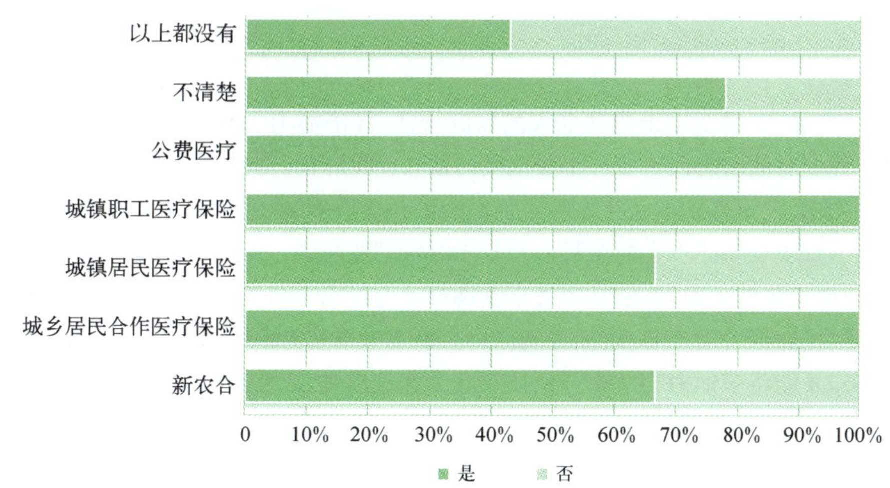

图7　过去一年是否实际住院(分医疗保险状况)

2. 经诊断需住院而未住院的原因分布

流动老人在没住院的原因分布上性别差异十分大。男性流动老人方面，主要原因有两个，即67%是本人/家人觉得没必要，33%是因为无人照料。女性流动老人方面，主要原因为3个，57%是本人/家人觉得没必要，29%是因为没床位，14%是由于其他原因(图8)。

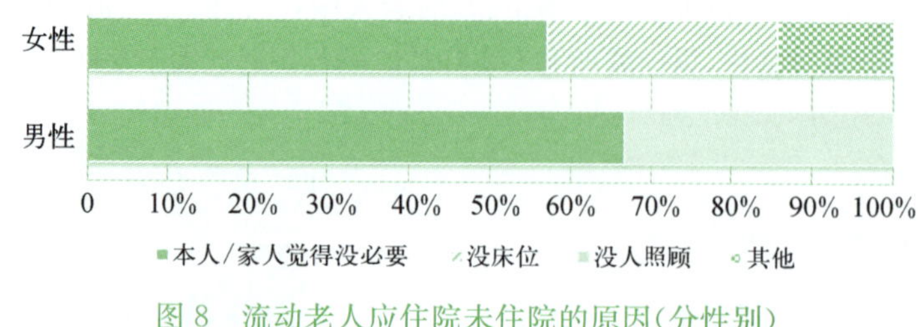

图 8 流动老人应住院未住院的原因(分性别)

参加新农合但未选择住院的流动老人中,77%是由于本人/家人觉得没必要,13%是由于没人照顾;参与城镇居民医疗保险而未选择住院的流动老人则是因为本人/家人觉得没必要;未参加任何医疗保险且未选择住院的流动老人中,78%是由于本人/家人觉得没必要,12%的是因为没床位(见图 9)。

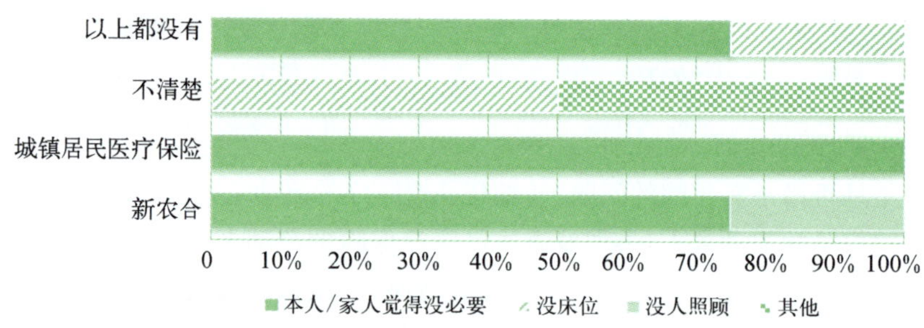

图 9 流动老人应住院未住院的原因(分医疗保险状况)

五、小结

通过对 752 名 60 岁及以上流动老人的家庭特征、经济能力、健康状况以及医疗服务利用率的综合分析,我们对流动老人形成一个较全面的认知:低龄化、受过较好教育、经济相对独立、健康状况良好并享受户籍地基本医疗保险。他们来沪并非以养老、治病为主要目的,而主要是为了服务于下一代,是子女与孙子女的照料者乃至于"带薪"照料者。流动老人对子女家庭的协助,可以极大地解放中青年劳动力,特别是中青年女性劳动力的家务负担,促使他们将更多的时间投入于市场化劳动、提高劳动生产率、增加劳动产出。事实上早就有研究指出,"正是因为中国有老人承担家庭义务,才能将劳动力相对充分地从家庭中释放出来,以实现社会的飞速发展",而这一效应往往在评估老人经济价值时被忽视。

因此,我们亟需扭转对流动老人的刻板印象:他们并非是传统意义上的被抚养者,他们很大程度上在家庭中扮演了"守门人"和"照料者"的角色;他们也并非是社会公共资源的攫取者,由于其良好的教育程度与经济独立性,他们的消费能力不可小觑,亦对上海市经济增长与财政收入增加有所裨益。

上海市老年家庭照顾者的照料负担及支持性政策研究

陈 蓉 黄晓燕

【导读】 本文探讨在当前我国社会化养老初级阶段，家庭在老年照料中的不可替代角色及家庭照顾者的重要作用。借助问卷调查收集数据资料，探析作为主要照料者的家庭成员的照料负担、照料内容、希望得到的支持与帮助，并探寻从经济支持、替代性照顾服务、心理支持、培训服务等方面构建以老年家庭照顾者需求为导向的支持体系。

一、引言

一般来说，老年照料可以分为社会照料和家庭照料两大类。为实现最优的照料模式，以最小的成本为老年人提供优质的照料服务，各国的老年照料都在走向社会和回归家庭之间不断权衡。我国有着悠久的家庭养老传统，在相当长时间内家庭一直承担着主要的养老责任，以配偶、子女等家庭成员或者其他亲戚等提供非正式照料为主要的照料方式[1]。当前，我国处于养老社会化的初级阶段，家庭照料依然发挥着不可替代的重要作用。

然而，在对养老服务和老年照料的广泛关注和研究中，无论是学界的研究，还是养老服务领域的实践，更多是以需要被照料的老年人为对象，而较少以照顾者为对象[2]。古语有云“久病床前无孝子”。家庭照顾者，尤其是其中的家庭长期照顾者，现阶段大部分情况下是最主要的照顾力量，在照料老年人过程中，面临着身体、心理、情感、经济等诸多方面的压力和负荷，迫切需要得到相关支持性政策和社会支持性服务。

若能够针对家庭照顾者的需求提供有效支持和帮助，从个人角度，有利于减轻照顾者的照料负荷，提高生活质量，提升生活满意度；从家庭角度，有利于家庭成员更好地照顾老年人，让照顾者和被照料者都能健康的生活，有利于改善照顾者和被照料者之间的关系，促进家庭关系的和谐；从全社会层面，有利于提高照顾者的健康水平，避免其成为医疗卫生资源的消耗者；也间接支持了被照料者，能有效控制被照料者慢性病的进展和急性病的发作，从而减轻医疗保障的负担，节约健康成本的支出。

第一作者：陈蓉，女，助理研究员。
作者单位：上海市人口与发展研究中心（陈蓉、黄晓燕）。

鉴于此，本文以家庭照顾者为研究对象，主要关注以家庭成员为主要照顾者的、需要生活照料支持的、居家养老的老年人的家庭照顾者的照顾负担、照料内容、希望得到的支持与帮助等。

二、主要研究发现

上海是全国第一个进入老龄化社会的城市，也是目前全国人口老龄化程度最高的特大型城市。静安区作为上海老龄化程度最高的区，养老服务工作一直走在全市前列，其中静安寺街道和江宁路街道在老年照料方面的工作具有很好的基础。本文以家庭照顾者为调查对象，设计了“居家老年人的家庭照顾者调查”问卷，并于 2016 年 5 月至 6 月期间，对这两个街道内符合本文调查对象要求的人员进行了“普查”，其中，静安寺街道共完成 101 份问卷，江宁路街道共完成 107 份问卷，合计完成 208 份问卷。调查主要发现如下：

（一）家庭照顾者自身年龄已经偏老，客观上难以承担较大压力的老年照料

“居家老年人的家庭照顾者调查”结果显示，在被调查的家庭照顾者中，有 37.4%是被照料者的女儿，28.2%是被照料者的配偶，26.2%是被照料者的儿子，3.9%是被照料者的媳妇，3.9%是其他家庭成员，0.5%是其女婿。调查结果还显示，家庭照顾者自身的年龄也已经偏老，仅有 5.3%的照料者年龄在 50 岁以下。换言之，94.7%的照顾者年龄在 50 岁及以上，且以 50～69 岁为主，其中，21.2%在 50～59 岁，48.1%年龄在 60～69 岁，70 岁以上的照顾者占 25.5%（表 1）。绝大多数家庭照顾者自身年龄已经偏老，尤其是当家庭照顾者最主要是被照料老年人的配偶时，照顾者本身的身体状况，在客观上已难以承担较大压力的老年照料。

表 1　家庭照顾者的年龄分布

年　龄	人数(人)	比例(%)
50 岁以下	11	5.3
50～59 岁	44	21.2
60～69 岁	100	48.1
70～79 岁	27	13.0
80 岁及以上	26	12.5
合　计	208	100

（二）照料时间长，挑战家庭照顾者的身心健康

照料时间长短是影响照料者身心健康的主要因素之一。对于需要提供长期照料的家庭照顾者而言，其照料负荷和压力之重是不言而喻的。“居家老年人的家庭照顾者调查”结果显示，从照料年数看，在受访的家庭照顾者中，照料老年人年数平均值为 7.0±7.3 年，中位数为 4.4 年。其中，照料老年人时间在 2～5 年者占 41.5%，6～10 年者占 27.1%，10 年以上者占 16.9%，即 85.5%的家庭照顾者照料年数在 2 年及以上，44%的家庭照顾者照料年数在 6 年及以上（表 2）。

表 2　家庭照顾者的照料时间

类　别	人数(人)	比例(%)	累计百分比(%)
照料老人年数(n=207)			
10 年以上	35	16.9	16.9
6～10 年	56	27.1	44.0
2～5 年	86	41.5	85.5
2 年以内	30	14.5	100
每日照料时间(n=202)			
8 小时以上	90	44.6	44.6
5～8 小时	52	25.7	70.3
2～5 小时	49	24.3	94.6
2 小时以内	11	5.4	100

从每日照料时间来看，受访者每日照料老人时间平均值为 9.4±5.7 小时，中位数为 8 小时。其中，25.7%的受访者每日照料老人 5～8 小时，24.3%的受访者每日照料老人 2～5 小时；94.6%的家庭照顾者每日照料时间在 2 小时及以上，70.3%的家庭照顾者每日照料时间在 5 小时及以上，44.6%的受访者每日照料老人时间在 8 小时以上。无论是从照料持续的年数，还是每日照料时间来看，调查结果说明绝大多数家庭照顾者的照料时间偏长。

(三) 家庭照顾者主观自评的照料压力大

"居家老年人的家庭照顾者调查"结果显示，在受访的家庭照顾者中，62.0%的人认为照料老年人有非常大的压力，26.4%的人认为有比较大的压力，11.1%的人认为有点压力，仅有 0.5%的人认为没有压力(表 3)。这表明，家庭照顾者在提供家庭照料中确实面临着巨大的压力。从照料的压力来源来看，最主要的压力来源是家庭照料人手不足；其次是自身身体健康状况不佳，这与照顾者本身的年龄已偏大有关；再次是经济压力和照料时间太长；另外由于心理、情感、精神压力和缺乏照料技能。

表 3　家庭照顾者主观自评的照料压力

类　别	人数(人)	百分比(%)
非常大的压力	129	62.0
比较大的压力	55	26.4
有点压力	23	11.1
没有压力	1	0.5
合　计	208	100

(四) 家庭照顾者获得的专业性支持较少，甚至部分家庭照顾者没有其他人协助照料

随着对老龄化的深化改革以及政府等各界对养老服务重视和投入的增加，老年人的养老需求内容也在分化和细化，具体包括家务家政服务，生活照料类服务，精神慰藉，健康咨询服务，健

康检查服务，疾病诊治、护理服务，康复服务，以及临终关怀服务等。家庭照顾者大多是非正式照料者，其能提供的老年照料主要是家务家政服务、生活照料类服务、精神慰藉等，对于医疗康复及护理类的照料服务大多不具备专业性技能，这就需要得到正式照料、专业性服务的支持。

“居家老年人的家庭照顾者调查”的结果显示，29.8%的受访者完全由自己照料老年人，这部分家庭照顾者的照料压力无人分担，完全由其自己承担。另外的70.2%的家庭照顾者有其他分担者协助共同照料老人，这些其他分担者中，63.3%的人是自请保姆，41.8%的人是由家庭其他成员照料，29.5%的人由政府资助的专业性上门服务人员照料，1.3%的人由自己购买的专业性上门服务人员照料(表4)。换言之，在有其他人员协助照料的家庭照顾者中，可以获得专业性服务的还是较少的。

表4　与照顾者共同照料老人的人员情况

类　　别		人数(人)	百分比(%)
自己照料		62	29.8
其他人照料	自请保姆	92	63.0
	其他家庭成员	61	41.8
	政府资助的专业性上门服务人员	43	29.5
	自己购买的专业性上门服务人员	2	1.3

(五) 社区居家养老服务及资源对家庭照料的支持仍有待提高

“居家老年人的家庭照顾者调查”询问了受访者对江宁路街道和静安寺街道开展社区的居家养老服务/场所的知晓及使用情况，这是从使用者的角度来评估社区居家养老服务及资源对家庭照料的支持。调查结果显示，在知晓情况方面，知晓率最高的是乐龄家园(71.4%)，其次是居家养老上门服务(66.0%)，再次是乐龄生活馆(59.2%)，在使用情况方面，使用率最高的是居家养老上门服务(51.5%)，其次是乐龄家园(47.6%)，再次是喘息服务(46.1%)，其余各项的使用情况详见表5。这些调查结果显示，家庭照顾者对于社区居家养老服务及相关资源的知晓程度和使用频率等有待提高。

表5　受访者对已有的养老服务/场所的知晓、使用情况

项　　目	知　晓　率		使　用　率	
	人数(人)	百分比(%)	人数(人)	百分比(%)
老年人健康评估	112	54.4	78	37.9
居家养老上门服务	136	66.0	106	51.5
居家养老服务热线	119	57.8	72	35.0
喘息服务	116	56.3	95	46.1
精神慰藉和心理疏导	92	44.7	25	12.1
理发、纤脚、助浴等低偿、无偿的便民生活服务	134	65.0	73	35.4
乐龄生活馆	122	59.2	55	26.7
乐龄家园	147	71.4	98	47.6
其　他	5	2.4	3	1.5

（六）家庭照顾者最需要得到的支持与帮助

“居家老年人的家庭照顾者调查”结果显示，家庭照顾者在养老护理服务中最需要得到的支持和帮助，首先是，对家庭照顾者给予经济支持和为家庭照顾者提供喘息服务，其次是有更好的服务人员、有更多的社会性上门服务项目及对家庭照顾者进行技能培训，再次是有便利的养老服务一站通平台和有更好的服务项目和内容。

三、思考与建议

家庭照料无论是在当前仍处于养老服务社会化的初级阶段的中国，还是在养老服务社会化程度已经很高的部分发达国家，均是不可或缺的老年照料力量，家庭照顾者在老年照料中发挥着重要作用[1]。新版《中华人民共和国老年人权益保障法(2015 年修正)》中明确指出，“国家建立健全家庭养老支持政策，鼓励家庭成员与老年人共同生活或者就近居住，为老年人随配偶或者赡养人迁徙提供条件，为家庭成员照料老年人提供帮助”。然而，目前国内尚未出台真正意义上的针对家庭照顾者的支持政策，照顾者社会支持性服务的供给和需求存在差距和空白。家庭照顾者所享受到的福利多依附于政府对老年人的政策，鲜有福利性政策直接保障这一群体的利益[3,4]。国外对家庭照料者的关注较多，相关的政策和法律相对健全，值得我国借鉴。比如，美国制定了一系列的政策和策略，有寿命喘息法案、带薪假，还颁发了照顾者免税法案等。

笔者认为，老年照料服务体系固然可以直接以老年人为服务对象，但更重要的是将老年人所在的家庭作为一个整体，通过向家庭提供全方位的服务，构建以家庭照顾者需求为导向的支持体系，采取多种措施支持家庭照顾者，帮助家庭更好地履行养老责任，维持家庭的照料能力，以达到照料老人的目的，通过合理的搭配家庭照料和社会照料功能，以最小化的成本和最大的收益为老人提供照料[1]。

（一）针对家庭照顾者的服务性支持

针对家庭照顾者的其他服务性支持，主要可以从提供替代性照料服务支持、照料技能培训、心理支持、信息服务、咨询服务等几个方面着手。

(1) 替代性照料服务支持：是国外比较常见的支持家庭照顾者的做法。鼓励部分床位供给充裕的养老机构和社区照料中心提供老年人短期入住床位，为长期照料老年人的家庭成员定期或者在其有需要时提供临时性代替服务，即喘息式服务，也可以采用日托服务的形式。

(2) 照料技能培训：依托专业医疗机构、社区内的养老机构、助老服务社等专业社会组织，为照顾老人的家庭成员或家政人员提供培训，可以充分提高照顾者能力和照料的质量，特别在当前正规照料队伍人员短缺的情况下，能够充分挖掘照料资源。

(3) 心理支持：家庭成员照顾者尤其是长期照料者面临非常大的心理压力，依托专业组织对其进行心理慰藉和情感支持，缓解他们的心理压力，有助于其身心健康。

(4) 其他支持：如信息服务支持、个案咨询支持等。

（二）对家庭照顾者提供经济支持，减轻家庭养老的经济压力

目前我国家庭养老支持政策尚不健全，甚至有一些政策的制定和执行加速削弱了本已弱化的家庭养老功能。比如，对普通住房标准的规定，优惠政策更多倾向于小户型，并不鼓励三代同堂。再如，个人所得税的征收也没有考虑个人所在家庭的状况及其需要承担的家庭责任。人人都会老，家家都有老人。应考虑建立健全的家庭养老支持政策，增强家庭的养老功能，笔者有几点思考和建议。

一是，住房优惠政策。可以考虑在经适房、廉租屋等住房资源配置时，对于子女愿意与老年人共同居住的家庭给予适当的倾斜；还可以考虑推出敬老公积金计划，鼓励子女与父母同住，提高子女赡养父母的积极性。

二是，税收支持政策。尝试以家庭为单位的税收政策，比如在征收个人所得税时，将有养老需求的家庭的经济成本考虑在内，对这些家庭给予税收优惠。

三是，完善以鼓励居家养老为导向的医保梯度支付政策。以鼓励居家养老为导向，以统一的老年照护需求评估为基础，医保部门可以采取多种支付方式和手段，以实现鼓励居家养老、居家护理的政策目标。可以考虑：① 对老年护理院长期住院患者，实行医保支付比例“梯度递减”；② 对养老机构内设护理床位，设定不高于居家老年护理的报销比例；③ 设置差异化的医保支付起付线和封顶线，使居家护理的实际报销比例进一步高于机构护理；④ 对居家护理老人的医保自负部分设立减负政策，降低部分低收入居家老年人的费用负担。

四是，提供经济补贴和支付报酬。家庭非正规照顾者由于照料老人而占用的时间、失去的工作或晋升机会、损失的收入是一种机会成本，且随着收入水平的提高、时间资源的越发稀缺性、职业竞争的日益激烈，这种机会成本也在大大提高。家庭内部的照料难以用货币的形式进行市场化的衡量，但这种类型的照料也应该得到认可和鼓励，因此，可以通过向长期照料老人的家庭成员提供经济补贴的方式承认他们的部分付出，调动家庭成员提供照料的积极性。再者，对符合社区居家养老服务补贴条件但愿意在家由子女提供服务的老年人，像老人可以把社区居家养老服务补贴带入养老机构一样，可以把服务补贴带入家庭，鼓励子女照料老人，但同时也要加强监管，避免出现子女诚信不足、老人袒护子女等问题。

（三）通过提供社会化的居家养老服务帮助家庭养老

在生命历程的不同阶段，老人的养老服务需求是不一样的，应根据老人的健康状况，进行合理规划，将医疗、保健、康复类资源配备到家庭，帮助居家养老的老人及其家庭成员。对于健康老人可以通过健康讲座、健康咨询等方式提供健康促进、预防等服务；对于有慢性病的老年人，社区建立健康档案，提供慢病管理；对处于疾病恢复期、住在家里康复的老人，提供上门康复服务；对于功能残疾需要长期照护的居家老人提供康复和护理服务等。社区的各类资源应充分发挥照料作用，社区日间照料中心以生活不能完全自理、日常生活需要一定照料的半失能老人、失智老人为主，承担起专业的护理、照料和保健康复服务；居家养老服务社主要提供家政服务和基础生活照料服务；社区卫生服务中心、家庭病床和家庭医生等提供医疗护理服务。

参考文献

[1] 陈蓉，胡琪. 社会化养老趋势下家庭照料的作用及支持体系研究. 城市观察，2015，(3)：126－131.

[2] 刘婕，楼玮群. 完善上海居家高龄失能老人亲属照顾者的社会支持系统. 华东师范大学学报（哲学社会科学版），2012，(1)：19－25.

[3] 江芳华. 老年配偶照顾者的照顾负荷与福利性政策研究. 南京：南京师范大学，2013.

[4] 陈瑛. 上海市家庭长期照顾者的照顾支持政策研究——以失能失智老人照顾者为例. 上海：华东师范大学，2015.

上海市计生药具政府采购流程构建研究

吴乾渝 杜学礼 唐文娟 赵怡惟 房 良 夏文荣 陈珉瑆

【导读】 计生药具免费发放服务作为延续时间最长的基本公共服务项目之一，在长期的探索实践过程中为广大育龄人群提供了安全有效、及时便捷、易得优质的免费药具产品及相关服务，有力保障了计划生育基本国策的落实。但随着社会经济形势的发展，广大育龄人群健康、节育需求的提高，迫切需要对当前的计生药具采购工作进行改革。本文较为详细的梳理了计生药具当前的采购模式及流程，也回顾了政府机关、事业单位和团体组织采购物资的 4 种做法，在专家咨询、焦点小组座谈等基础上，初步构建了上海市 2017 年计生药具政府采购的流程，并从建立中期采购调整机制、不断丰富计生药具采购品种等 5 个关键方面，对上海市计生药具采购工作的实施提出了建议。为稳妥的跟进该项改革工作，研究最后也从人员配备、责任分工、追溯管理、惩戒机制 4 个方面提出了配套保障措施。

计生药具(主要包括宫内节育器、避孕套、注射用避孕药、口服避孕药、外用避孕药和皮下埋植剂等)免费发放服务作为延续时间最长的基本公共服务项目之一，为广大育龄人群提供了安全有效、及时便捷、易得优质的免费计生药具产品及相关服务，有力保障了计划生育基本国策的落实。但是随着计生药具政府采购方式改革的启动，国家相关部委及单位先后多次下发文件，如国家发展改革委等 7 部门联合印发的《关于推进药品价格改革意见的通知》(发改价格〔2015〕904 号)、《国家卫生计生委关于 2016 年避孕药具政府集中采购及有关问题的批复》(国卫财务函〔2016〕9 号)等，对计生药具政府采购工作的改革提出了明确目标。按照国家卫生计生委关于计生药具招标采购工作的要求，计生药具的招标采购，要按照《政府采购法》的有关规定，坚持公平公开公正，通过招标或谈判的方式形成国家免费计生药具的采购价格，并将采购权下放至各省(市、自治区)级[1,2]。

为了贯彻好国家相关部委对计生药具采购工作的改革要求，稳妥地推进该项工作，同时也为了能够在新的社会经济发展形势下，更好地满足广大育龄人群健康、节育的需求，项目研究组就科学合理地确定采购需求、编制采购目录、搭建采购流程等方面工作开展了研究。

基金项目：上海市计生药具政府采购流程构建与需求目录研制的可行性研究。
第一作者：吴乾渝，女，上海市卫生和计划生育委员会副主任。
通讯作者：唐文娟，女，上海市计生药具管理中心主任。
作者单位：上海市卫生和计划生育委员会(吴乾渝)，上海市医学科学技术情报研究所、上海市卫生发展研究中心(杜学礼、房良、陈珉瑆)，上海市计划生育药具管理中心(唐文娟、赵怡惟、夏文荣)。

一、计生药具采购方式改革的现状回顾

当前我国计生药具的采购机构是国家卫生计生委药具管理中心和各省(区、市)、计划单列市,新疆维吾尔自治区生产建设兵团药具管理机构,解放军、武警部队计划生育领导小组办公室。采购的方式是全国集中采购、分省执行采购计划,即国家卫生计生委药具管理中心编制采购需求目录、遴选确定中标企业之后,再汇总各省(市、自治区)的采购需求,按照政府采购的流程,集中进行采购,然后各省(市、自治区)执行采购计划。

具体的采购流程是:国家卫生计生委药具管理中心编制每个年度的《计划生育避孕药具政府采购目录》(以下简称《目录》),包括生产企业及产品规格等;国家卫生计生委药具管理中心按照《目录》向《目录》内的生产企业发布招投标信息及相关文件,并邀请生产企业参加投标;国家卫生计生委药具管理中心收到投标文件后,对投标企业进行资格预审;召开年度药具政府采购评审会,从计生药具政府采购评审专家库中随机抽取评审专家,组成招标产品的专业评审专家组,评审专家对投标企业及其产品进行综合评审,完成评审报告,并在相关网站、媒体渠道上公布评审结果;各省(市、自治区)计生药具管理机构单位编制采购需求,并按照时间期限上报国家卫生计生委药具管理中心;国家卫生计生委药具管理中心汇总审核全国药具需求计划,拟订订购计划,并报国家卫生计生委审批;国家卫生计生委药具管理中心召开年度计生药具订货会,国家卫生计生委药具管理中心、各省(市、自治区)计生药具管理机构按照国家卫生计生委审批下达的订购计划与各中标企业签订采购合同[3](图 1)。

多年来平稳实施的计生药具政府采购模式,在规范采购行为、提高经费使用效益、保证采购药具产品质量,努力为广大育龄人群提供安全、有效、实用的药具等方面起到了积极作用。但随着我国社会经济的发展、人们健康意识的提高,对计生药具的供应要求不断提高,需求也日趋多样化,因此迫切需要对现行的计生药具采购模式进行改革。

二、政府机关、事业单位和团体组织采购物资的做法

(一)政府采购

政府采购也称公共采购,是指各级政府及其所属机构为了开展日常政务活动或为公众提供服务的需要,在财政的监督下,以法定的方式、方法和程序,对货物、工程或服务的购买。按政府采购的公开程度依次划分为 5 种方式(财政部《政府采购管理暂行办法》基本采用此划分标准):① 公开招标采购;② 邀请招标采购;③ 竞争性谈判采购;④ 询价采购;⑤ 单一来源采购。

政府采购不仅是指具体的采购过程,而且是采购政策、采购程序、采购过程及采购管理的总称,是一种对公共采购的管理制度。总体而言政府采购的共性程序主要包括:① 制定采购需求计划,公开采购需求;② 选择采购方式;③ 采购合同的签订;④ 采购合同的执行。

通过深入分析政府采购的内涵与流程,我们发现政府采购具有便于实现预算目标、规范采购行为、强化供应商的履约行为、便于公众监督和提高资金利用效率等优点,但也存在缺乏商家充分的竞争平台、对产品质量的重视程度不足、由于主观因素的存在而导致评标的不够公平等局限性。

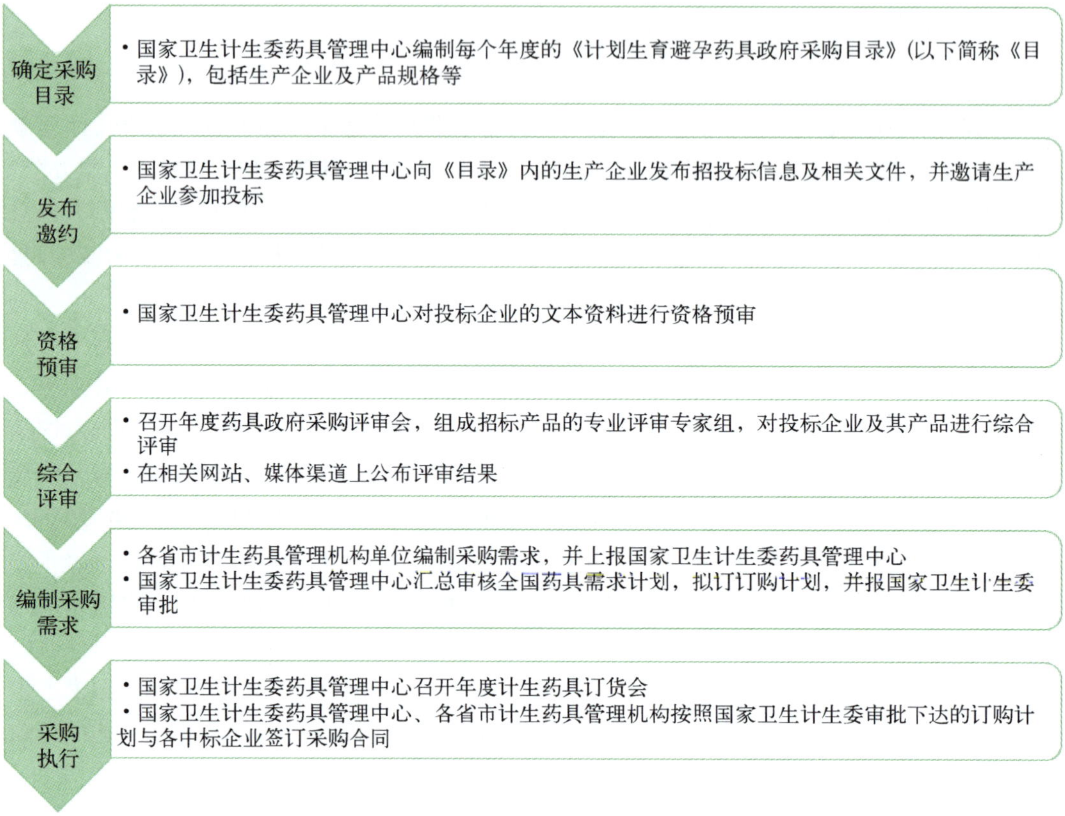

步骤	内容
确定采购目录	·国家卫生计生委药具管理中心编制每个年度的《计划生育避孕药具政府采购目录》(以下简称《目录》)，包括生产企业及产品规格等
发布邀约	·国家卫生计生委药具管理中心向《目录》内的生产企业发布招投标信息及相关文件，并邀请生产企业参加投标
资格预审	·国家卫生计生委药具管理中心对投标企业的文本资料进行资格预审
综合评审	·召开年度药具政府采购评审会，组成招标产品的专业评审专家组，对投标企业及其产品进行综合评审 ·在相关网站、媒体渠道上公布评审结果
编制采购需求	·各省市计生药具管理机构单位编制采购需求，并上报国家卫生计生委药具管理中心 ·国家卫生计生委药具管理中心汇总审核全国药具需求计划，拟订订购计划，并报国家卫生计生委审批
采购执行	·国家卫生计生委药具管理中心召开年度计生药具订货会 ·国家卫生计生委药具管理中心、各省市计生药具管理机构按照国家卫生计生委审批下达的订购计划与各中标企业签订采购合同

图 1　当前的计生药具政府采购流程图

(二) 集团采购

集团采购(group purchasing organization,GPO)是一种国际上常用的商品采购模式，是社会化的集团采购中介组织。它旨在集中采购需求，发挥“团购”的作用，通过招标采购平台重构商品流通秩序，使招标采购的过程透明化，减少交易成本，提高效率，挤压流通环节不合理的经济利益，从而降低虚高的价格，并确保质量和供应。集团采购模式主要开展商品(服务)采购竞价和供应链管理工作，它的服务不构成商品(服务)的市场准入门槛，不具有排他性和强制性，采购方自愿选择参加。集团采购组织所形成的目录，会员单位可根据自身实际情况予以取舍，若不予以采购，则不获得集团采购所形成的价格优势和成本补偿。

上海市当前正在探索实施的集团采购模式，主要是集中在药品的招标采购，它是由上海市医药卫生发展基金会发起的，参与的医疗机构均是其会员单位。其工作流程是，医院作为药品采购主体首先提出药品需求，集团采购组织订单合并，形成批量优势的集团采购采购目录，通过生产和供应企业参与竞争，最终形成低于中标价的结算价。采购主体在集团采购目录内，按照国家“一品两规”的政策进行采购、结算及销售。

通过探索实行药品集团采购，培育了社会化的第三方价格谈判机构，发挥了市场竞争机制，进一步压缩流通环节的分销成本和不合理的促销费用。更重要的是以此为突破口，形成了各方

共赢的局面。对于政府管理部门来讲,依托专业化、社会化的组织进行集中采购,有利于实现政事分开改革,政府管理部门可以更好地履行其管理职能。对生产企业和流通企业来说,大大压缩了不合理的流通环节,促使药品生产和流通企业通过良性竞争实现提质增效。对于医疗机构和医务人员来讲,能够大大减少医院的药品库存和资金占用,提高管理效率,同时还能降低医务人员获得不正当利益的风险,保护医务人员。对患者来讲,其受益不仅来自药品价格下降所节约的医疗支出,更重要的是随着医疗行为的改变,能够获得更有质量的、更合理的医疗服务。但是由于集团采购在上海市施行的时间不长,很多工作仍处于探索和经验总结阶段[4~9]。

(三) 行业部门的阳光采购平台

"阳光采购"是指企事业单位按照"公开、公平、公正"和"质量优先,价格优先"的原则,从供应市场获取产品或服务作为自身资源的行为。"阳光采购"立足于科学化、合理化的采购制度和监管制度,通过合理的竞价议价谈判,有效降低采购成本,提高采购效率,避免采购过程中的暗箱操作、吃回扣等贪污腐败现象,是一种阳光下的采购行为。阳光采购平台是一种政府行为,具有以下几个方面的特点:① 公开透明性;② 科学规范性;③ 集体议定性;④ 流程顺畅性;⑤ 监督保证性;⑥ 高效快捷性;⑦ 标准格式性;⑧ 信息共享性。

(四) 委托商业公司打包采购

委托采购是指通过中间商实施采购行为的方式,也称中介采购。主要包括委托流通企业采购、调拨采购等两种形式。在政府采购中,委托采购是指采购人委托经国务院有关部门或者省(市,自治区)级人民政府有关部门认定资格的采购代理机构,在委托的范围内办理政府采购事宜。具有充分发挥工商企业各自的核心能力、减少流动资金占用增加资金周转率、分散采购风险减少物品非正常损失、减少交易费用和时间降低采购成本等特点。

以上四种招标采购模式各具优缺点,也均有其适用的条件和范围。从理论上讲,上海市2017年的计生药具采购工作可以采用其中的任何一种采购模式;或扬长避短,根据计生药具的不同特点与属性而使用不同的采购模式组合。

三、上海市计生药具采购模式的选择与关键环节

(一) 上海市计生药具采购模式的选择

当前的计生药具政府采购模式,在规范采购行为、提高经费使用效益、保证采购药具产品质量,努力为广大育龄人群提供安全、有效、实用的药具等方面起到了积极作用。该模式既能有效稳妥地为贯彻执行国家计生战略提供物资保障,确保国家的计生事业战略落到实处,同时更能兼顾均衡,有效保障了广大育龄人群关于计生药具服务的基本需求。但正如该模式的优点十分突出一样,其缺点也比较明显,例如该采购模式的运行机制较为僵化,对广大育龄人群的需求不能及时作出回应;产品结构较为单一、过时,部分产品与市场上同期提供的产品在质量和用户体验上存在较大差距;产品采购的时间周期较长,缺乏灵活的产品结构中期调整机制;财政资金利用效率不高,存在价格虚高问题等。

计生药具是贯彻落实计划生育基本国策、促进人口长期均衡发展的重要物质保障。计生药具供应、管理和服务是政府履行人口计生社会管理和公共服务的一项重要职能。由于计生药具的采购资金属于财政资金、采购金额也属于数额巨大，满足政府采购设置的各种条件，结合前文对政府机关、事业单位和团体组织采购实践的述评，项目研究组在综合分析实际情况与焦点小组座谈的基础上，为顺利稳妥推进上海市计生药具采购工作的改革，建议上海市 2017 年的计生药具采购采用政府采购模式(亦可将避孕药、宫内节育器交由上海市的药品阳光招标采购平台或集团采购进行采购，其他物资采购用政府采购或委托商业公司打包采购模式)。具体流程框架图如图 2。

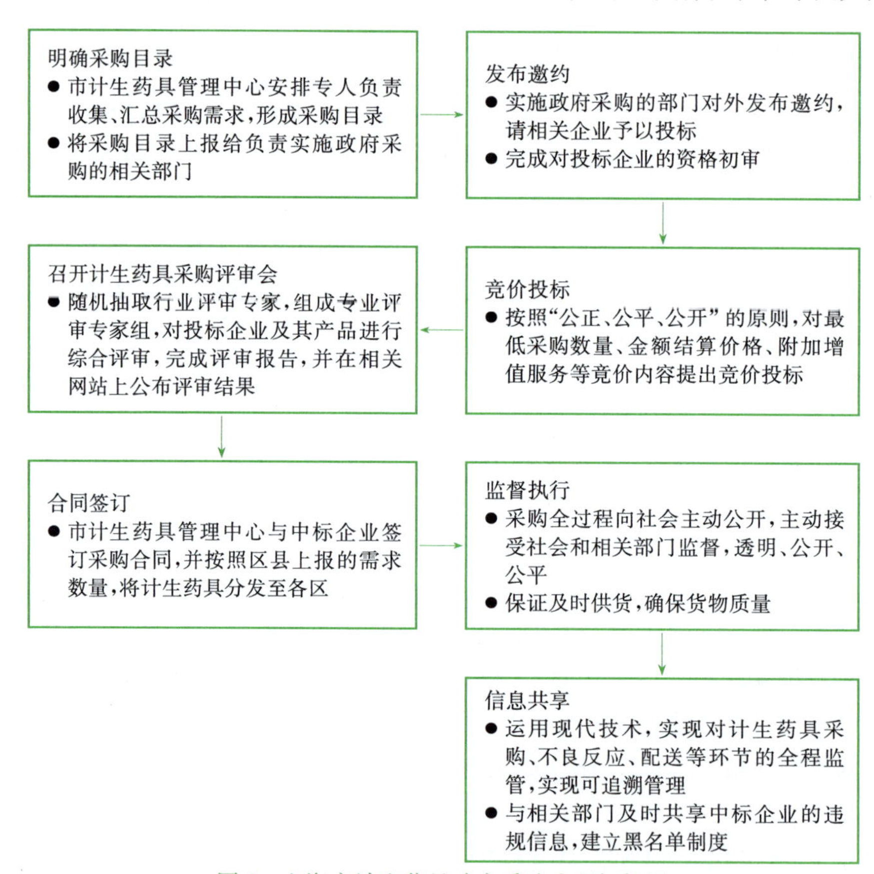

图 2　上海市计生药具政府采购流程框架图

我国计生药具的政府采购工作第一次下放至各省(市、自治区)来执行，这对各省(市、自治区)来讲，只有相关行业经验可以借鉴，而没有成熟模式可以套搬。虽然图 2 勾勒出了上海市计生药具政府采购流程的框架图，但其中还有很多环节需要去完善和探索，比如在采购需求大致确定的情况下，采购价格的变化(目前难以测算当前的采购价格中有多少水分)会直接影响到采购预算总额的编制，而采购预算总额又与各省(市、自治区)计生药具管理部门的工作经费密切相关。又如当前广大育龄人群普遍反映国家免费提供的计生药具品种单一，不能满足多元化、多层次的需求，各省(市、自治区)是否可以在满足广大育龄人群基本需求的基础上，设置一定比例的采购资金，去采购一些品质较高、样式多样的计生药具。再如是否需要另行构建新的信息管理系统、专职人员配备的工作量核定等。因此建议上海市计生药具管理中心，积极与相关部门沟通，在确保顺利起步、蹄疾步稳的前提下，充分借鉴既有的工作经验，勇于创新，探索出一条与上海市计生服务形势相适应的计生药具采购模式。

（二）上海市计生药具采购的关键环节

在实施上海市 2017 年计生药具采购工作中，还应高度重视以下关键环节。

1. 建立中期采购调整机制

鉴于这是上海市第一次实施计生药具的政府采购工作，为了提升财政资金和计生药具物资的使用效率，有效弥补需求变化，项目研究组建议建立中期采购调整机制，即预留一定的药具采购经费用于中期调整采购计划，以更有效地满足育龄人群的需求[10]。

2. 不断丰富计生药具采购品种

品种单一成为影响育龄人群使用国家免费计生药具的主要因素之一。对于当前发放的计生药具，无论是从计生药具管理干部还是从育龄人群角度来看，均普遍反映品种种类少、规格尺寸单一、选择面较窄、体验舒适度不佳，甚至部分计生药具常年以来包装和品种未能更新替代，这直接造成了育龄人群对当前免费发放的计生药具接受度不高。但是，广大育龄人群乐于接受、迫切需求的计生药具，如紧急避孕药、早孕检测试纸、人体润滑剂、高端品牌的避孕套等，当下的采购目录中又无法提供。因此，建议在 2017 年计生药具采购预算中，合理调整计生药具采购结构，在保证广大育龄人群基本需求的基础上，设定一定比例资金，由市级层面统筹采购能够反映上海市育龄人群实际需求、市场占有率高、品牌知晓率高的计生药具，不断丰富可供选择的计生药具品种门类（亦可选择部分行政区探索“个人—政府”责任共担的计生药具差异化提供机制），满足人群多样化的计生药具需求，这将成为新一轮计生药具采购的重要关切点。

3. 质量与价格并举、强化质量监控制度建设

要积极筹建计生药具招标评审的专家库，并明确相关组织纪律。每次招投标工作启动后，由随机抽取的评审专家，组成招标产品的专业评审专家组，在公开公平公正的前提下，对投标企业及其产品进行综合评审，并完成评审报告。

在对计生药具的采购过程中，要严把质量关，注重计生药具的安全性和质量性，保障人群对于计生药具的使用效果，增强人群对于国家免费计生药具的信赖度和信任感，将质量作为计生药具采购的首要考虑因素，坚持质量与价格并举，强化在质量监控方面的建章立制，进一步提升计生药具服务水平与管理能力。

要密切关注中标计生药具的不良反应率，通过现代科技手段，建立不良反应的收集与反馈机制，确保可追溯管理。

要构建失信、违规中标企业和相关责任人员的黑名单制度，对采购中提供虚假证明文件、蓄意抬高价格或恶意压低价格、中标后拒不签订合同、供应产品质量不达标、未按合同规定及时配送供货等行为，要积极与其他部门进行信息共享，纳入联动惩戒范围。

4. 完善配送机制，确保及时供应

新的计生药具采购机制，需要计生药具管理部门在充分发挥现有成熟配送渠道优势的前提下，不断探索新的配送机制。要积极借鉴其他门类政府采购的配送经验，探索第三方物流配送的做法，确保计生药具物资及时供应。

5. 勇于创新、积极探索新的采购模式

由于上海市各区县人群结构与人群流动的不同特点，各区县对于计生药具的总量与结构的需求也具有明显的地域差异，新一轮的计生药具采购需要兼顾区县对于计生药具的不同需求特点，以保证计生药具采购的合理性。按照“谁使用谁采购谁管理”“事权一致”的原则，在新一轮的计生药具采购模式探索中，市级层面可在市—区县两级的采购模式上加大探索，为将来进一步深化计生药具采购模式改革积累经验，待条件成熟时逐步推广。具体来讲，市—区县两级的采购模式可细化为两种类型，一是由市级层面制定基本的计生药具采购类型和品牌，市级层面保证全市计生药具的基本需求，区县级层面根据本区计生药具的需求与服务特点，利用自筹经费或业务经费负责本区县特色计生药具的采购，以满足地区特色需求。二是市级层面按照各区县往年的实际发放情况及下一年度的预算额度，在预留一定比例的工作经费和采购经费(用于统筹各区采购需求等)基础上，将剩余预算经费按比例打包分发给各区县，区县级层面在实行“一把手”负责制的前提下，利用所拨经费保障本辖区广大育龄人群的基本需求，保障本区县计生药具的充足供应，并积极利用多种筹资渠道探索采购符合本区县实际情况的计生药具。市—区县两级联动，既保障基本计生药具采购需求，同时发挥各区县在计生药具采购中的主动性。

四、配套保障措施

(一) 人员配备

市、区县两级原则上均应组建2～3人的专人采购管理小组，对采购进行全流程管理，履行包括确定年度采购计划和采购方案、信息发布、采购目录制定、采购执行、统筹协调、货款支付、物品配送、监督管理等职能。

(二) 责任明确

市、区县两级均有各自职责分工需掌握计划、采购、验收、入库、仓储、用户使用情况评价等有关流程和要求。市级计生药具中心为采购的总管理层，包括编制政府采购预算，列明采购项目及资金预算，并按照预算管理权限汇总；对区县级计生药具中心下发采购要求，收集、分析、归总各区的需求和组织专家论证采购目录；并在市级平台组织协调开展采购工作，进行货款支付，协调物品配送，及对采购工作进行监督管理。区县级计生药具管理机构需协助市级计生药具中心编制采购需求，组织街镇进行需求调查，明确拟定本区县采购物品、种类、数量，上报市级计生药具中心。

(三) 追溯管理

要通过构建新的信息系统，或积极利用现有的信息系统，创新管理手段，实现对整个招标过程及计生药具发放环节的可追溯管理。能够通过信息系统查阅、综合分析采购与销售数据、消耗及库存等信息，了解采购和药具使用的整体状况；查看现场管理的有关台账、凭证及其他资料，跟踪追溯药具的质量，检查管理制度执行落实情况。

（四）惩戒机制

加强质量诚信体系建设，健全质量失信惩戒机制，建立“黑名单”制度，发挥市场的决定性作用，加强企业信用约束，加大企业失信成本，引导和推动企业讲信誉、守规则、重质量。在建立严重质量失信企业“黑名单”的过程中，应加强档案和数据库建设工作，建立政府采购供应商、采购代理机构、评审专家不良行为记录制度，及时与相关部门进行信息共享，加强对政府采购违法失信行为的曝光和惩戒。

参考文献

[1] 黎娴. 多措并举提高计生药具采购规范化水平. 政府采购信息报，2015-01-19(008).
[2] 丁世海. 强化药具管理服务廉政风险防控. 中国人口报，2015-05-15(003).
[3] 国家卫生计生委. 2015年度全国计划生育药具政府采购公告. http://www.moh.gov.cn/zhuzhan/zbcg/201409/f15ab03ab7454e88ad1e59d9fccc811f.shtml[2016-3-14].
[4] 王岳. 刍议美国药械集团采购组织及对我国医院采购模式的启示. 中国医院药学杂志，2008，27(7)：944-946.
[5] 邵蓉，谢金平，蒋蓉等. 美国集团采购组织分析及对我国药品采购的启示. 中国卫生政策研究，2014，7(6)：35-40.
[6] 王强，毛华. 集团采购组织在药品采购中的降价机制与发展阶段的经济学分析. 中国卫生政策研究，2011，4(8)：66-70.
[7] Nagarajan, SosicM. Stability of Group Purchasing Organizations. http://www-rcf.usc.edu/~sosic/purchasingcoalitions[2014-04-23].
[8] 朱明蕾. 从美国医疗集团采购模式看中国医药招标采购的发展方向. 中国医院，2007，11(4)：17-19.
[9] Schwarz H，Uhan. The Impact of Group Purchasing Organizations on Healthcare-Product Supply Chains. Lafayette：Purdue University Krannert，2011.
[10] 黎娴. 结合库存量自下而上逐级汇总需求. 政府采购信息报，2015-01-19(008).

第九章

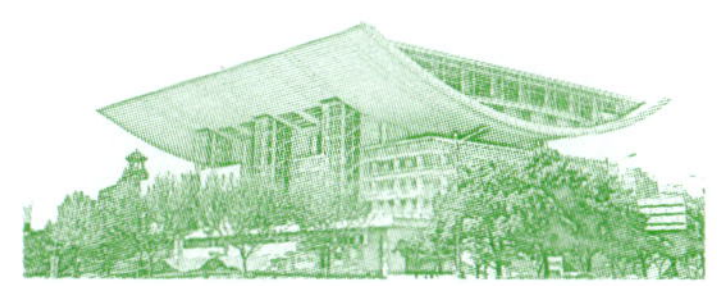

卫生筹资与保障

卫生筹资为医疗卫生体系运转提供了资金保障,其中分配和利用环节更是促进资源合理配置、提高资金使用效率的重要手段。卫生费用核算被誉为卫生筹资的"战略地图",本章收录了2015年卫生费用核算结果,供读者了解上海市卫生筹资体系的全貌。医疗保障体系在2016年举措颇多,本章收录了多篇文章,主要内容包括医疗保障体系将城镇居民医疗保险和新型农村合作医疗合并为城乡居民基本医疗保险,阐述了整合的主要做法和成效;对于城镇职工医疗保险,重点分析个人账户的运行情况,提出盘活结余资金的建议;基本医疗保险制度日趋完善,商业健康保险如何定位和发展?面对老龄化、高龄化趋势,老年护理商业保险的可行性如何?医疗保险支付制度是重要的经济杠杆,本章收录了按绩效支付改革,日间手术保险支付方式改革以及适应慢性病的老年护理商业保险的改革进展。最后,市级公立医院是公立医院改革的重点之一,本章收录了2011～2014年市级公立医院经济运行分析、市级公立医院财政分类投入机制及其对机制的探索,提出了新的政策环境下医院平稳运转的举措。

2015 年上海市卫生总费用核算报告

肖泽萍　金春林　张晓溪　王常颖　李　芬　王力男

【导读】 2015 年上海市卫生总费用(来源法)1 536.6 亿元,占上海市地区生产总值(GDP)的比重为 6.1%,人均卫生总费用为 6 362.0 元。卫生筹资保持着以社会卫生支出为主的格局,其中社会卫生支出占卫生总费用比例为 57.4%,政府卫生支出占比为 20.8%,个人卫生支出占比为 21.8%。同期卫生总费用(机构法)为 1 722.5 亿元,其中医疗机构费用占比高达 85.2%。总体来说,2015 年上海市卫生总费用增长较快,个人现金卫生支出占比水平稳定,医院仍为卫生总费用的最主要机构流向。卫生总费用占比首次突破 6%,在当前经济形势下要推进医药卫生一体化机制改革,通过实施分级诊疗、深化公立医院综合改革等举措将医疗费用上升控制在合理范围内,同时鼓励商业健康保险(以下简称“商保”),多渠道筹资,确保资金可持续发展。

卫生费用核算(national health accounts, NHA)是对卫生系统资金流动进行系统、全面、连续监控的手段,是从各个方面反映卫生费用的一系列核算框架、指标、方法的统称。上海地区已连续多年开展卫生总费用核算,核算结果为政府政策设计、监测、政策评价等方面提供了重要的依据和参考。近年来,上海地区在实践中不断完善核算工具和方法,并进行专项研究探索,以期更好地回答卫生事业发展过程中卫生筹资公平、效率和可持续性等重点问题。本研究将主要从资金来源(来源法)和机构流向(机构法)两个方面展示 2015 年上海市卫生总费用的核算结果。

一、卫生筹资来源

基于对我国卫生系统特点的考虑,在来源法卫生费用核算中,我国仍然沿用三分法,即按“政府卫生支出”“社会卫生支出”和“个人现金卫生支出”三大类划归卫生筹资来源。而在国际上,较为惯常的分类方法为二分法,即,将卫生筹资来源分为“广义政府卫生支出”和“私人卫生支出”两大类。本报告在采用三分法展示 2015 年上海市卫生总费用来源法核算结果的同时,也将展示基于二分法的上海市与其他国家与地区的比较结果。

第一作者:肖泽萍,女,教授,上海市卫生和计划生育委员会副主任。
作者单位:上海市卫生和计划生育委员会(肖泽萍),上海市医学科学技术情报研究所、上海市卫生发展研究中心(金春林、张晓溪、王常颖、李芬、王力男),上海市人口与发展研究中心(金春林)。

(一) 筹资总量与构成

1. 筹资总量

2015 年上海市卫生总费用(Shanghai total expenditure of health,STEH)(来源法)为 1 536.6 亿元,人均卫生筹资 6 362.0 元,卫生总费用占 GDP 的比重为 6.1%,占比首次突破 6%。在卫生筹资的构成方面,仍以社会卫生支出占比最高,为 57.4%;政府卫生支出占 20.8%,个人现金卫生支出(out-of-pocket,OOP)占 21.8%。

2015 年上海市卫生总费用较上年实际增长 14.4%,显著高于 2015 年 GDP 较上年增长率(6.9%)(图 2)。2001~2015 年,卫生总费用和人均卫生总费用继续保持增长态势,卫生总费用增速(年均增长率 13.8%)较 GDP 增速(年均增长率 10.2%)高 3.6 个百分点(增长率均以 2001 年为基准的可比价格计算,下同),见表 1,图 1。

表 1 2001~2015 年上海市卫生总费用(来源法)时间序列表

年 份	上海市地区生产总值(GDP)		卫生总费用(STEH)		卫生总费用占 GDP 比例(%)	人均卫生总费用(元)	卫生消费弹性系数
	名义值(亿元)	增长速度(上年=100)(%)	名义值(亿元)	增长速度(上年=100)(%)			
2001	5 210.1	—	202.6	—	3.9	1 232.5	—
2002	5 741.0	11.3	220.3	9.8	3.8	1 356.0	0.9
2003	6 694.2	12.3	266.2	16.4	4.0	1 555.8	1.3
2004	8 072.8	14.2	315.5	12.2	3.9	1 810.9	0.9
2005	9 247.7	11.4	362.1	11.6	3.9	2 036.3	1.0
2006	10 572.2	12.7	401.5	9.3	3.8	2 211.8	0.7
2007	12 494.0	15.2	485.7	17.9	3.9	2 613.8	1.2
2008	14 069.9	9.7	559.8	12.3	4.0	2 964.5	1.3
2009	15 046.5	8.2	656.7	18.7	4.4	3 417.8	2.3
2010	17 166.0	10.3	752.0	10.7	4.4	3 265.7	1.0
2011	19 195.7	8.2	931.0	19.8	4.9	3 966.0	2.4
2012	20 181.7	7.5	1 092.4	20.0	5.4	4 588.9	2.7
2013	21 602.1	7.7	1 248.7	15.0	5.8	5 170.2	2.0
2014	23 576.7	7.0	1 347.8	5.8	5.7	5 556.4	0.8
2015	25 123.5	6.9	1 536.6	14.4	6.1	6 362.0	2.1

注:① 上海市地区生产总值(GDP)名义值来源于《上海市统计年鉴 2016》;② 卫生消费弹性系数反映卫生总费用增长速度与国内生产总值增长速度间的比例关系。

2. 筹资构成

在筹资构成方面,采用国内三分法口径。2015 年上海市社会卫生支出占总费用的 57.4%,政府卫生支出占比为 20.8%,个人卫生支出占比为 21.8%。2001~2015 年,卫生筹资保持着以

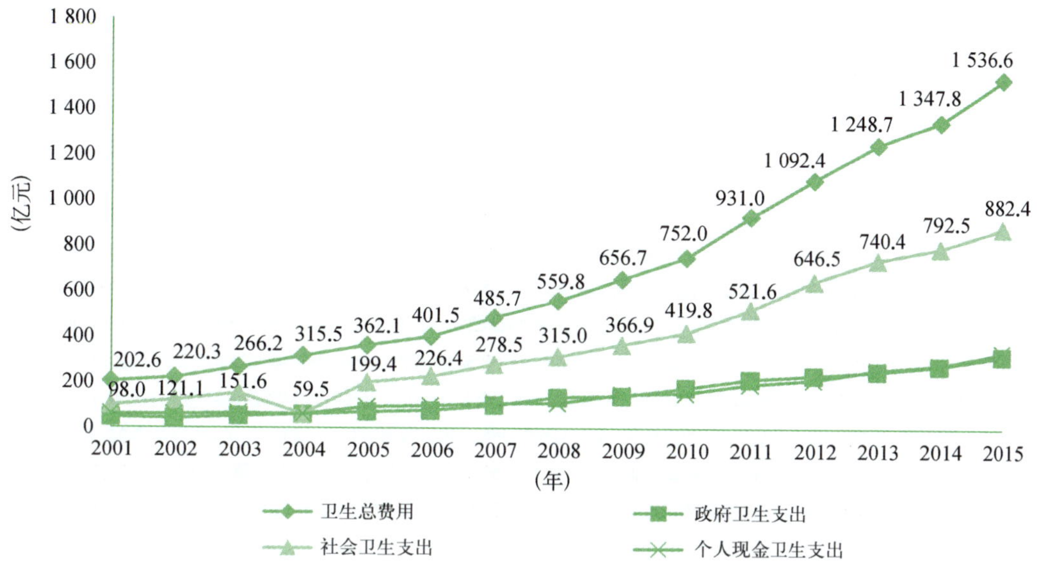

图 1　2001～2015 年上海市卫生总费用(来源法)增长趋势

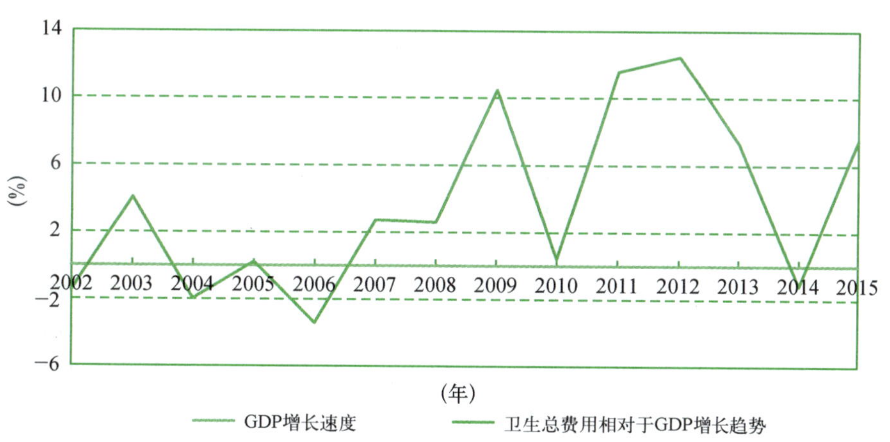

图 2　2002～2015 年上海市卫生总费用相对 GDP 增速

社会卫生支出为主的格局，社会卫生支出占比总体在 56%左右，略有波动，在 2012 年、2013 年明显上升至 59%以上后，近两年逐渐出现回落，2015 年占比较 2014 年下降了 1.4 个百分点。同一时期，OOP 占比在近 15 年内总体呈减少趋势，从 2001 年的 29.0%下降至 2015 年的 21.8%，下降了 7.2 个百分点。政府卫生支出占卫生筹资的比重基本保持稳定，2015 年较上年提高 0.4 个百分点(图 3)。

采用国际二分法来看，即将社会保障卫生支出和狭义政府卫生支出划归为广义政府卫生支出，将商业健康保险和个人现金卫生支出划归为私人卫生支出。2015 年上海市广义政府卫生支出占卫生总费用的 70.5%，私人卫生支出占 29.5%。2001～2015 年，广义政府卫生支出在卫生总费用的占比总体稳中有升，在 2012 年出现峰值 75.0%之后，近年来略有回落。与 2001 年相比，2015 年私人卫生支出占比略有减少，下降了 4.3 个百分点(图 4)。

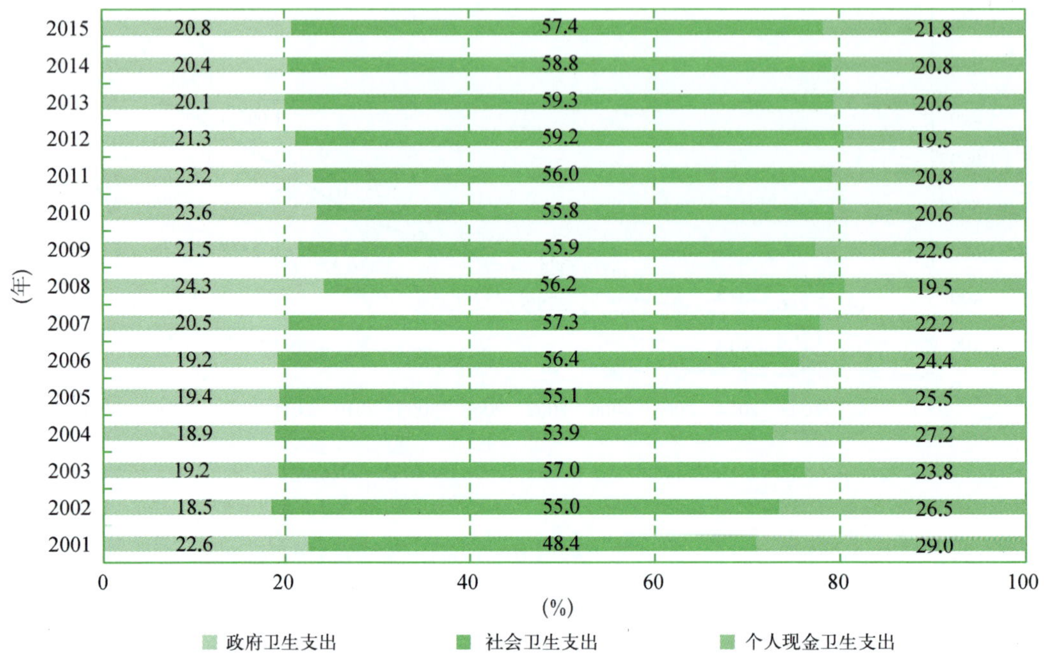

图 3 2001～2015 年上海市卫生总费用筹资构成(国内口径)

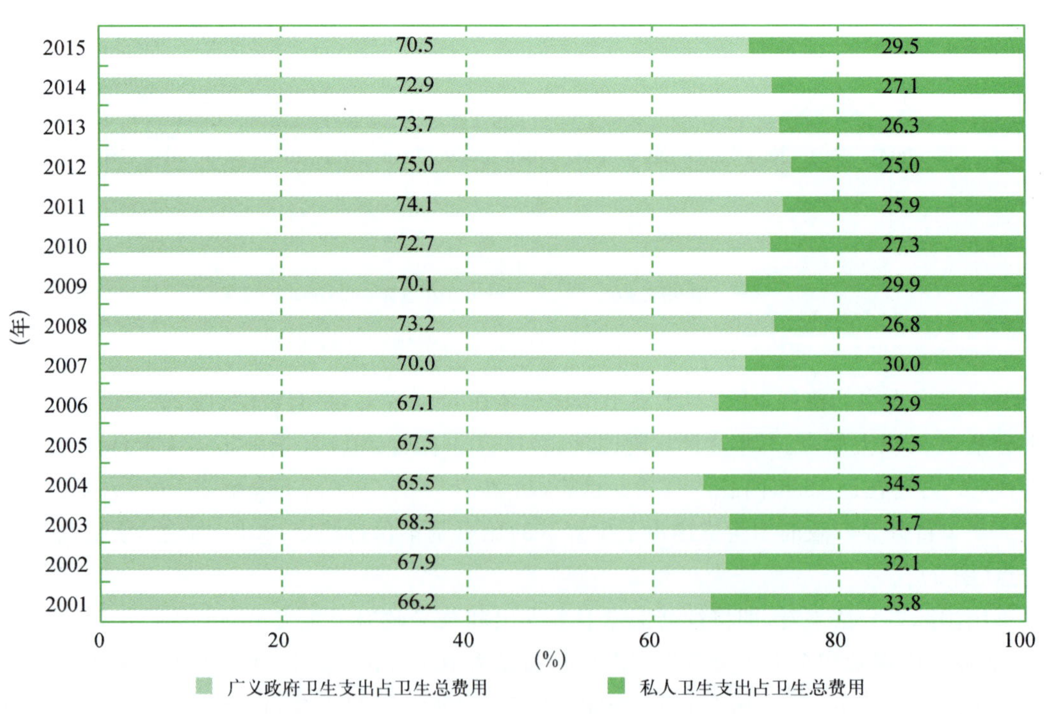

图 4 2001～2015 年上海市卫生总费用筹资构成(国际口径)

（二）主要筹资渠道

1. 政府卫生支出

2015 年上海市政府卫生支出为 319.9 亿元，占卫生总费用比例为 20.8%，占财政总支出比例为 5.2%，占 GDP 比例为 1.3%。2001～2015 年，政府卫生支出年均增长率达 13.1%。2011～2014 年，政府卫生支出在财政支出的占比维持在 5.5%以上，2015 年占比略有下降，为 5.2%，较 2014 年低 0.4 个百分点（图 5）。

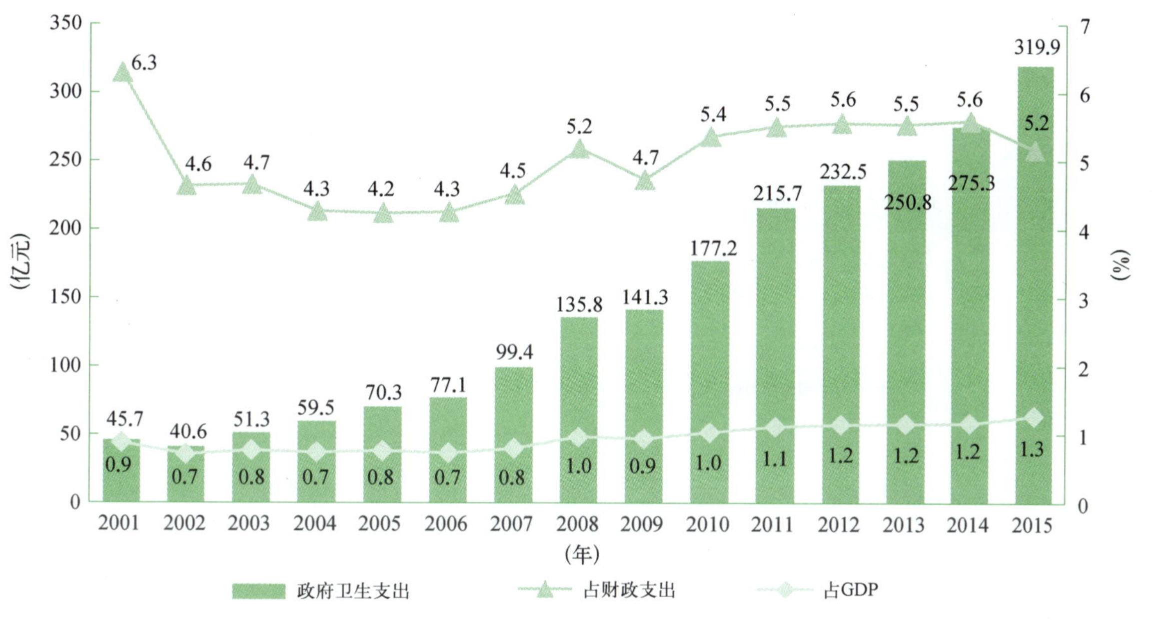

图 5　2001～2015 年上海市政府卫生支出主要评价指标

2015 年政府卫生支出中，医疗卫生服务支出占 58.3%，医疗保障支出占 30.9%。与 2014 年相比，医疗卫生服务支出占比下降 4.0 个百分点，医疗保障支出占比上升 4.5 个百分点。

在医疗卫生服务支出中，公立医院占比 43.0%，基层医疗卫生机构占比 25.0%，公共卫生占比 18.0%。通过比较发现，近年来公立医院支出占政府医疗卫生服务支出的比例基本稳定；基层医疗机构的占比在 2014 年大幅增加后，今年维持平稳水平；公共卫生支出占比略有增加，2015 年较 2014 年增加 1.7 个百分点；其他占比较少，如中医药占比为 1.0%。

近年来，政府对于医疗保障事业的投入不断增加，与 2014 年相比，医疗保障支出在政府卫生支出中的占比上升了 4.5 个百分点，总额增加了 26.3 亿元。其中，在医疗保障支出中，城镇居民基本医疗保险（以下简称“居保”）占比为 20.7%，新型农村合作医疗（以下简称“新农合”）占比为 17.6%。

2. 社会卫生支出

社会筹资是上海市卫生费用最主要的渠道。2015 年上海市社会卫生支出为 882.4 亿元，占卫生总费用的 57.4%，较 2014 年相比增加 89.9 亿元。2001～2015 年，社会卫生支出总额一直保持稳健增长，年均增长率达 15.2%。其占卫生总费用的比例在 2012 年、2013 年达到峰值（59.2%、59.3%）后开始平稳回落。

在社会卫生支出中，社会医疗保障支出占绝大部分(84.1%)，商保费其次(13.2%)。可以发现，社会医疗保障支出一直保持总量的平稳增长，2015 年社会医疗保障支出较 2014 年多 52.1 亿元。在相关政策的鼓励引导下，近年来，商保费无论在总量还是占比上均呈现快速增长态势，2015 年商保费较 2014 年多 34.0 亿元，较上年增加 41.2%(图 6)。

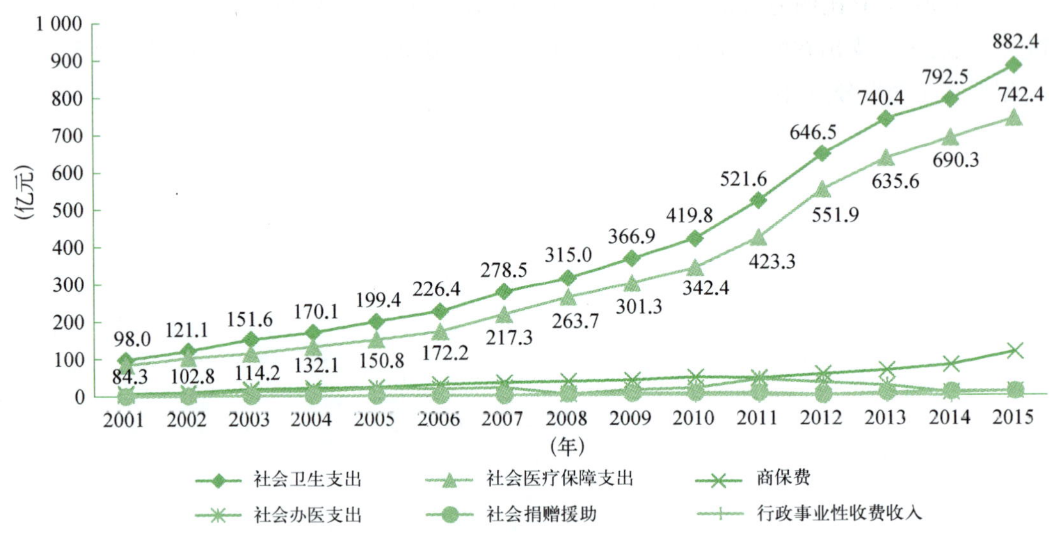

图 6　2001～2015 年社会卫生支出变化趋势

2015 年上海市职工基本医疗保险(以下简称"基本医保")参保人数达到 1 380.45 万人，比上年末增加 26.88 万人(其中参保职工 962.08 万人，离退休(职)人员 418.37 万人，农民工 291.24 万人)。职工基本医保基金收入 750.15 亿元(含财政补贴收入 3.59 亿元)，比上一年增加 85.41 亿元，其中统筹基金收入 696.14 亿元，个人账户基金收入 54.01 亿元。人均筹资水平 5 434.1 元，比上一年增长 523.1 元。到 2014 年末，基金累计结存 876.1 亿元，其中个人账户基金累计积累 604.9 亿元，占总基金累计结存的 69.0%[1,2]。

2015 年上海市居保参保人数达到 272.87 万人，比上一年末增加 15.21 万人(其中大学生参保人数为 75.55 万人)。居保基金收入 24.02 亿元(含财政补贴收入 19.85 亿元)，比上年减少 0.68 亿元。年末基金累计结存 4.14 亿元[1]。

3. 个人现金卫生支出(OOP)

2015 年上海市 OOP 总量达到 334.3 亿元，其占卫生总费用比重为 21.8%，较上年升高 1.0 个百分点。2001～2015 年，OOP 占比总体呈下降趋势，与 2001 年相比，2015 年 OOP 占比下降 7.3 个百分点。从总额来看，2001～2015 年 OOP 年均增长率为 11.4%，低于同期卫生总费用年均增长率(13.8%)、政府卫生支出年均增长率(13.1%)和社会卫生支出年均增长率(15.2%)，略高于 GDP 年均增长率(10.2%)。

(三) 比较分析

1. 与部分省、市、自治区比较

上海市长期处于我国经济和卫生事业发展的高地。2014 年，上海市与北京市、天津市蝉联

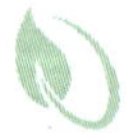

人均生产总值全国前三。上海市卫生总费用占 GDP 的比重为 5.71%，高于世界卫生组织(WHO)对发展中国家提出的最低标准(5%)，在全国范围内处于中等位次，高于江苏省(4.06%)、天津市(4.14%)、浙江省(4.92%)等地，低于西部的重庆市(5.76%)、广西壮族自治区(5.79%)、陕西回族自治区(6.35%)，中部的安徽省(6.34%)等，并远低于北京市(7.48%)以及一些西部省、自治区，如贵州省(6.99%)、宁夏回族自治区(7.51%)、甘肃省(8.34%)。卫生总费用占 GDP 的比重是评价国家或地区卫生资金的筹集水平的重要指标之一，其绝对值的大小与多种因素有关，包括该地区对卫生事业的投入、该地区卫生筹资机制和方案、该地区生产总值总量水平、中央财政对地方卫生的政策性支付等。西部地区的部分省、市、自治区，地区生产总值总量水平较低，受到中央财政对当地卫生事业的倾斜支持，卫生总费用占地区生产总值的比重呈现较高水平(图 7)。

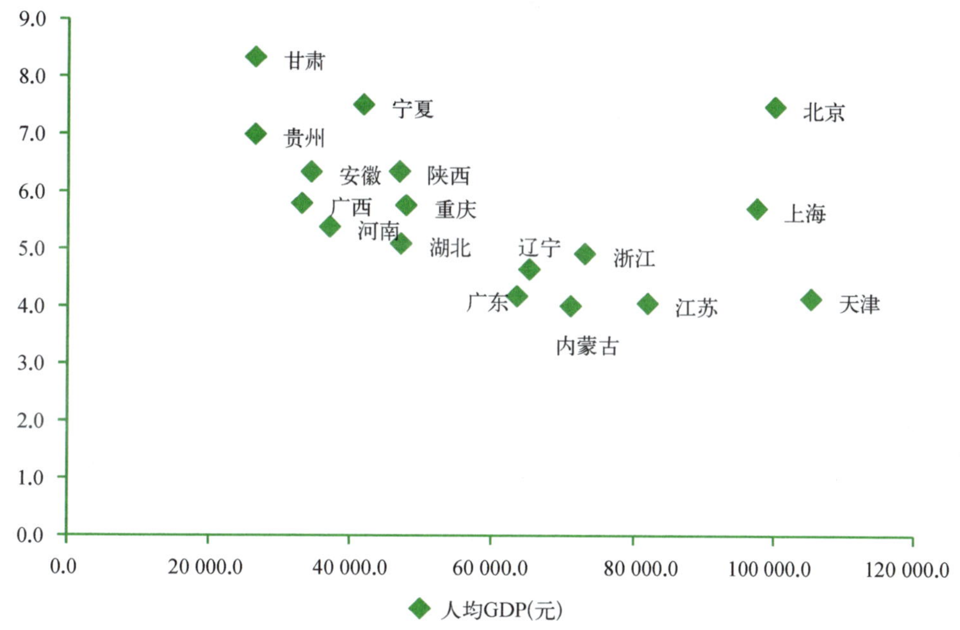

图 7　2014 年部分省、市、自治区人均 GDP 与卫生总费用占 GDP 比例关系

数据来源：中国卫生费用核算 [3]

2014 年，上海市人均卫生总费用为 5 546.92 元，仅次于北京市(7 411.41 元)，远高于全国平均水平(2 581.66 元)，并高于天津市(4 291.29 元)，以及东部的江苏(3 322.4 元)、浙江省(3 589.3元)，西部的陕西省(2 977.53 元)、青海省(3 004.89 元)、宁夏回族自治区(3 125.39 元)，中部的山西省(2 188.87 元)等地。人均卫生总费用受地区生产总值的影响较大，人均生产总值领先全国的地区，如上海市、北京市、天津市，人均卫生总费用也处于全国较高水平。可以看出，卫生总费用水平与地区间发展水平密切相关。与北京市相比，上海市的人均卫生总费用较低，或与两城卫生系统发展策略以及功能地位(如北京市承担较多卫生保障任务)有关(图 8)。

2. 与中国香港特别行政区、中国台湾地区比较

中国香港特别行政区卫生 2013 年财政年度总费用占 GDP 比例为 5.4%，广义政府卫生支出占总费用比例为 47.6%；中国台湾地区卫生总费用 2013 年占 GDP 比例为 6.6%，广义政府卫生支出

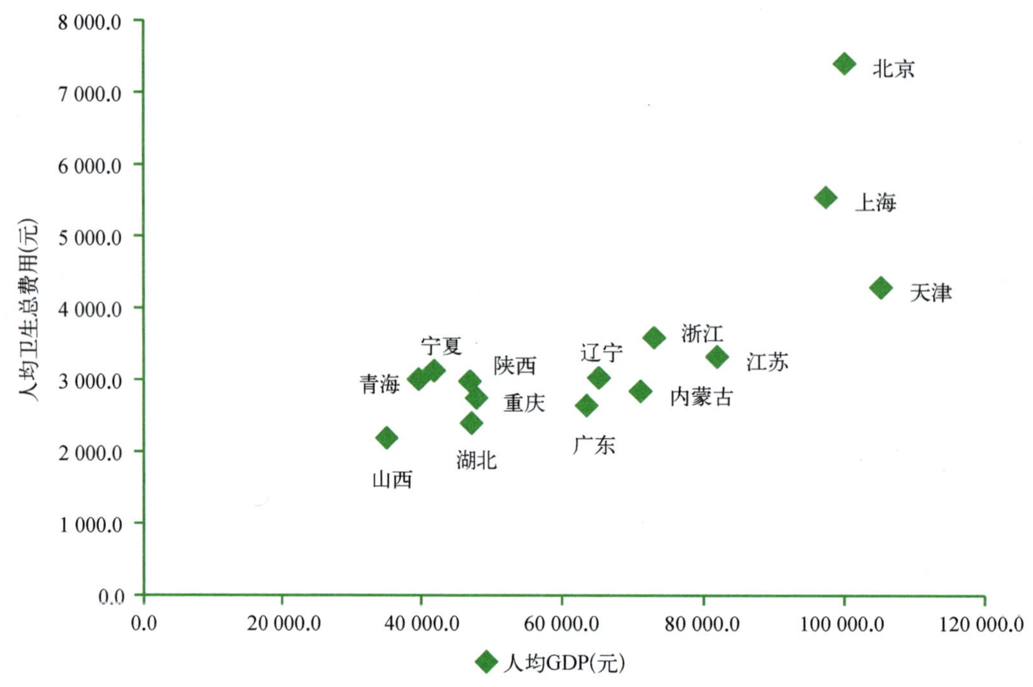

图 8 2014 年部分省、市、自治区人均 GDP 与人均卫生总费用关系

数据来源：中国卫生费用核算[3]

占总费用比例为 58.5%。从 2002～2013 年上海、中国香港特别行政区和中国台湾地区的卫生筹资结构变化来看，上海市广义政府卫生支出占卫生总费用比例总体呈增长趋势，在 2009 年出现低值拐点后回弹，2013 年略有回落；中国香港特别行政区该占比近年来呈下降趋势，从 2002 年的 56.9%下降至 2013 年的 47.6%；中国台湾地区该占比水平基本稳定在 55%～60%，2013 年较往年略有抬头(图 9)。

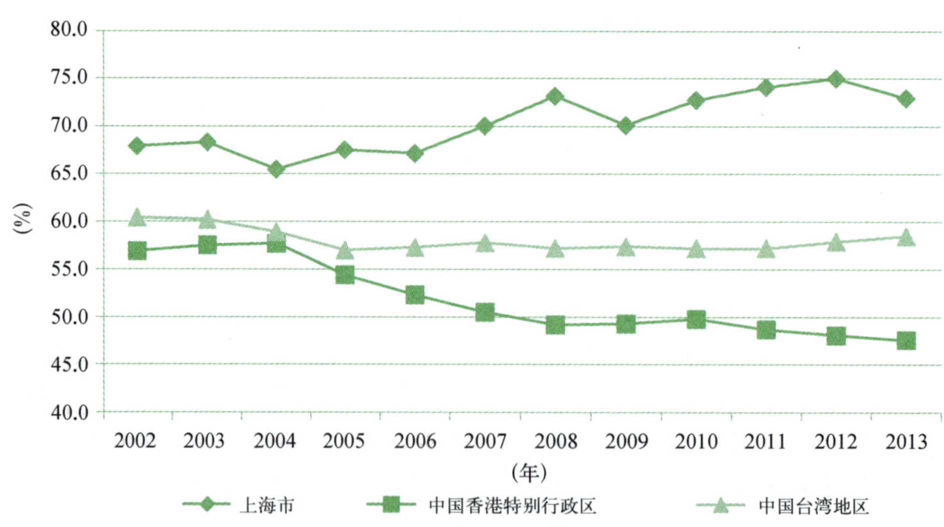

图 9 2002～2013 年上海市、中国香港特别行政区、中国台湾地区广义政府卫生支出占卫生总费用比例

中国香港特别行政区和中国台湾地区数据来源：中国香港特别行政区政府食物及卫生局网站，其中中国香港特别行政区数据来源：2013 财政年度。

3. 与部分国家比较

将 2001～2008 年(新医改前)、2009～2014 年(新医改后)人均卫生总费用年均增长率进行比较发现,所有国家和地区 2009～2014 年人均卫生总费用年均增长速度较 2001～2008 年放缓,如加拿大、英国、法国、澳大利亚等国 2009～2014 年人均卫生总费用年均增长速度不足 2001～2008 年的 1/2,丹麦 2009～2014 年为零增长,西班牙、意大利、日本甚至出现负增长。相较而言,中国内地和上海市人均卫生费用基本保持高速增长的趋势,新医改开始的 2009～2014 年人均卫生总费用年增长率略低于 2001～2008 年(图 10)。

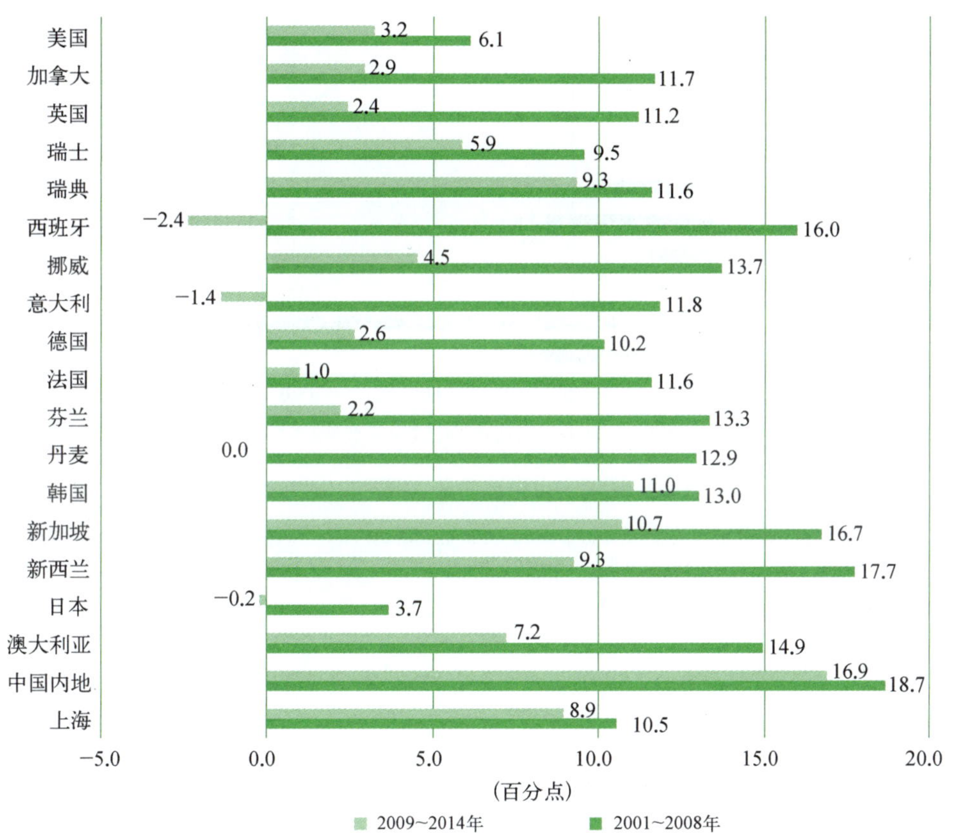

图 10 2000～2009 年、2009～2014 年部分国家和上海市人均卫生总费用年均增长率

国家数据来源:世界卫生组织(World Health Organization,WHO)[4]、世界银行(World Bank,WB)[5]和 OECD 网站数据库[6],中国数据来源:中国卫生费用核算[3]

将 2001 年与 2014 年广义政府卫生支出占总费用比重进行比较发现,部分国家如西班牙(—0.3百分点)、法国(—1.2 百分点)、韩国(—1.2 百分点)、德国(—2.1 百分点)广义政府卫生支出占比出现减少,其中以德国减少最多,2014 年占比 77.0%,较 2001 年占比减少了 2.1 个百分点;部分国家如美国(4.1 百分点)、英国(4.3 百分点)、新西兰(5.9 百分点)、瑞士(9.1 百分点)等广义政府卫生支出占比增加。我国 2001 年广义政府卫生支出占总费用比重为 35.6%,2014 年占比 55.8%,增加了 20.2 个百分点,提示 2001～2014 年政府对卫生的投入增长幅度明显;上海市 2014 年广义政府卫生支出占比较 2001 年增加了 6.7 个百分点,低于全国水平(图 11)。

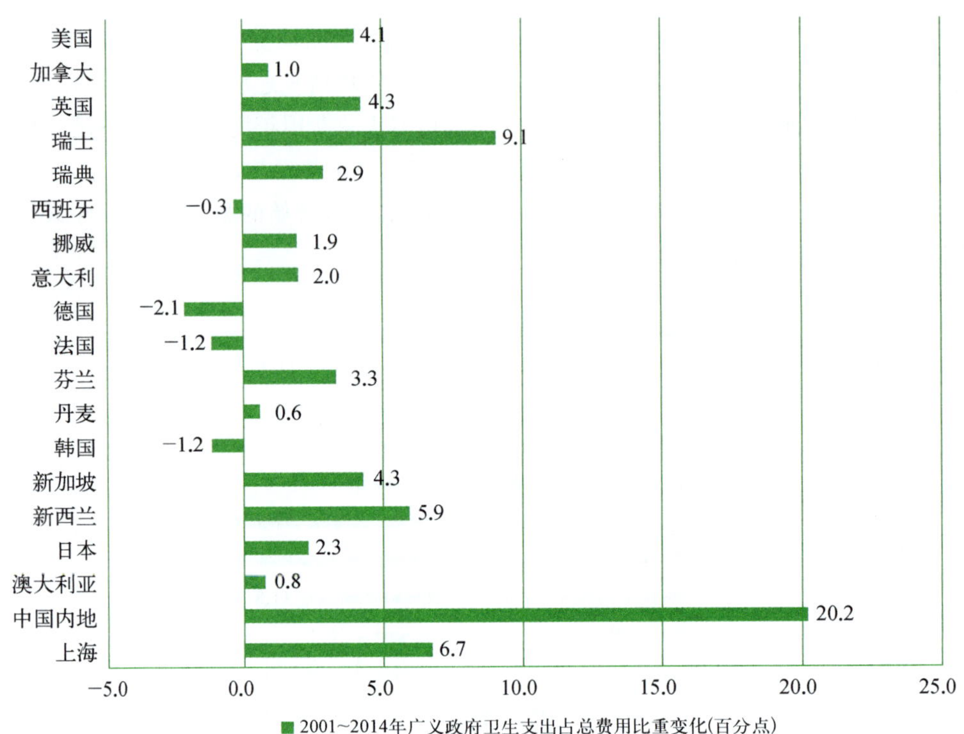

图 11　2001～2014 年部分国家和上海市广义政府卫生支出占总费用比例变化情况

国家数据来源：世界卫生组织(World Health Organization，WHO)[4]、世界银行(World Bank，WB)[5]和 OECD 网站数据库[6]，中国数据来源：中国卫生费用核算[3]

二、卫生费用机构分配

(一) 分配总额情况

2015 年，上海市卫生总费用(机构法)为 1 722.5 亿元，其中医疗机构费用总量为 1 468.0 亿元，占比达 85.2%，与 2014 年相比高 0.6 个百分点，其中，医院费用占总费用 71.8%；基层医疗卫生机构费用占卫生总费用 13.4%，较上一年(12.9%)略有提高。公共卫生机构费用为 55.6 亿元，占比 3.2%；药品及其他医用品零售机构费用为 122.8 亿元，占 7.1%，与上一年基本持平(图 12)。上海市是周边长三角地区乃至全国重要的医疗中心，人口流动大，外来人口多。机构法核算采用属地原则，将外来就医纳入卫生费用核算。为了充分展现常住人口地卫生花费情况，本研究一并对外来人口进行剥离核算。根据市卫生计生委信息中心的统计数据，2015 年外来就医发生在医疗机构的费用为 216.6 亿元，占卫生总费用机构法的比重为 12.6%。剔除外来就医费用后，医院、基层医疗卫生机构和公共卫生机构占卫生总费用机构法的比重分别为 68.0%、15.2%和 3.6%，医院占比下降，基层医疗卫生机构和公共卫生机构占比上升(图 13)。

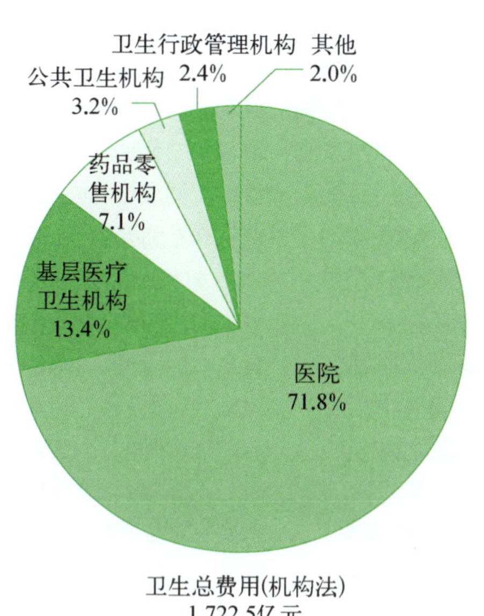

图 12 2015 年上海市卫生总费用(机构法)分配情况

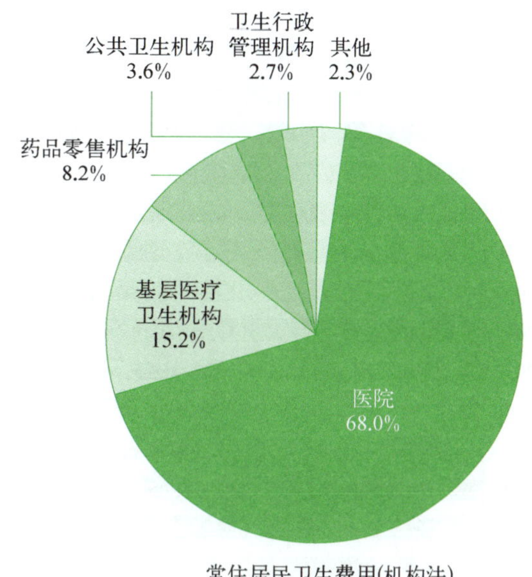

图 13 2015 年上海市常住居民卫生费用机构分配情况

(二) 分配流向变化

2001～2015 年，上海市卫生总费用的分配流向总体保持稳定，约 80%流向医疗机构(包括医院和基层医疗卫生机构)，20%流向药品零售机构、公共卫生机构及其他。2008 年，医院费用占卫生总费用的比例出现了近 15 年内的最低值(62.5%)，随后医院占比出现了一定的攀升，2012 年达到 69.8%。近年来，医院费用逐渐停止走高，2015 年(71.8%)较上年(71.7%)基本维持稳定。与此同时，基层医疗机构的费用占比(13.4%)较上一年(12.9%)略有提高(图 14)。

医疗机构费用构成上，医院费用占比在 2001～2011 年间总体呈现上升趋势，在 2008～2009 年医改年降至最低值，2011 年后医院费用占比保持稳定。2015 年医院费用占医疗机构费用比重达 84.3%，其中绝大多数发生在城市医院，基层医疗机构占医疗机构费用的 15.7%(图 15)。

三、主要特点

(一) 卫生总费用总量增长明显

2015 年上海市卫生总费用较上年环比增长 14.4%，显著高于当年 GDP 增速(6.9%)，并显著高于上一年卫生总费用增速(5.8%)[7]，应该引起高度重视。纵观近 10 年卫生总费用相对 GDP 增速曲线，可以发现，随着医药卫生体制改革的不断深化、政府对卫生事业投入的不断增加以及人民生活水平的不断提高，2007～2013 年，上海市卫生总费用增长速度基本高于 GDP 增长速度，唯在 2014 年低于 GDP 增速。其中，在上海地区推进公立医院改革及市级医院债务分批化

2015 71.8 13.4 7.1 3.2 2.0
2014 71.7 12.9 7.3 3.1 2.1
2013 70.7 13.1 7.2 3.5 2.9
2012 69.8 12.9 7.2 3.2 4.7
2011 68.1 13.0 7.4 3.2 6.3
2010 65.8 14.6 8.0 5.6 4.5
2009 64.9 17.3 8.1 6.3 2.4
2008 62.5 17.8 10.0 6.2 2.3
2007 66.5 14.8 7.5 5.2 4.3
2006 65.3 14.8 8.4 6.1 5.2
2005 63.6 14.6 8.4 5.8 7.1
2004 65.1 14.1 8.4 5.8 6.1
2003 65.6 13.7 8.1 5.1 7.1
2002 65.9 15.7 8.9 5.2 4.1
2001 62.9 18.3 10.1 5.2 3.2
(年)
0 10 20 30 40 50 60 70 80 90 100
(%)
医院 基层医疗卫生机构 药品零售机构 公共卫生机构 卫生行政管理机构 其他

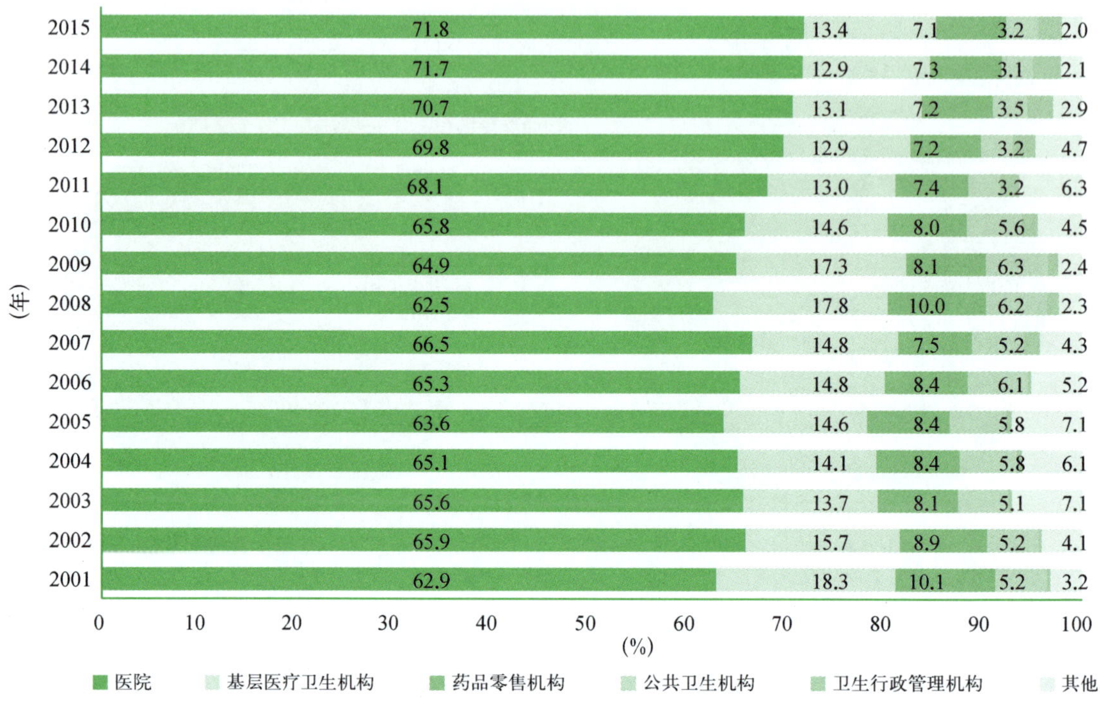

图 14　2001～2015 年上海市卫生总费用分配构成

2011 年起卫生总费用机构法核算纳入部队医院数据。2014 年部队医院费用为 100.91 亿元，占当年机构法卫生总费用的 6.6%，较 2013 年总量增长了 20.48 亿元，占机构法比重(5.9%)增加了 0.7 个百分点。

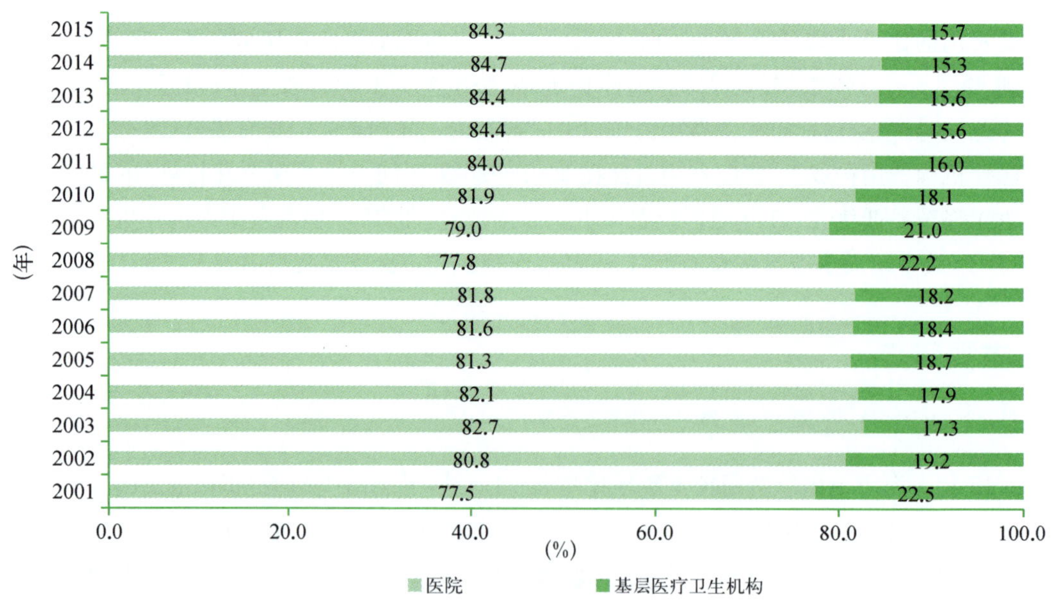

图 15　2001～2015 年上海市医疗机构卫生费用分配构成

解工作过程中，尤其是郊区医院“5+3+1”建设工程实施进程中，卫生总费用增长速度也在2011年、2012年达到近15年内的最高水平(19.8%、20.0%)，分别高于当年GDP增长率11.6、12.5个百分点。2014年，在上海地区医院内部运行机制改革以及国民经济新常态的影响下，卫生总费用的增长率大幅下降(5.8%，较上一年下降9.2个百分点)，低于同年GDP增长速度(7.0%)。2014年低卫生总费用增长率的基数效应，或许是2015年上海市卫生总费用较上年的增长率产生显著回弹的原因之一。

(二) 卫生总费用结构略有变化

2015年上海市政府卫生支出实际值较上一年的环比增长率为16.6%，高于卫生总费用较上一年增长速度(14.4%)，然而政府卫生支出在财政支出中的比例下降为5.2%，较2014年低0.4个百分点。与2014年相比，2015年上海市政府卫生支出中医疗卫生服务支出占比(58.3%)下降5.0个百分点，医疗保障支出占比(30.9%)上升4.5个百分点。2015年上海市社会卫生支出增长稳定。其中，医疗保障支出仍占绝大部分(84.1%)。在相关政策的鼓励引导下，近年来，商保费无论在总量还是占比上均呈现快速增长态势，2015年商保费较2014年多34.0亿元，较2014年增加41.2%。

(三) 医疗保障支出增长平稳，个人现金卫生支出水平稳定

近年来，上海市政府重视优化财政支出结构，逐年加大对医疗保障事业的投入，取得了较大成效。2015年，上海市政府卫生支出中医疗保障支出占比(30.9%)较2014年上升4.5个百分点，总额增加了26.3亿元；社会卫生支出中，医疗保障支出持续占据绝大部分(占84.1%)，总额较上年多52.1亿元。2015年上海市OOP总量达到334.3亿元，其占卫生总费用比重为21.8%，但与其他省、市、自治区相比，上海市个人现金卫生支出在总费用中占比长期在全国范围内处于较低水平。2001～2015年，OOP在卫生总费用中的占比总体呈下降趋势，与2001年相比，2015年上海市OOP占比下降7.3个百分点。这显示了上海市在加大医疗卫生投入、提高医疗保障水平、切实减轻人民负担方面做出的卓有成效的努力。

(四) 医院费用为卫生总费用的主要机构流向，占比保持稳定

2015年上海市卫生总费用中医疗机构费用占比达85.2%，与2014年相比高0.6个百分点，其中医院费用占总费用71.8%，与上一年基本持平。上海市是重要的医疗“辐射地”，外来就医人员多。并且，外来就医人群的卫生消费，较常住人口更加集中在三级医院。2015年，外来就医发生在医疗机构的费用为216.6亿元，占卫生总费用机构法的比重为12.6%。剔除外来就医费用后，医院费用占卫生总费用机构法的比重分别为68.0%。2008年，随着新医改方案的发布，在“保基本、强基层、建机制”的方针引导下，医院费用占总费用的比例大幅降低(62.5%)。随着医保覆盖率的增加，分级诊疗机制尚未健全，以及外来就医人群的不断增加，医院费用的占比逐渐增高。可喜的是，近年来，上海地区采取了调整医疗服务价格、建立合理就医秩序、加强医疗行为监管等多重措施，医院占比趋于稳定，2015年占比(71.8%)较上一年(71.7%)无显著升高。在现有的筹资和分配框架下，医院费用为卫生总费用的主要机构流向为必然态势。然而核算数据

或可提示，基层医疗机构和公共卫生机构的发展仍然存在提升的空间。

四、政策建议

（一）建立有序就诊次序，将医疗费用上升控制在合理范围内

2015年，我国经济已经进入在新常态（增长速度比以往要低）的大背景下，卫生总费用仍然维持稳定较高增长，非常值得引起有关方面的高度关注。随着人民生活水平的提高、卫生事业的发展以及人民对医疗卫生服务需求的不断提高，医疗费用的上升虽然是必然趋势，但长期大幅超越经济增长不可持续。因此持续优化医疗费用结构，将医疗费用增长控制在合理范围内，是当前面临的重大挑战之一。新医改经历多年努力，将“保基本、强基层、建机制”作为重心，财政投入对基层医疗机构的投入占比增加，然而医疗机构的主要资金来源是医疗服务收费，2015年上海市卫生费用核算结果显示，医院费用占比仍然较高，基层医疗机构和公共卫生机构占比尚无明显提升，说明医疗服务收费增长医院仍高于基层。卫生费用的合理控制和结构调整，应与建立分级诊疗、优化就诊次序、整合利用卫生资源结合起来。截止2015年底，上海市所有社区卫生服务中心均开展了家庭医生制度建设试点。与此同时，上海市结合家庭医生制度推行“1＋1＋1”（1家社区医院＋1家二级医院＋1家三级医院）分级诊疗制度。有关部门应抓住当前时机，以家庭医生制度建立为抓手，增强基层医疗和预防服务的吸引力和认同度。同时，应加强公立医院与基层医疗卫生机构、家庭医生之间的协同，引导优化就诊秩序，促进患者下沉、节省卫生费用。

（二）加快推进公立医院改革，形成内在节省费用机制

2015年，国家卫生计生委、发改委等五部委联合印发了《关于控制公立医院医疗费用不合理增长的若干意见》，要求进一步切实减轻群众医药费用负担，增强改革综合成效。公立医院改革涉及众多利益主体。近年来，上海市采取了医疗服务价格调整、支付制度改革、降低药品加成率、创新药品和大型设备采买机制等多种举措，提升了医疗服务收费的合理性。同时，上海市长期在进一步完善在总额预付框架下，积极发展了多种支付方式相结合的混合支付机制。接下来，一方面，应继续大力推行医疗服务价格调整及医药分开，降低药品以及大型医用设备检查治疗收入占比；另一方面，应积极建立与控制费用相适应的公立医院评价制度以及医务人员薪酬制度，通过建立合理的医院和医务人员绩效考核和正向激励制度，降低通过增加服务量和提供价格较高的项目的内在动力。同时，应积极推动医院管理系统的信息化革新，将医院临床、财务、采购等环节实现精细化、及时化的管理，降低不合理的用药和检查，建立医疗费用监测系统，运用大数据、云计算等技术，推动公立医院控费进入一个新的时代。

（三）鼓励社会力量参与，继续发展商业保险

近年来，社会筹资在筹资结构中持续发挥着稳定的作用，商保发展迅速。目前上海市城保、居保和新农合三大基本医疗保障制度已基本实现居民全覆盖。按照《国务院关于促进健康服务业发展的若干意见》（国发〔2013〕40号），上海市鼓励商保作为基本医疗保障体系的补充，2015年启动了商保公司经办居民大病医疗保险的模式，实施以来取得了平稳有效的运行效果。在经济

“新常态”下健康消费已成为新的经济增长点，应积极开展其他商保产品的设计和推广，加大商保以及其他形式的社会力量在健康产业中的参与度和融入度。如上海市职工医保个人账户存在大量资金结余，完善将购买商保作为盘活个人账户结余资金的举措。同时，应积极探索商保公司与政府机构合作的有效模式，更加充分地发挥商保公司的作用，提升保障的水平和精准性，有效降低人民负担。

（四）完善卫生费用核算方法，提升决策信息化程度

在医疗不断信息化、精准化的今天，卫生费用核算在卫生政策管理过程中将起到越来越重要的支撑作用。在“十三五”时期，卫生计生委改革发展形势更为复杂，迫切需要提升以卫生经济数据为支撑的卫生决策支持能力。当前形式下，卫生费用核算应更好地与卫生系统信息化管理结合起来，更好地解答如何筹集充足的资金、提高资金的配置效率、建立合理的补偿机制和运行机制、满足群众日益增长的医疗保健需求的问题。近年来，上海地区已逐步开展基于卫生费用核算体系（SHA2011）的卫生费用核算，将卫生总费用划分为经常性卫生费用以及卫生系统中资本形成费用，并从服务功能角度出发界定核算范围，能够为医疗体制改革提供更加精细化的决策支撑。接下来，建议进一步深化对基于 SHA2011 的卫生费用核算的方法学研究，对调研工具进行本土化的改良和设计，并不断加强核算队伍的能力建设。与此同时，应做好新旧核算体系的衔接工作，以利于核算结果时间序列的阐释和解读。

参考文献

[1] 上海市人力资源和社会保障局. 2015 年度本市社会保险基本情况. http://www.12333sh.gov.cn/201412333/xxgk/05/01/201606/t20160613_1245470.shtml[2017-01-05].

[2] 上海市人力资源和社会保障局. 2014 年度本市社会保险基本情况. http://www.12333sh.gov.cn/201412333/xxgk/05/01/201511/t20151118_1240178.shtml [2017-01-05].

[3] 万泉，张毓辉，王秀峰等. 2014 年我国各地区卫生总费用核算结果与分析. 中国卫生经济，2016，35(3)：9-12.

[4] Word Health Organization. World Health Organization Global Health Expenditure Database. http://apps.who.int/nha/database/Home/Index/en [2016-6-2].

[5] Word Bank. World Bank Database. http://data.worldbank.org/indicator [2016-6-2].

[6] Organisation for Economic Co-operation and Development. Organisation for Economic Co-operation and Development Statistics. http://stats.oecd.org/[2016-6-2].

[7] 金春林，王常颖，王力男等. 2014 年上海市卫生总费用核算研究. 中国卫生经济，2016，35(8)：49-54.

上海市市级公立医院经济运行分析

金春林　王力男　姜　鹏　李　芬　彭　颖　陈卓蕾

【导读】 上海市市级公立医院集中了上海市最优质的医疗资源，是近年来上海市公立医院改革的重点和难点。通过经济运行分析发现，上海市市级公立医院业务量总体呈上涨趋势，收支结构基本平衡，人均工资性收入稳步增长，但不同类型医院效率存在差异，专科医院造血能力相对较弱，医生薪酬一直处于低位。建议明确不同类型医院定位，应对补偿机制改革，落实财政投入倾斜政策，制定分类补偿策略，同时加快推进医生薪酬制度改革，激发内部市场活力。

公立医院是医疗服务提供的主体。上海市市级公立医院均为三级甲等医院，既有综合又有专科，集中了上海市最优质的医疗资源，在上海市医疗服务体系中占主导地位，是近年来上海市公立医院改革的重点和难点。通过对上海市市级公立医院经济运行状况进行分析，发现其经济运行中存在的问题，可为公立医院补偿机制改革提供参考。

一、资料来源与方法

本文数据主要来源于上海市卫生计生委财务管理中心卫生财务年报，主要包括上海市卫生部门所属市级公立医院。公立医院类别主要应用上海市卫生资源与医疗服务调查制度分类方法，包括综合医院、中医医院、妇产医院、儿童医院、精神病医院、传染病医院和其他专科医院等。

通过收集 2011～2014 年上海市市级医院财务年报相关数据和复旦大学附属医院财务年报相关数据，利用 Excel 2010 软件进行数据的录入、整理和统计，对各项经济指标的变化趋势进行分析与处理。

基金项目："上海市第四轮公共卫生三年行动计划"重点学科建设项目"循证公共卫生与卫生经济学"（项目编号：15GWZK0901），上海市卫生和计划生育委员会委托项目（项目编号：2015028A）。

第一作者：金春林，男，研究员，上海市医学科学技术情报研究所所长、上海市卫生发展研究中心常务副主任、上海市人口与发展研究中心主任。
通讯作者：王力男，女，助理研究员。
作者单位：上海市医学科学技术情报研究所、上海市卫生发展研究中心（金春林、王力男、李芬、彭颖），上海市人口与发展研究中心（金春林），上海财经大学公共经济管理学院（王力男），日本九州大学大学院医学系学府（姜鹏），复旦大学公共卫生学院（李芬），上海市卫生和计划生育委员会（陈卓蕾）。

二、结果

(一) 业务量及效率

2014 年,市级公立医院共计 29 家,门、急诊人次达到 4 984.8 万人次,累计出院人数 120.7 万,实际占用总床日 1 023.2 万日。从住院效率指标看,市级公立医院出院者平均住院天数为 8.4 天,其中精神病医院最高(131.4 天),妇产医院最低(4.7 天),两者均与其服务特点有关。从固定资产配置效率看,传染病医院和儿童医院每床位占用固定资产较高,其他专科医院均低于综合医院,精神病医院最低。从人力资源效率来看,精神病医院住院负荷较重,中医、儿童医院门诊负荷较重。单纯从门诊负荷来看,中医、儿童医院分别是综合医院的 1.6 倍和 1.2 倍,妇产医院与综合医院基本持平,精神病、传染病医院则为综合医院的 30%~48%;而从住院负荷来看,精神病医院负荷较高(是综合医院的 2.8 倍),中医与综合医院基本持平,传染病、妇产、儿童医院负荷则为综合医院的 75%~80%(表 1)。

表 1　2014 年上海市不同类型市级医院业务量及效率

指　　标	综合医院	中医医院	妇产医院	儿童医院	精神病医院	传染病医院	肺科医院	其他专科医院	总计
门、急诊人次(万人次)	3 035.3	1 040.7	235.2	317.4	70.2	28.6	84.6	172.8	4 984.8
出院人数(万人)	78.8	14.8	8.1	5.5	0.6	1.3	6.2	5.5	120.7
实际占用总床日(万天)	630.6	138.7	37.8	43.01	86.9	14.2	38.2	33.9	1 023.2
平均在职职工数(人)	27 368	5 598	2 054	2 364	1 316	821	1 019	1 700	42 240
出院者平均住院天数(天)	8.2	9.4	4.7	7.4	131.4	11.5	6.3	5.9	8.4
每床位占用固定资产(万元)	73.7	47.3	46.4	105.6	15.9	213.7	37.0	30.3	64.8
每职工平均门、急诊人次(人次)	1 109.1	1 859.1	1 145.3	1 342.6	533.7	347.9	829.9	1 016.7	1 180.1
每职工平均住院床日(日)	230.4	247.7	183.9	181.9	659.9	173.1	375.1	199.4	242.2

从业务量增长趋势看,2011~2014 年市级医院门、急诊人次和出院人数均呈逐年上涨态势,出院人数年均增长 13.5%,大于门、急诊人次年均增长率(9.5%)。从医院类别来看,妇产医院门诊和住院服务量增长幅度相对较高*。门诊服务,肺科医院、儿童医院增长幅度更高,精神病医院与综合医院相当,中医和传染病医院年均增长则较低,传染病医院 2012 年业务量减少 2.5%;住院服务,传染病医院年均业务增长幅度最大,肺科医院次之,中医医院最低。

(二) 收支结构

2014 年,市级医院总体收支略有结余。从收入结构看,财政补助一定程度上体现了对传染病、精神病医院的倾斜政策,而科教项目投入力度在中医、精神病和传染病医院较高,妇产医院科教收支占比均处于低位,科教收入占比为 1.3%,科教项目支出占比仅为 0.7%(表 2)。

* 2013 年卫生财务报表中妇产医院增加 1 家,因此 2013 年门诊和住院服务量翻倍,但从 2014 年同比增长率看,妇产医院业务量增长率仍然最高,门诊和住院同比增长分别达到 19.4%和 34.4%。

表 2　2014 年上海市不同类型市级医院收支总体情况

指　　标	综合医院	中医医院	妇产医院	儿童医院	精神病医院	传染病医院	肺科医院	其他专科医院	总计
收入总计(亿元)	265.9	55.9	14.2	17.3	6.9	5.6	12.7	18.8	397.3
财政补助(%)	4.9	4.0	5.4	4.8	9.3	27.0	3.4	3.8	5.1
科教收入(%)	2.9	5.1	1.3	2.9	4.7	4.5	2.6	1.6	3.1
业务收入(%)	92.2	90.8	93.3	92.3	85.9	68.5	94.0	94.6	91.8
支出总计(亿元)	255.5	53.9	13.3	17.0	6.5	5.5	12.3	17.8	381.7
财政项目补助支出(%)	0.3	0.3	1.6	0.3	2.1	1.6	1.0	0.8	0.4
科教项目支出(%)	2.0	2.8	0.7	2.3	4.0	3.4	2.3	0.4	2.0
业务支出(%)	97.8	96.9	97.7	97.4	93.9	95.0	96.7	98.8	97.5
收支结余(亿元)	10.4	2.0	0.9	0.3	0.4	0.1	0.4	1.0	15.6

从收入结构变化情况来看，各类型医院财政补助收入相对稳定，其中传染病医院财政补助收入占比最高，精神病医院次之，且呈逐年略微递减趋势；妇产医院 2013 年由于大额财政专项补助导致财政补助占比猛增，财政基本支出补助占比则与其他专科医院相当，稳定在 3.8%～5.0%，肺科医院财政补助占比则相对较低，多年来均在 5%以下(图 1)。

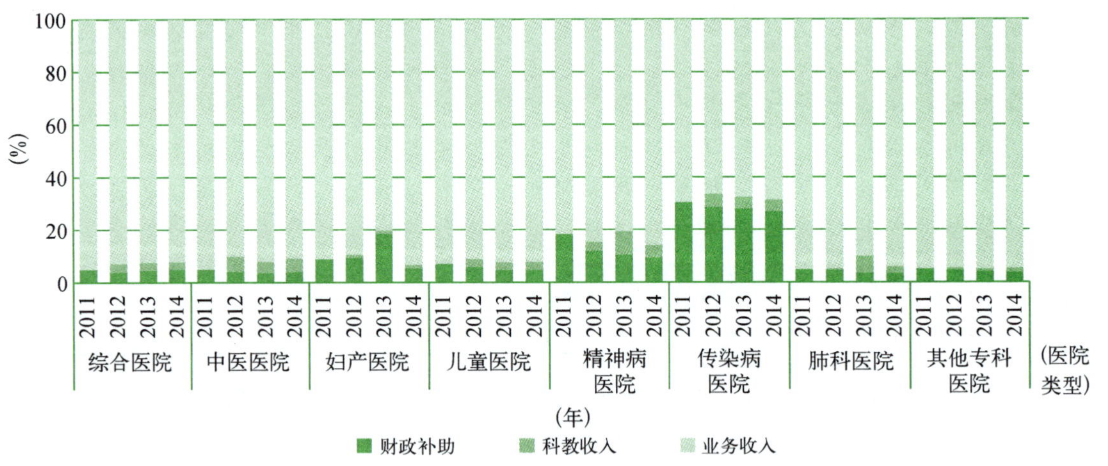

图 1　2011～2014 年上海市不同类型市级医院收入结构变化趋势

（三）业务收支

1. 业务收支总体情况

根据医院新财务制度口径，业务收入包括医疗收入和其他收入，业务支出包括医疗业务成本、管理费用和其他支出。2014 年，市级医院业务收支略有亏损。从不同类型医院来看，除妇产医院业务收支差额为正外，各医院普遍亏损，传染病医院业务亏损率达到 26.3%，其他医院业务亏损率在 1.9%～3.5%。业务亏损主要由医疗收入不能弥补医疗成本引起。财政基本补助通过人员经费和公用经费给予医院进行补偿，市级医院均扭转了收支差额为负的局面，其中传染病、精神病医院财政基本补助力度较大，业务收支结余率分别上升了 26.4 个百分点和 8.5 个百分点，除妇产和精神病医院外，其他医院补助后结余率均在5%以下，全市平均水平在2.6%。

从结余率变化趋势来看，除妇产医院和肺科医院部分年度业务收支略有盈余外，各类型医院均存在业务收支亏损，其中传染病医院、儿童医院亏损率呈上升趋势，精神病医院亏损率下降，综合、中医医院亏损率稳定在5%以下。经过财政基本支出补助后，各类型医院业务收支整体扭亏为盈，妇产医院补助后结余率始终相对较高，2012年达到14.2%，传染病医院2013年经过补助后业务收支仍亏损1.2%(图2)。

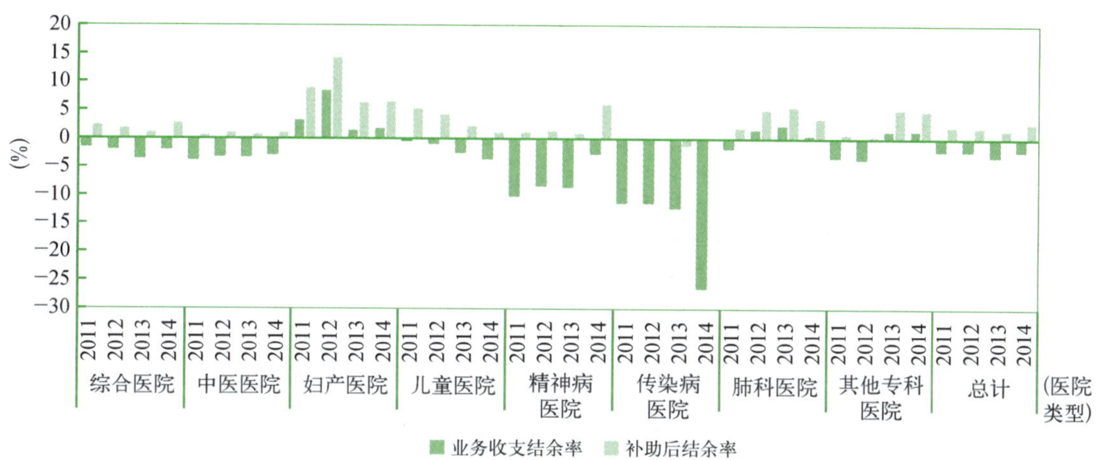

图2　2011～2014年市级医院业务收支结余率变化趋势

2. 医疗收入结构

医疗收入主要指医院在直接为患者提供门诊和住院医疗服务过程中的收费，具体包括药品、卫生材料等物耗收入，化验和检查费，及诊察、治疗、手术、护理等劳务性收入。从医疗收入结构来看，药品收入占比最高，超过40%，各项检查收入合计占比达到18.3%，卫生材料收入占比为15.8%。与综合医院相比，妇产医院药占比最低，传染病、中医医院药占比则超过60%；各项检查收入占比妇产医院最高，肺科和儿童医院次之，精神病医院最低，中医医院低于其他类型医院；卫生材料收入除其他医院外，专科医院普遍低于综合医院，中医、妇产、传染病、精神病医院占比不到5.5%(表3)。

表3　2014年上海市不同类型市级医院医疗收入结构分析表

指　　标	综合医院	中医医院	妇产医院	儿童医院	精神病医院	传染病医院	肺科医院	其他专科医院	总计
医疗收入(亿元)	236.4	47.4	12.7	15.5	5.7	3.7	11.8	16.7	349.8
药品收入占比(%)	38.7	61.0	20.6	37.7	44.0	69.7	47.1	43.3	41.9
卫生材料收入占比(%)	18.6	5.4	5.3	15.1	3.0	3.3	11.9	24.5	15.8
各项检查收入占比(%)	18.3	15.2	33.3	19.8	12.3	19.1	23.8	12.2	18.3

3. 医疗成本结构

从医疗成本结构来看，药品费、人员经费和卫生材料是医疗成本的主要部分，药品费占比与人员经费占比呈反向关系。与综合医院相比，药品费占比与药品收入占比相一致，妇产、儿童较低；人员经费占比妇产最高(超过50%)、精神病次之(45%)、儿童医院再次(41%)，传染病和中医医院略小于综合医院；卫生材料费占比相比较综合医院而言，中医和其他专科医院均相对较低，精神病医院占比仅为2.7%(表4)。

表4 2014年上海市不同类型市级医院医疗成本结构分析表

指　　标	综合医院	中医医院	妇产医院	儿童医院	精神病医院	传染病医院	肺科医院	其他专科医院	总计
医疗成本(亿元)	246.9	50.1	12.9	16.4	6.0	5.1	11.8	17.4	366.6
人员经费占比(%)	32.6	30.3	50.5	40.8	45.4	31.7	30.0	28.6	33.2
药品费占比(%)	32.8	48.8	17.7	29.8	36.8	43.5	41.8	36.2	35.0
卫生材料费占比(%)	21.2	9.7	15.3	16.1	2.7	8.1	19.4	25.1	18.8

4. 医保收入

2014年，市级公立医院医保收入占医疗收入比例达到42.6%，相比较综合医院而言，精神病、中医和传染医院医保收入占比更高，妇产、儿童医保收入占比则较低。从医保来源看，除儿童医院多来自居保外(儿童保险类型多为居保和少儿住院基金，儿童医院其他类型医保占比为20.1%)，医保收入85%以上来源于城保(表5)。

表5 2014年上海市不同类型市级医院医保收入来源(单位：%)

指　　标	综合医院	中医医院	妇产医院	儿童医院	精神病医院	传染病医院	肺科医院	其他专科医院	总计
医保收入占医疗收入比例	42.5	63.6	22.2	12.1	67.4	52.0	28.1	27.8	42.6
其中：城保占医保比例	86.3	87.3	96.9	0.0	91.0	87.8	95.6	92.0	86.1
居保占医保比例	5.1	2.6	2.0	79.9	9.0	3.3	3.8	7.0	5.6
新农合占医保比例	0.2	0.0	0.0	0.2	0.0	1.5	0.0	0.0	0.2

注：医保收入采自全国卫生计生财务年报(国卫财11表)医院基本数字及财务分析表，包括城保、居保、新农合(城乡居民基本医保)和其他医保基金结算的医药费用。

(四) 药品加成

2014年，市级公立医院(不包括4家郊区新院)药品加成收入18.5亿元，药品综合加成率为15.1%。另有政策规定，中草药药品加成率为25%，除中医医院中草药收入占比达到38.0%外，其他专科医院药品收入中多为西药和中成药，中草药收入占药品收入比例均在2%以下。剔除中草药加成后，与综合医院相比，儿童医院药品加成率较高，其他专科医院与综合医院持平；与医疗成本相比，中医类药品加成收入对医疗成本和收支平衡补偿作用最明显，传染病、儿童、精神病的药品加成收入占医疗成本比重均大于5%，妇产医院由于药品收入本身较低，该比例仅为2.5%(表6)。

表6 2014年上海市不同类型市级医院药品加成情况

指　　标	综合医院*	中医医院	妇产医院	儿童医院	精神病医院	传染病医院	肺科医院	其他专科医院	总计
药品加成收入(亿元)	10.6	4.5	0.3	1.0	0.3	0.3	0.6	0.9	18.5
药品加成率(%)	14.1	18.4	14.4	19.4	14.0	14.2	12.6	14.3	15.1

续 表

指　标	综合医院*	中医医院	妇产医院	儿童医院	精神病医院	传染病医院	肺科医院	其他专科医院	总计
药品加成收入占医疗成本比重(%)	4.6	9.0	2.5	5.8	5.1	6.2	5.3	5.2	5.3
剔除中草药加成收入(亿元)	10.4	2.3	0.3	0.9	0.3	0.3	0.6	0.9	16.1
剔除中草药加成率(%)	14.1	14.8	14.3	19.4	14.0	14.2	12.5	14.1	14.3

* 不包括4家已实施药品零差率的郊区新建医院。

从药占比和药品加成率情况来看，近年来两者均呈下降趋势。其中妇产医院受2013年机构数量变化的影响药占比有所提高，但与其他专科医院相比仍然最低；除儿童医院药占比低于综合医院外，其他专科医院药占比普遍较高(图3)。药品加成率则由16.4%逐年下降到15.1%，其中儿童医院在20%左右波动，中医医院由19.7%下降到18.4%，妇产医院2013年药品加成率仅为12.7%，2014年回升到14.4%(图4)。

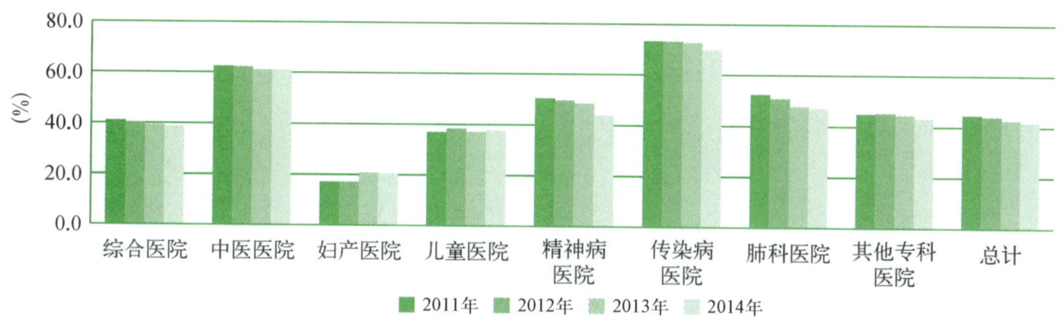

图3　2011～2014年上海市不同类型市级医院药品收入占比变化趋势

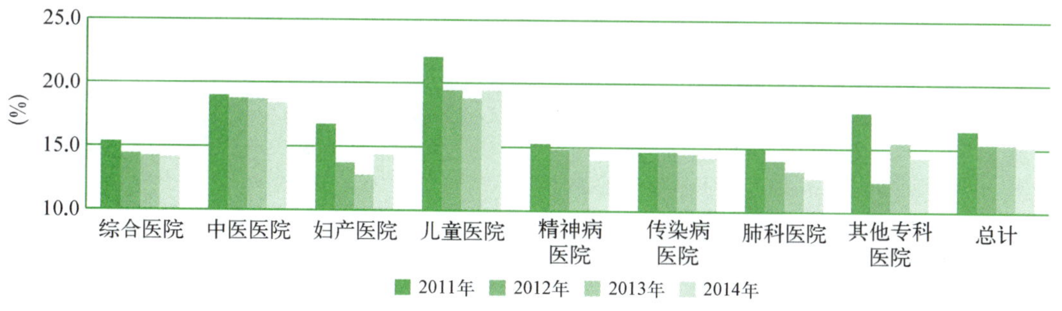

图4　2011～2014年上海市不同类型市级医院药品加成率变化趋势

(五) 人员经费

2014年，市级公立医院人员经费共计121.6亿元，占业务支出比例为32.7%。与综合医院相比，妇产、精神病、儿童人员经费占比相对较高，传染病、中医医院则略低。从卫技人员人均工资性收入来看，综合医院水平较高，妇产、中医与综合医院相差不大(基本为综合医院的95%以上)，儿童医院是综合医院的86%，传染、精神病医院则不到综合医院人均工资水平的70%。而从财政人员经费对职工工资性收入的补偿程度来看，不同类型医院人均补助基本在3万元左右，

占职工人均工资性收入比例在10%～22%，而传染病医院由于对在编人员的国家基本工资予以全额保障，其在职职工补助占工资性收入比例达到60.9%(表7)。

表7　2014年上海市不同类型市级医院人员经费

指　　标	综合医院	中医医院	妇产医院	儿童医院	精神病医院	传染病医院	肺科医院	其他专科医院	总计
人员支出(亿元)	80.4	15.2	6.5	6.7	2.7	1.6	3.5	5.0	121.6
人员支出占业务支出比例(%)	32.2	29.1	50.2	40.4	44.9	31.3	29.8	28.3	32.7
在职职工人均工资性收入(万元)	22.1	19.6	21.8	21.5	13.8	14.1	23.9	21.3	21.3
其中：管理人员	24.8	14.9	32.4	25.6	16.6	15.3	23.9	17.5	23.0
工勤技能人员	12.6	15.9	20.4	9.9	10.2	10.2	12.6	16.2	12.8
卫技人员	21.9	21.0	21.6	18.8	15.0	14.8	23.7	21.8	21.3
在职职工人均补助(万元)	3.0	2.9	2.3	2.7	3.0	8.6	2.7	2.8	3.0
在职职工补助占工资性收入比(%)	13.4	14.9	10.8	12.3	21.8	60.9	11.1	13.0	14.1

注：人员支出采自全国卫生计生财务年报(国卫财04表)中人员支出，包括工资福利支出及对个人和家庭补助支出。工资性收入包括基本工资、津贴补贴、奖金、绩效工资和伙食补助费。

从在职职工人均工资性收入趋势来看，传染病、精神病医院始终相对较低，肺科医院略高于综合医院，其他专科医院则与综合医院基本持平。从变化趋势来看，总体增幅在2013年放缓，2014年则有所上升。其中传染病医院2014年增幅达到32.8%，且人均水平首次超过精神病医院，妇产医院2014年增幅达到28.3%，中医医院增幅则呈逐年下降趋势，2014年同比增长仅为6%(图5、图6)。

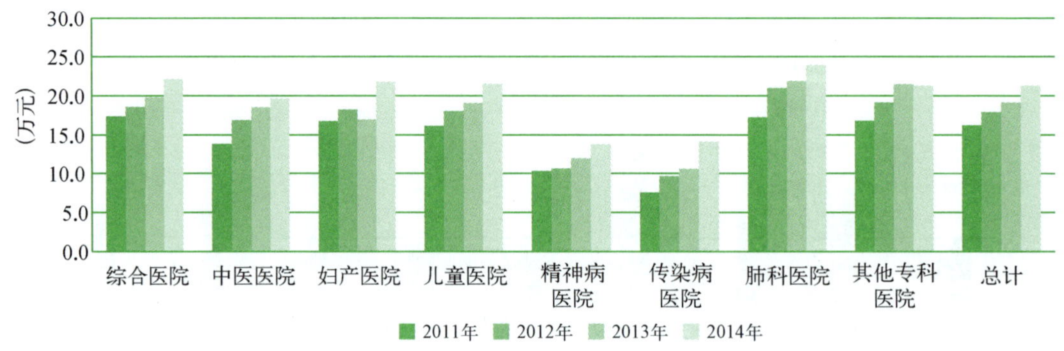

图5　2011～2014年上海市不同类型市级医院在职职工人均工资性收入水平

(六) 收费水平

2014年，市级公立医院门诊次均收费水平为322.3元，每床日次均收费水平为1 848.6元，每出院者平均医药费用为15 609.5元。从门诊次均收费水平看，与综合医院相比，传染病和精神病医院次均门诊费用较高，且药费占比较高，儿童次均门诊药费最低，药品费占50%左右，妇产门诊的药品费占比仅为22.6%。从每床日平均收费水平和出院者平均医药费用来看，其他专科医院(除肺科医院外)普遍低于综合医院，其中精神病医院每床日平均收费最低(不到综合医院的20%)，出院者平均医药费用却最高(是综合医院的2.8倍)，药品费占比仅为11.5%；传染次低，

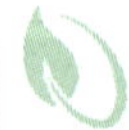

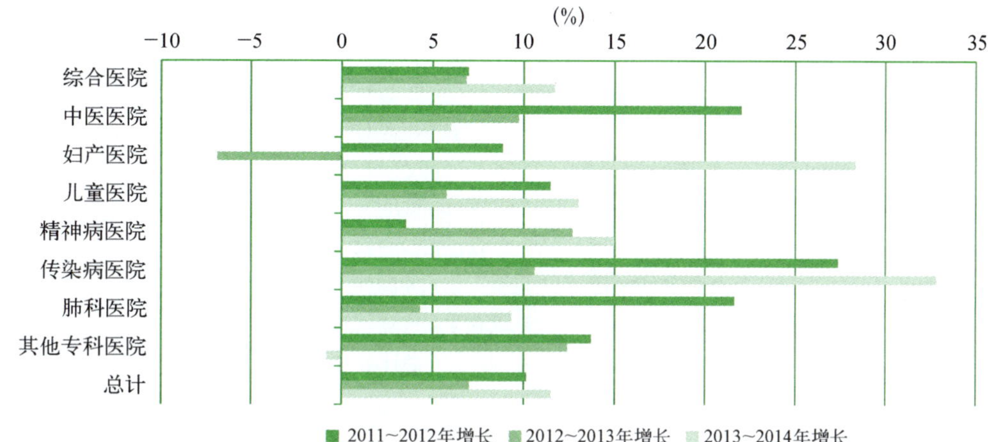

图 6　2011～2014 年上海市不同市级医院在职职工人均工资性收入同比增长率

药品费占比则高达 56.6%；儿童医院住院次均费用是综合医院的 80%左右，药品费占比为 23.9%；妇产医院次均床日费用为综合医院的 68.9%，但出院者平均医药费用仅为综合医院的 39.8%，且住院药品费占比较低(18%)；中医医院住院次均费用是综合医院的 60%～70%，药品费占比为 45.6%(表 8)。

表 8　2014 年上海市不同类型市级医院收费水平(单位：元)

指　标	综合医院	中医医院	妇产医院	儿童医院	精神病医院	传染病医院	肺科医院	其他专科医院	总计
门诊次均收费	341.9	286.6	309.0	242.0	361.2	679.6	339.7	276.5	322.3
其中：药品费	165.6	201.0	69.7	125.3	307.3	551.9	204.4	125.4	169.4
每床日平均收费	2 102.3	1 269.0	1 448.3	1 818.0	369.2	1 207.6	2 325.9	3 504.2	1 848.6
其中：药品费	652.9	579.1	259.9	434.7	42.3	684.0	998.5	1 487.3	608.4
出院者平均医药费用	17 149.5	11 952.6	6 820.7	13 505.0	48 519.0	13 899.9	14 576.7	20 824.9	15 609.5
其中：药品费	5 325.9	5 454.1	1 223.8	3 229.5	5 554.3	7 872.7	6 257.9	8 838.8	5 137.1

从收费水平变化情况看，门诊和住院总体呈逐年上涨趋势，其中门、急诊次均费用增长率逐年下降，出院患者次均费用增长率先降后升。值得注意的是，肺科医院门诊次均费用 2013 年下降 22.2%，儿童、精神病和传染病医院 2014 年住院次均费用均下降 3.4%～4.8%(图 7，图 8)。

三、讨论与建议

(一) 讨论

1. 业务量总体呈上涨趋势，不同类型医院效率存在差异

2011～2014 年，上海市市级医院门诊和住院业务量均呈上涨态势，其中出院人数年均增长率高于门、急诊人次的年均增长率，基本符合三甲医院的发展定位。与综合医院业务量上涨趋势相比，传染病和精神病医院业务量相对稳定，妇产医院和儿童医院近年来业务量增长则相对较

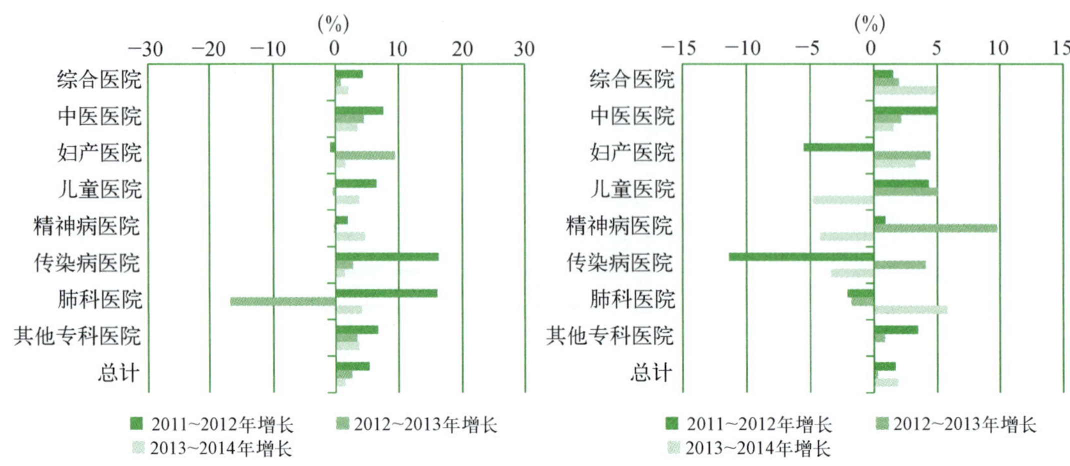

图 7 2011～2014 年上海市门、急诊次均费用变化

图 8 2011～2014 年出院患者次均费用变化

快，中医医院业务量逐年稳定增长，但增长幅度不及综合医院。精神病、传染病医院等专科医院由于服务对象和服务内容的特殊性，其运行效率存在特殊性。一方面，相关专科医院的基本建设或日常运行成本高于一般综合医院，如 2014 年传染病医院每床位占用固定资产达到 213.7 万元，主要是由于对传染隔离设施的配置要求高，相比较综合医院固定成本高。另一方面，专科医院针对重点人群的诊疗过程相对复杂，医疗风险、诊疗时间和人力成本也高于一般综合医院，如精神病医院平均住院天数达到 131.4 天，每职工平均住院床日是综合医院的 2.8 倍。

2. 收支结构基本平衡，专科医院造血能力相对较弱

由于医疗收费不能弥补医疗成本，市级医院普遍存在医疗亏损，2014 年传染病医院业务收支亏损率达到 26.3％。但经由财政对人员经费和公用经费予以补助后，各医院均能基本达到业务收支平衡。与综合医院相比，专科医院造血能力相对较弱。一方面，专科医院对财政补助的依赖更大，相关财政政策也对专科医院有所倾斜。如财政基本支出对人员经费的补助标准一般按照国家规定的基本工资、津贴补贴、社会保险缴费的 50％核定，但针对传染病医院则予以全额保障，精神病医院予以 80％保障。传染病医院近年来财政补助占比在 27.0％～30.6％，精神病医院财政补助占比在 9.3％～18.4％。另一方面，专科医院业务收入更依赖药品而不是医疗服务，且现有医疗服务项目价格与成本差距巨大[1]。除妇产医院外，专科医院药占比普遍高于综合医院，加之业务亏损率普遍高于综合医院，在药品加成取消后将对专科医院经济运行产生巨大影响，相关配套政策也对医疗服务价格调整力度和财政补偿水平提出新的挑战。

3. 人均工资性收入稳步增长，部分专科医院一直处于低位

总体来看，市级医院人均工资性收入呈稳步增长趋势，2011～2014 年年均增长 9.5％，与其他增长趋势不同的是，专科医院人均工资性收入增长普遍高于综合医院，其中传染病医院年均增长达到 23.2％，除妇产医院外，其他专科医院年均增长也基本在 10％以上。但从绝对值上看，相关专科医院虽然近年来增幅较高，人均工资性收入却仍处于低位。2014 年，精神病、传染病医院人均工资性收入仅为同期市级医院平均水平的 62.3％～63.8％，虽然差距较前几年已有所缩小，但相比较两类医院繁重的工作负荷，大大影响了职工队伍的稳定性。此外，随着医教研业务

增长、应急任务加重、市区分布发展等，部分市级专科医院尝试引进医疗人员，但受限于编制，需要医院自筹经费来负担超编人员的基本工资等人员经费，进一步加重医院的运行压力。

（二）建议

1. 明确不同类型医院定位，应对补偿机制改革

医疗服务和公共卫生是医疗服务提供的两大主体内容，综合医院和专科医院各司其职又互相影响，共同保障居民的健康。上海市市级医院作为三甲医院，不仅承担着为居民提供优质医疗服务的职责，更需要在全市的医疗服务提供体系中起到龙头和引导作用。因此需要明确不同类型市级医院的定位和关系，结合各自经济运行的特点来应对新医改中有关公立医院补偿机制改革的内容[2]。如针对取消药品加成和医疗服务价格调整政策，需要充分考虑医院现行的药品和医疗服务价格等因素予以考虑[3]，并结合服务量进行相对科学的预测；而针对需要财政落实的六项补助中的公共卫生服务等内容，除专科医院外，综合医院也承担的大量公共卫生服务内容，也应先界定好服务范围与内容[4]，在对相关成本进行科学核算的基础上予以保障。

2. 落实财政投入倾斜政策，制定分类补偿策略

国家医改和公立医院改革文件中要求对中医医院（民族医医院）、传染病医院、职业病防治院、精神病医院、妇产医院和儿童医院等在投入政策上予以倾斜，上海市也出台了相关政策，要求探索医疗机构分类管理办法、实行差别化补偿政策，落实相关专科医院的投入倾斜政策，在运行经费、发展建设支出等方面适当加大补偿力度。具体来看，建议统筹不同类型医院当年收支变动因素，综合考虑不同类型医院公益性程度、运行特点和政府财力可能，按照分类倾斜、综合预算和部门联动原则细化完善倾斜政策。在基本补助方面，可选择绩效工资作为财政补助的切入点，淡化编制管理，根据不同类型公立医院的职能定位，按照岗位设置、服务量等对相关专科医院的人力成本进行倾斜补助。在项目补助方面，建议从行业管理入手，结合各类型医院特点，重点针对公共卫生服务和政府指令性紧急任务落实倾斜政策，保障公立医院的良性运行。

3. 推进医生薪酬制度改革，激发内部市场活力

科学、合理的薪酬制度能有效发挥医务人员积极性，有利于医疗队伍稳定健康发展，有利于医疗事业发展目标的实现。建立符合医疗行业特点的人事薪酬制度是我国收入分配制度和事业单位改革的重要内容，也是全面推进公立医院综合改革的关键问题之一。针对目前不同类型公立医院现状，建议在全面预算管理的基础上，合理核定医务人员薪酬水平，平衡不同类型医院的差异，结合全面预算管理开展工资总额核定[5]。而在医院内部，建议以服务数量、服务质量、服务效果和患者满意度等绩效考核结果作为收入分配的直接依据[6]，形成“多劳多得、优绩优酬”的收入分配机制，充分调动医务人员积极性。

参考文献

[1] 董星明. 公立专科医院的补偿机制研究. 卫生经济研究，2011,(11)：3－8.

[2] 饶克勤. 公立医院筹资与补偿机制. 中华医院管理杂志，2015,(3)：161－163.

[3] 金春林，李芬，虞建明等. 完善公立医院补偿机制的建议. 中华医院管理杂志，2015,(3)：167－169.

[4] 李芬，王力男，金春林等. 公立医院公共卫生服务补偿方式探析. 中国卫生资源，2016，19(3)：163-166.

[5] 黄玲萍，杨中浩，王永芝等. 上海市级公立医院全面预算管理体系构建. 中华医院管理杂志，2015，(8)：578-581.

[6] 郭永瑾，赵明，岑珏等. 上海市级公立医院内部绩效考核与分配制度改革实践. 中华医院管理杂志，2015，(8)：570-573.

上海市公立医院财政分类投入机制及探索

李 芬 王力男 彭 颖 金春林
杜云峰 龚 莉 李潇骁 柯 林

【导读】 上海市财政局对精神卫生、传染等防治结合型医院及中医医院采取了提高基本建设投入比例、优先扶持科教项目、提高基本支出比例等举措，使这些医院基本实现了收支平衡和医疗服务有序开展。然而，近期基本工资制度和社会保障制度调整、医药分开等改革举措给医院带来新的挑战。本文分析了各项改革给防治结合型医院带来的影响，提出了短期内以绩效工资补偿为切入口，根据公益程度、经济运行状况等分梯度对防治结合型医院进行补偿；同时，加强公共卫生的补偿力度。从中长期来看，建立基于服务量、服务质量的以服务产出进行财政投入的机制，防治结合型医院的补偿标准应高于一般综合性医院。

"补短板"是"十三五"战略布局的重要内容。在公立医院服务体系中，中医医院（民族医医院），以及传染病医院、精神病医院、妇产医院和儿童医院等（以下简称"防治结合型医院"）的运行状况总体欠佳，在公立医院改革中被列为财政倾斜投入医院。上海市探索了医院分类管理和差别化补偿政策。本文分析了上海市已实施的财政投入倾斜政策及产生效果，在新的政策环境下面临的挑战，并提出了应对策略。

一、防治结合型医院缘何薄弱

首先，传染病医院、精神病医院、妇产医院和儿科医院是公立医院服务体系的重要组成部分，提供的医疗服务不仅可以改善就诊患者的健康状况，并且在传染病、精神病防治方面还可以降低人群传染病的感染率、精神病的发病率、维护公共安全；妇产医院和儿童医院可提升国民总体健

基金项目："上海市第四轮公共卫生三年行动计划"重点学科建设项目"循证公共卫生与卫生经济学"（项目编号：15GWZK0901），上海市卫生和计划生育委员会委托项目（项目编号：2015028A）。
第一作者：李芬，女，助理研究员，上海市卫生发展研究中心事业发展部副主任、筹资与规划研究室主任。
通讯作者：金春林，男，博士，研究员，上海市医学科学技术情报研究所所长、上海市卫生发展研究中心常务副主任、上海市人口与发展研究中心主任。
作者单位：上海市医学科学技术情报研究所、上海市卫生发展研究中心（李芬、王力男、彭颖、金春林、李潇骁），复旦大学公共卫生学院（李芬），上海财经大学公共经济管理学院（王力男），上海市人口与发展研究中心（金春林），上海市财政局（杜云峰），上海市卫生和计划生育委员会（龚莉），上海市发展和改革委员会（柯林）。

康水平。政府和社会要求防治结合型医院在服务上"公益"，但价格、补偿政策与其他公立医院相同，是造成短板、薄弱的最主要原因。其次，防治结合型医院基本建设或日常运行成本高于一般综合医院。由于服务对象的特殊性，治疗同种疾病时防治结合型医院的医疗风险、诊疗时间和人力成本高于一般综合性医院。有些医院，如传染病医院，对传染隔离设施的配置要求高，固定成本高[1]。除妇产、儿童医院外，2014 年上海市防治结合型医院医疗收支结余率低于综合医院，医疗经营亏损大。再次，在公共卫生服务方面，除公立医院承担的常规公共卫生任务外，防治结合型医院承担了专科特色的常规、指定、指令性任务。而由于公共卫生服务补偿不足、资金下达时滞留时间长等问题的存在，使得医疗服务亏损大的防治结合型医院雪上加霜[2]。此外，这些医院的医疗服务风险大、收入待遇低使得医务人员积极性不高，影响医疗服务效果，最终受损的还是患者，从长远看更不利于学科发展。

二、上海市财政投入倾斜措施及效果

防治结合型医院及中医医院自偿能力较弱，主要是系统和运行机制的外环境造成的。为了维持这些医院的正常运行，上海市对其财政投入采取了一定的倾斜政策，并取得了一定效果。然而，在医疗改革的大环境下其自偿能力仍将面临新的挑战。

（一）市级公立医院财政投入政策

市级公立医院作为市级部门预算单位，财政投入分为基本支出补助和项目支出补助两部分：基本支出补助主要是在编人员经费和公用经费。在编人员经费补助标准按照国家规定的基本工资（岗位工资、薪级工资）、津贴补贴（职务津贴、生活津贴等），除医疗保险以外的社会保险缴费的50%标准核定，医疗保险费按照 388 元/人/年的定额标准补助；公用经费按照差额事业单位公用经费综合定额标准（1 500 元/人/年）进行补助。项目支出补助包括符合区域卫生规划的基本建设、大型设备购置、重点学科建设等发展建设支出，经评审和有关部门批准后，纳入项目库管理，由政府根据项目轻重缓急和财力可能，逐年统筹安排。对市级医院按规定承担的公共卫生任务，经市卫生等部门审核后给予专项补助；对市级医院承担的政府制定的公共服务，按照服务成本给予保障。

（二）防治结合型医院及中医医院倾斜政策及产生的效果

首先，财政对防治结合型医院及中医医院的基本建设投入给予了一定程度倾斜。上海市"十二五"期间对"十五"期间市级公立医院的债务进行化解：市精神卫生中心的项目建设债务全部由政府承担，中医医院项目建设债务由政府承担 90%，儿童医院、肺科医院和胸科医院项目建设债务由政府承担 85%，其他综合性医院项目建设债务由政府承担 75%。"十三五"期间对"十一五"期间的债务进行化解，中医、妇产、儿童等医院项目建设资金全部由政府承担，综合医院项目建设资金由政府承担 80%。同时，"十二五"以来，政府对防治结合型医院及中医医院的基本建设投入倾斜比例加大，综合性（含一般专科医院）、妇产儿童保健类、中医类和公共卫生类市级医院的基本建设投入比例分别达到 70%、80%、90%和 100%。

其次，科教项目投入优先考虑专科医院，促进各类学科齐头并进。为传承和发扬我国中医药技术，上海市设立了“上海市进一步加快中医药事业发展三年行动计划”，加强上海市中医药临床能力建设、服务模式创新、特色技术扶持和中医药人才培养。

再次，对市公共卫生临床中心(上海市传染病医院)在编人员的国家基本工资予以全额保障；根据实际情况，在基本支出补助的基础上核实拨发一定公用经费，用于其能源、物业、交通、维修等方面，以维持正常运营。对肺科医院的职业病防治专职人员的基本工资、津贴补贴及相应的社会保障缴费予以全额补助。

倾斜政策对防治结合型医院及中医医院运行产生了积极影响，使其基本实现了收支平衡，保障了其医疗服务的有序开展、公共卫生职能的有效发挥，中医医院、市精神卫生中心、市公共卫生临床中心扭亏为盈，在职职工人均工资性收入有所提高。

三、改革举措对经济运行的影响

随着基本工资制度、社会保险制度改革的推进和医药分开的逐步深化，防治结合型医院及中医医院面临人力成本增加、业务收入来源变化等挑战。按照市级医院目前在编在岗、非在编人员数，根据相关政策调整因素对这些医院的人力成本变化进行了模拟测算，分析各项政策变动对医院经济运行的影响。

(一) 工资与社保制度调整带来的人力成本增长

目前防治结合型医院的收支平衡是在压缩人力成本的情况下实现的，市精神卫生中心、市公共卫生临床中心的工资收入远低于市级医院平均水平。国家和上海市的基本工资制度改革要求提高医务人员待遇，但由于医疗服务价格、医疗服务范围的局限性等因素，依靠医院服务创收来提高人员待遇的空间有限，医院面临人员支出增长压力。根据《国务院办公厅转发人力资源社会保障部财政部关于调整机关事业单位工作人员基本工资标准和增加机关事业单位退休人员离退休费三个实施方案的通知》(国办发〔2015〕3 号)要求，普遍提高公立医院人员基本工资。防治结合型医院及中医医院在编在岗人员 1.11 万人，工资性支出增长额度为 1.26 亿元；在岗人员(包括在编人员和非在编人员)1.31 人，工资性支出增长额度为 1.48 亿元。

夯实社会保障缴费基数使部分未缴足保费的医院人力成本增加。根据上海市统一要求，事业单位开展夯实社会保障缴费基数工作，2014 年达到缴费基数的 80%，2015 年达到缴费基数的 100%。因夯实社会保障缴费防治结合型医院及中医医院在编在岗、在岗人员增加分别支出 0.86 亿元、1.00 亿元，中医医院、市公共卫生临床中心原来的社会保障缴费基数低，夯实缴费基数对其影响较大。

根据《本市贯彻〈国务院关于机关事业单位工作人员养老保险制度改革的决定〉实施办法》(沪府发〔2015〕29 号)，单位缴纳基本养老保险费比例由原来的 21%调整为 20%。机关事业单位在参加机关事业单位基本养老保险的基础上，建立职业年金制度作为补充养老保险，单位缴纳职业年金费用的比例为本单位基数总额的 8%，个人缴费比例为本人缴费基数的 4%。养老制度改革对公立医院净影响是养老缴费比例提高了 7.0 个百分点，其中个人缴费比例提高了 4.0 个百分点。防治结合型医院及中医医院在编在岗人员职业年金单位缴费为1.58亿元。

综合人力成本和社会保障政策变化因素，防治结合型医院及中医医院在编在岗人员的人力成本将增加3.26亿元，在岗人员人力成本支出增加3.92亿元；在岗人员人力新增成本占2014年防治结合型医院及中医医院人员支出(32.78亿元)的12.0%。全市层面上，市级公立医院在编在岗人员的人力成本将增加11.69亿元，在岗人员人力成本增加14.12亿元；在岗人员人力新增成本占2014年防治结合型医院及中医医院人员支出(121.60亿元)的11.6%。可见，防治结合型医院及中医医院人力成本支出压力高于市级公立医院平均水平。同时，由于防治结合型医院及中医医院医疗服务定价偏低、医疗服务开展范围比综合性医院小等原因，依靠医疗服务收入提高人员待遇的空间有限，相对来说改革给其带来更大的挑战。

(二) 当前财政补助政策不能弥补人员支出增量

以2015年为基准，对工资制度改革、事业单位养老保险制度改革和提高基本支出补助比例等变化因素进行测算，财政部门按照在编人员补助口径(基本工资和津补贴的50%)对市级公立医院进行投入，防治结合型医院及中医医院财政增加基本工资投入0.83亿元，由于增资引起的社保缴费补助0.34亿元，医保缴费比例由原来的388元定额标准调整为按照财政补助口径的11%而增加投入0.25亿元，职业年金补助0.28亿元，共计补助金额1.69亿元。落实上述财政补助后，防治结合型医院及中医医院在编人员成本增加1.57亿元，在岗人员成本增加2.23亿元；在岗人员增加成本占2014年防治结合型医院及中医医院人员支出(32.78亿元)的6.8%。市级公立医院在编人员成本增加6.10亿元，在岗人员成本增加8.53亿元；在岗人员增加成本占2014年防治结合型医院及中医医院人员支出(121.60亿元)的7.0%。落实补助政策范围内的财政补助后，防治结合型医院及中医医院人力成本支出压力略低于市级公立医院平均水平。

(三) 取消药品加成政策造成医院减收

防治结合型医院及中医医院的药占比普遍较高，手术、检查服务比例少，按照国家医药分开政策的要求总体部署，除中草药之外，逐步取消药品加成，实行药品零差率销售，部分医院的经济运行将受到较大冲击[3]。2014年，中医医院、妇产医院、儿童医院、市精神卫生中心、市公共卫生临床中心因取消药品加成分别减收2.31亿元、0.33亿元、0.94亿元、0.31亿元和0.32亿元，占业务收入的4.56%、2.46%、5.89%、5.25%和8.32%，以市公共卫生临床中心受到的影响最大。

上海市医疗服务价格调整总的原则是调整覆盖面广、医疗服务价格与成本偏离程度大的项目，近两次调整项目主要是床位费、护理费、诊查费等，优先提高儿童、中医等医疗服务类价格。价格调整对防治结合型医院及中医医院的补偿程度出现差异：① 市公共卫生临床中心部分病种的患者需长期用药，如获得性免疫缺陷综合征(艾滋病)、血友病等，药品收入占业务收入的比例达69.7%，而医疗服务项目与一般综合性医院差异不大，按照面上测算的价格调整方案恐难以弥补药品加成减收，实际补偿率低。② 市精神卫生中心药占比虽然很高，但其住院床日较长，床位费、护理费等医疗服务价格上调使其总体受益；中医医院、妇产医院和儿童医院的实际补偿比总体较高。价格调整一定程度上缓解了医疗服务价格与价值偏离的问题，也对取消药品加成带来的减收有一定的补偿作用。

四、财政分类投入的建议方案

基于防治结合型医院及中医医院公益性程度高、经济运行状况不佳等原因，上海市在财政投入方面对其基本建设、学科建设等项目投入采取了一定程度的扶持政策。近期公立医院改革举措致使防治结合型医院及中医医院面临人力成本支出上扬、当期收支难以平衡；而财政投入的倾斜政策在基本支出补助上差异度不够。建议统筹当年收支增减因素，综合考虑医院公益性程度、运行特点和政府财力可能，分类增加财政投入。

（一）分类补偿绩效工资，提高当期收支平衡能力

1. 分类补偿路径的选择

医务人员是医疗服务提供的最关键要素，人员收入低、留不住人才是普遍存在的问题，影响群众基本医疗服务需求，从长远来看更是会影响学科发展。近期公立医院改革和社会保障政策调整，给防治结合型医院及中医医院带来的最大挑战是人员成本压力，公立医院倾斜政策的落脚点放在提高人员经费补助上，有利于提高医院当期收支平衡能力、调动医务人员积极性。上海市各行业差额拨款事业单位财政补助对基本工资的补助原则上为50%；事业单位绩效工资改革，对于差额拨款事业单位，绩效工资在行业控制线以上按照控制线的50%进行补助，绩效工资在行业控制线以下按照实际绩效工资的50%给予补偿。公立医院属于公益二类、差额拨款事业单位，市政府应对绩效工资部分给予一定投入。因而，在已实施的项目补助倾斜基础上，建议选择绩效工资补助为切入点，对其在编人员的人力成本进行倾斜补助；非在编人员根据医院业务发展情况、经济承担能力进行招录，由医院自行承担。

2. 绩效工资补偿比例设置

绩效工资倾斜比例的设置，需综合考虑医院服务的公益性程度、经济运行状况和实际绩效工资水平、工资制度改革和事业单位养老保险制度改革等因素的影响。根据当前财力可能，将公立医院绩效工资财政承担水平分为4个等级，补偿效果以能弥补改革给医院带来的支出增量、防治结合型医院及中医医院补偿比例高于一般综合性医院为原则。首先，建议将市公共卫生临床中心、市精神卫生中心的绩效投入比例设为第一等级。这两类医院是全市定点专科收治机构，为全市社会稳定、有序生产提供了重要支撑。这两类医院作为医院中的“特种兵”，却运行困难、医务人员绩效工资收入水平低于市级医院平均绩效工资的60%。其次是中医医院，中医药服务以医务人员技术劳动为主，然而当前医疗服务价格对人力成本的补偿不足，中医医院绩效工资不到平均水平的70%，建议将中医医院设为绩效补助的第二等级。再次是妇产和儿童医院。最后是一般综合医院。

3. 绩效工资实际补助应看“绩效”

财政部门对公立医院的实际绩效补助应与其“绩效”挂钩，建立奖优罚劣机制。各主管部门对市级公立医院的考核要求侧重点不一：医保部门建立了基本医疗保险基金运行情况分析和风险预警制度，强化对医院医疗费用总额、次均费用和医疗服务成本的考核；市卫生计生委试行了综合评价指标体系，从公共服务、基本医疗、医院管理、公众满意等四个方面对公立医院进行评价；上海申康医院发展中心实施了院长绩效考核体系，考核结果与年度绩效奖惩、院长任免提拔

和医院工资总额挂钩。各部门从自身职能出发，对公立医院行为进行监管，但也造成政府导向不明确，医院不知道跟着哪个“指挥棒”走的问题。建议以公立医院改革目标模式为导向，建立多部门认同的一套绩效体系，指标应包括公益指标、效率指标、质量指标、成本指标、社会指标等，根据绩效考核结果，对公立医院的财政补助予以核增或核减。

（二）医药分开改革多部门联动，保障平稳过渡

医药分开是公立医院改革的难点。由于每家医院有其自身服务特点，取消药品加成、医疗服务价格调整对每家医院的影响不尽相同，需要测算医药分开政策对每家医院经济运行的影响、对特定人群医疗负担的影响。取消药品加成所带来的减收，应充分发挥价格补偿的基础性作用，统筹兼顾不同类型医院的补偿需求，确保医院经济运行状况总体良好。防治结合型医院及中医医院中，取消药品加成对传染病、儿童等医院的影响大。若价格补偿暂时不能一步到位，医院在充分挖掘自身潜力降低运行成本的情况下仍然存在阶段性经济运行困难，根据补偿情况制定过渡期财政专项补助政策，并建立与价格调整、医保支付联动的机制，支持医药分开改革工作稳步推进。

（三）落实项目补助政策，疏通快速补偿通道

在项目支出补助方面，建议重点落实公共卫生财政补助，并将财政投入力度与绩效考核结果挂钩。公立医院公共卫生投入不足、资金下达时滞留时间长是普遍问题，防治结合型医院因公共卫生任务多显得问题尤为突出。建议卫生行政部门根据公共卫生领域重点问题和财力可能，确定相关医院公共卫生服务的中长期计划，顶层设计服务内容和补偿方案，明确补偿方式、筹资渠道和申报流程。同时，开展典型公共卫生服务成本核算，将公共卫生服务经费纳入医院全面预算体系，平均成本作为申报和审核预算的参考依据，并建立以绩效为导向的清算机制。对于政府指令性任务（特别是突发应急的重大公共卫生任务）建立应急保障预案。一旦预案启动，可以通过绿色通道申请应急救治经费或通过资金垫付方式预付部分经费给医院。

（四）中长期：基于服务量、服务质量进行财政投入

从长远来看，应在成本核算的基础上，制定定额补助标准，探索基于工作量和绩效考核结果的定额补助方式。首先，建立标化工作量方法。三级医院疑难杂症较多，简单地量化门、急诊人次，住院床日的方式无法反映医院实际情况。建议基于 DRGs 体系建立三级医院的工作量标化体系，财政补助根据标化工作量进行定额投入。然后，核定每标化工作量的财政补偿额度。委托经认定的会计师事务所对医院年度财务报告和部门决算报表进行审计，根据审计结果提出财政投入清算方案。基于成本、公益性等方面原因，防治结合型医院及中医医院的财政补助标准应高于一般综合性医院。

参考文献

[1] 张泉娣. 浅析传染病医院的补偿机制. 财经界，2014，(36)：275，277.

[2] 李芬，王力男，金春林等. 公立医院公共卫生服务补偿方式探析. 中国卫生资源，2016，19(3)：163－166.

[3] 金春林，陈卓蕾. 药品零差率对上海市公立医院经济运行有何影响. 中国卫生资源，2012，15(6)：431－433.

上海统一城乡居民医保制度增强群众“获得感”

郑树忠　吕春艳　许　宏　张　超

【导读】 居民医保实现城乡统筹，是新医改的重要工作之一。上海市认真贯彻落实国家医改工作要求，立足本地实际，坚持四个统一，建立健全统一的城乡居民基本医疗保险制度，促进上海城乡和社会保障一体化发展。

居民医保实现城乡统筹，是新医改的重要工作之一。2012年，《国务院关于印发“十二五”期间深化医药卫生体制改革规划暨实施方案的通知》(国发〔2012〕11号)[1]中提出“有条件的地区要探索建立城乡统筹的居民基本医疗保险制度”。2013年，《中共中央关于全面深化改革若干重大问题的决定》中提出“整合城乡基本医疗保险制度。”2014年，《党的十八届三中全会重要改革举措实施规划(2014—2020年)》(中办发〔2014〕46号)[2]中明确提出了整合城乡居民基本医疗保险制度的时间节点和改革路径。为贯彻落实中共中央、国务院关于深化医药卫生体制改革的工作要求[3]，适应上海城乡一体化发展，2016年1月1日，上海城乡居民基本医疗保险制度正式实施。新政的实施，使上海广大居民，特别是农村居民在医疗保障改革、共建共享发展中有了实实在在的“获得感”，受到社会各界的普遍欢迎。

一、上海居民基本医疗保险的现状分析

2008年1月，上海启动实施城镇居民医保制度，妥善解决了城镇无医保居民的医保制度安排，实现了居民基本医疗保障全覆盖。之后经过多次调整完善，参保居民的保障水平不断提高，政策范围内住院实际报销比例达到75%左右[4]。上海农村合作医疗制度自20世纪50年代起步，坚持连续运行了50多年，统筹层级从村统筹转变为区、镇两级统筹，2015年实现市级统筹[5]。农民保障水平稳步提高，门诊、住院医疗得到制度性保障，医疗负担特别重的农民还能享受二次减负。但是，城镇居民医保和新型农村合作医疗(以下简称“新农合”)之间的城乡差距依然明显。随着本市统一城乡职工五大基本社会保险制度，统一城乡居民养老保险制度，城乡一体

第一作者：郑树忠，男，上海市人力资源社会保障局副局长。
作者单位：上海市人力资源社会保障局(郑树忠、吕春艳、许宏、张超)。

化的社会保险体系已初步形成，仅城镇居民医保和新农合的城乡制度分割依然存在。建立统一的城乡居民医保制度，是全面实现上海城乡一体化社会保险制度体系的必然要求[6]。

二、上海整合城乡居民医保的主要做法

按照国家医疗改革要求，结合上海实际，整合了原新农合和城镇居民医保，建立了统一的城乡居民医保制度。

（一）突出制度整合，推进城乡居民医疗保障均等化

1. 消除户籍身份差别，纳入统一制度

不再区分城镇户籍和农村户籍，未参加其他基本医疗保险的上海市民，均可以参加城乡居民医保。

2. 提高保障待遇公平性，促进社会公平正义

（1）目录范围统一。城乡居民医保的诊疗项目、医疗服务设施和用药范围等，参照本市职工医保的有关规定执行。

（2）支付标准统一。缩小住院待遇差距，着力提高农村居民住院报销比例，使其政策范围内住院费用支付比例达到75%，与城镇居民一致；合理设定门诊待遇，进一步鼓励门诊医疗下沉；统一大病医疗保险政策。

（3）定点管理统一。城乡居民可以到全市所有的医保定点医疗机构看病就医，同时，考虑到农村地区医疗资源分布不均衡，将全市1 301家村卫生室全部纳入医保结算系统，方便农村居民就近医疗。

3. 统一基金管理，提高基金共济能力

归并居民医保和新农合基金，在社会保障基金财政专户中设立城乡居民医保基金专户，统一管理。

（二）突出管理服务，推动城镇公共服务向农村延伸

1. 统一持卡就医，农村居民就医实现“一卡通”

通过医保结算系统，全市的农村居民和城镇居民全部可以持卡就医、实时结算，妥善解决了农村居民在区外二、三级医院垫付医疗费的困难。

2. 坚持社区首诊，推动形成有序的分级诊疗制度

支持分级诊疗，坚持社区首诊，同时完善转诊办法，开通村卫生室执业医生的转诊通道，方便农村居民办理转诊手续。

3. 优化经办管理力量配置，落实分级管理责任

（1）统一管理部门，从有利于加强医保管理出发，明确城乡居民医保统一由人力资源与社会保障（以下简称“人社”）部门管理，同时按照“编随事定、人随事走”的原则，各区县原新农合经办机构整建制并入医保经办机构。

（2）整合现有信息系统，做好必要的信息交换和数据共享。

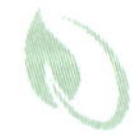

(3) 加强医保基金监管，进一步强化区县对城乡居民医保费用的监管监控职责，积极引导和规范居民就医行为，合理控制医疗费用增长。

(三) 突出改革协同和联动，注重政策衔接

1. 加强部门协同合作，有序推进政策落实

人社、卫生、财政等各相关部门齐心协力，建立联络员机制、信息畅通机制、责任负责机制和沟通协调机制，扎实推进城乡居民医保各项工作。

2. 出台配套措施，确保新老制度平稳并轨

上海采取了一些配套过渡性措施，如农民个人缴费增加部分由各区县政府及村集体经济予以适当补贴，相关区县政府可暂延续区县原有优惠政策等。

三、上海城乡居民医保制度实施的初步成效

上海城乡居民医保制度自 2016 年 1 月 1 日实施以来，总体运行平稳，居民反映良好。

1. 城乡居民积极参保

通过新闻媒体、微信、微博等多种形式的社会宣传，新政得到了广大居民的欢迎。2015 年 10 月启动 2016 年城乡居民登记参保的情况好于预期，农村居民在统一制度、消除重复参保可能性的情况下，达到了“参保一个不少”的预期目标，并且有所增加。

2. 待遇得到有效保障

制度实施以来，城乡居民在各级医院有序就医，并按规定实现分级诊疗、按需转诊。村卫生室医保联网全覆盖，不仅使农村居民足不出村就近医疗，也为城镇居民就医带来了便利，进一步引导小病慢病下沉社区。同时，农村居民到三级医院可以持卡就医，住院大病医疗需求得到进一步保障，就医人数同比增加。

3. 经办服务有序

医保经办机构加大了对基层经办服务点的培训力度，完善了参保人员的登记参保流程，加强了对医疗机构的技术指导。完成了农村居民社保卡发放工作，并及时向不能领取社保卡的农村居民发放了医保卡，确保 2016 年 1 月 1 日本市农村居民全部能够持卡就医、实时结算费用。在财政部门的指导下，有效完成了 2016 年整合后基金预算，制定了原城镇居民医保、新农合遗留费用的跨年度结算方案，提出了个人缴费、各级财政补贴的归集办法。

上海建立统一的城乡居民医保制度，实现了城乡居民公平享有基本医疗保险权益，有力促进了上海城乡和社会保障一体化发展。随着医保工作的广度和深度不断扩展，如何确保城乡居民医保基金合理支出，不断提升医保管理质量和效率，保证制度的可持续发展，将成为下一阶段医保工作的重中之重。

参考文献

[1] 国务院. 国务院关于印发“十二五”期间深化医药卫生体制改革规划暨实施方案的通知(国发

〔2012〕11号). 2012.

[2] 中华人民共和国中央人民政府. 党的十八届三中全会重要改革举措实施规划(2014—2020年)(中办发〔2014〕46号). 2014.

[3] 中华人民共和国中央人民政府. 中央全面深化改革领导小组2015年工作要点(中办发〔2015〕5号). 2015.

[4] 复旦大学课题组. 上海市统筹城乡居民基本医疗保障制度的研究. 2014.

[5] 上海市人民政府办公厅. 上海市人民政府办公厅转发市卫生计生委等六部门关于新型农村合作医疗市级统筹实施意见的通知(沪府办〔2014〕97号). 2014.

[6] 中共上海市委、上海市人民政府. 中共上海市委、上海市人民政府关于推动新型城镇化建设促进本市城乡发展一体化若干意见(沪委发〔2015〕2号). 2015.

上海市城镇职工基本医疗保险个人账户运行情况分析

王力男　张　敏　何江江　胡善联

【导读】 上海市城镇职工基本医疗保险(以下简称“城保”)实行统账结合的基金管理模式。近年来,城保基金收支增加,基金结余逐年上涨,且大多集中在医保个人账户。从总体来看,绝大多数参保人医保个人账户均有结余,但结余额不高,1 000 元以下占 52.3%。从年龄段划分来看,医保个人账户基金主要集中在 30 岁以上的在职人群。医保基金由于其特殊性,主要通过银行活、定期存款,以及国债等进行保值,与物价指数相比存在贬值,某种程度上未能充分发挥个人账户的个人属性。建议通过家庭共济、购买补充医疗保险等途径探索医保个人账户的使用功能;同时拓宽医保个人账户基金保值增值的渠道。

医保个人账户的设计初衷是期望控制不断飞涨的医疗费用,同时也希望通过个人账户结余资金的有效积累,来应付未来人口老龄化带来的医疗费用增长[1]。上海市自 2000 年开始实施城保,明确了统账结合的医疗保险基金(以下简称“医保基金”)管理模式。“统”指的是社会统筹账户(social pooling accounts, SPA),“账”指的是医疗个人账户(medical saving accounts, MSA),一般被称为“个人账户”[2]。近年来,上海市城镇职工基本医保基金一直存在结余,且结余多集中在个人账户,因此,有必要对上海市城镇职工基本医保个人账户运行状况进行分析。

一、上海市城镇职工基本医保个人账户政策

2000 年 10 月,为了保障城镇职工基本医疗需求,根据《上海市贯彻〈国务院关于建立城镇职工基本医疗保险制度的决定〉的实施方案》,上海市人民政府令(第 92 号)发布《上海市城镇职工基本医疗保险办法》(以下简称《办法》),确立了上海市实施统账结合医保基金管理制度的开端。2008 年 3 月,上海市人民政府对该办法进行部分更改;2013 年 10 月,上海市政府再次根据实施情况进行调整,颁布《上海市职工基本医疗保险办法》(沪府令 8 号),该办法自 2013 年 12 月 1 日

第一作者:王力男,女,助理研究员。
作者单位:上海市医学科学技术情报研究所、上海市卫生发展研究中心(王力男、何江江),上海财经大学公共经济与管理学院(王力男),复旦大学附属中山医院(张敏),复旦大学公共卫生学院(胡善联)。

开始施行。

总体来看，上海采用了通道式和板块式相结合的统账结合方式。通道式指个人账户、个人自付和社会统筹资金顺序释放，个人账户用来支付最低段的医疗费用，不分门诊和住院；版块式指个人账户用于支付门诊费用，社会统筹基金主要支付起付线以上的住院费用和少数几种门诊慢性病费用。关于医疗账户的缴费来源，在职职工个人应当按照其缴费基数2%的比例，缴纳基本医疗保险费。退休人员个人不缴纳基本医疗保险费。用人单位应当按照其缴费基数9%的比例缴纳基本医疗保险费，并按照其缴费基数2%的比例缴纳地方附加医疗保险费。为保证医保基金的使用效率，提高基本医疗保障水平，《办法》设立了门、急诊自付段标准，统筹基金起付标准和统筹基金最高支付限额。根据参保人员年龄，各标准略有不同（表1）。

表1　2014医保年度上海市城保参保人员“三项标准”

参保对象		门、急诊自付段标准（元）	统筹基金起付标准（元）	统筹基金最高支付限额（万元）
在职职工		1 500	1 500	36
退休人员	2000年12月31日前退休	300	700	36
	2001年1月1日后退休	700	1 200	36

注：2014医保年度指2014年4月1日至2015年3月31日。

医保个人账户资金的计入主要有两部分：一是在职职工缴纳的2%的基本医疗保险费，二是用人单位缴纳的30%左右的基本医疗保险费。用人单位缴纳的基本医疗保险费计入个人医疗账户的标准，按照不同年龄段有所区别（表2）。个人账户资金归个人所有，可以跨年度结转使用和依法继承。个人账户资金分为当年计入资金和历年结余资金。个人账户年末资金按照有关规定计息，并计入个人账户。根据《办法》，个人账户基金一般用来支付门、急诊医疗费用或零售药店配药发生的费用。统筹基金一般用来支付门诊大病、住院、急诊观察室及家庭病床费用。这一规定符合板块式统账结合方式。同时，当个人账户当年计入资金用完，个人自付达到一定金额后（2014年为1 500元），超过部分由附加基金给予相应比例支付门、急诊医疗费用。此外，门、急诊自付段标准部分的医疗费用以及达到自付标准后由附加基金支付其余部分的医疗费用，个人账户有历年结余资金的先由历年结余资金支付，仍不足支付的由参保人自付，此种方式应用了通道式统账结合的方式。

表2　2014医保年度上海市城镇职工基本医保个人账户单位缴费计入部分计入标准

参保对象		计入标准（元）
在职职工	34岁及以下	140
	35～44岁	280
	45岁以上	420
退休人员	74岁以下	1 120
	75岁以上	1 260

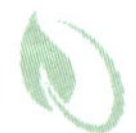

二、上海市城镇职工基本医保个人账户基金运行现状分析

(一) 上海市城镇职工基本医保基金收支情况

2001～2014 年，上海市城镇职工参保人数逐年增多，基金收入和支出也呈稳步上升趋势，当年基金结余在 2005 年以前维持在 10 亿元以下，2011 年由于政策调整，外来从业人员加入城保，当年基金结余剧增，是 2010 年的 3.1 倍，2012～2014 年当年基金结余稳定增长。不同的是，基金累计结余近几年增幅趋缓，2011、2012 分别同比增长 45.8%、59.4%，2013、2014 年增速下降到 43.6%和 28.9%。2013～2014 年，上海市城保当年基金结余率分别为 33.5%和 29.6%，2013 年累计基金结余已超过当年基金收入，是当年基金收入的 1.1 倍，2014 年更是达到 1.3 倍(表 3，图 1)。

表 3　2001～2014 年上海市城镇职工基本医保基金总体情况

时间	参保人数（万人）	基金收入（亿元）	基金支出（亿元）	当年结余（亿元）	累计结余（亿元）
2001 年	670.20	103.58	95.37	8.21	41.11
2002 年	674.26	116.59	109.85	6.74	47.85
2003 年	688.95	128.61	124.11	4.50	52.35
2004 年	693.83	140.24	131.15	9.09	61.44
2005 年	705.96	159.91	155.27	4.64	66.08
2006 年	719.23	179.63	165.19	14.44	80.52
2007 年	732.09	212.18	188.93	23.25	111.95
2008 年	781.01	246.59	222.13	24.46	136.41
2009 年	802.64	280.11	242.77	37.33	173.74
2010 年	858.05	329.77	300.08	29.69	203.43
2011 年	1 259.60	419.70	326.49	93.21	296.64
2012 年	1 296.50	539.67	363.33	176.34	472.98
2013 年	1 323.14	615.64	409.19	206.45	679.43
2014 年	1 353.57	664.74	468.07	196.67	876.10

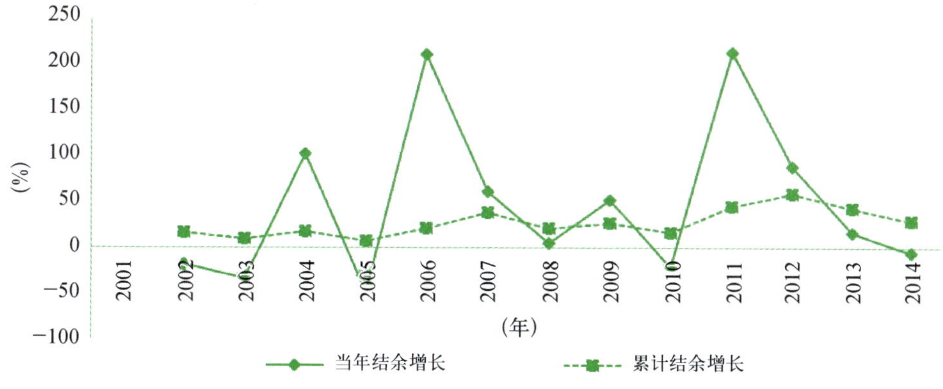

图 1　2001～2014 年上海市城镇职工基本医保基金结余增长率

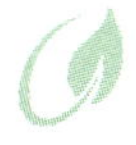

（二）上海市城镇职工基本医保个人账户基金收支情况

上海市自2001年开始实行统账结合的城保制度，医保个人账户基金收支基本呈逐年上涨趋势(表4)。从医保个人账户基金结余增长情况看，当年结余基金呈波动增长，2011、2012年增长幅度较高，接近50%；累计结余基金增长率则总体趋缓，由2002年的94.2%下降到2014年的17.2%(图2)。结合人均基金结余来看，人均当年结余和人均累计结余均呈显著上升趋势，说明基金结余的增加更多由人均水平而非参保人数增加引起(图3)。从医保个人账户基金结余率看，当年基金结余率近年来均在30%以上，且呈上升趋势，2013年结余率达到54.9%，2014年为43.9%；累计基金结余率2004年起超过当年基金收入，2013年累计基金结余已达到当年基金收入的2.3倍，2014年达到3.0倍。

表4　2001～2014年上海市城镇职工基本医保个人账户基金情况

时间	参保人数(万人)	基金收入(亿元)	基金支出(亿元)	当年结余(亿元)	累计结余(亿元)	人均当年结余(元)	人均累计结余(元)
2001年	670.20	35.42	21.41	14.01	14.01	209.08	209.08
2002年	674.26	40.98	27.78	13.20	27.21	195.70	403.52
2003年	688.95	45.31	30.93	14.38	41.59	208.80	603.72
2004年	693.83	50.47	36.67	13.80	55.39	198.90	798.37
2005年	705.96	57.22	41.51	15.71	71.10	222.46	1 007.12
2006年	719.23	64.43	45.53	18.90	90.00	262.85	1 251.39
2007年	732.09	75.69	49.29	26.40	116.40	360.61	1 590.02
2008年	781.01	88.00	58.39	29.61	146.01	379.11	1 869.54
2009年	802.64	99.71	65.29	34.42	180.43	428.77	2 247.92
2010年	858.05	117.41	72.28	45.13	225.56	525.96	2 628.71
2011年	1 259.60	146.60	79.07	67.53	293.09	536.15	2 326.85
2012年	1 296.50	192.07	91.54	100.53	393.62	775.40	3 036.03
2013年	1 323.14	223.14	100.71	122.43	516.05	925.24	3 900.14
2014年	1 353.57	202.23	113.39	88.84	604.88	656.34	4 468.78

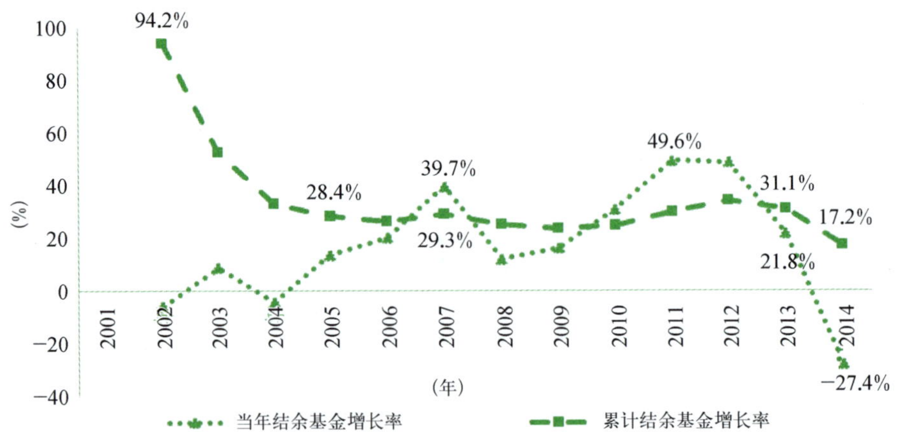

图2　2001～2014年医保个人账户结余基金增长率

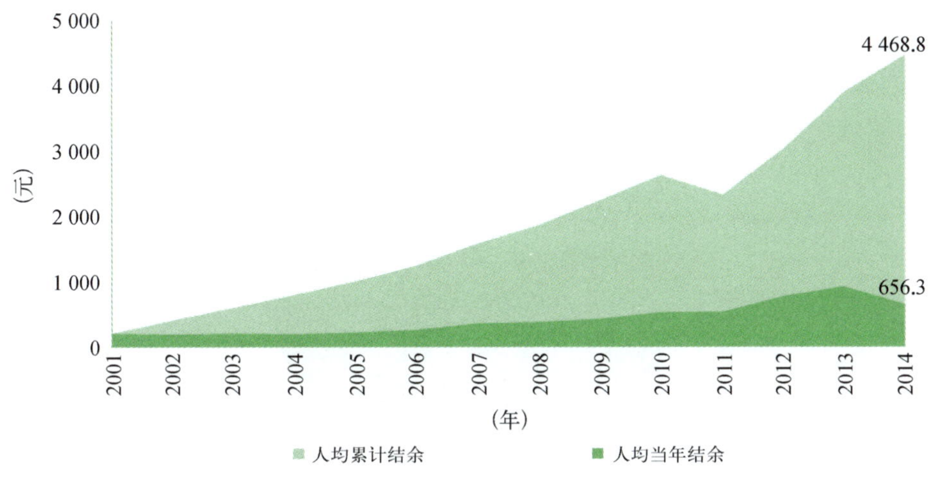

图 3　2001～2014 年医保个人账户人均基金结余

2013 年，上海市城镇职工基本医保个人账户当年基金结余为 122.43 亿元，占当年总基金结余的 59.3%；累计基金结余为 516.05 亿元，占总累计基金结余的 76.0%；医保个人账户人均基金结余也达到新高，当年结余和累计结余分别达到 925.2 元和 3 900.1 元。2014 年由于职工医疗保险单位缴费比例由 12%调整为 11%，导致当年基金结余和人均当年结余均有所减少，但人均累计结余仍持续升高，达到 4 468.8 元。

（三）上海市城镇职工基本医保个人账户基金结构

2013 年，医保个人账户基金有结余的参保人数共有 1 303.5 万人，占总参保人数的 98.5%。结合医保个人账户总累计结余来看，实际人均累计结余为 3 959 元。按照账户余额段划分，1 000 元以下占比超过一半，达到 52.3%，3 000 元以上占比 28.5%，5 000 元以上占比 18.4%。总体来看，绝大多数参保人医保个人账户均有结余，但结余额普遍不高，半数以上在 1 000 元以下（表 5）。

表 5　2013 年上海市城镇职工基本医保个人账户不同账户余额段构成

账户余额段(元)	百分比(%)	累计百分比(%)
0～999	52.31	52.31
1 000～2 999	19.17	71.48
3 000～4 999	10.11	81.59
5 000～9 999	11.73	93.32
10 000 以上	6.68	100.00
合计	100.00	—

数据来源：上海市人力资源与社会保障局(以下简称“人社局”)。

按照参保人年龄段划分，医保个人账户基金主要集中在中青年人员，30～39 岁参保人数占比最高，其次是 30 岁以下，40 岁以下参保人占比 42.4%，50～59 岁参保人数占比在 19.0%。按照本市条例，退休年龄一般在 55～60 周岁，理论上来说，退休人员医保个人账户不再有个人缴费

进账，但其单位缴费远高于在职人员水平(图 4)。

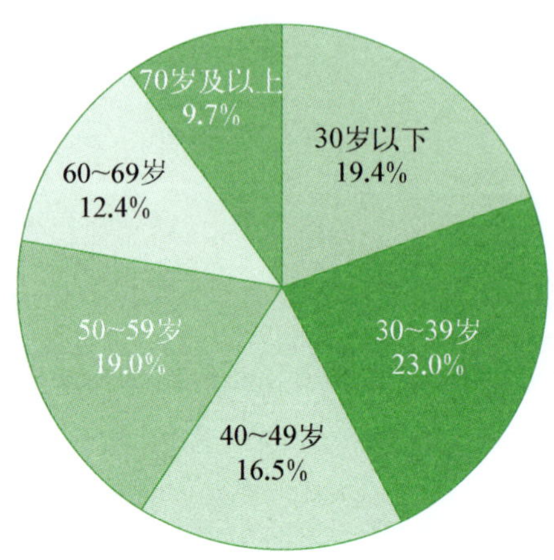

图 4　2013 年上海市城镇职工基本医保个人账户基金结余参保人年龄段构成比

本图根据上海市人力资源与社会保障局提供的数据整理绘制

(四) 医保基金增值情况

根据上海市城镇职工基本医保基金相关规定，基金增值主要由市财政局和市人社局运作，渠道为银行活、定期存款以及国债等，上海市医疗保险事业管理中心通过财政缴拨单数据进行利息收入核算。从上海市城镇职工基本医保基金资产配置来看，85%以上均纳入财政专户存款，债券投资金额占比不足 1%，且从 2011～2015 年趋势来看，债券投资金额占比逐年减少，2015 年占基金资产总额比例仅为 0.1%(表 6)。

表 6　2011～2015 年上海市城镇职工基本医保基金资产情况(单位：亿元)

资产项目	2011 年	2012 年	2013 年	2014 年	2015 年
财政专户存款	255.37	421.72	636.17	825.56	1 053.55
支出户存款	29.75	47.17	38.65	47.48	48.32
暂付款	9.47	1.28	1.8	1.65	3.99
债券投资	2.13	2.84	2.85	1.43	1.49
基金资产总额	296.72	473.01	679.47	876.12	1 107.35

数据来源：上海市人力资源与社会保障局网站(http：//www.12333sh.gov.cn/)。

《国务院关于建立城镇职工基本医疗保险制度的决定》(国发〔1998〕44 号)规定：基本医疗保险基金纳入财政专户管理，专款专用，不得挤占挪用。基本医疗保险基金的银行计息办法：当年筹集的部分，按活期存款利率计息；上一年结转的基金本息，按 3 个月期整存整取银行存款利率计息；存入社会保障财政专户的沉淀资金，比照 3 年期零存整取储蓄存款利率计息，并不低于该档次利率水平。根据我国目前实行的是银行存款利率(2012 年 7 月 6 日更新)，活期存款利率为 0.35%，3 个月整存整取银行存款利息为 2.85%，3 年零存整取储蓄存款利率为 2.90%。而 2011～2013 年上海市居民消费价格指数(consumer price index，CPI)涨幅分别为 5.4%、2.8%和

2.3%，虽然2012～2013年该增长率略低于上一年结转和沉淀资金的增值，但就当年筹集的部分，远高于同期活期存款利率，医保个人账户基金未真正实现保值增值。

三、讨论与建议

上海市自2001年设立城镇职工基本医保基金以来，采用通道式和板块式相结合的统账结合方式，建立了统账结合的基本医疗保险管理模式，其个人账户的计入主要是在职职工缴纳的2%的基本医疗保险费和用人单位缴纳的30%左右的基本医疗保险费。2011年，外来从业人员综合保险并入城保，同时设立个人账户，每月计入个人账户金额为30元/人。目前，上海市医保个人账户基金主要用来支付门、急诊医疗费用或零售药店配药发生的费用，另可支付部分医保范围内的自付费用。多年来，上海市医保个人账户基金收支基本呈逐年上涨趋势，近年来个人账户当年结余和累计结余屡创新高，构成整个城保基金结余的主要部分。总体来看，绝大多数参保人医保个人账户均有结余，但结余额基本不高，半数以上均在1 000元以下；从年龄段划分来看，医保个人账户基金主要集中于30岁以上的在职人群，青年人员由于工作年限短，个人账户余额不多；退休人员则由于缺少个人缴费部分，同时医疗服务利用程度普遍较高，导致余额相对较少。而医保基金由于其特殊性，主要通过银行活、定期存款以及国债等进行保值，与物价指数相比存在贬值，某种程度上未充分发挥个人账户的个人属性。鉴于此，建议对医保个人账户的功能进行调整，进一步发挥医保个人账户的作用。

（一）开发医保个人账户的互济功能

一方面，可推行家庭账户，使得参保人医保个人账户积累余额不仅可以用于支付本人符合规定的医疗费用，还可用于支付包括父母、配偶、子女等家庭其他成员符合规定的医疗费用，从而将个人账户转变为家庭账户。另一方面，可通过购买补充医疗保险降低实际医疗费用负担，商保机构可以针对参保人个人自付的费用设计更多的保险产品，社会保险经办机构应该在征得参保人同意的基础上用个人账户的积累为其办理各种补充保险。

部分地区规定可利用城镇职工基本医保个人账户的结余来缴纳亲属的城镇居民基本医疗保险（以下简称"居保"）保费，如广东省《关于开展城镇基本医疗保险普通门诊医疗费用统筹的指导意见》（粤劳社发〔2008〕18号）规定"城镇职工基本医疗保险个人账户余额可以代职工本人供养直系亲属缴纳城镇居民基本医疗保险费"；浙江省《浙江省人力资源和社会保障厅关于完善职工基本医疗保险个人账户有关政策的意见》（浙人社发〔2012〕10号）规定"允许个人账户历年结余资金用于支付职工近亲属或配偶参加城乡居民基本医疗保险的个人缴费，提高参保积极性。建议考虑在上海市推广扩充医保个人账户用途，资助家庭成员缴纳居民医保参保费用。以2013年为例，上海市居保参保人数256.4万人，其中大学生60.7万人；基金收入24.3亿元，其中财政补助20.0亿元，则个人缴费4.3亿元，由于大学生医保均为个人缴费（2013年90元/人/学年），且由学校统一收取，因此城镇居民个人缴费共计3.8亿元，人均个人缴费191.8元。单纯从城保人均累计结余和居保人均缴费来看，假设每个居保对应1个医保个人账户结余者，则人均代缴费用为人均累计结余的4.9%。而从最大值考虑，假定参保居民家庭中均有医保个人账户结余者，则居保个人缴费部分均可由个人账户基金承担，2013 年居保个人缴费 3.8 亿元仅占当年城镇职工基本医保个人账户基金当年结余的 3.1%，占累计结余的 0.7%。

（二）增进医保个人账户的积累功能

为实现个人账户结余资金的保值增值，应选择恰当的投资管理方式。通过相应的保值增值措施，避免个人账户所积累的资金出现贬值的风险。在现有基金保值渠道受限条件下，建议通过深入分析研究，宏观预测个人账户和统筹基金的结构情况，并且结合未来通过拓宽个人账户的使用范围和支付范围情况下可能提供的超值服务，计算分析个人账户比例应该为多少时，既能抵御风险又不会有很多资金沉淀，尽量降低基金贬值的风险。建议由社会保障行政部门或社会医疗保险经办机构可以选取若干家具有优良资质的基金账户管理机构（负责记录个人账户资金的变动情况）、基金托管机构（负责保管结余资金）及基金投资机构（负责投资运营结余资金）共同管理、运营结余的个人账户资金，发挥各机构专业管理及投资优势，促进基金的保值增值。应允许选择除银行存款、国债等传统投资手段以外的其他投资工具，如股票、企业债券、基金等。社会保障行政部门或社会医疗保险经办机构做好相应的投资监管工作，在保证基金具有较高安全性和较强流动性的前提下获取较高的投资收益[3]。以全国社会保障基金理事会为例，该基金会受托管理全国社会保障基金等，在其专业投资运作下，2015 年投资收益率 15.2%，自 2000 年成立以来，15 年平均收益率为 8.8%[4]。

参 考 文 献

[1] 刘国恩，董朝晖，孟庆勋等. 医疗保险个人账户的功能和影响（综述）. 中国卫生经济，2006，25(2)：61－64.

[2] 刘国恩，唐艳，刘立藏. 城镇职工医疗保险政策研究：个人账户与医疗支出. 财经科学，2009，(1)：45－53.

[3] 罗微. 资产社会政策视角下的医疗保险个人账户改革设想. 华东经济管理，2013，27(2)：24－27.

[4] 全国社会保障基金理事会. 全国社会保障基金理事会基金年度报告(2015 年度). http：//www.ssf.gov.cn/cwsj/ndbg/201606/t20160602_7079.html[2016－12－15].

上海市医疗保险按绩效付费方式改革研究

陈　文　张　超　张璐莹　茅雯辉　朱　莹

【导读】 医疗保险支付制度改革在医药卫生体制改革中具有重要的杠杆作用，实践按绩效付费，将使医疗保险基金支付与最后的健康结果相关联，从而推动医保资源导向产生优质健康结果的医疗服务和项目。本文比照国际医疗保险支付方式的演进规律，通过对上海医疗保险支付制度内在发展的研究，指出上海市医疗保险引入按绩效付费的必要性，探讨其适用范围及应用条件，并提出相应实践建议。

一、上海市医疗保险引入按绩效付费的必要性

（一）医疗保险支付方式发展的客观规律

医疗保险支付制度改革在医药卫生体制改革中具有重要的杠杆作用。从国际医疗保险支付方式的演进规律来看，大部分国家和地区都从以控制费用为目标起步，继而逐步转向以追求服务绩效，确保向有需要的患者提供优质、公平的服务为重点。

按绩效付费（pay for performance，P4P）使医疗保险基金支付与最后的健康结果相关联，而不再是与服务过程中医疗服务提供者提供的活动和产出相联系，从而使医保资源导向产生优质健康结果的医疗服务和项目，其核心是基于真正反映医疗服务结果的指标向医疗服务提供者支付费用。按绩效付费有利于医疗资源的合理配置，提高医保基金的使用效率。与此同时，医疗服务提供者、医保基金管理者和患者关注的重点都更多聚焦于健康结果，有利于形成医、患、保三方的利益协同机制，各方为提升服务质量、促进健康结果而努力，最终实现在现有资源约束下使健康结果最大化的目标。

按绩效付费可以针对医疗服务提供者，也可针对医疗产品提供者；可以成为一种单独的付费方式，也可与其他付费方式结合使用。

（二）上海市医疗保险支付制度发展的内在要求

上海市自2002年起率先对城镇职工基本医疗保险（以下简称“城保”）费用进行总额控制，之

第一作者：陈文，男，教授，复旦大学公共卫生学院院长。
作者单位：复旦大学公共卫生学院（陈文、张璐莹、茅雯辉、朱莹），上海市人力资源与社会保障局（张超）。

后开始实施城保总额预算管理，对全市定点医院的城保费用实行年初分配预算、年中调整预算和年终清算、考核和超支分担，建立起风险共担机制。2005 年起，又逐步推行城保总额预付支付制度，建立健全激励与约束机制。2008 年起，探索建立预算分配医院自主协商的工作机制，实现预算指标分配与调整的公开透明。在这一支付制度下供方所受到的主体激励机制同以往相比发生了重大改变。支付方与供方之间所缔结的是支出上限之下的打包合同，支付方不再按照供方具体服务量的多少来支付费用，而是就供方在一定时间范围内所提供的所有服务确定地支付一笔预算费用，如有结余则可留用，而一旦超过预算也不能再获得补偿或者不能以高于边际成本的价格获得补偿。这一政策向医疗服务供方发送了一个强有力的信号：在预算范围内尽可能地控制成本。因此供方会减少不必要的服务，提高生产效率、降低费用，同时也可能会导致减少必要的服务，推诿患者，降低质量和服务的可及性。

为确保总额预付制下的服务质量，上海市医保部门设置了一定的考核指标，然而目前的考核指标重点仍放在产出和活动等供方服务的数量指标上，对服务质量、需方健康结果等绩效的导向不足。即当前的总额预付对费用控制的激励作用较强，然而对医疗机构在提高效率、加强内部成本管理后是否影响到患者所接受服务的质量和结果关注不够。因此，无论是从医保自身精细化管理的角度出发，还是从保障参保人获得合理有效治疗的角度来讲，都有必要将基金支付与医疗服务提供后的结果相关联，从而体现不同质量的医疗服务、产品之间的价值差别，鼓励供方提供最有利于促进和维持患者健康的服务。

上海总额预付方案引入了基于医疗机构服务特征的数学模型来构建预付总额测算，此预付总额模型基于前期或当期信息，提供的仅是合理预算的基准，不是预算期后基于服务绩效的现实支付。如果在此基础上引入按绩效付费的激励导向，将极大提升上海总额预付的效果，不仅体现在费用约束上，更重要的是对服务绩效(尤其是服务质量和需方健康结果)的综合考量上。

(三) 药品价格形成机制改革的新要求

建立科学合理的药品价格形成机制是推进价格改革的重要内容，也是深化医药卫生体制改革的重要任务，对于加快完善现代市场体系和转变政府职能，促进医疗卫生事业和医药产业健康发展，满足社会群众不断增长的医疗卫生需求，减轻患者不合理的医药费用负担具有重要意义。根据《关于印发推进药品价格改革意见的通知》(发改价格〔2015〕904 号)，医保基金支付的药品由医保部门会同有关部门拟定医保药品支付标准制定的程序、依据、方法等规则，探索建立引导药品价格合理形成的机制；专利药品、独家生产药品，建立公开透明、多方参与的谈判机制形成价格。

随着新技术与新药品的不断更新换代，传统的医保药品目录难以有效而快速地更新，国家医保药品目录没有及时调整也造成了地方药品目录调整的现实政策障碍，而参保者的健康需求日益迫切和强烈，客观上形成了对医保保障范围调整的“倒逼”态势。参照国际经验，以循证证据为基础的风险共担方案成为调和矛盾、提升有限医保资源利用效率的创新机制。风险共担(risk sharing)是按绩效付费在药品等相关技术领域的特殊表现，具体指支付方与药品、医疗器械生产厂商之间达成一种协议，从而减少药品和医疗技术价值的不确定性对支付方所带来的经济风险。风险共担多适用于高价的新药品与新技术。

二、医疗保险按绩效付费的适用范围及应用条件

根据国内外医疗保险对医疗服务提供者和药品生产厂商实施按绩效付费的理论和实践经验，本研究建议按绩效付费的适用范围和所需条件如下。

（一）适用范围

1. 对医疗服务提供者

医疗保险对医疗服务提供者实施的按绩效付费，出发点主要是提供改善卫生服务质量和结果的激励，因此几乎适用于所有卫生服务项目和服务提供者。只要能对服务的质量和效果进行有效评估并与医保付费相联系，就可以在传统付费体系中引入按绩效付费。按绩效付费在发展初期可以与其他各种付费方式相结合使用，发展成熟后可以独立作为一种付费方式。甚至于引入按绩效付费的导向，现实中欠缺有效的质量与结果评估工具，也能在很大程度上对服务供方形成激励导向。

(1) 医疗服务：按绩效付费适用于所有卫生服务项目和服务提供者，并且可首先用于三级医疗机构。按绩效付费在发展初期可以与其他各种付费方式相结合使用，发展成熟后可以独立作为一种付费方式。

具体而言，按绩效付费可与目前实施的总额预付相结合，在对各定点医疗机构预付总额中预留一定比例(初期建议为 10%～15%，以后可逐步提高，国际经验为 30%～40%)，作为按绩效付费的预算资金。年底综合评定定点医疗机构绩效的基础上，以“绩效竞赛”方式分配预留预算。

绩效考核指标可与总额预付下设定的医院质量与服务结果指标相一致，在应用初期可直接采用卫生部门和上海申康医院发展中心的考核指标，并逐步建立形成医保绩效考核指标。

(2) 家庭医生签约服务：上海市于 2011 年启动家庭医生制度试点，并结合医疗服务体系的特点和分级诊疗制度建设，探索“1+1+1”模式，即 1 家社区卫生服务中心家庭医生、1 家区级医院、1 家市级医院签约。对于家庭医生服务“有效签约”的界定标准方面仍需要进一步完善，在当前提供签约服务包规定的内容中，服务提供达到一定的规范标准，且服务提供后达到预期效果(就医行为改变等)可认定为“有效签约”。但由于个体差异、疾病的复杂程度，以及医疗效果的滞后等特点，使得目前的判断标准较高，如只奖励达到预期效果的签约者，无奖励提升工作绩效的努力，可能会降低家庭医生的工作积极性。

将按绩效付费引入医保按人头支付则可细化“有效签约”的内涵，一方面，通过设定基本人头费(如 6 元)可以实现对家庭医生工作“投入”和“过程”的认可，即基于签约人数以及达到规范标准的服务提供量(按服务要求且登录相关信息)进行考评。另一部分的人头经费则是基于“结果”的绩效考评(如 4 元)，进一步还可以分为服务提供达到预期效果(如 2 元)和续约者数量(如反映服务满意度，2 元)。

2. 对药品生产商

医疗保险对药品生产厂商实施的按绩效付费实质为以绩效为基础的风险共担，通常适用于昂贵的创新药品，且有具体的特异性目标人群(很多时候以特定的生物学指标为指征)。往往是

某一产品在上市初期阶段相比于传统治疗(有时甚至是填补治疗空白)显示有很高的疗效,但是现有关于真实世界中的效果证据不足。适宜实施风险共担的药品或技术可参考以下原则选取:① 具有高度创新性、价格昂贵的新药;② 临床上存在大量未满足需求(unmet need)的情况;③ 用于治疗罕见疾病或只有较少患者参与临床试验的疾病,数据收集非常困难;④ 在上市时疗效证据具有不确定性,从而影响其市场准入的药品。

对于满足上述原则的药品,医保方与医药企业可通过协商谈判,以已有科学证据,尤其是药物经济学/卫生技术评估和预算影响分析证据为基础,制定以绩效为基础的风险共担方案。这些方案可体现以下特点:① 对药品有明确的适应证限定(特定的生物学指标);② 需要充分的循证证据支持(事先或事后);③ 协议形成过程及部分协议的支付条件可以不公开(内部有明确的监督与问责机制);④ 操作上,风险共担方式可采取停止支付(报销)、返还/退款、价格调整等形式。

对于支付方而言,风险共担意味着将资源分配给最能获得收益的参保者,这使支付方能获得潜在的效率,可以减少对收益未知的高费用产品给予支付的风险。

对生产商而言,风险共担为那些效果不确定的药品和技术获得医保补偿提供了可能。从医药企业的角度,风险共担可使他们在收集更多效果数据的同时获得定价以及可能的报销。风险共担允许医药企业强调药品的产出,并使其产品区别于其他竞争产品。另外,风险共担使医药企业在不降低目录价格的情况下可以给支付方一定的价格折让。

对于专利产品或独家生产产品,如果已列入医保报销目录,那么主要通过招标、谈判或集团采购形式进行风险共担;对于医保目录外的专利或独家生产产品,则需要平衡新技术可及性、治疗结果与费用负担,在此基础上应用量价协议的方式实现风险共担,也可以引入基于卫生技术评估证据的以绩效为基础的风险共担。

(二) 绩效指标设置的原则

医保方在设计对供方服务或产品的绩效指标时,可以参考以下原则:① 绩效指标应该与医药卫生体系发展的目标相联系(改善质量、可及性和效率,最终有利于健康促进为目标);② 服务/产品供方能够通过努力改善这些绩效指标;③ 这些指标相关的数据应该可以获得,并且是客观可信的;④ 指标能够保证统计学上的稳定性(根据大样本的观测得到)。

(三) 所需条件

无论是对医疗服务提供者实施的按绩效付费,还是对药品生产厂商实施的以绩效为基础的风险共担,需要一定的支撑条件才能得以实施。尤其是药品领域的风险共担,这种模式本身就有风险。对于药品生产厂商而言,他们必须在实践中而不是临床试验中面对药品是否有效、有效性是否能被测量到等不确定结果。支付方也有自己的考虑,任何对药品的支付,即便开始时是临时性的,最后也可能变为长期性的支付(福利刚性)。

风险共担要获得成功,需要以下三方面的支撑条件:

1. 能承受高额的交易成本

风险共担所包含的许多步骤都是成本高昂且耗费时间的,如制定数据收集协议、协商安排、评估产品绩效、制定协议、设计解决争端的程序等。支付方和生产方必须愿意克服法律上和经济

上的这些复杂性，并承受与之相关的成本。

2. 合理的绩效测量方案

对医疗服务提供者而言，需要有详细、明确的指标体系评价服务过程的质量和最终产生的绩效结果。在药品领域，支付方和医药企业需要详细讨论何时药品能够"起效"，主要的挑战在于在非随机的现实情况下如何确定治疗效果。

3. 信息技术和数据基础

实施风险共担协议需要高质量的信息系统。要求收集具体的临床信息，使支付与具体的适应证或患者亚人群相联系，但目前的健康信息系统不要求收集这些详细信息或信息质量不能保证。因此，新的支付方式需要升级现有的信息系统才能获取这些有质量保证的信息。

三、上海市医疗保险按绩效付费的实施建议

本研究提出的医疗保险按绩效付费方案旨在完善医疗保险付费方式，引导医疗服务供方注重服务的绩效，激励其改善管理、提高质量和效率，使医疗资源配置于产生更优结果的服务，保障参保人获得高质量的医疗服务。

本研究建议对医疗服务提供者的按绩效付费与目前实施的总额预付制相结合，从对各定点医疗机构预付总额中划拨出一定比例，基于对医疗机构绩效的评价结果，实施按绩效付费。对特定药品实施的以绩效为基础的风险共担方式，既可以将风险共担部分从总额预付中单列出来，也可以纳入预付总额综合考虑，但需对药品使用的结果（即绩效）及风险共担方案给予明确界定。

根据上海市医保付费体系的现况，提出按绩效付费方案，设想如下：

(1) 对医疗服务提供者而言，按绩效付费可与目前实施的总额预付制相结合，从对各定点医疗机构预付总额中划拨出一定比例，作为按绩效付费的预算资金。基于定期（每季度或半年）或年底对医疗机构绩效情况的评价结果，确定按绩效付费的额度。考核绩效的指标应与总额预付下设定的对医院的质量考核指标相一致，主要纳入供方的产出和结果指标。实施初期，按绩效付费的资金比重可以小一些，如10%～15%。随着按绩效付费方式的逐步完善，绩效指标可以逐步引入需方的结果指标，并加大按绩效付费的预算比重。同时，在已经探索按病种付费、按床日付费的医疗机构和服务项目，也可以按同样的原则将按绩效付费融入这些付费方式之中。对于预留的绩效预算经费，可在年底综合评定所有医疗机构绩效的基础上，以"绩效竞赛"方式分配预留预算，即达到绩效平均水平的医疗机构获得其预留的全部绩效预算经费，高于绩效平均水平的医疗机构获得高于其预留的绩效预算经费，低于绩效平均水平的医疗机构则只能获得低于其预留的绩效预算经费。

(2) 第一阶段可以家庭医生签约服务引入按绩效付费为首选。这既是推动建立医疗服务"守门人"制度、实施按人头付费管理模式的重要举措，也是当前推进上海市社区卫生服务综合改革，建立分级诊疗制度，以至于推动公立医院改革的切入点。在目前医疗保险对家庭医生签约服务按人头支付10元的基础上，引入按绩效付费，以服务提供达到预期效果和续约为绩效奖励，以疾病控制（包括慢性病病情控制和并发症控制）为绩效考评指标（如10元中4元基于此绩效评定予以支付），逐步向将家庭医生签约服务的按人头付费与签约参保人医保费用额度按人头付费相

结合，向以社区为基础(家庭医生)的按人头+按绩效付费发展。

(3) 对于特定药品/技术而实施的按绩效为基础的风险共担方案，需要注意与主体付费方式的衔接。由于药品列支费用可能在医保匡算各个医院的预付总额时已经包含在内，因此要注意不能重复支付和计算。一种方案是建议估算拟实施风险共担的特定药品在该定点医疗机构的使用总量和医保报销的总金额，在医保预付总额中扣除或单列这一部分，即实施风险共担的药品不含在预付总额中，医保部门根据药品使用后的实际结果决定支付额度。另一种方案是不改变医保对各定点医疗机构预付的总额，实施风险共担的药品仍含在预付总额中，但需测算医保对这些特定药品报销的总金额占预付总额的比重。在获取药品使用的实际结果后，决定对药品费用是按政策全部给予支付还是部分支付，通过药品费用所占比重推算对医保预付总额的调整值。

为推动医保向按绩效付费方向转变，还需要做好以下工作：

(1) 加强按绩效付费的理念宣传与传播。按绩效付费体现了新的理念，它转变了以往医疗保险按消耗或服务进行付费的理念，强调以服务的产出和结果作为付费依据。要实现从原有的医保付费方式向这一新的按绩效付费方式转变，需要相关利益方深入理解这一付费方式的内涵及其带来的激励导向。因此，加强按绩效付费的理念宣传与传播至为重要，也是在医疗保险实践中引入和推广按绩效付费的重要基础。

(2) 加强对医疗服务结果/绩效指标的研究和慎重选择。选择适宜的医疗服务结果/绩效指标是按绩效付费的重要步骤，在这一方面国内缺乏必要的研究基础和实践积累，需要加强前期研究，以寻求适宜的、更为敏感的反映医疗服务结果的质量指标，以便在实践应用中完善。

(3) 保证绩效考评的客观公正，可考虑引入第三方评估。绩效考评在很大程度上影响医疗机构的收益和医保基金的支出，对两方都至为重要。为保持绩效考评的客观公正，在慎重选择相关的医疗服务结果/绩效指标外，还需对考评程序进行科学设计，可考虑引入第三方评估体系，以提高绩效考评的公正性。

(4) 按绩效付费与家庭医生绩效工资制度相衔接，建立有效激励。在上海首先对家庭医生服务引入按绩效付费，既具有可行性，又具有可操作性。然而，为了保证按绩效付费产生预期效果，需要将对家庭医生服务按绩效付费与家庭医生绩效工资制度紧密衔接起来，以使按绩效付费直接影响家庭医生基于服务结果的薪酬待遇，才能发挥真正的经济激励与杠杆作用。如果割裂按绩效付费与家庭医生绩效工资制度，即按绩效付费只是形式上的作用，则不会对家庭医生服务产生任何直接影响。

(5) 加强社会动员，树立社区“守门人”和分级诊疗秩序的社会共识与行为准则。在更大范围内，要使家庭医生服务的按绩效付费发挥示范效应，就需要通过多种方式进行社会动员，以使相关利益方，尤其是社会公众树立社区“守门人”和分级诊疗秩序的社会共识，使之成为影响和约束公众就医行为的重要准则，这样以家庭医生为核心的社区“守门人”制度才能在供需双方共同的约束和规范下逐步建立起来。

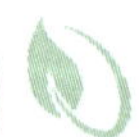

上海市建立老年护理商业保险的可行性研究

丁汉升　吴　蔚　叶　波　周少云　王常颖
曹宜播　陈　多　许明飞　程文迪

【导读】 上海市人口老龄化、高龄化形势严峻，随之而来的是日益增长的老年照护需求。上海市基本医疗保障体系广覆盖、低水平，主要针对医疗护理，缺乏生活照料方面的保障，存在一定不足。因而，老年护理保障体系引入商业保障制度有一定必要性。本文通过梳理上海市老年护理服务体系现状及变化趋势，在学习国际经验的基础上，研究上海市构建老年护理商业保障制度的可行性，探索科学规范的老年护理商业保险体系运作机制，研究其如何与上海市现行的社会保障体系形成有效衔接与配套，为上海市老年护理商业保险制度的顶层设计提供决策依据，有助于带动养老产业的发展，最终促进老年人群的健康。

一、国外老年护理商业保险发展现状分析

老年护理商业保险于 20 世纪 70 年代在美国出现，它侧重于提供护理保障，以约定的商业护理保险费用为给付保险金条件，目的是帮助丧失日常生活能力的被保险人进行恢复和维持，将被保险人由于失能带来的损失最小化，维系其日常基本生活质量。目前，全世界越来越多的保险公司都已经开始办理商业老年护理保险业务，而德国和日本已将其纳入政府强制保险的计划之列[1]。

二、我国老年护理商业保险的基本现状分析

（一）国内老年护理保险政策梳理

1. 我国老年护理保险立法现状

目前，我国的老年护理保险还处于起步阶段，老年护理保险的立法几乎空白，仅有零星的法

基金项目：上海市卫生和计划生育委员会政策研究课题（课题编号：2016－Z－M03）。
第一作者：丁汉升，男，研究员，上海市医学科学技术情报研究所党总支书记、副所长，上海市卫生发展研究中心副主任。
作者单位：上海市医学科学技术情报研究所、上海市卫生发展研究中心（丁汉升、王常颖、曹宜播、陈多），中国保险监督管理委员会上海监管局（吴蔚），中国太平洋人寿保险股份有限公司（叶波），上海市卫生和计划生育委员会（周少云、许明飞），复旦大学公共卫生学院（程文迪）。

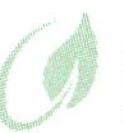

律依据。我国在老年人的护理方面最重要的法律是《中华人民共和国老年人权益保障法》(中华人民共和国主席令(第72号)),其中第三十条规定,国家逐步开展长期护理保障工作,保障老年人的护理需求。对生活长期不能自理、经济困难的老年人,地方各级人民政府应当根据其失能程度等情况给予护理补贴。此条法规可以视为发展老年人护理保险的法律依据。

2. 我国商业保险获政策支持

面对当前严峻的社会养老问题,我国一方面不断推进养老资金筹措改革,增加养老基金的筹资可持续性;另一方面也在不断推进社会保障体系改革,构建多层次的社会保障体系,逐步为商业保险参与养老保险提供多方面的政策支持。

2009年4月,《中共中央国务院关于深化医药卫生体制改革的意见》(中发〔2009〕6号)中,充分肯定了商业健康保险对我国社会医疗保险的补充作用,同年6月保监会在印发的意见中,将商业保险中健康保险的发展提升到了国家的战略高度。

2011年8月,中国保险监督管理委员会(以下简称"中国保监会")发布的《中国保险业发展"十二五"规划纲要》(保监发〔2011〕47号)中明确强调,"加快推进个人税延养老保险试点工作""不断完善政策,扩大试点范围"。

2014年8月,中共中央、国务院发布的《国务院关于加快发展现代保险服务业的若干意见》(国发〔2014〕29号)提出"要适时地开展个人税收递延型商业养老保险试点"。

2015年11月,由国家卫生计生委、民政部、发改委等九部门制定的《关于推进医疗卫生与养老服务相结合的指导意见》(国办发〔2015〕84号)(以下简称《指导意见》)正式发布。《指导意见》明确提出,要进一步开发包括长期商业护理保险在内的多种老年护理保险产品,鼓励有条件的地方探索建立长期护理保险制度,积极探索多元化的保险筹资模式,保障老年人长期护理服务需求,鼓励老年人投保长期护理保险产品。

近年来,商业性质的健康保险得到了一定发展,商业长期护理保险的灵活性可以很好地满足由于老年护理需求的多样化及收入水平的差异而形成的护理保险要求的复杂性。

(二) 我国老年护理保险的探索与实践

国家人社部近日发布《关于开展长期护理保险制度试点的指导意见》(人社厅发〔2016〕80号),决定在全国15市开展长期护理保险制度试点。但大部分城市先行开展的是老年护理社会保险,而非老年护理商业保险。此处以青岛市和南通市为例说明。

1. 青岛市

2012年7月,青岛市出台了《关于建立长期医疗护理保险制度的意见(试行)》(青政办字〔2012〕91号),在全国率先实施了长期医疗护理保险。试行至今,有4万多名参保患者享受了护理保险待遇,平均年龄80.2岁,支出长期医疗护理保险资金8亿多元。据青岛市人社部门数据显示,享受长期医疗护理保险的患者个人自负比例仅在10%左右,年人均负担1 400元,在很大程度上缓解了失能、半失能老人住院难、看病贵的问题。

2. 南通市

2015年10月,南通市政府出台了《关于建立基本照护保险制度的意见(试行)》(通政发〔2015〕73号)。南通市的基本照护保险制度突破了国内其他城市覆盖范围仅限于部分人群的界

限，将市区范围内参加医疗保险的所有职工和居民，包括婴幼儿、学龄儿童、青壮年、老年人，不分城乡、不分年龄100%全部统一纳入制度保障范围，目前已达到110万人。

（三）国内老年护理商业保险产品现状

相比发达国家，我国老年护理商业保险仍处于起步阶段。我国商业保险市场上第一款以老年护理为主险的商业保险是由陆家嘴国泰人寿保险有限责任公司于2005年1月推出的“康宁长期看护健康保险”。目前市场上的老年护理保险产品数量有限，仅有中国人民健康保险股份有限公司(PICC)、昆仑健康保险股份有限公司、中国人寿保险股份有限公司、陆家嘴国泰人寿保险有限责任公司等不足十家保险公司推出了少数老年护理保险产品。

相比其他保险品种，目前长期护理保险的成本是较高的。首先，从精算成本上来说，该险种能够参考的统计数据比较少，对于长期护理保险的需求、支付能力没有过多的经验数据积累，护理费用的给付很大程度是由护理医疗机构费用和市场供需情况决定的，这种不确定性使未来的成本变得难以估计。其次，由于保险公司难以获得医疗机构核心的相关数据，没有历史赔付数据，难以提供定价参考，这就使得产品定价设计比较困难。因此大多数护理保险产品价格相对较高。

（四）我国发展老年护理商业保险现存的问题

1. 政策法规不健全

由于缺乏护理保险法，我国长期护理保险的运行没有依据和规范可寻，不利于满足老年人的养老护理需求。其一，长期护理保险的实施缺乏法律基础和依据，同时缺乏相应的协调和监督机制。其二，缺乏统一明晰的衡量标准，如护理机构资质的认定、医护人员的考核、护理等级的界定等，容易造成各地方长期护理保险制度运行的效果差异，难以实现长期护理保险的公平公正。针对老龄群体丧失独立完成日常活动的能力以及日常活动中使用工具能力的程度划分也亟待制定出一个统一的界定标准，从而避免导致保险赔付时所涉及的范围及赔偿额度不清晰。其三，立法的缺失无法保证护理保险基金的安全性，不利于发挥基金的作用。长期护理保险基金在管理、运营阶段出现侵占、挪用、运营不当等方面存在隐患。

2. 产品种类和数量偏少

目前我国保险市场上产品的种类和数量偏少，相对于庞大的市场需求来说，我国现阶段的商业老年护理保险产品远不能满足消费者的个人需求。商业老年护理保险产品的数量有限，且研发能力严重不足，难以满足迫切增长的社会护理需求。

3. 个人缴费能力弱

老年人由于身体器官老化，生理机能衰退，患病的可能性大大增加，收入能力逐渐减弱，而商业老年护理保险费率相对较高，大多数老年人没有能力购买商业老年护理保险。另外，由于我国保险公司开展商业老年护理保险的时间较短，相关数据相对缺乏，保险公司为安全起见会采取相对较高的费率，购买保险给老年人带来了额外的经济压力。而已退休的老年人较低的收入水平大大制约了商业性老年护理保险产品的有效需求。发展商业性老年护理保险产品面临低收入水平与长期高护理保险费率相矛盾的难题。

4. 核保理赔能力弱

我国老年护理商业保险的发展共经历了约 10 年时间，我国大部分保险公司对经营销售商业老年护理保险的经验不足。一方面，大多数保险公司均未建立起完整的商业老年护理保险管理体系；另一方面，大多数保险公司的核保理赔人员对商业老年护理保险的核保理赔能力和经验严重不足。

三、老龄化、高龄化对养老服务的挑战与老年护理保障的现状

（一）老龄化、高龄化对养老服务的挑战与老年护理保障现状

上海从 1979 年起在全国先行成为人口老龄化社会，目前已进入人口老龄化的加速期，出现了独生子女父母老龄化和人口高龄化的新趋势。不断加速的老龄化高龄化进程与家庭小型化、空巢化相伴随，老年人对于医疗护理、生活照料、康复护理等长期护理的刚性需求日益增加。但同时，现有的社会保障体系无法为更多老年人的长期护理服务提供经济支持。

（二）上海老年人口照护需求情况

由于上海不断加速的人口老龄化和高龄化，加之家庭养老照护功能弱化，随着人口期望寿命的不断提升，上海老年人口照护服务需求不断增大。研究表明，60 岁以上老年人口健康寿命的损失率为 34.3%，目前上海人口平均预期寿命超过 82 岁，这意味着老年人人均超过 7 年时间处于亚健康状态。

人口老龄化程度的加深通常伴随老年人群失能率的攀升。一项针对上海老年人口照护服务需求评估的研究表明，目前上海 60 岁及以上老年人口中，生活需要完全照顾的比例为 1.03%；生活需要很大帮助和需要一些帮助的老年人比例分别为 1.69% 和 2.18%，合计达到 4.9%。按照 2015 年末上海户籍老年人口总量，生活需要完全照顾、需要很大帮助和需要一些帮助的老年人口分别达到 4.5 万、7.4 万和 9.5 万，合计为 21.4 万人。

上海老龄人口高龄化程度正在不断加深，随着年龄增长，老年人日常生活活动能力（activity of daily living，ADL）逐渐下降。长期来看，生活需要完全照顾、需要很大帮助和需要一些帮助的老年人口比例都将有相当程度增加。同时，上海老年人口规模还在不断增加，未来需要照护服务的上海老年人口规模是庞大的。

四、老年护理保障体系引入商业保险制度的必要性分析

（一）商业保险是社会保障体系的重要支柱

作为社会保障体系的主要内容，社会保险与商业保险都是风险管理的手段，目的都在于稳定社会秩序、确保经济平稳发展。社会保险主要由国家通过法律强制实施，是社会保障制度的核心内容，覆盖面广，主要保障最基本的需求，体现社会公平，起托底的作用。资金主要来源是用人单位和劳动者个人的缴费，以及政府给予资助。商业保险是社会保障体系的重要补充，主要提供多层次、多样化的保障需求，资金主要来源是个人缴费，以及个税抵扣。在一定的经济发展水平和

经济承受能力下，居民对社会保障的总需求是一定的，社会保险与商业保险的市场占有率呈现此消彼长的状态。然而，随着市场经济的发展和人民生活水平的提高，居民保障需求不断增加和保障水平持续提高，商业保险的比重将不断增加。发达国家市场经济的实践经验表明，商业保险是个人和家庭商业保障计划的主要承担者，是企业发起的养老健康保障计划的重要提供者，同时也是社会保险市场化运作的积极参与者。归根结底，商业保险是社会保障体系的重要支柱。

目前，我国尤其是上海老龄化形势异常严峻，老年护理社会保障水平远不能满足民众的保障需要，商业保险的发展空间巨大[2]。发展老年护理商业保险主要基于以下四方面考虑：首先，有利于弥补老年护理社会保险的不足，提高老年护理保障的整体水平，满足人民群众多样化的健康保障需求。其次，商业保险提供多样化的商业老年护理保险产品及服务，有利于丰富老年护理保障体系的层次结构。再次，商业保险将市场机制引入社会基本保险管理，有利于处理好政府和市场的关系，提高老年护理保障体系的运行效率。最后，发展老年护理商业保险也是深化老年护理保障供给结构性改革的重要内容，可以增加社会消费需求和老年护理服务资源供给，同时，强化个体的责任。

（二）老年护理保障费用的特点决定了“大商保、小医保”是必然选择

老年护理保障主要包括医疗服务和生活护理服务。其中，医疗服务主要是急性病和大病的治疗；这方面的支出特点在于量少、价高、频次低，主要由医保和大病保险予以保障。而需求面更为广泛、持久的是生活护理，如失能老人的生活照料（如护工上门日间看护照料、清洁洗漱服务、大小便辅助等）；这方面支出涉及面广（包括护工上门的各种服务，根据老人特点的家居设备设计、安装等）、需求期长，特点是量多、持续、频次高。根据国外一系列的研究，老年人随着年龄的增长，医疗护理保障中直接医疗费用的比例不断降低，而生活护理费用持续增加，国外的研究和经验都表明老年护理保障的费用主体是生活护理，而非医疗服务。相应地，老年护理保障的重点也在于生活护理。因此，老年护理保障体系适合走以商业护理保险为主，医疗保险为辅助的“大商保、小医保”的路线。

如前所述，上海作为深度老龄化城市，其人口年龄结构现实和趋势决定了老年护理保障服务更主要是量大面广的生活护理服务。随着深度老龄化的加剧，未来老年人生活护理服务将成为家庭和社会的沉重负担。“十三五”期间，上海将探索建立长期护理保险制度，这是政府责任的体现，但由于经济增速放缓，广覆盖的社会保险的保障水平一定不能满足快速增长的老年护理需求。社会保险继续全部兜底，老年护理保障尤其是生活护理费用，这既不符合国际惯例，也给政府带来沉重的经济负担，从而阻碍经济社会发展和社会稳定，因此，必须引入并发挥商业保险的重要作用。上海老年护理保障生活护理费用高的特点决定了上海老年护理保障体系只能走“大商保、小医保”的路径。

值得注意的是，老年护理商业保险的建立必须从速，应该在老年护理保障体系建立初期及时引入，政府应给予扶持和培养。政府的扶持和培养一方面是为了充分体现个人的责任意识，另一方面也是给老年护理商业保险提供发展空间。如果政府贸然加大对老年护理社会保险的投入，不断加重自身“包袱”，上海医疗保障中社会保险和商业保险极不匹配的问题将在老年护理保障领域重演。

（三）上海的经济社会发展水平为"大商保、小医保"老年护理保障路线提供现实可能

"十三五"时期是我国全面建成小康社会的冲刺阶段，近年来我国居民消费的结构升级改善，恩格尔系数持续下降，2015 年为 30.6%，达到相对富足水平。而上海是全国经济最发达的城市，2015 年上海城镇居民人均可支配收入达到 52 962 元，蝉联全国第一，且增速高于 GDP 增速，达到 8.4%，这使得上海城镇居民购买老年护理商业保险的条件最为充分。

上海是全国的金融中心，保险业较为发达。截至 2015 年末，在沪保险总公司 55 家，比 2010 年末增加 9 家，数量位居全国第二；上海外资保险法人公司为 28 家，数量位居全国之首。2015 年，上海全年保险公司原保险保费收入 1 125.16 亿元，比上年增长 14.0%[3]。全年保险赔付支出 473.59 亿元，增长 25.1%。其中，健康险赔款给付 44.28 亿元，增长 18.0%。上海医疗保险的政策也相对优惠，如外商可以在上海自由贸易区开设独资商业健康保险。

上海是全国居民健康素养较高的城市，抽样调查显示，2015 年上海具备健康素养的常住居民比例达到 23%，位居全国各大城市之首。上海居民对生活质量的追求和对自身健康未雨绸缪的意识，为老年护理商业保险的发展提供了良好的环境和群众基础[4]。

五、老年护理商业保险的属性、定位与特点

如前所述，老年护理保障应该走"大商保、小医保"的路径。目前基本医保广覆盖、低水平，是加快老年商业保险发展的重要社会基础，经济不断发展和个人收入的持续提高是加快老年护理商业保险发展的经济基础，也是落实"大商保、小医保"老年护理保险路线的有力保障。我国商业健康保险规模水平较低(2015 年，我国商业健康保险保费收入约为 2 140.47 亿元，同比增长 51.87%，但仅占总保费收入的 9.93%。与美国相比，美国的健康险保费收入年达 8 500 亿美元，占总保费收入的 40%左右)为老年护理商业保险的发展提供了巨大空间。我们要充分利用这些机遇开发合适的老年护理商业保险产品。

（一）老年护理商业保险属性和特点

如前所述，发展老年护理商业保险是落实国家和上海市健康服务和商业保险相关政策的重要举措，具有较强的政策性。从实践来看，商业保险能够较好地调动社会资源、充分发挥资金利用效率，具有"扶弱济贫、团结互助、风险分担"的功能。从现实来看，如果单靠政府财力可能难以为继，必须充分发挥保险市场化机制运作的优势，建立政府与市场优势互补、相互衔接的保障机制，具有社会性。另外，老年人群是对经济社会发展做出过贡献的人群，尊老、为老是中华美德，而老龄化社会中老年人幸福是社会稳定的重要基础，因此，老年商业护理保险应该不能以盈利为最大目标，要充分体现公益性特征。

根据其政策性、公益性和社会性来看，老年护理商业保险应该具有购买抵税、保费免税、运行保本、保额最大四个特点。购买抵税、保费免税即对商业保险公司老年护理保费免征企业所得税，对购买老年护理商业保险的居民允许其缴纳保费抵扣个人所得税。通过相关研究对数据建

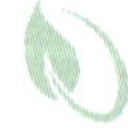

模测算了解到，减免个人所得税抵扣商业保险保费对总体税收结构影响不大；但这一税收优惠政策将对商业保险的潜在需求起到十分可观的刺激作用，在个人所得税收入较高的城市，如上海，潜在的市场规模均为现在商业保险市场的5倍以上，预估新增市场规模可超过100亿元以上。“运行保本、保额最大”说明老年护理商业保险不应以追求盈利为目的，其收缴的保费应当仅用于基金运行开支，其余部分都以报销的形式返还给参保人，从而实现保额的最大化。同时激励供方和需方，对上海市老年护理商业保险的潜在市场进行刺激，可在一定程度上缓解目前老年照护需求对医疗服务市场资源的挤占，同时以老年人真实需求为导向进行服务提供，有利于老年护理保障体系的健康发展。

（二）老年护理商业保险定位为市场化运作，以满足多元化、多层次需求为目的

尽管老年护理商业保险具有政策性、社会性、公益性的特点，但保险公司作为商业经营主体，具有市场竞争的优势。对商业化运作的保险业务，要营造公平竞争的市场环境，使市场在资源配置中起决定性作用。随着保险市场的发展，竞争化趋势愈加明显，能够促使保险产品推陈出新、费率下降，以吸引消费者。对老年人群而言，老年护理商业保险的选择更多、费率进一步下降也能降低投保成本，从而进一步唤醒该人群的保险意识。

首先，就目前来看，我国商业医疗保险规模小，专业化经营还处于探索阶段，为此，要深入细致地分析老年人群在已经有基本医疗保险制度保障之外，还有什么风险和护理保障需求，以及个人和家庭的实际经济负担情况。商业医疗保险应该满足人群多元化、多层次的健康保障需求，如加强失能护理等服务内容创新。其次，针对高端客户，提供个性化、更人性化的高品质服务；针对大众客户，提供标准化的优质服务，研究基本医疗保险未曾考虑的保障项目。例如，老年人因意外伤害或疾病引起的照护风险，通过购买意外伤害护理保险，根据伤害的发生率等因素进行精算，则可对发生遭受该伤害的参保老人进行赔付；还有，如杭州目前正在开展试点的“喘息”服务，请专业服务人员上门入户，对失能老人进行照护，或将失能老人送到社会福利中心、老人公寓、老年康复医院等养老机构接受一段时间的照护服务，使家属得到一段时间的休息。因此，可考虑制定相应“喘息”服务保险产品，对参保老人及其家属进行补偿；此外，还包括居家改造保险，则是帮助有需求的家庭改造成无障碍型及老人友好型，方便老人保持自主行动能力。

（三）老年护理商业保险行业自身应夯实发展基础，政府需对市场进行引导和监督

近年来商业保险越来越广泛地参与到我国卫生服务体系建设中，如商业保险积极承办城乡居民大病保险、经办新农合，不仅有效促进了人民的保障水平，也切实提高了我国医疗保障体系的服务质量和运行效率。但是，现阶段我国商业保险的总体发展水平与社会保险相比，具有较大差距。因此，在建设老年护理商业保险制度时，应充分发挥商业保险所拥有的独特优势，在满足居民多样化养老护理需求的同时，建设一个高效运转的老年护理保险体系。

首先，商业保险公司自身应提高对老年护理重要性的认识。目前长期照护统一需求评估工作已逐步在全市铺开，评估员培训工作也紧锣密鼓地在各区县开展。从评估员培训工作中可以

了解到，商业保险公司参与老年护理评估工作不足，对于部分评估内容的设定可能存在误解，由此导致相关保险产品定位不清或缺失。因此，商业保险公司应当更多参与到老年护理相关工作中，进一步了解工作的目标和意义，加强他们对这项工作的认同感。

其次，政府主管部门需对市场进行引导和监督。从管理角度来看，应当出台行业相关法律法规，从人员及机构资质方面"把好关"，通过考核的护理员、评估员才能够参与老年护理相关工作，符合一定条件的机构才能进入政府规定商业保险合格供应商的名录；从监督角度来看，需设置考核标准，一段时期内达不到标准的人员及机构应被取消资质，此外对违法违规的人员及机构应按照相关规定严肃处理；从鼓励行业发展的角度来看，应当设置护理员、评估员的职称序列，打通职称渠道和工资岗位设置。发展中等职业技术教育，鼓励人们参与、从事护理员、评估员这一职业。

商业保险的发展随着政策等外部环境的变化，从最初基本的"补充"作用，逐渐演变到与基本医疗保障相互融合的"补充＋参与"，直至发展成为国家多层次医疗保障体系中必不可少的重要组成部分。在老年护理保险这个全新的领域，商业保险应当变"配角"为"主角"，发挥其重要作用。

六、推进上海市老年护理商业保障制度的几点建议

（一）加强多部门政策协同能力

推进上海市老年护理商业保险制度的稳步建设，需要财政、民政、医保、卫生计生委和保监会等多部门群策群力，加强部门协同能力。在财政方面，如前所述，可对商业保险公司老年护理保费免征企业所得税，对购买老年护理商业保险的居民允许其缴纳保费抵扣个人所得税，以同时激励供方和需方的形式，对上海市老年护理商业保险的潜在市场进行刺激；在民政方面，应加强与卫生计生委的沟通，整合全市养老护理资源，在市级层面提高资源的统筹和利用效率；在医保方面，应明确界定属于医保范畴的相关护理服务内涵，并制定相应服务的支付标准，及时与商业保险公司进行结算；在保监会方面，则可在审批过程中对商业保险公司的保险设计方案方向进行引导，突出体现老年护理商业保险的特殊属性。老年护理商业保险制度的建立不仅可在一定程度上缓解目前老年照护需求对医疗服务资源的挤占，而且商业保险对保险对象的真实需求更为敏感，能够以真实需求为导向提供护理服务，有利于老年护理保障体系的发展。

（二）加强老年护理规范标准的研究和制定

在建设上海市老年护理商业保险制度的同时，还应加大上海市老年护理规范标准的研究和制定工作，包括老年护理等级评估标准、相关老年护理机构设置标准、老年护理服务提供的服务标准，以及与护理等级评估标准所挂钩的保险支付标准等。由于老年护理的服务范围既包括医疗护理，还包括生活照料，服务对象和性质决定了老年护理的服务内容是复杂而多样化的，所以需要市级层面建立统一的、得到相关部门认可的标准。并以此为抓手，对整个老年护理保障体系中涉及的众多机构进行规范和管理。建议可成立如上海市老年护理标准研究中心等专门标准研究机构，以统筹老年护理规范标准方面的研究和制定工作，确保相关制度得到落实和推进。

（三）分阶段大力探索老年护理商业保险制度

由于涉及多个部门协同建设和管理，老年护理商业保险制度需要市级层面领导的统筹协调，从顶层设计入手，建立相关配套保障措施，如完善相应职称序列、加强老年护理相关的职业技术教育等，以及监管准入制度，如根据标准严格把控进入该体系的商业保险公司及老年护理服务机构等，夯实行业发展基础。建议可先行在部分区域或机构开展试点，根据试点结果评估总结经验，完善制度和各条线的相关配套政策，"小步走，不停步"地稳步推进全市范围老年护理商业保险制度建设工作。

（四）坚持政府引导下的老年护理商业保险市场

我国是社会保障制度国家，而商业保险是对政府基本保险制度的强力补充，满足了社会多层次多样化的保障需求。在上海市快速老龄化的严峻形势下，为确保老年人群在需求得到满足的同时权益不受损害，在建设老年护理商业保险制度时，应坚持以政府引导为主，明确老年护理商业保险的特殊属性，在政府制定的框架和规划内，根据制定的机构准入和设置标准，挑选符合资质的商业保险公司，并需使其接受政府、社会和市场的多重监管。

参考文献

[1] 戴卫东. 长期护理保险：理论、制度、改革与发展. 北京：经济科学出版社，2014：64 - 65.

[2] 李慧丽. 发展商业养老保险的可行性及建议. 现代营销(学苑版)，2016，(2)：151.

[3] 中国保险监督管理委员会. 2015 年 1—12 月上海保险市场基本情况. http：//www.circ.gov.cn/web/site0/tab3131/info4014209.htm [2016 - 8 - 24].

[4] 殷俊. 个人税收递延型养老保险适合中国吗？东方早报，2014 - 09 - 23.

上海市日间手术医疗保险支付的实证研究

张薇薇 李国红 倪思明 张 超 沈 怡
闻大翔 赵 蓉 杨 丽 骆华杰 刘 军

【导读】 我国医疗卫生行业正面对人口老龄化、疾病谱发生改变、慢性病不断增多，广大人民群众的医疗需求增加，医疗资源紧张与医疗费用支出上涨的现状。而日间手术模式将原来需要住院几天或更长时间的患者转变为在医院仅逗留几个小时或十几个小时，这大大减轻了卫生资源不足的压力，也降低了医疗卫生费用的支出。我国日间手术模式起步较晚，本研究主要对上海市日间手术的开展情况进行分析研究，探索日间手术医疗保险支付方式，进一步与国际接轨。

随着全球人口老龄化的到来，各国医疗保障制度不断健全和完善，公民对健康服务的需求不断增加。作为发展中国家，我国面临人口老龄化、疾病谱改变、医疗资源紧张与医疗费用支出上涨，医疗机构分布不均衡、患者的趋优心理等问题，供需矛盾不断加大，患者"看病难、看病贵、手术迟"等现象更加明显。如何降低医疗费用、缩短患者住院等待时间、加快患者周转，合理利用现有医疗卫生资源，已成为公众关心和政府急需解决的一个重要问题。鉴于卫生系统存在的问题，寻求和发展新的医疗技术迫在眉睫，日间手术由此应运而生。本研究通过对上海市日间手术开展情况进行研究，分析手术费用，进而对日间手术未来发展提出政策性建议。

一、国内外日间手术的发展过程

"日间手术"观点由苏格兰儿科医生 Nicoll 于 1909 年提出，但当时并未被医学界接受，直到 20 世纪五六十年代才得到肯定及发展。20 世纪 80 年代始，日间手术模式在欧美国家迅猛发展，1974 年美国成立独立日间手术中心进展委员会，1995 年，在该组织的基础上，成立了国际日间手术协会（International Association for Ambulatory Surgery，IAAS），如今已有 23 个国家成为正式会员，我国也于 2013 年加入了国际日间手术协会[1]。

第一作者：张薇薇，女，上海交通大学医学院学科规划处科员。
通讯作者：李国红，女，教授，上海交通大学中国医院发展研究院副院长。
作者单位：上海交通大学医学院（张薇薇、李国红），上海市医疗保险协会（倪思明），上海市人力资源与社会保障局（张超、沈怡），上海交通大学医学院附属仁济医院（闻大翔、骆华杰），上海申康医院发展中心（赵蓉、杨丽），上海交通大学附属第一人民医院（刘军）。

国际日间手术协会将日间手术定义为：计划入院、计划手术、不需要或很少借助专用设备复苏且不在医院过夜的手术模式，患者入院、手术和出院在一个工作日中完成的手术，不包括在医师诊所或医院开展的门诊手术[2,3]。

日间手术发展至今，各国开展情况差异较大。在日间手术的数量上，2003 年英国日间手术占所有外科手术 62.5%[4]。2006 年，美国及加拿大等国的日间手术量已占到总手术量的 90%，在丹麦、西班牙、瑞典等国家分别达到 89%、87%和 80%。2011 年，新加坡保健集团所属医院日间手术开展的比例已达 71%。

我国最早开始日间手术的是中国香港特别行政区，香港医院管理局在 1991 年正式管理香港的公立及辅助医院后，致力于提供更优质的医疗服务和更舒适的医疗环境，为推行日间手术服务创造了有利的发展条件。2003 年日间手术占所有外科手术的比例为 42.5%。目前，日间手术已超过1 000 种，几乎涵盖所有相关科室[2,4]。

2001 年，我国内地才开始推进日间手术。首先进行尝试的是武汉、上海、成都、北京等地的医院。在已经开展日间手术的各医疗机构中，日间手术占手术总量的比例、开展术式和数量有较大的差异。2013 年，武汉市儿童医院日间手术量达 6 000 例，术种为腹股沟疝、鞘膜积液、包皮过长及包茎。2014 年，首都医科大学附属北京同仁医院日间手术量达 23 917 例，占全院手术的比例为 40%左右，包含 24 个术种。2014 年 1～10 月，上海交通大学医学院附属仁济医院（以下简称"仁济医院"）日间手术总量达 15 055 例，占总手术量的比例为 34.92%，术式共 253 种，其中Ⅱ级手术在日间手术的占比达 45.9%，Ⅲ、Ⅳ级占 45.2%[5]。2012 年，上海交通大学附属第一人民医院（以下简称"市一医院"）日间手术量达13 054 例，占总手术量的 25.48%，开展的术种达 202 种[6]。

二、研究对象和方法

本研究的调研对象为上海申康医院发展中心管辖的 38 家市级医院，我们深入了解了 2012 年上海申康医院发展中心推荐市级医院开展的 8 个专科 61 个病种的日间手术的开展情况：

（1）利用焦点组访谈对 6 家医院的日间手术负责人等相关人员进行访谈，包括日间手术中心主任 5 人、日间手术中心护士 6 人、医务处处长 8 人、分管院长 4 人，麻醉科主任 2 人，以分析日间手术开展相关情况。

（2）对该 38 家医院的分管院长、医务处长、日间手术中心负责人、相关专科的科主任进行问卷调查，共收回 28 份《日间手术开展情况调查表》，《日间手术问题和建议》《日间手术适宜术种的建议》各 145 份。

通过各医院《日间手术适宜术种的建议》的调查，我们确定了日间手术的成熟术种，从医保数据中心和开展日间手术最早、例数最多的两家医院调取日间手术费用信息，通过其开展日间手术的相关费用分析，探索日间手术医疗保险支付的模式。

三、上海申康医院发展中心管辖市级医院日间手术开展现状

上海申康医院发展中心管辖的市级医院中共有 28 家开展日间手术，10 家未开展。开展日

间手术的医院包括16家综合医院(其中3家郊区新医院),6家妇儿类医院,2家其他专科医院,4家中医医院。其中,16家医院采取集中式管理模式,12家采取分散式管理模式。

开展日间手术的28家医院共开放日间手术床位数695张,开放床位最多的医院达103张。开展日间手术的科室共达175个,开展科室最多达17个。各医院开展的日间手术术种数差距很大,从1~550个不等,开展较好的综合性医院可超过200种。2014年1~10月,这28家医院日间手术共服务患者近8.22万人次。

开展日间手术例数较多的有10家医院,分别是仁济医院、市一医院、上海交通大学医学院附属新华医院、上海中医药大学附属曙光医院、上海交通大学附属第六人民医院、复旦大学附属妇产科医院、复旦大学附属中山医院、第二军医大学附属长海医院、同济大学附属同济医院、复旦大学附属肿瘤医院。日间手术例数最多的10家医院2014年1~10月合计开展日间手术6.32万例,占全市市级医院的76.9%。同时,这10家医院也是开设日间手术床位最多的10家医院,总计开放日间手术床位526张,占全市开设固定床位的77.93%。

四、日间手术医疗保险支付模式的探讨

(一) 数据来源

笔者以上海申康医院发展中心建议市级医院开展的61个病(术)种为基础,形成《日间手术适宜术种的建议》问卷,选择日间手术的成熟术种。最终选择的成熟术种为:普外科的多发腺瘤摘除术、腹壁肿瘤切除术、副乳切除术;妇产科的分段诊刮术、子宫颈扩张术;骨科的掌指关节拔钉(一节),掌、跖骨拔钉;泌尿外科的尿道镜、膀胱镜、阴囊肿块切除术;眼科的白内障超声乳化吸除+人工晶体植入术;耳鼻喉科的耳前瘘管摘除术;整形科的驼峰鼻整形术。结合医保数据,选择手术例数前5位作为日间手术的参考术式。

在手术费用的估算方面,由于仁济医院和市一医院的日间手术量占上海申康医院发展中心管辖的38家市级医院日间手术量的近1/3,所以以这两家医院为参考,探索日间手术医保支付方式。

在医保支付比例方面,以住院时间为2天内的医保数据作为日间手术费用的参照,共9 419例,其中白内障超声乳化吸除+人工晶体植入术3 921例,多发腺瘤摘除术4 082例,尿道镜、膀胱镜866例,掌、跖骨拔钉550例。

(二) 日间手术门诊住院打包付费标准测算

1. 测算方法和步骤

本研究以95%的参考值范围估算日间手术费用的上限和下限。以目前医保支付的比例为基础,进一步测算日间手术医保支付的范围,提供最低偿付的建议。

在医保支付比例的估算方面,由于部分医院,如仁济医院、市一医院,术前检查放于门诊完成,而在医保数据库里无法对日间手术的门诊术前检查进行匹配,遂以仁济医院术前检查的标准作为参考:白内障超声乳化吸除+人工晶体植入术、多发腺瘤摘除术、尿道镜、膀胱镜分为全麻598元和局麻75元两档;掌、跖骨拔钉为局麻75元。根据目前上海市医保政策,将术前检查分别

按门诊报销和住院报销纳入住院总费用中，从而估算医保报销的比例，公式如下：

医保报销的比例=[门诊(住院)报销比例*术前检查费用+医保支付的费用]/(住院费用+术前检查费用)

2. 日间手术费用按病种门诊住院打包支付的测算

根据医保报销比例的计算公式，计算出白内障超声乳化吸除+人工晶体植入术，多发腺瘤摘除术，尿道镜、膀胱镜和掌、跖骨拔钉这4个术种的医保报销比例。以日间手术费用的95%参考值范围估算日间手术费用的上限和下限，以中位数反映日间手术费用的集中趋势；根据住院报销比例的中位数测算出医保支付的费用。白内障超声乳化吸除+人工晶体植入术在局麻下医保支付的费用为4 687.0(4 447.4～7 971.0)元/例；全麻下医保支付的费用为4 755.9(4 512.8～8 059.4)元/例。多发腺瘤摘除术在局麻下医保支付的费用为973.4(620.2～4 719.7)元/例；全麻下医保支付的费用为1 020.9(650.5～4 950.0)元/例。尿道镜、膀胱镜医保支付的费用为1 288.0(650.1～2 486.7)元/例。掌、跖骨拔钉医保支付的费用为1 636.2(913.6～13 304.3)元/例。

3. 对医院和社区分别按病种支付

发达国家的日间手术的术后恢复在医院旅馆，或者回社区进行[7]，这给我们带来一个重要启发：将日间手术患者的术后恢复放于社区卫生服务中心，不但进一步减少了患者的住院时间，还节约了患者的医疗支出。

若采取此种方式，床位费、护理费，以及部分药物费和治疗费将在社区进行。由于目前无法估测放于社区卫生服务中心的药物费和治疗费，遂仅将护理和床位费放于社区卫生服务中心用于费用测算。所得结果为：白内障超声乳化吸除+人工晶体植入术在局麻下医保支付的费用为4 694.8(4 429.8～8 044.6)元/例；全麻下医保支付的费用为4 763.9(4 494.9～8 044.6)元/例。多发腺瘤摘除术在局麻下医保支付的费用为973.7(618.8～4 720.9)元/例；全麻下医保支付的费用为1 021.2(649.0～4 951.3)元/例。尿道镜、膀胱镜医保支付的费用为1 288.0(650.1～7 391.2)元/例。掌、跖骨拔钉医保支付的费用为1 627.2(942.3～5 628.6)元/例。虽然医保支付的费用与门诊+住院打包支付的费用差不多，但实际放于社区卫生服务中心的费用被低估，且社区卫生服务中心报销的比例比三级医院的比例高，医保支付的费用也相对较高，因此，按医院和社区卫生服务中心分别按病种支付，医保承担的费用较高，患者的经济负担减小。

(三) 病种费率的测算

1. 病种费率的概况

按病种费率支付的构想起源于1934年，但受到疾病分类学和统计学的制约，此支付方式未能实现[8]。20世纪80年代，美国卫生财政管理局在老年医疗保险和医疗救助项目上运用耶鲁大学Bob Fetter研制的诊断相关组合预付制，对医疗服务支付方式进行改革。后期结果表明，该支付方式在提高医疗服务效率，减少医疗卫生支出上有较好的效果，得到世界各国的重视。因

* 由于无法获取患者在此次手术时是否支付起付段的费用，遂默认所有患者均超过起付标准。

此，病种费率的测算成为诊断相关组合预付制的关键环节。

但目前仍未有统一的病种费率的定义。由于病例组合会受到疾病分类方法、分类对象的影响而产生各不相同的组合方式，不同的病例组合对医疗服务的产出有不同的衡量标准，所以会测算出不同的病种费率。但病种费率是针对某种疾病而事先确定的医院的收费标准，即该疾病的治疗价格，是医疗机构治疗某种疾病的平均收费水平。

2. 数据来源

由于目前医保数据库中不能区分日间手术和非日间手术，遂使用2014年1～10月开展日间手术例数最多的两家医院(仁济医院、市一医院)日间手术的数据。由于仁济医院、市一医院从2013年开始更新日间手术数据库，为排除因数据匹配而产生的偏倚，遂选取2013和2014年两年的数据，如下：

仁济医院日间：白内障超声乳化吸除＋人工晶体植入术243例，多发腺瘤摘除术1 473例，尿道镜、膀胱镜673例，掌、跖骨拔钉43例，共2 432例。

市一医院日间：白内障超声乳化吸除＋人工晶体植入术7 002例，多发腺瘤摘除术315例，尿道镜、膀胱镜481例，掌、跖骨拔钉118例，共7 916例。

3. 病种费率测算方法

病种费率的计算公式为[9]：病种费率＝[医院惯例标准平均费用×标准平均费用调整权重＋地区整体的标准平均费用×(1－标准平均费用的调整权重)]×(1－财政补助的增量/所有病例费用总和)×预期的中西药品及医疗保健用品价格指数或住院价格指数×病种权重。

(1) 医院惯例标准平均费用：医院所有病例的住院费用之和除以病例数和医院病例组合指数之积，代表了该医院单位医疗产出所收取的住院费用。

医院病例组合指数(Case Mix Index, CMI)是基于病例组合方案CADRG(China Adjusted DRG)的权重系数计算的综合指数[10]，CMI指每个病例类型的复杂程度，值越大，复杂程度越高。苏玉宏[11]等人1999年对辽宁省各市、县区90家综合性公立医院进行病例组合指数的研究，分析得出二级医院病例组合指数的均值为0.958 6，三级医院为1.031 9，两组的差异有统计学意义，说明三级医院病种复杂程度高于二级医院。但本文研究的是日间手术，病种的复杂程度相对于住院手术来说较简单，可能会低于1.031 9，因此借鉴与上海经济发展相似的北京一家综合医院的病例组合指数：0.884[9]。

(2) 标准平均费用调整权重：病种例数/病例总数的比值。

(3) 地区整体的标准平均费用：所有样本医院的病例费用总和除以所有病例权重之和，其含义为该地区人均住院费用的平均水平。

(4) 财政补助增量：经核实，仁济医院、市一医院2013年和2014年所得财政补助与前一年持平。

(5) 预期的中西药品及医疗保健用品价格指数或住院价格指数(HPI)：2013年为101.0%，2014年为102.1%[12]。

(6) 病种权重：各病种医院费用的均值与所有病例例数均费用的比率。由于各病种费用为非正态分布，所以用中位数作为费用的均值。

由于病种费率分析是以DRGs为基础，病例组合会在一定程度上存在不稳定，所以在建立初期要不断对费率进行调整，一般以4年为1个周期。本文对病种费率测算的方法进行模拟，分别

测算 2013 年和 2014 年的病种费率。

由于医院的情况和实力各不相同，在初期并不适合以对每个医院实行统一的费率标准，所以本文对仁济医院、市一医院分别进行病种费率的测算。

4. 病种费率测算结果分析

本文选取仁济医院、市一医院两家日间手术的典型医院，4 个成熟的日间手术术种：白内障超声乳化吸除＋人工晶体植入，多发腺瘤摘除术，尿道镜、膀胱镜和掌、跖骨拔钉。以现有的数据进行病种费率的测算，结果见表 1。

通过以上的公式可得：2013 年仁济医院白内障超声乳化吸除＋人工晶体植入术的病种费率为 3 758.9 元/例；多发腺瘤摘除术为 1 543.9 元/例；尿道镜、膀胱镜为 1 566.3 元/例；掌、跖骨拔钉为 2 765.6 元/例。市一医院白内障超声乳化吸除＋人工晶体植入术的病种费率为 7 163.2 元/例；多发腺瘤摘除术为 1 712.5 元/例；尿道镜、膀胱镜为 1 644.0 元/例；掌、跖骨拔钉为2 787.1 元/例。

2014 年仁济医院白内障超声乳化吸除＋人工晶体植入术的病种费率为 4 182.1 元/例；多发腺瘤摘除术为 2 427.5 元/例；尿道镜、膀胱镜为 1 801.9 元/例；掌、跖骨拔钉为 3 069.5 元/例。市一医院白内障超声乳化吸除＋人工晶体植入术的病种费率为 7 861.3 元/例；多发腺瘤摘除术为 1 679.3 元/例；尿道镜、膀胱镜为 1 876.1 元/例；掌、跖骨拔钉为 3 090.5 元/例。

表 1　病种费率的测算结果

年份	医院	术种名称	病种权重	病种数量	标准平均费用调整权重	医院惯例标准平均费用(元)	地区整体的标准平均费用(元)	病种费率(元/例)
2013	仁济医院	白内障超声乳化吸除＋人工晶体植入	1.01	49	0.74	2 383.1	6 722.0	3 758.9
		多发腺瘤摘除术	0.25	536	0.17			1 543.9
		尿道镜、膀胱镜	0.24	460	0.06			1 566.3
		掌、跖骨拔钉	0.41	21	0.01			2 765.6
	市一医院	白内障超声乳化吸除＋人工晶体植入	1.01	3 054	0.74	7 150.6		7 163.2
		多发腺瘤摘除术	0.25	81	0.17			1 712.5
		尿道镜、膀胱镜	0.24	143	0.06			1 644.0
		掌、跖骨拔钉	0.41	60	0.01			2 787.1
2014	仁济医院	白内障超声乳化吸除＋人工晶体植入	1.02	194	0.74	2 955.9	7 032.4	4 182.1
		多发腺瘤摘除术	0.23	935	0.17			2 427.5
		尿道镜、膀胱镜	0.26	213	0.06			1 801.9
		掌、跖骨拔钉	0.43	22	0.01			3 069.5
	市一医院	白内障超声乳化吸除＋人工晶体植入	1.02	3 948	0.74	7 730.0		7 861.3
		多发腺瘤摘除术	0.23	58	0.17			1 679.3
		尿道镜、膀胱镜	0.26	136	0.06			1 876.1
		掌、跖骨拔钉	0.43	58	0.01			3 090.5

五、上海市日间手术医疗保险支付研究的建议

随着“看病难,看病贵”等问题的突出,以及医改的不断深化,日间手术的优势越来越受到人们的重视与关注。上海市自2006年开始,便逐步探索开展日间手术模式,借鉴国内外相关经验,组织专家制订了《市级医院开展日间手术的指导性意见》,拟定61个病种,鼓励医院开展日间手术试点工作。《上海市级医院“十二五”规划》中明确提出,到2015年,市级医院日间手术比例力争达到择期手术的35%。但是在日间手术发展过程中仍不免遇到一些问题,如何将日间手术模式本土化,让其具有生命力,进而缓解“看病难、看病贵”的问题,是当前需要思考和解决的一个重要问题。在对本市日间手术医疗保险支付实证研究的基础上,课题组提出以下政策建议。

(一)选择成熟病种开展日间手术医疗支付的尝试

本研究在分析上海市日间手术开展情况的基础上,以上海申康医院发展中心建议市级医院开展的61个病(术)种为基础,考虑专科和医院特征筛选出了日间手术的成熟术种:普外科的多发腺瘤摘除术、腹壁肿瘤切除术、副乳切除术;妇产科的分段诊刮术、子宫颈扩张术;骨科的掌指关节拔钉(一节),掌、跖骨拔钉;泌尿外科的尿道镜、膀胱镜、阴囊肿块切除术;眼科的白内障超声乳化吸除+人工晶体植入术;耳鼻喉科的耳前瘘管摘除术;整形科的驼峰鼻整形术。

作为医药卫生体制改革的一个重要部分,支付方法会起到重要的政策引导作用。在进行日间手术医疗支付改革制度时,首先应该明确政策引导的方向。一种方向是,如果是引导高水平的大医院在目前高精尖技术的基础上充分利用现有的医疗资源,提高床位使用效率,应该考虑从一些Ⅲ、Ⅳ级手术中选择试行的病种,但这些病种可能只有部分医疗机构满足所需的医疗水平和设施,并可能存在一定的手术后期风险。另一种方向是,为规范日间手术的实施,避免医疗资源的浪费,使可以实施日间手术的病种严格按照日间手术实施,不与住院手术混为一谈,从宏观上首先规范日间手术的病种,但这些病种可能只是一些Ⅱ级手术病种。研究者认为第二种方向可能受益面更广,在实施的时候安全性更高,但可以通过医保支付促进医院和社区的联动,尤其给家庭医生发挥作用提供一个纽带和抓手。从这个意义上讲,日间手术医保支付可以从这十个成熟病种开展尝试,成熟后逐渐扩大病种范围。

(二)进行日间手术支付方式的改革,促进日间手术的开展

我国目前主流的医保支付方式为按服务项目付费,上海市对日间手术的医保支付方式并没有明确的建议。为了缩短住院时间,医院将部分的术前检查放在门诊做,这部分就按门诊报销。从国内外研究来看,按服务项目付费存在多种缺点,最突出的是医生会在利益的驱使下进行过度检查和治疗,加重患者的经济负担,造成医疗资源的浪费。因此本研究在对日间手术费用实证研究的基础上,提出日间手术的医保支付方式可以采用:① 日间手术门诊住院总费用、医院和社区卫生服务中心分别按病种进行支付;② 根据病种费率法实行两种方式支付,并对各种方法支付的标准及其范围进行了测算。

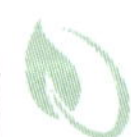

1. 日间手术门诊住院总费用打包支付、医院和社区卫生服务中心联动支付

由于上海市医保政策对住院的报销比例普遍高于门诊的报销比例，所以术前检查按住院报销的医保报销比例会高于按门诊报销的医保报销比例。从结果可以看出，术前检查的费用越高，两者的报销比例差别就会越大。因此，将术前检查纳入住院进行报销，对于患者来说是一个好消息，也会促进日间手术的动员和配合。如何打包支付，是一个管理策略问题。

2000 年以来，政府相继颁布了一系列配套政策、文件，鼓励各类医疗机构合作、合并，进行卫生资源的整合，组建医疗集团，进行医院和社区卫生服务中心联动。2006 年 2 月，国务院印发的《关于发展城市社区卫生服务工作的指导意见》[国发(2007)10 号文]明确指出，社区卫生服务中心主要负责辖区内常见病、多发病的诊疗及疾病预防、公共卫生、保健、康复、健康教育、计划生育技术指导，同时还应承担上级医院转诊的术后、急性病恢复期患者的康复任务。由此可见，如果能够建立二、三级医院和社区卫生服务中心的联动支付方式，既可以切实促进双向转诊的开展，也将促进社区卫生服务中心日间手术康复水平的提高，同时可以节约卫生费用。要推动这种模式，必须大力发展社区医院，建立医联体，完善医院和社区卫生服务中心联动机制，以现有的医疗集团为基础，进一步推动日间手术的术后恢复进社区。

根据实证研究的结果，以日间手术门诊住院总费用打包的支付方式为基础，白内障超声乳化吸除＋人工晶体植入术在局麻的方式下医保支付费用的参考值范围为 4 447.4～7 971.0 元，全麻的方式下医保支付费用的参考值范围为 4 512.8～8 059.4 元；多发腺瘤摘除术在局麻的方式下医保支付费用的参考值范围为 620.2～4 719.7 元，全麻的方式下医保支付费用的参考值范围为 650.5～4 950.0 元；尿道镜、膀胱镜医保支付费用的参考值为 650.1～2 486.7 元；掌、跖骨拔钉医保支付费用的参考值为 913.6～13 304.3 元。

以医院和社区卫生服务中心联动支付为基础，白内障超声乳化吸除＋人工晶体植入术在局麻的方式下医保支付费用的参考值范围为 4 429.8～8 044.6 元，全麻的方式下医保支付费用的参考值范围为 4 494.9～8 044.6 元；多发腺瘤摘除术在局麻的方式下医保支付费用的参考值范围为 618.8～4 720.9 元，全麻的方式下医保支付费用的参考值范围为 649.0～4 951.3 元；尿道镜、膀胱镜医保支付费用的参考值为 650.1～7 391.2 元；掌、跖骨拔钉医保支付费用的参考值为 942.3～5 628.6 元。

2. 据病种费率法进行支付

病种费率方法在提高医疗服务效率，减少医疗卫生支出上可以取得较好的效果，也得到世界各国的重视。病种费率的测算成为诊断相关组合预付制的关键环节。由于病例组合受到疾病分类方法、分类对象的影响而会产生各不相同的组合方式，不同的病例组合对医疗服务的产出有不同的衡量标准，因此会测算出不同的病种费率。本研究尝试根据术种诊断对疾病进行分类，利用医院进行该手术所产生的相关服务费用，对目前上海市病种费率进行测算，研究结果可以作为日间手术支付的参考。

根据病种费率测算的公式，测算出 2013 年和 2014 年市一和仁济两家医院的各病种费率，并以市一医院和仁济医院两家医院两年病种费率的平均值作为该术种的病种费率的估计值。白内障超声乳化吸除＋人工晶体植入术的费率范围为 4 942.0～5 741.4 元，多发腺瘤摘除术的费率范围为1 556.9～1 840.8 元，尿道镜、膀胱镜的费率范围为 1 704.4～1 722.1 元，掌、跖骨拔钉的

费率范围为2 922.0～2 928.2元。

3. 逐步发展DRGs的支付方式

疾病诊断相关分组(Diagnosis Related Groups，DRGs)是一种根据患者年龄、性别、住院天数、临床诊断、病症、手术、疾病严重程度、合并症与并发症、转归等因素对患者进行分组制定支付标准的付费制度。1976年，耶鲁大学的Mill等人提出了DRGs理论，取得了良好的成效。目前，34个经济合作与发展组织(OECD)国家中有31个使用DRGs，其中28个OECD国家使用DRGs进行支付[13]。DRGs的支付方式能够规范医生诊疗行为，减轻患者的经济负担，值得推广。

建立严谨的DRGs制度，根据患者年龄、性别、住院天数、临床诊断、病症、手术、疾病严重程度、合并症与并发症、转归等因素对患者进行分组，大力推动以DRGs为基础的病种费率计算方法，制定科学的支付标准，从而更准确地对医疗费用进行核算，最终实现预付制。

(三) 完善日间手术医保支付所需的支撑，促进日间手术的顺利开展

1. 统一并完善日间手术的信息化管理系统

通过此次调研发现，医院之间、医保信息中心都有各自的信息系统，相互之间进行流通时有可能出现偏差，影响了对日间手术相关信息的收集。在医保支付的研究中，成本核算是重中之重，它依赖于完善的与手术相关的各项信息，信息系统建设不完善，对建立成本核算系统会造成一定的阻碍。因此建立统一并完善的日间手术信息化系统将成为日间手术发展的一个亟待解决的问题。

2. 完善和统一诊断和手术编码

通过本课题发现，各医院的同一病种的诊断或手术的名称不完全相同，而且诊断和手术编码也不统一，这对区分各病种造成了一定的困扰。疾病的分类是按病种付费的基础[14]，因此，统一诊断编码和手术编码非常重要。

3. 规范病案首页的填写

探索医保支付方式的重要信息来自病案首页，病案首页信息的准确与否决定结果是否符合实际。因此要加强病历的标准化、规范化管理，病案首页中的内容要有严谨的定义或分级界定，同时规范临床医生的填写，从而提高病历质量，提高数据的质量。

4. 建立科学的成本核算体系

成本核算是对在生产经营或服务提供过程中实际发生的成本、费用或支出进行计算，并进行相应的财务处理[15]。我国目前的病种成本核算均以病种费用为基础，受地区等因素影响，该测算方法可能造成病种成本的极大差异[16]。为了使医保预付的费用能保证患者的医疗支出，建立科学的成本核算体系是重中之重。

(四) 界定日间手术内涵，规范日间手术定义

我国仍未有统一的日间手术的定义。在日间手术的范畴界定上，国内学者对日间手术与门诊手术的关系尚未厘清。此次调研，半数以上的被调查者认为日间手术的定义不统一对日间手术的发展造成一定的影响，因此日间手术的定义是基础，官方统一的对“日间手术”的定义，将对日间手术的发展起到至关重要的作用。

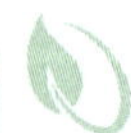

参考文献

[1] 张振忠. 我国日间手术的发展现状与展望. 北京：中国日间手术合作联盟，2014.

[2] 国际日间手术学会. 日间手术手册(Ambulatory Surgery Handbook). http：//www. iaas-med. com/[2014-12-26].

[3] 白雪，马洪升，罗利等. 中外日间手术发展对比研究及展望. 中国医院管理，2014，34(5)：35-37.

[4] 安燚，王振军. 日间手术的概念和基本问题. 中国实用外科杂志，2007，27(1)：38-40.

[5] 张继东. 日间手术：理念、效率、发展. 北京：中国日间手术合作联盟，2014.

[6] 潘长青. 日间病房的规范化建设与管理. 北京：中国日间手术合作联盟，2014.

[7] Mourregot A，Lemanski C，Gutowski M，et al. Day-care for breast cancer：Ambulatory surgery and intra-operative radiation. Techniques and preliminary results of the Centre Val-d'Aurelle — Montpellier. Journal of Visceral Surgery，2014，(151)：3-10.

[8] 朱滨海. 研究和实施 DRGs 时应考虑的若干问题. 中华医院管理杂志，2006，22(7)：456-460.

[9] 鲁盛康. 北京地区 16 种常见疾病诊断相关组合及病种费率研究. 武汉：华中科技大学，2008.

[10] 徐勇勇，张音，潘峰等. 基于我国病案首页的病例组合方案与病例组合指数. 中华医院管理杂志，2001，17(1)：34-36.

[11] 苏玉宏，姜潮，图易宸等. 用信息理论计算病例组合指数. 中国卫生统计，2002，19(2)：80-82.

[12] 凤凰网，商品零售价格指数—中西药品及医疗保健用品. http：//app. finance. ifeng. com/data/mac/spls. php? symbol=13[2015-3-18].

[13] 李鹏锟，栗绍强，高莉敏. DRGs 在国外的发展及其启示. 国外医学，2012，29(1)：19-24.

[14] 秦安京. 疾病分类编码准确是诊断相关组(DRGs)的保障. 中国病案，2007，8(7)：10-11.

[15] 韩绥生. 对医院进行成本核算的认识. 中国卫生经济，2009，28(3)：76-77.

[16] 郭志伟. DRGs 的原理和方法及在我国的应用对策. 中国卫生经济，2010，29(8)：37-39.

完善上海市基本医疗保险体系研究：基于商业健康保险视角

陈珉惺　王力男　杨　燕　王贤吉　金春林

【导读】 上海市基本医疗保险虽在覆盖面、筹资水平、保障水平等方面处于国内领先地位，但仍无法避免就医需求快速上升和基金管理效果不佳等问题带来的矛盾。商业健康保险在资金和人员管理方面有其独特的优势，可发挥其对基本医疗保险的补充作用，完善基本医疗保险体系。本文基于商业健康保险的视角，从经办模式、经办主体、保障对象、筹资方式和保障项目 5 个方面对上海市基本医疗保险体系进行探索和完善。

近年来，虽然上海市基本医疗保险体系在覆盖面、筹资水平、保障水平等多方面处于国内领先地位，但随着物价水平和民众就医需求的不断提高，居民自费负担也随之上升，同时医保基金结余率高、个人账户资金未得到合理利用等矛盾愈发尖锐。如何在现行基本医疗保险体系基础上发挥商业健康保险（以下简称"商保"）的作用，以缓解现有矛盾，是进一步完善当前体系亟待研究的问题。本文从发挥政府和市场两方积极性的角度，将基本医疗保险（以下简称"基本医保"）和商保进行有机结合，实现共生互动发展，以达到完善上海市现行基本医保体系的目标。

一、资料与方法

本文研究数据为 2009～2013 年度上海市社会保险基本情况，来源于上海市人力资源和社会保障局网站。具体收集数据包括：三大基本医保（城保、居保、新农合）的参保人数，门、急诊自负段标准，统筹基金起付标准，统筹基金最高支付限额，自负段标准，报销比例，基金收支（收入、支出、结余），人均筹资水平。数据通过 Excel 2010 录入并进行频数和趋势分析。

基金项目：2014 年度上海市医疗保险协会委托课题（发挥商业医疗保险补充作用完善基本医疗保障体系研究），美国中华医学基金会卫生体系研究与政策转化合作项目（项目编号：CMB - CP 14 - 190），上海市公共卫生重点学科建设计划-卫生经济学（项目编号：12GWZX0601）；国家自然科学基金青年基金资助项目（项目编号：71403172）。
第一作者：陈珉惺，女，助理研究员。
作者单位：上海市医学科学技术情报研究所、上海市卫生发展研究中心（陈珉惺、王力男、杨燕、王贤吉、金春林），上海市人口与发展研究中心（金春林）。

二、基本医疗保险面临的问题

（一）个人医疗负担仍然较重

随着新医改的推进，上海市基本医保覆盖范围逐步扩大，保障水平逐年提高，2013 年三大基本医保人均筹资水平已分别达到城镇职工基本医疗保险（以下简称“城保”）为 4 644.6 元、城镇居民基本医疗保险（以下简称“居保”）为 946.2 元和新型农村合作医疗保险（以下简称“新农合”）为 1 593.9 元，政策范围内报销比例达到 70%～90%，但居民的个人医疗费用负担仍然较重。首先，基本医保政策规定了统筹支付的起付线，城保参保人可由个人账户支付，居保、新农合则需要事先自付到起付线。其次，部分特殊人群仍存在自付比例过高的现象，一方面由于三大基本医保尚未实现统筹，居保和新农合报销比例低于城保，且报销只限于覆盖范围内医疗及药品项目，加之购买自费药品和项目，个人自付比例相对较高；另一方面高年龄段患者和部分重大疾病患者医疗费用负担较重，如罕见病患者、三级医院的肿瘤和循环系统疾病患者，除去医保目录范围内报销的费用外，个人自付比例接近 50%。此外，上海市基本医保保障项目虽然已经较广，城保药品目录已经达到 3 881 种，但保障内容仍相对局限，一些特殊的诊疗项目如义齿、抗肿瘤药物，医疗服务设施及疾病期间发生的营养费、陪护费、失能收入损失等均不在其保障范围内，加上间接卫生费用支出，患者的就医负担仍然过重。

（二）基金使用效率不高

以城保为例，2009～2013 年参保人数逐年增多（表 1），基金收入和支出也呈稳步上升趋势，当年基金结余在 2010 年有所下降；2011 年由于政策调整，外来从业人员加入城保，导致当年基金结余剧增，是 2010 年的 3.1 倍；2012～2013 年当年基金结余同比增长趋缓，分别为前一年的 89.2%和 17.1%。与此同时，近几年基金累计结余也呈大幅上升趋势，2011～2013 年分别同比增长 45.8%、59.4%和 43.6%。2013 年城保当年基金结余率为 33.5%，累计基金结余已超过当年基金收入，是当年基金收入的 1.1 倍。具体来看，基金结余中大多集中在个人账户，2013 年个人账户当年基金结余 122.4 亿元，占当年总基金结余的 59.3%，累计基金结余 516.0 亿元，占累计基金结余总数的 76.0%。基金的大量结余淡化了医保共济的作用，且由于个人账户基金的大量沉淀，使得基金的使用效率大打折扣。

表 1　2009～2013 年上海市城镇职工基本医保基金总体情况

项　目	2009 年	2010 年	2011 年	2012 年	2013 年
参保人数（万人）	802.64	858.05	1 259.6	1 296.5	1 323.14
当年结余（亿元）	37.33	29.69	93.2	176.35	206.45
累计结余（亿元）	173.74	203.43	296.64	472.98	679.43

（三）未能保障各层次医疗服务需求

目前，上海基本医保体系尚未完全覆盖各方的多元化医疗服务需求。一方面，基本医保多覆

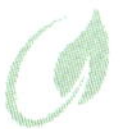

盖公立医疗机构，虽已有部分社会办医疗机构纳入医保定点，但不论覆盖机构还是保障水平均十分有限；另一方面，现行基本医保存在“碎片化”问题，保障侧重于基本医疗，特别是需手术、住院的大病，在疾病预防、健康管理、康复养老等环节存在保障缺失。

三、商保的发展现状

上海作为经济水平高度发达的大城市，但商保的发展程度并不理想[1]，其商保收入占保险行业总收入比例排全国第十，收入总额排全国第五。据上海市保监会数据显示，2013 年上海市商保保费收入为 67.9 亿元，占同期人身保险总额的 10%，而国际上一个成熟的保险市场中，商保业务占人身保险的比例一般在 30%左右[2]。从商保的规模看，2013 年上海市商保保费收入仅为城保基金收入的 11.0%。上海商保的发展缓慢除了保险公司自身的发展与专业问题，还在于整个保险市场基本由基本医保所垄断，整个医疗提供市场由公立医疗机构所垄断。而成熟完善的医保市场，需要多种功能不同的保险组合互为补充。基本医保由于其“广覆盖、保基本”的特殊属性，将功能定位于保障基本水平，势必在服务提供上不能体现个性化与多元化，而这部分的服务提供理应由商保来提供。而基金使用效率低下与个人负担较重的矛盾，更反射出商保基金管理的优势，以增加医疗保险市场的活力。上海市于 2011 年下发的《上海市深化医药卫生体制改革近期重点实施方案》(沪府发〔2011〕18 号)，以及 2013 年发布的《上海市人民政府办公厅转发市卫生局等十四部门关于进一步促进本市社会医疗机构发展实施意见的通知》(沪府办发〔2013〕6 号)，均为商保的发展提供了政策的保障，鼓励商业健康保险公司(以下简称“保险公司”)与社会医疗机构开展合作，拓展社会医疗机构的保险筹资渠道，加强商保与基本医保的衔接。2015 年起上海正式探索商保介入基本医保的模式，引入四大保险公司(中国太平洋保险股份有限公司、中国平安保险股份有限公司、中国人民保险股份有限公司、中国人寿保险公司)，部分地区将尝试商保与大病医保相结合，实施大病医保的商保形式，探索医疗保险结余资金的统筹利用，由此看来上海发展商保的时机已经成熟。

四、商保的补充模式

虽然发展商保已成为大势所趋，但不能放任其无序发展。结合上海市现状，较为理性的做法是探索出商保介入基本医保发挥其补充作用的新模式，逐步将两种保险融合在一起，发挥各自所长。

(一) 经办模式

若保险公司介入基本医保，较为成熟的管理与经办模式包括委托管理模式和保险契约模式*，其中在保险契约模式中按照承担赔付风险的大小则可划分为全额转保模式和共保联办模式。比较

* ① 委托管理模式指政府制定筹资和补偿方案，并完全承担基金盈亏风险；而商保机构受政府委托，提供参保人就医和补偿过程中的服务和管理工作，收取一定管理费的方式。② 保险契约模式指商业保险机构与政府按一定比例共同承担盈亏风险，并按照约定承担参保人就医和补偿过程中的服务和管理工作的方式。③ 全额转保模式指政府将医保基金全额作为保费向商业保险机构进行投保，由保险公司全额承担盈亏风险的一种保险契约模式管理方式。④ 共保联办模式指政府和商保机构双方按照一定比例承担盈亏风险的一种参与经办的方式。

而言，委托管理模式和保险契约模式各有优缺点，模式的选择取决于政府的主要关注点，第一种模式关注平稳运行，第二种模式关注费用控制。也可先选择委托管理模式平稳运行，然后转换为风险契约模式控制费用。另外，共保联办模式在运行机制上具有更强的科学性和现实操作性，也最能实现政府医保部门和保险公司的优势互补、有效结合。从预期效果上来看，共保联办模式既能够实现政府引入商保机制的预期目标，又能够兼顾保险公司的利益，调动积极性，实现持续合作。

（二）参与主体

在基本医疗保险体系运行机制内引入市场机制和市场主体，破除垄断格局，可以在政府与市场之间形成合理分工和协同作用机制，从而充分发挥政府与市场的各自优势，有效提升基本医疗保险体系运行效率，降低医疗服务价格，以满足多层级医疗服务需求。要建立以政府为主导、保险公司承保的基本医保体系，管办分开的多部门监管合作是体系成功运行的关键。

1. 管理方

引入市场参与并不意味着政府的角色和作用被完全取代，反之政府的某些核心职能不仅不能转嫁还应加强，具体包括：① 保障保险公司的合法权益，制定有关保费收入、减免征收保险保障基金和监管费的优惠政策，降低业务经办成本；② 建立保险公司经办业务市场的准入、退出、招投标机制，坚持公开、公平、公正和诚信，维护市场秩序，搭建平台，鼓励符合条件的保险公司参与，营造健康的市场竞争环境；③ 制定保险公司的经营管理规范，综合考虑基金规模、参保人数、服务内容等因素，科学确定经办不同医疗保险的保险服务包和缴纳费用标准原则，并建立与人力成本、物价涨跌等因素相挂钩的规范动态调整机制；④ 建立激励和约束相结合的评价机制，强化销售、承保、理赔和服务等环节的监管，严肃查处销售误导、非理性竞争等行为，鼓励保险公司合规经营，培育健康的市场秩序；⑤ 建立完善的信息管理制度，解决医保市场和医疗卫生服务市场的信息失灵问题。

2. 经办方

保险公司作为承办机构参与基本医保的管理，利用其基金管理和保险理赔的专业优势，弥补基本医疗保险体系的不足和空白点，具体包括：① 发挥其多网点、精算理赔、信息技术等优势，充实经办队伍，增强服务能力，提高基金使用效率；② 运用专业优势，对基金进行实时详细测算，定期向有关医疗机构和政府部门报告基金的变动情况，帮助政府及时调整相关政策；③ 发挥费率调节机制对医疗费用和风险管控的正向激励作用，对医院的诊疗行为进行监控，避免医疗资源浪费，有效降低不合理医疗费用支出，规范医疗行为；④ 主动接受和配合政府有关职能部门的监督。

3. 保障对象

自愿参与是商保的基本原则之一，因此在保障对象方面，应不论年龄、性别、身份、区域和收入水平，尽可能覆盖所有已参加上海市基本医保的居民。凡是参与的居民可按照各自不同的医疗需求和相应的缴费水平，选择不同的保险项目组合，以享受不同的医疗保险服务。

4. 筹资方式

商保应遵循政府、社会和个人多元化的筹资原则，针对不同收入水平的人群制定不同占比的筹资方式。从美国、荷兰、新加坡、德国等发达国家的商保运行模式来看，商保保障的是未纳入基本医保的医疗服务，其中企业为员工提供了较多的保障责任[3]。上海市以打造全球城市为目标，经济水平和居民健康意识的不断提高，为商保的开展奠定了基础，具体的筹资组合方式可包括：

(1) 政府渠道：基本医保基金。以提供额外风险保障为切入点，从基本医保基金中(城保基金、居保基金、新农合基金)划出一定比例或额度购买商保，主要用于大病保险，并向新农合、居保居民倾斜以体现政府责任。

(2) 社会渠道：企业税前列支社保支出。企业可以通过为员工购买商保，提高员工福利。政府可采取税费优惠方式，鼓励一般企业扩大购买商保的覆盖面，让更多的员工享受福利，企业为员工购买商保的支出金额允许在一定比例范围内给予税前扣除，提高企业主动参保的积极性。

(3) 个人渠道：个人缴费和个人账户。首先，随着居民个人健康需求的多样化，应逐步提高个人缴费在医保中的支付比例。居民根据个人收入情况适当缴费，其保障项目、报销比例等应根据投保档次而有所不同。对此，政府可推出个人税收递延型保险政策，个人购买商保的费用在个人应纳税所得额中可扣除，以刺激个人缴费筹资渠道的成熟。其次，针对目前上海市个人账户资金沉淀问题，其参保人多集中在年纪较轻、身体健康，是各类商保产品的优质客户，这一群体将使商保市场获得数额可观的纯增量。政府可对基本医保参保人的历年基本医保个人账户结余金额进行分析，设置个人账户的结余比例，超过结余比例人员可按自愿原则，将部分个人账户基金购买商保。

5. 保障项目

商业保险的介入，其项目提供应针对基本医保服务的空白点和破碎点。针对目前个人医疗负担较重的问题，商保应针对基本医保基金不予报销的部分，包括提供基本医保诊疗项目和药品目录之外的费用保障等，择优纳入保障项目。另外，针对基本医保缺乏"个性化"与"多元化"的特点，商保的保障和报销均侧重于"大病"，急救送医、手术、住院等才会享受到统筹基金或较高比例报销，将从简单的费用报销和经济补偿，向病前、病中、病后的综合性健康保险管理方向发展，为居民构建终身制全流程的健康保障。具体可拓展的保险项目包括：

(1) 大病类项目(特需医疗、药品、医疗器械和检查检验)。大病保险旨在缓解居民"因病致贫、因病返贫"的发生，避免家庭灾难性医疗支出[4,5]，可在以下几个方面深入拓展业务：① 重大疾病保障范围的拓展。基本医保保障的重大疾病种类有限，但随着疾病谱变化，居民的恶性肿瘤种类也趋于多样化。商保可根据参保人缴纳的保费金额设计不同疾病范围，囊括不同的重大疾病种类。② 重大疾病保障项目的拓展。对于居民而言，凡是需要手术住院的都可称为大病。居民自费负担的重灾区集中于进口药品和手术医用耗材，商保可介入部分进口手术耗材、恶性肿瘤患者治疗的靶向治疗药物等项目。③ 重大疾病保障时效的拓展。大病医保的保障年限为 2 年，只有进行中医治疗可持续 5 年，参保人需每半年根据医疗诊断显示复发或恶化的证据得以延续。但有些患者虽无恶化的征兆但仍需长期服药治疗，其自费负担也较重。保险公司可针对此类患者设计保险产品，减轻费用负担。

(2) 常见病类项目(一般门、急诊)。基于"广覆盖、保基本、可持续"的原则，基本医保的保障重点倾向于住院和大病，居民一般门、急诊的费用多由个人账户承担。而目前个人账户的功能单一，缺乏风险共济的保障作用。虽然一般的门、急诊费用不高，但由于全自费或等候时间长导致

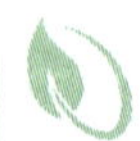

居民满意度较低。保险公司可抓住该契机，在保障大病的基础上逐步向小病延伸，通过开发门诊医疗保险与小额医疗保险等险种来填补这一空缺，增强人们对疾病的防范意识。

(3) 健康管理类项目(疾病预防、健康管理)。预防是成本效果最好的医疗服务，如英国等发达国家已将预防保健纳入卫生规划。而上海现有的基本医疗保险体系忽略了对疾病预防和健康维持的保障。随着居民经济水平和对自身健康关注的提升，基本医保的托底项目并不能满足有较高健康意识居民的健康需求。故保险公司可针对此类居民开发健康管理保险业务，旨在加强居民或高危人群对自身健康风险的评估和干预，提供疾病预防、健康体检、健康咨询、健康维护等服务，降低健康风险，减少疾病损失。

(4) 老年人群保障类项目。对弱势人群的保障水平，是体现一个保障体系成熟与否的重要维度，发达国家尤其重视对该人群的保障[6,7]。上海市面临的最突出矛盾在于老龄化程度迅速加重，缺乏相应的老年人保障体系，特别是现有的基本医保已很难在短时间内承担更多的养老照护责任，因此需要向商保借力：① 对老年人进行全面的健康评估(年龄、疾病、活动能力等)，针对生活可自理、部分和全部失能老人开发不同级别的长期护理保险产品，发展多种形式的长期商业护理模式。一方面，可与养老院、社区卫生服务中心合作，对老年人治疗、护理等费用给予报销，为养老机构提供保障；另一方面，可与社区家庭医生或护工进行签约合作，对与医疗护理有关的照护费给予一定比例的报销，为居家养老提供支持。② 开拓个人账户的用途，尝试“全家统筹”的功能，用子女个人账户的部分金额购买老年人保险。③ 鼓励保险公司投资创办养老照护机构，由于风险较大可设计相应的税收优惠政策。④ 按照老年人缴纳保费水平，提供不同程度的健康保健服务，如口腔保健中的装置义齿、义齿维护服务等。⑤ 针对老年卡乱配药的现象，发挥保险公司的精算审核功能，提供慢性病管理服务，将部分老年人亟需的进口药品纳入报销范围，同时帮助基本医保控制慢性疾病费用。

参考文献

[1] 褚菁菁. 基于新医改背景下商业健康保险与上海基本医疗保险兼容性研究. 上海：复旦大学，2012.

[2] 龚贻生，张蕾. 商业健康保险的发展与监管. 中国医疗保险，2011，(5)：54-56.

[3] 于保荣，王丁. 商业健康保险公司介入社会医疗保险的模式研究——运用新公共管理理论及国际经验. 卫生经济研究，2014，(8)：3-9.

[4] 高扬帆. 大病医保引入商业健康保险运作的模式研究. 征信，2013，(7)：86-89.

[5] 王全宝，张玲. 大病医保的市场化路径. 中国新闻周刊，2012，33：40-41.

[6] 胡宏伟，张澜，李佳怿等. 城镇居民基本医疗保险会加重老年人医疗负担吗？——基于家庭医疗负担的制度评价. 老龄科学研究，2015，3(4)：51-61.

[7] 白雪. 老龄化社会下我国老年人医疗保险政策研究. 边疆经济与文化，2015，(2)：50-51.

第十章

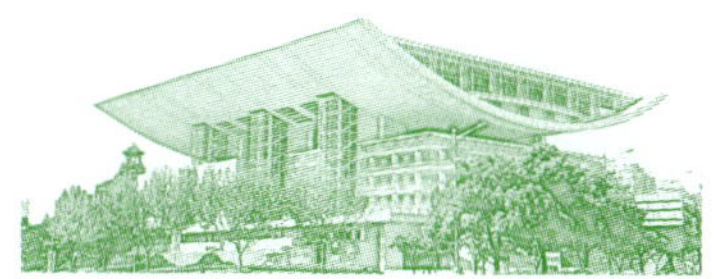

国际园地

他山之石,可以攻玉。“十三五”期间,上海市医疗卫生事业发展目标是建设成为“亚洲医学中心”。要达到这一目标,学科布局、医学技术、医学管理都要向国际标杆看齐。本年度新增了国际园地项目,总结了上海市调研团国外访学、调研而来的国际经验,为深化医改提供借鉴。2016年度,上海市课题组赴英国伦敦和荷兰鹿特丹系统了解了两国的卫生服务体系及最新改革进展、卫生筹资经验;面对上海市日益严重的老龄化,上海市课题组再赴英国伦敦调研整合型医疗服务、临终关怀举措,了解了大数据挖掘最新进展。此外,还收录了加拿大毕业后教育的访学启示,并与上海进行比较,提出了借鉴举措。

关于英国、荷兰卫生服务体系和卫生筹资情况的介绍

肖泽萍　徐崇勇　龚　莉　金春林　程　明　胡善联

【导读】 应英国国家卫生与临床优化研究院(The National Institute for Health and Care Excellence,NICE)和鹿特丹市政府邀请,2016年6月课题组赴英国伦敦和荷兰鹿特丹进行工作访问,重点考察英国、荷兰的卫生服务体系和相关筹资政策情况。访问期间,课题组认真听取了英国国家卫生部经济学家、英国国家卫生与临床优化研究院官员、鹿特丹市市政府官员、伊拉斯谟大学医疗部医生、Levinas医疗服务中心和Lijn2医疗服务中心负责人等的精心介绍,并就关心的一些问题做了深入交流。本文主要在实地考察的基础上梳理了英国、荷兰卫生服务体系和卫生筹资有关情况。

一、英国国家卫生服务体系的管理架构与卫生筹资情况

英国国家卫生服务体系创建于1948年,是英国社会福利的重要组成部分,也是欧洲福利国家社会保障制度的代表。它通过就业人员国民保险税收筹集资金,并由政府组织提供医院、保健中心、计划生育、学校保健、区域护理、助产士、智残者健康中心、老年人之家、儿童之家、戒毒治疗中心、戒酒中心等多方面服务,旨在让全体国民无论贫富(根据需要而不是根据支付能力),都能享有全面的、免费的医疗服务。全民医疗保健系统(NHS)框架体系的构建思想基于威廉·贝弗里奇1942年发表的《社会保险报告》(*Report in Social Insurance*),1948年7月《国民医疗服务法案》实施后,英国建立了以家庭医生(general practitioner,GP)为"守门人"的国家卫生服务体系。

NHS建立66年来,规模不断扩大,但随着人口的增加和人民对健康质量要求的提高,医疗服务供不应求,NHS面临的问题和矛盾也越来越突出,其中,资金不足和效率低下是两个主要挑战。从20世纪70年代开始,英国一直在探索NHS改革,经历了几次比较重大的改革。第一次,是在1973年,针对医疗服务费用增长过快和官僚化问题,英国政府对NHS进行改革,重点是裁撤相应的管理机构,整理和归并各部门的相关权限,简化垂直管理关系。这次改革尽管在行政机构管理关系上有所改进,但是未能实现原先期望的清晰的垂直管理和提供服务。第二次,是在

第一作者:肖泽萍,女,教授,上海市卫生和计划生育委员会副主任。
作者单位:上海市卫生和计划生育委员会(肖泽萍、徐崇勇、龚莉),上海市医学科学技术情报研究所、上海市卫生发展研究中心、上海市人口与发展研究中心(金春林),上海交通大学医学院附属新华医院(程明),复旦大学公共卫生学院(胡善联)。

20世纪80年代末期，在1987年的金融危机冲击下，1988年英国的医疗服务体系出现资金短缺问题，民众的医疗服务质量受到较大的影响，撒切尔政府认为NHS的真正问题是因为缺乏有效的激励机制，而不是财政资金本身的投入问题，重点是引进内部市场竞争机制，改善医疗服务效率，抑制医疗费用的不合理增长。这轮改革促进了效率的提升，但在一定程度上也造成了医疗机构之间的过度竞争与关系的紧张。第三次，是1997年以布莱尔为首的工党政府执政后，对保守党政府的市场化改革进行了调整，在保留医疗服务的购买者和提供者划分的基础上，弱化内部市场竞争机制，构建新的竞争合作机制。在此期间，成立了国家卫生与临床优化研究院（NICE，该机构原名国家临床质量管理研究所，多次改名后现为The National Institute for Health and Care Excellence）和医疗质量委员会（Care Quality Commission，CQC），加强对医疗服务的监管。第四次，卡梅伦政府上台后，受全球经济不景气和欧债危机的影响，英国政府财政不堪重负，民众对NHS的质量和服务效率颇多抱怨，英国政府在2013年4月正式推行新一轮医疗改革。

经过多轮的改革，当前英国卫生服务体系已形成新的管理架构和卫生筹资体系。

（一）国家卫生服务体系的管理架构

国家卫生服务体系的管理架构主要包括这样几个关键部门。

一是卫生部。英国卫生部负责集中统一领导管理健康相关事务，管理全民医疗保健系统（National Health Service，NHS），统筹资金的筹集分配、服务提供和质量监管。这是NHS管理体系中的最关键部门。

二是NHS委托服务理事会（又称NHS England）。该理事会是NHS服务委托购买及服务提供的全国性领导机构，负责确定服务的全国统一价格和支付范围，负责地方临床委托服务组织（Clinical Commissioning Groups，CCGs）的准入、审批和管理，委托各地的CCGs购买医疗卫生服务，并直接购买医院的专科和急诊服务。

三是临床委托服务组织（CCGs）。CCGs是地方性的NHS服务委托购买及服务提供机构，NHS委托服务理事会是其上级领导机构。CCGs实质上是地方性全科医生团体，由当地的全科医生、护士及其他相关专业人员组成，负责当地卫生服务的规划、资源配置、服务委托购买、服务提供和支付，决定80%的卫生经费（即每年800亿英镑的医疗卫生经费）。目前，英国全国共有211个CCGs。

四是NHS医院基金信托。该基金信托主要由2013年4月改革前的NHS信托转变过来，是独立运行、财务自主、自我治理、自负盈亏的法人实体，由当地的患者代表、医务人员、社区代表及相关合作机构的代表共同组成董事会，负责机构的战略规划。监管机构Mornitor负责对其财务进行监管，必要时可以更换其董事会，以保证基金信托高效运转，保持收支平衡。

五是监管机构。主要是服务质量委员会（CQC）和独立监管机构Mornitor。CQC负责对所有卫生服务和社会照顾服务的质量进行监管。Mornitor负责资金和财务监管，对NHS基金信托、社会及私立医疗机构的准入审批和监管，制定医疗市场规则，促进医疗机构间的充分和公平竞争，制定和调节医疗服务价格，管理NHS信托基金的兼并重组等。合法的NHS医疗服务提供者必须同时在CQC和Mornitor注册。

六是卫生技术评估与循证决策支撑机构NICE。NICE是英国国家级卫生技术评估机构，

1999 年成立,在英国卫生体系发展中发挥了重要的循证决策支撑作用。NICE 的终极目标是提高卫生资金配置与使用效率,以相对少的卫生投入提供最优卫生服务,实现最大健康收益。

NICE 创立于 1999 年,2010 年以前是英国全民医疗保健系统(NHS)的一部分,目前是一个法人单位。创建 NICE 的主要目的是评估卫生技术医疗市场准入和提供临床诊治指南,以确保为患者提供最高标准的临床治疗服务,同时向政府和公众提供具有临床效果和成本效果的卫生服务信息。NICE 实行董事会管理,董事会由卫生国务秘书任命。从创建至今,英国政府赋予 NICE 独特的卫生权,经由 NICE 评估通过的新技术,可以直接进入 NHS 卫生服务提供体系,不需经其他部门审批。NICE 的全年预算为 6 000 万英镑,有近 500 名正式雇员,同时有覆盖全国的近 2 000 名专家队伍,其中包括医生、护士、卫生经济学家、临床流行病学家、统计师和非卫生专业人员(包括患者代表等)。NICE 的主要职能包括三方面:

一是开展卫生技术评估,推动卫生资金配置优化。NICE 负责组织开展药品、医疗设备、诊断技术、手术操作技术、疫苗及其他公共卫生技术五大类卫生技术评估,为 NHS 服务提供及价格、报销支付等政策制定提供循证依据,帮助 NHS 将有限的卫生资金配置到最优的卫生服务。英国国王基金(Kings Fund)最新评估显示,NICE 通过推荐最具成本效果的技术和服务,为 NHS 节约了大量支出,其中仅高血压服务指南一项每年为 NHS 节省 2. 9 亿英镑;英国仿制药的处方率从 20%增加到了 84%,为 NHS 节约药品开支 71 亿英镑。

二是开发服务指南和质量与绩效标准,推动卫生服务质量提升。在综合卫生技术评估证据的基础上,NICE 负责开发制定包括医药技术评估、临床操作、医疗技术、诊断、干预评估等的七大类指南,作为全国统一的质量标准,指导和规范医疗卫生服务。2010 年以来,NICE 利用临床指南为 NHS 开发质量与绩效监管工具的职能得到强化,英国卫生部要求"NHS 的所有服务购买和支付都应严格遵照 NICE 开发的服务质量标准"。目前,NICE 所开发的临床服务绩效管理与支付工具——质量和结果框架(Qualityand Outcome Frame,QOF)以及针对 CCGs 服务购买的绩效指标(Clinical Commissioning Group Outcomes Indicator Set,CCGOIS),成为 NHS 按服务绩效支付的基础,也成为 NHS 审计部门开展质量和绩效监管的有效工具。

三是提供循证决策依据,推动卫生政策制定的科学化与精细化。作为一个由公共资金支持的非政府机构,以卫生技术评估、服务指南和质量与绩效标准为基础,NICE 开展相关卫生政策分析与辅助决策研究,为英国卫生决策提供重要循证依据。同时,作为英国国家卫生技术评估机构,NICE 与 NHS 及其所属医院、患者、医药企业等相关利益方建立起有效协作关系,通过建立公开透明的工作流程和参与机制,搭建起各利益相关方沟通参与的平台,使英国卫生政策制定能够最广泛地代表全体国民,提高卫生政策决策的科学化、精细化水平。如 NICE 通过网站面向医护人员、患者和管理者等公众公开征求评估主题,在评估过程中吸纳患者代表、企业代表等相关方共同参与。目前,NICE 依托皇家医学院和大学等机构建立了 9 个评估中心,近 2 000 多名临床专家、循证医学专家、经济学家、临床和流行病学家等组成专家队伍共同开展卫生技术评估和指南开发制定。

(二) 关于基本原则

1. 卫生筹资方式

英国卫生筹资实行以公共筹资为主的总额预算制,主要依靠一般性税收和社会保险费。

NHS 资金约 11%来自国民健康保险费,约 81%来自国家财政预算(政府税收)。NHS 年度预算规模由卫生大臣与财政大臣共同协商确定,预算总规模超过 1 000 亿英镑,远高于教育和国防。近年来受国际金融危机影响,政府部门支出有所缩减,但对 NHS 的投入仍保持上升趋势。

2. 经费划拨路径

卫生总费用支出中,公共支出占 83. 5%,私人支出占 16. 5%,其中个人付费约占 9. 3%,主要用于支付 NHS 不覆盖的私营医疗服务、非处方药以及需患者共付的服务(如处方费和牙科服务)。NHS 预算经费经议会批准确定后划拨卫生部,卫生部将预算经费通过加权按人头付费的形式拨付至各地区管理部门,卫生部负责 NHS 年度预算资金的进一步分配。通常 NHS 预算的 80%拨付给 NHS 服务购买方(目前是 CCGs),拨付依据是基于各地加权计算的人口需要,综合考虑各地区人口规模与年龄性别结构、疾病的死亡比、健康需求及服务成本差异,本质上是一种按健康需要支付,从而保证了资金分配的公平性。预留 20%经费用于固定资产投资以及支持地区和全国的相关项目和服务。

2013 年 4 月前,各地区经费管理部门主要为 10 个战略卫生署(SHAs)和 151 个初级保健信托机构(PCTs)。2013 年 4 月新医改法案执行后,取消了原来的管理部门(SHAs 和 PCTs),新组建 211 个临床委任小组,即全科医生组成的战略联盟(CCGs),卫生部将预算资金直接交给 CCGs 掌握(不再由政府行政部门掌握),由 CCGs 代表患者购买所有的医疗服务并支付费用给全科医生和医院(图 1)。

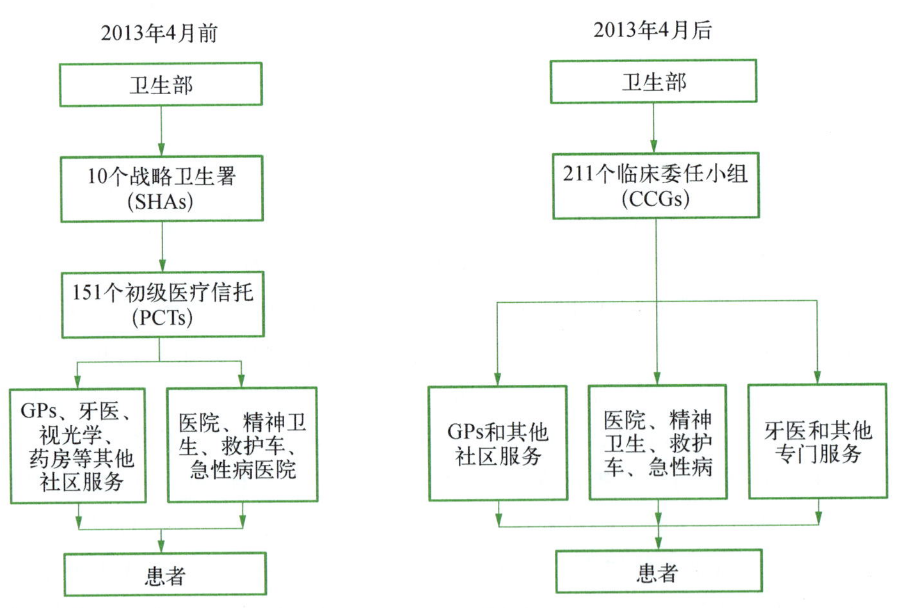

图 1 英国全民医疗保健系统(NHS)资金分配流程图

3. 费用支付方式

CCGs 在购买服务时,对不同类型的服务采取不同类型的支付方式。初级卫生保健服务以按人头预付为主:各地 CCGs 与全科诊所签订全科医疗服务合同,为当地人口购买全科医生服务,按照签约居民的数量支付费用。同时,在合同中引入了质量与结果框架(QOF),对全科服务

进行标准化，对提供高质量服务的全科诊所进行奖励。社区健康服务主要采取总额预付(block budgets)：由于社区健康服务内容多样且各地服务方式差异较大，加之成本、质量和结果数据难以获得，在国家层面对服务进行标准化存在困难，因此没有进行全国统一的价格支付，而主要采取总额预付，对一段时间内服务提供者的一系列服务进行费用封顶的总额预付。医院服务主要采取按结果支付(payment by results)：根据患者和服务类型将费用类似的医疗活动进行编码，形成了不同的医疗服务资源组(Healthcare Resource Groups，HRG)，根据患者从入院到出院期间所接受医疗活动的 HRG 类型进行支付。HRG 价格根据全国医院服务的平均费用计算得出，并考虑通货膨胀、技术进步、效率提高等因素逐年动态调整。为避免可能产生的诱导重复住院等问题，NHS 规定对出院后 30 天内再度入院的患者不予支付。

二、荷兰卫生服务体系和筹资情况

荷兰的卫生服务体系有两个突出特点：一是依法运行。以鹿特丹为例，鹿特丹的卫生服务主要依据 4 部法律，即健康保险法案(Health insurance Act)、长期照护法案(Long-term Care Act)、社会支持法案(Social Support Act)、青少年保护法案(Youth Act)等。其中，健康保险法案和长期照护法案是国家层面的，社会支持法案和青少年保护法案是鹿特丹地方政府层面的。这 4 个法案有不同的覆盖人群：健康保险法案是面向全民的；长期护理法案一般是针对失能人群，特别是老年人群(如老年痴呆人群)，还包括特别需要的照顾的人群，有专门机构(CIZ)经常访问此类人群并向政府报告；社会支持法案主要针对 18～100 岁的人群，也由 CIZ 支持，主要通过税收支付，目前也有部分为个人支付；青少年保护法案主要是对 0～18 岁青少年(如精神疾患的青少年)及其家庭进行照护，2015 年开始执行，服务价格由政府制定，鹿特丹市已建立 43 个照护点，对青年进行了心理疏导工作，此类活动都是免费的。二是全民参加强制性医疗保险，由私立医疗机构来提供卫生服务，其中收入较高的人群还参加了私人医疗保险。因此，荷兰医疗体制的最基本特点之一是第三方付费。对每一位参保人，只要患病就可以到有关诊所、医院以及康复机构等就诊、治疗，所发生的费用由所投保的法定保险机构或私人保险机构支付。

(一) 行政管理组织架构

荷兰卫生、福利与体育部是国家最高卫生行政部门，由向议会负责的一位部长领导，主要是负责制定卫生、社会支持及体育政策。各省、市镇有相应的官员在国家、省卫生政策框架下，制定本地卫生计划和预算，并向各自省、市镇的管理委员会负责。卫生部和地方当局共同承担公共卫生服务的责任。

监管机构主要是荷兰卫生保健局。这是一个独立的监管机构，由卫生、福利和体育部资助，由卫生保健委员会和医疗保险监管局发展而来，主要是负责监管医疗保健服务市场、医疗保险市场和医疗保健购买市场，监督健康保险法等法律法规的实施。荷兰卫生保监局与荷兰竞争管理局协同，加强对健康保险公司的监管。另外，还有卫生督察，这是卫生、福利和体育部长的咨询机构，分为预防和医疗保健副督察、精神保健副督察、药学与医学技术副督察。为了监督青少年保健和青少年保护，还成立青少年保健督察。

(二) 医疗保障体系

荷兰所有居民享有卫生服务的经济保障,国家法律规定了一系列健康保险制度。18 岁以上的成年人被强制性要求参加健康保险计划,以获得基本免费的医疗卫生服务。健康保险金是按工资收入比例交纳(约占工资的 24%,含每年交 1 000 欧元),雇员和雇主各负担 50%。目的是保证医疗保险金的可持续性,确保所有人都得到公平的医疗服务。而 18 岁以下的未成年人不用支付保险费,享受基本医疗保险,包括基本医疗、牙医、助产、救护服务等许多方面。市民每年需要交纳的基础保费约 1 100 欧元,保险公司收取保费后负担患者的全部医疗费用,患者在看病时不需要支付现金(个人自付不超过 385 欧元/年,高出部分由保险公司负担,到 GP 看病不需支付费用),医疗机构会拿着账单和保险机构结算。目前,全国医疗保险公司很多,其中有 4 个大型保险公司,占市场 95%的份额。地方政府与保险公司有共同的利益,希望合作后对居民提供更好的医疗保健服务,并提高费用的利用率。4 个大型保险公司中的 Achmea 保险公司,是全荷兰最大的保险公司,也是鹿特丹政府的合作伙伴。它的业务范围除鹿特丹市外,还有其他城市,享受政府补贴,目前有 520 万投保者。

(三) 医疗服务体系

荷兰的医疗服务体系分为四级服务,其中:零级医疗由家庭成员或朋友等提供的非专业护理。一级医疗即初级医疗是指由全科医生、营养师、牙医、康复师、理疗师等提供的医疗服务以及由护士给予的家庭护理;目前荷兰全国有 4 675 个 GP 诊所,9 431 个 GP,平均每个 GP 签约 2 200～2 300 个居民,年均收入在 10 万欧元左右(GP 诊所年收入 40 万欧元左右,GP 本人 10 万欧元,其他 30 万用于团队支出)。二级服务由医院提供,目前荷兰有 4.5 万专科医生。三级服务由康复和长期照料机构提供。荷兰的大多数医院和卫生服务机构由独立的非营利性宗教和慈善机构拥有和管理。

社区卫生服务机构作为使用二级、三级服务的起点,在整个卫生服务体系中发挥着“守门人”作用。在荷兰,所有公民在需要看病时必须首先通过全科医生,由他们先对病情进行基本的诊断和治疗。如需转诊,则 GP 开具转诊单,患者再至上级医院治疗。否则所产生的医疗费用,保险公司不予报销。患者住院期间,GP 会及时与专科医生联系(网络、电话、亲自去医院)了解患者治疗情况。如 GP 觉得治疗不合理,会与专科医生交涉。患者出院后,GP 也会及时与患者联系以了解患者的最新情况,所以,在荷兰的医疗体制中 GP 起到了“守门人”的重要作用。经统计荷兰 GP 能够解决患者 90%的常见疾病,而且常见疾病的转诊率很低。荷兰的个人平均医疗花费是全欧洲最低的。大部分的常见健康问题能够在 GP 那里得到有效的解决,所以医院能够集中全力于更加专业性的医疗领域研究,有效、合理使用医疗资源。

(四) 医疗监控体系

荷兰的医疗服务市场是一个有规制的市场。在荷兰有专业机构对各类医疗费用使用情况进行实时监控,监控的方法主要通过网络,因为在荷兰普遍使用电子病史和电子处方等,监督机构随时可以通过网络调阅这些资料,详细了解全科医师对患者的诊治经过及用药情况等。同样通

过网络也可以监控药房的运行情况，一经发现不良行医者，根据情节严重程度采取教育、罚款甚至吊销资质等各种处罚措施。这种网络监控体系既能让全科医生在行医时保障了医疗安全，也提高了医疗服务机构的工作成效。

（五）公共卫生服务体系

以鹿特丹为例，鹿特丹的公共卫生投入占整个卫生服务投入的1%，共有4个方面的公共卫生服务功能：一是提供预防保健的卫生服务，重点是传染病防控，主要是监测、流行暴发预防和控制以及改善卫生条件以及儿童卫生条件。在健康促进方面，现在比较重视儿童肥胖、老年孤独等问题。由于当地风行文身，这也是预防保健工作的重要内容之一。二是对妓女的卫生条件管理。三是港口船只的卫生管理。四是环境卫生工作，主要是加强对空气质量、交通污染的管理、噪声管理，以及优化城市设计等。目前，鹿特丹市共有625万人口，女性平均期望寿命为86岁，男性为80岁。

（六）卫生筹资系统

荷兰GDP的12%用于卫生费用，是世界上除美国外，卫生费用最高的国家。

1. 筹资总额

鹿特丹卫生经费年度预算为33亿欧元，相当于240亿人民币，66%来源于中央政府，其中一般财政预算占45%，特殊项目(如专业税)约占21%。公共卫生费用主要来源于中央支持，2015年起有专门的预算费用。鹿特丹地方税收支付约占(签证费用、废水处理)8%。

2. 预算流程

卫生经费预算一般包括“预算申报—评估—审计”这样一个流程，四年后预算执行委员会(市长、副市长、议会委员等构成)换届时，进行预算大调整，期中每年根据实际情况进行微调。

3. 筹资管理

市政委员会决定本市的预算，每年有预算说明，专门审计机构进行研究、评估预算执行情况。荷兰中央政府对地方政府的卫生经费预算进行监督管理。地方政府有责任监督其下属地方政府的预算过程。

英国大数据项目研究进展与临终关怀体系介绍

王常颖 王力男 金春林 胡善联
张晓溪 李 芬 崔 欣 付 晨

【导读】 应英国国家卫生服务体系伦敦中部与西北部信托基金会(Central and North West London NHS Foundation Trust,CNWL NHS Foundation Trust)邀请,课题组于 2016 年 11 月份赴英国伦敦进行访问学习,实地考察了帝国理工学院数据科学研究所、新白金汉大学人力培训仿真实验室、Ryefield Court 养老院、Parkview 健康福利中心等地,认真听取了关于英国知名大数据项目进展和临终关怀体系的介绍,并就英国所取得的成功经验对上海的借鉴意义进行了积极的探讨。本文在实地走访学习的基础上整理,以期对上海市开展大数据和老年照护服务相关研究、制定相关政策提供借鉴。

一、英国大数据项目研究进展

目前大数据相关研究与应用已成为了科研领域的一大热点。大数据所蕴含的信息价值也已经在医疗等领域里逐步加以运用,并正改变着机构的管理及服务模式。随着大数据呈指数增长的趋势,大数据时代的来临鼓励学者和政策制定者们用数据说话,将进一步促进循证决策的发展[1]。

(一) 帝国理工学院数据科学研究所

帝国理工学院数据科学研究所(Imperial College Data Science Institute,DSI)主要目标在于促进在帝国理工学院多学科之间的交叉学科项目的发展,并致力于数据驱动的科学研究,同时培养数据科学家,促进数据驱动技术产业化。DSI 的研究聚焦在四个方面,分别为数据的整合理解(integration and understanding)、传感交互(sensing and interaction)、学习认知(learning and cognition)以及数字经济(exchange and economy),其中有关医学卫生领域的研究主要集中在数据整合、管理、分析及可视化。其中,欧洲转化医学研究信息与知识管理服务(European Translational

第一作者:王常颖,女,研究实习员。
作者单位:上海市医学科学技术情报研究所、上海市卫生发展研究中心(王常颖、王力男、金春林、张晓溪、李芬),上海市人口与发展研究中心(金春林),复旦大学公共卫生学院(胡善联),上海市卫生和计划生育委员会信息中心(崔欣),上海市卫生和计划生育委员会(付晨)。

Information and Knowledge Management Services，eTRIKS）项目和无偏倚生物标记物在预测呼吸疾病结局的应用（Unbiased BIOmarkers in PREDiction of respiratory disease outcomes，U-BIOPRED）项目是DSI研究中较为知名的大数据研究项目。

1. eTRIKS项目

eTRIKS项目是由欧洲创新药物计划（Innovative Medicines Initiative，IMI）发起的5年科研总经费达2 300万欧元的研发项目，由17个合作伙伴联合发起，包括帝国理工学院、卢森堡大学、牛津大学等高校，以及诺华制药公司等企业。该项目致力于提供数据整合、存储和利用服务，旨在建设基于云计算的全欧洲范围内的医学研究标准大数据平台，成为欧盟医学临床研究的大数据标准，以系统级的方法来解决数据集成和理解的问题[2]。

此平台上的研究主要包括生物信息数据、高效数据存储架构设计以及相关数据索引技术，使得各种数据源可以依据其特点，以各自特有的模式进行低成本、高效率存储和处理。eTRIKS项目的特点在于，首先，提升了医学研究数据的价值，该项目支持研究项目尽可能地整合各自的医学研究数据，收集不同项目数据并实现共享，使数据可在开源的软件与服务中心获得；其次，通过承诺使数据更宝贵，项目建立了eTRIKS宣言，为最大化扩大医学研究数据的影响提出了数据使用原则，以期医学研究人员、研究机构与研究资助方共同遵守；第三，提出“共同研发效率”，该项目召集许多研究人员、生物信息学家和软件开发人员共同研发新软件，使数据利用更加有效[3]。

2. U-BIOPRED项目

U-BIOPRED项目是一项欧洲范围内5年研究项目，由欧盟委员会（European Commission）与欧洲制药行业协会联盟（European Federation of Pharmaceutical Industries and Associations，EFPIA）共同资助，主要通过采集欧洲成人和儿童的哮喘样本相关信息，包括临床信息和基因组学信息，通过5年的跟踪，将严重哮喘患者与轻度哮喘、无哮喘及慢性阻塞性肺病（chronic obstructive pulmonary disease，COPD）患者相比较，试图发现严重哮喘分型特征，提供针对个体的治疗方案。其项目成员包括高校、研究机构、大型制药企业和小公司[4]。

目前U-BIOPRED项目取得的进展包括：建立一致的全球标准生产程序（global standard operating procedures，SOPs）；创建成人/儿童患者组，收集样本信息并储存至生物库；分析与比较患有和未患哮喘人群的症状与生物标记物；确认显性对病情恶化、普通哮喘和疾病进程的影响；建立显性“手印”（独一无二的生物标记）；通过检测准确性来确认显性“手印”；如“手印”在不同研究组对治疗方案有应答、及在新药的研究中支持理论的有效性时，将“手印”与目前“最佳”研究方案进行比较；完善诊疗标准与显性；建立研究结果、资源及经验的交换、教育与传播平台[2]。

3. 数据可视化

数据可视化是将数据以形象化的方式展现出来，它主要专注于以连贯和简短的形式把大量的信息展现出来。在大数据背景下，大规模的、多维度的数据正在快速地被产生和积累。如何更有效地表达数据与理解数据成为重要的研究课题之一。DSI建立了全球最大的数据可视化设施“全球数据观察站”，是一间由64块高清屏幕准确衔接围成315°环幕，半径达6米，像素达1亿多的图像实验室[5]。在数据观察站中实现了各种数据交互的可视化应用，如课题组在实地考察时展示的哮喘患者的生物标记物与其病情特征的数据可视化等，实时展示各种类型的多维度数据[2]。

通过可视化地表达数据，利用人体自身复杂的视觉系统直接参与到数据学习和交流过程，使得很多复杂的数据可以更有效地被分析和理解。数据可视化成为大数据的重要组成部分，主要有以下两点原因：第一，由于视觉系统擅长模式识别，通过图形可视化数据以及相关的分析结果，可以更容易更准确地理解数据中的有效信息；第二，数据可视化技术可以很大程度地帮助交流和传播大数据中所蕴含的有效信息和重要发现。由此可见，可视化不是数据分析的结果，而是数据分析的过程[2]。

（二）Cumberland Initiative 机构

设计医疗卫生服务的难点在于，第一，做出决策容易，但是政策落地难；第二，现今医疗的发展方向跟过去不同，医疗科学领域已经取得许多重大的进展。如何能够把最好的医疗服务以常规、系统的方式交付到居民手上，成为决策难点之一。基于此理念，Cumberland Initiative 机构因此创建，旨在运用卫生经济学的信息协助做出决策。该机构基于数据的技术手段主要有两种，一是利用计算机构建仿真模型，二是构建实景仿真。

举例来说，在英国，大部分的急救部都分为四个区域：轻伤、重伤、儿科、心肺急救。政府要求整个急救过程必须在 4 个小时之内处置完成（即从进入急救部到从急救部出来，包括转去住院部或好转）。但是如果急救部想要在规定 4 小时内将患者处理完毕，就意味着可能最后半个小时，会额外地给这名患者投入较多的人力和医疗资源。Cumberland Initiative 机构根据来自于某一家医院 6 周的急诊接诊数据模拟了一个计算机模型。通过模型能够看出，每一个区域部分，排队的队伍一会儿长、一会儿短，代表着患者可能排队时长不一。通过对模型的优化，得出了怎样通过优化急诊室的就诊流程、更新设施、调整医护人员工作时间，能够减少排队时间，提高急诊就诊效率的方案。

此外，除了计算机仿真，Cumberland Initiative 机构内还设置有一个四百平方米的空地，用以完成实景仿真项目，如把医生办公室、等待室、病房、手术室等区域都纳入到空地上做实体仿真，看医护人员的决策如何影响到患者，以及下一位医护人员又会怎样响应，包括团队之间是如何联动的，都能够实时地呈现结果，可以在这个仿真过程中找到很多可能平时没有办法用虚拟模型发现的细节问题。

二、英国临终关怀体系概况

临终关怀（end of life care，EoLC）不仅局限在患者生命的最后几天或几小时，当患者患绝症或处于疾病无法治愈的终末期接受的服务也称为临终关怀。临终关怀涉及一系列的决策，包括舒缓疗护可能带来的问题、患者自行决定治疗或生活的权利、医学试验、常规临床干预措施的伦理和效果评价等。此外，临床关怀往往会触及到与医院和国家医疗体系资源配置合理性问题。有关临终关怀的决定既出于技术和医学的考虑，也要将经济因素和生命伦理因素包括在内，并充分尊重患者的个人意愿[6]。

为保证临终关怀医疗质量一致性，2004 年英国推出“临终关怀计划”，2008 年制定全国范围内的实施策略（End of Life Care Strategy）[7]。近年来，政府层面出具多份临终关怀领域的研究

报告，深入调查，充分听取患者和公众意见，提出 2015～2020 年舒缓疗护/临终关怀总体目标[8] (ambitions for palliative and EoLC：2015～2020)："我可以让我生命的最后一个阶段尽可能的过得好，得益于大家都在共同努力，自信、坦诚并不断帮助我和对我重要的人，包括护工。"

临终关怀的六大愿景，包括尊重个体差异(each person is seen as an individual)、确保服务公平可及(each person gets fair access to care)、提高舒适度和幸福感(maximizing comfort and wellbeing)、合作医疗护理(care is coordinated)、发动所有员工(all staff are prepared to care)和全社会的力量予以帮助(each community is prepared to help)。而要达到这些愿景，必须在多方面打好基础，包括针对个体服务的规划(personalized care planning)、教育和培训(education and training)、数据和信息(evidence and information)、共同设计(co-design)、信息共享(shared records)、7/24 全天候可及(24/7 access)、丧亲支持(involving, supporting and caring for those important to the dying person)和领导力(leadership)等。

在临终关怀服务的实施过程中，对于患者和患者家属需要做到以下几点：一是识别出具备临终关怀需求的患者；二是共情对话；三是尊重患者的选择权；四是信息共享；五是在生命最后几个小时和几天的医生的照护水平；六是丧亲的支持。而对于服务提供方同样有四点要求：一是有信心，二是专家团队的支持，三是完备的配套设施，四是全年无休的获取信息的途径。

临终关怀服务提供地点通常包括医院、家庭、护理院、安养院等，2014～2015 年度英国死亡数据显示，四个地点死亡的比例分别占到 47.2%、22.4%、23.2%和 5.8%，而根据 Gomes 等在 2011 年的调查则显示，居民意愿在四个地点度过生命最后阶段的概率分别为 3%、63%、3%和 29%[9]。最新发布的 2016～2017 年英格兰 NHS 政府任务中提到，2020 年卫生体系建设目标之一便是保障患者的选择权，使得患者可自由选择其度过余生的地点，包括家里[10]。

临终关怀体系的构建有助于节省成本，提高体系运行效率。以医院为例，医院约 1/3 的住院患者已处在生命的最后一年，医院的舒缓疗护类咨询有助于节省 9%～25%的费用，越早进入舒缓疗护环节，节省的费用越多[11～13]。对英国东南部护理院和医院患者费用调查显示，临终前半年在医院发生的费用平均比护理院高 4 223 英镑[14]。Nuffield 信托医院对临终前 90 天的成本进行测算，发现临终前 90 天的费用平均为 4 500 英镑/人，且在最后几周快速增加，提供玛丽居里护理服务(Marie Curie nursing service)可使临终费用减少约 1 000 英镑[15]。

三、对上海的启示

(一) 注重数据整合和知识管理平台的搭建

充分发挥高校、研究机构、企业的力量，深入挖掘大数据并进行整合利用，使其能够更有效地服务于决策。目前上海市已构建健康信息网等平台，更重要的是利用平台数据开展决策分析，如医疗质量监管、相关干预政策评估等。以居民就诊行为监测为例，可利用居民就医时间、医疗机构地理位置等数据预测分级诊疗对医疗资源配置、医疗服务利用的影响。

此外，如何将整合的数据进行可视化展示也是可借鉴的重点。大数据不是静态的，需要随着数据的实时变化进行即时接受、处理并更新。数据可视化可以帮助观察到最新的即时数据，数据可视化分析可以让人利用可视化信息与系统进行交互，并进一步得到相关信息提取和挖掘的结果，极大地提升数据探索和挖掘的效率。

（二）注重基于数据做出卫生决策

基于数据做出卫生决策的技术方法值得上海学习。如利用计算机模型对实景进行仿真，以优化就诊流程、提高就诊效率为例，可以以三甲医院某一段时间的患者就诊数据进行模拟，分析患者就医行为、模式，优化就诊环境设置与服务流程安排，同时也能够节约行政成本。还可站在更宏观的角度开展研究，如开展医疗机构某个部门的实地仿真，对环境进行系统化的研究，为医院管理人员以及科研人员进行院内监督管理提供决策支持。

（三）注重临终关怀体系构建

生老病死是所有人都要面对的，临终关怀有助于终末期患者更有尊严、更有质量的度过生命的最后阶段，是整个医疗卫生体系中不可或缺的一部分。英国经验显示，构建全国范围内的临终关怀体系，既是对患者权益的充分尊重，又相较于医院治疗节省成本提高质量，促进卫生绩效的改进，实现可持续性医疗卫生体系。上海市近年来也出台部分促进临终关怀的措施，如上海市政府推动建立舒缓疗护（临终关怀）项目，试点机构主要为基层医疗卫生机构，继而推进设立机构和居家舒缓疗护床位，主要提供姑息治疗和护理服务，提高临终患者生命质量，但尚未搭建全市层面的临终关怀体系，基层医疗卫生机构与上级医院等缺乏沟通，临终关怀相关人才相对缺乏，医生普遍缺少临终关怀意识。建议开展专项调查了解终末期患者医疗成本及就医意愿等，加强医院、基层医疗卫生机构、护理院、养老院和居家护理等的联动，保障终末期患者及家人的选择权，构建全市层面的临终关怀体系，明确总体目标和具体实施方案，完善上海市医疗卫生服务体系。

参考文献

[1] 王嘉. 大数据视角下竞争情报价值研究. 南宁：广西民族大学，2015.

[2] 郭毅可，潘为，于思森等. 为科学服务的大数据. 中国科学院院刊，2016，31(6)：599 - 607.

[3] eTRIKS. eTRIKS enlists society in an effort to increase the impact and value of medical research data. https：//www. etriks. org/[2016 - 12 - 8].

[4] European Lung Foundation. U-BIOPRED. http：//www. europeanlung. org/en/projects-and-research/projects/u-biopred/home[2016 - 12 - 8].

[5] 上海市科学技术委员会. 复旦大学建设“大数据试验场”，英美大学教授建言献策. http：//www. stcsm. gov. cn/xwpt/kjdt/345719. htm[2016 - 12 - 10].

[6] Wilipedia. End-of-life care. https：//en. wikipedia. org/wiki/End-of-life_care[2016 - 12 - 8].

[7] Department of Health. End of Life Care Strategy：Promoting high quality care for adults at the end of their life. 2008.

[8] National Palliative and End of Life Care Partnership. Ambitions for Palliative and End of Life Care：A national framework for local action 2015 - 2020. http：//endoflifecareambitions. org. uk/[2016 - 12 - 8].

[9] Gomes B，Calanzani N，Higginson I J. Local preferences and place of death in regions within

England 2010. London: Cicely Saunders International. 2011.

[10] Department of Health. The Government's mandate to NHS England for 2016 - 2017. 2016

[11] May P, Garrido M M, Cassel J B, et al. Prospective cohort study of hospital palliative care teams for inpatients with advanced cancer: earlier consultation is associated with larger cost-saving effect. Journal of Clinical Oncology, 2015, 33(25): 2745 - 2752.

[12] Kerr C W, Donohue K A, Tangeman J C, et al. Cost savings and enhanced hospice enrollment with a home-based palliative care program implemented as a hospice-private payer partnership. Journal of palliative medicine, 2014, 17(12): 1328 - 1335.

[13] McCarthy I M, Robinson C, Huq S, et al. Cost savings from palliative care teams and guidance for a financially viable palliative care program. Health services research, 2015, 50(1): 217 - 236.

[14] Ennis L, Kinley J, Hockley J, et al. The cost of providing end of life care for nursing care home residents: A retrospective cohort study. Health Services Management Research, 2015, 28(1 - 2): 16 - 23.

[15] Georghiou T, Bardsley M. Exploring the cost of care at the end of life. London: Nuffield Trust, 2014.

上海与加拿大毕业后医学教育比较及启示

王力男 彭 颖 方 吕 胡善联

【导读】 毕业后医学教育(Postgraduate Medical Education,PGME)是在校教育的延续,主要包括住院医师培训和专科医师培训两个阶段。上海和加拿大毕业后医学教育在组织管理体系、培训对象和年限、培训内容和方式、培训质量和考核等方面存在差异。通过比较上海和加拿大毕业后医学教育的经验,建议在上海市住院医师和专科医师规范化培训中充分发挥行业协会的力量,做实学科认证,保证培训基地和培训学员的质量,培养胜任岗位的合格医师。

毕业后医学教育(Postgraduate Medical Education,PGME)是在校教育的延续,是医学毕业生从理论到实践的过渡和培训阶段,包括住院医师培训和专科医师培训两个阶段。上海市自 2010 年起在全市推开住院医师规范化培训,《上海市住院医师规范化培训实施办法(试行)》[1]文件出台,并在 2015 年修订发布《上海市住院医师规范化培训实施办法》[2],医学生完成 5～8 年医学院校教育后(取得本科、硕士或博士学位)可进入住院医师规范化培训项目,接受 1～3 年的住院医师规范化培训[3,4];2013 年,《上海市专科医师规范化培训实施办法(试行)》文件出台,针对已经完成住院医师规范化培训、取得住院医师规范化培训合格证书、并且已在本市各级医疗机构就业的医师,可进入专科医师规范化培训项目[5]。加拿大的医学教育沿袭北美体系。医学院校的入学条件是完成 3～4 年的预科学习,或称本科教育,获得学士学位(以化学、生物居多)后可申请进入医学院。进入医学院后,经过 3～4 年获得医学博士学位,之后进入毕业后医学教育,全科和专科分属两个体系,不同专科培养体系和培养年限也有不同。

总体来看,上海和加拿大毕业后医学教育体系组织管理体系、培训对象和年限、培训内容和方式、培训质量和考核上存在差异。

一、组织管理体系

为保证制度的推进和落实,上海市建立了住院医师规范化培训工作联席会议制度,由分管市

基金项目:美国中华医学基金会卫生体系研究与政策转化合作项目(项目编号:CMB-CP 14-190)。

第一作者:王力男,女,助理研究员。
通讯作者:胡善联,男,教授,上海市卫生发展研究中心首席顾问。
作者单位:上海市医学科学技术情报研究所、上海市卫生发展研究中心(王力男、彭颖),上海财经大学公共经济与管理学院(王力男),上海市卫生和计划生育委员会科研教育处(方吕),复旦大学公共卫生学院(胡善联)。

领导牵头,成员包括市发展改革委、市卫生计生委、市人力资源和社会保障局、市财政局、市教委、市政府法制办、市机构编制委员会办公室、上海申康医院发展中心等部门和单位的领导及专家,负责全市住院医师规范化培训的领导、组织和协调工作。联席会议下设办公室,负责住院医师规范化培训日常管理工作。市住院医师规范化培训事务中心作为常设机构,受联席会议办公室委托,和市医师协会一起组织各相关学科专家,根据住院医师规范化培训医院和教学基地标准、培训大纲、培训考核的规定,开展培训医院和教学基地的评估认定、培训标准细则制定、培训过程指导和考试考核等工作。同时,市卫生计生委成立住院医师规范化培训专家委员会,负责培训规划、培训质量监督与评估、规范化培训实施办法的修订,指导、督促、协调各学科专家组的工作(图1)[6,7]。针对专科医师,主要由上海市毕业后教育委员会(以下简称"市毕教委")全面负责领导和协调工作,并提供政策支持和经费保障。市毕教委下设办公室,负责培训工作的具体组织管理。市卫生计生委另外成立上海市专科医师规范化培训专家委员会,保障培训质量。此外,上海市的医学院校和培训医院均成立了毕业后医学教育委员会,负责本校(院)住院医师和专科医师规范化培训管理和协调工作(图 2)[8]。

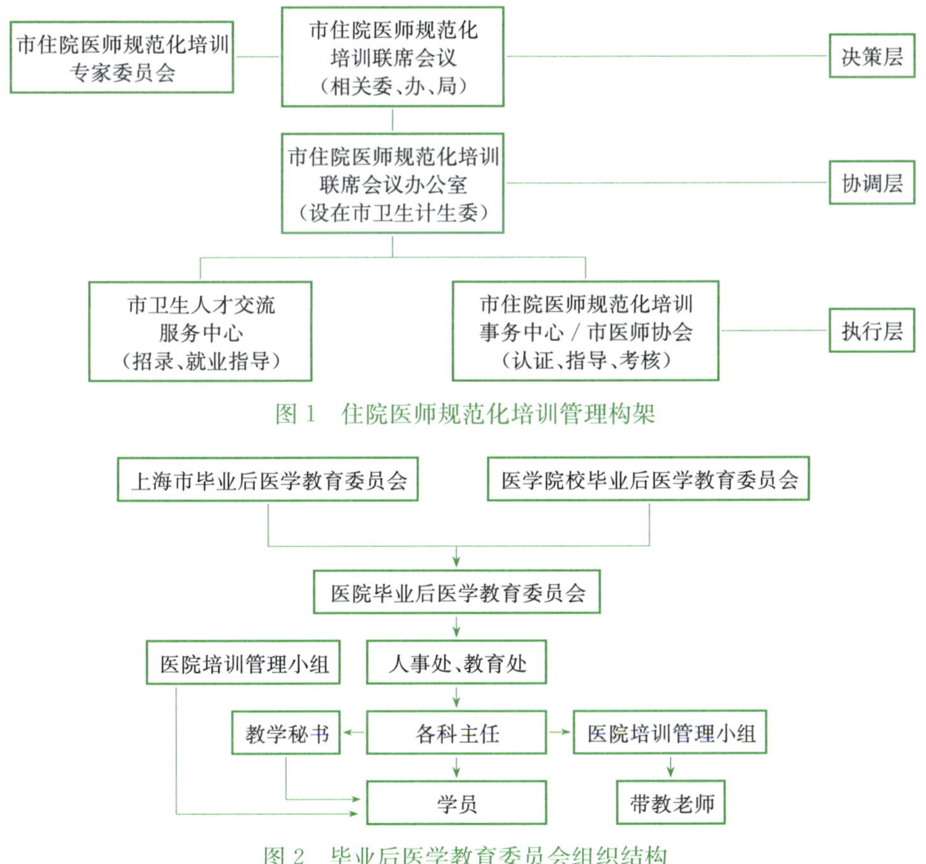

图 1 住院医师规范化培训管理构架

图 2 毕业后医学教育委员会组织结构

加拿大 PGME 的管理构架中主要有医师协会、医学委员会、培训医院和政府部门等,包括针对专科医师培养的加拿大皇家内科和外科医师协会(Royal College of Physicians and Surgeons of Canada,RCPSC)和针对全科医师培养的加拿大全科医师协会(The College of Family

Physicians Canada，CFPC)。两个协会分别制定专科医师和全科医师的培养标准，并负责对相关培养基地的开展认证和对培训学员进行考核。加拿大医学委员会（Medical Council of Canada，MCC)则在医学院校教育结束后和住院医师培养第一年中介入毕业后医学教育体系中，负责考核医生的执业执照[9]。加拿大毕业后医学教育依托17家医学院校及其附属医院开展，培养医院为PGME和参加PGME的学员提供必要的培训场地，并建立相应的组织框架以保证培训的顺利进行。地方政府则为PGME提供财力支持，并保证住院医师项目的顺利运行，从地区层面根据卫生人力需求情况制定招录计划，并代表公众利益影响PGME的运行(表1)。

表1 加拿大和上海PGME组织管理对比

	加拿大	上 海
医学院校参与度	高	较少参与
课程设置	全科：CFPC 专科：RCPSC	公共科目：市卫生计生委 专科计划：市卫生计生委 & 医学会
学科认证	全科：CFPC 专科：RCPSC PG Office/院校： CFPC & RCPSC	市卫生计生委 & 市医师协会
学员评价、考核	资格考试：MCC 全科：CFPC 专科：RCPSC	资格考试：国家卫生计生委 结业考试：卫生计生委 过程考核：培训医院
住院医师权利保障	地区层面：PHOs 全国层面：CAIR	市医师协会

注：PHO — Provincial Housestaff Associations.
CAIR — Canadian Association of Interns and Residents.

二、培训对象和年限

上海住院医师培训对象有两类，一类是高等院校医学类专业本科及以上学历毕业生，另一类是已从事临床医疗工作并取得执业医师资格证书需要提高临床诊疗水平和相关业务能力等的人员。主要包括单位委派人员、面向社会招收人员和研究生。专科医师培训对象则为已经完成住院医师规范化培训，取得合格证书，并且已在本市各级医疗机构就业的医师，培养对象来源局限于本市，主要为培训医院本单位人员和本市其他医院委托培训人员。总体来看，上海市采取“5+3+X”的PGME培养模式，医学类专业本科毕业生需要接受3年的住院医师规范化培养，研究生根据其已有的临床经历和诊疗能力测评结果，可相应减少培训时间，专科医师培训则根据专科不同，培训年限不尽一致，一般为3～4年。

加拿大医学住院医师培养对象则为经过本科教育和医学院校教育，拿到医学博士学位的毕业生。毕业生首先要参加第一年的实习培训，实习期间可申请医师执照，选择专业后1～2年内需要完成全面培训。完成了规范化的住院医师培训和一定期限的临床实践，并已取得医师资格

证书,才具备专科医师培训的申请资格。全科培训的年限为1～2年,专科培训年限在4～6年不等,另在完成专科培训的基础上,可选择再进行1～2年的亚专科培训[10]。此外,加拿大一直推行基于竞争力的医学教育(Competency-based Medical Education,CBME)模式,并将CBME与现行的培养年限要求进行有机结合,近年来在部分地区试点探索用胜任力评价的阶段性目标实现情况(Milestones)作为考核医师的岗位胜任力的重要指标,从而弱化培养年限的硬性要求[11]。在2015年的岗位胜任力框架CanMEDS模型修订中正式引入Milestones,计划在全国范围内推开[12]。

三、培养内容和方式

根据《上海市住院医师规范化培训实施办法》和《上海市专科医师规范化培训实施办法(试行)》,住院医师培训在19个临床学科(包括全科医学科)和2个中医及中医全科开展,市联席会议办公室可根据实际需要,在报请国家卫生计生委同意后,增设或调整部分住院医师培训学科,培训内容以从事临床实践技能训练为主,另包括政治思想和执业道德、公共科目、专业理论知识等。专科医师培训在16个内、外科下的专科和7个其他专科开展,市毕教委办公室根据实际需要,增设或调整部分专科医师培训学科,培训内容包括职业道德、患者照护能力、人际沟通技巧和专业精神,扎实的专业知识和临床技能,以及临床导向的学习与改善能力,另对教学和科研能力有一定要求。住院医师培训对象在培训医院带教医师的指导下,按照国家卫生计生委和国家中医药管理局培训大纲以及《上海市住院医师规范化培训标准细则》的要求,接受以提高临床思维和实践能力为主的科室轮转培训。专科医师规范化培训对象在培训医院的带教医师指导下,重点加强从事专科相关临床实践技能训练,各专科具体培训内容按照《上海市专科医师规范化培训标准细则》的规定执行,培训时间依据专业不同,按照国家卫生计生委有关规定执行。

加拿大PGME的培养主要依据基于CanMEDS的岗位胜任力框架,以临床能力为核心,从交流能力、合作能力、管理能力、健康促进、教育能力和专业能力等7个方面培养具备岗位胜任力的医师(图2)[13]。在培训方式中,大量使用仿真模拟技术[14],注重患者安全,并在培训课程和内容设计上引入CanMEDs框架,注重在临床实践过程中综合能力的协调发展,培养具备岗位胜任力的医师。此外,随着信息技术的发展,远程教学等在医师培养中愈加普遍[15],但随之带来教学方式的改变使得带教老师和学员某种程度上缺少面对面的交流,值得引起注意。

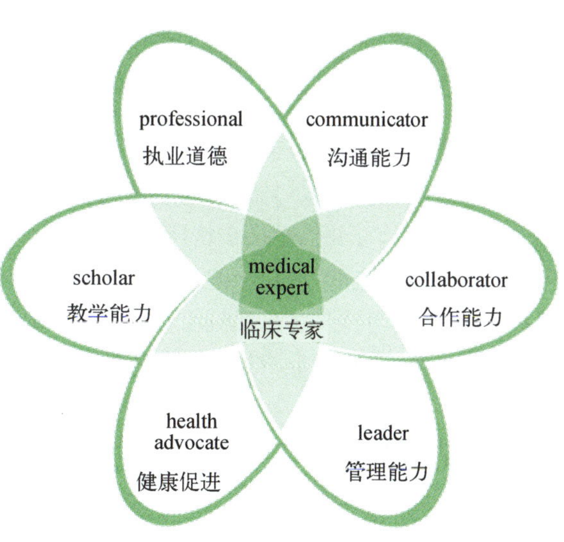

图2 加拿大CanMEDS岗位胜任力框架

四、培训质量和考核

过程管理和考核管理是提高培训质量的两个重要抓手。总体来看，培训考核工作由专家委员会、联席会议办公室、医学院校毕教委、培训医院和培训基地分级管理。上海市在住院医师和专科医师规范化培训中，分别由住院医师和专科医师联席会议办公室制定培训考核计划，市医师协会具体负责组织各相关学科专家，对住院医师和专科医师规范化培训开展过程督导、质量控制和考试考核等工作。各专家委员会负责审定考核办法、培训质量监督与评估，对培训中涉及的重大问题提出咨询意见，实施质量控制，定期组织相关专家对培训医院进行现场督查指导，了解各医院培训计划落实情况、存在困难、意见建议等，及时沟通反馈。同时，各培训医院均建立了一系列内部教学管理制度，涉及培训师资、培训计划、学员考核等各个主要环节。为保证培训质量，培训医院均纳入动态管理，每 3～5 年组织一次重新认定[16]，住院医师规范化培训医院由市住院医师联席会议办公室定期抽查督导，专科医师规范化培训医院由市毕业教育委员会办公室组织各相关学科专家对培训医院进行评估认定。住院医师考核主要有出科考核、年度考核、公共科目考试和结业综合考核，公共科目考试和结业综合考试由全市统一组织，培训期间取得执业医师资格是培训考核合格的必备条件，结业综合考核结果则是取得住院医师规范化培训合格证书的依据之一。市医师协会成立后，制定专科医师规范化培训年度考核工作计划，将考核内容分为“医师职业道德考核和出勤情况”“临床实践培训指标”“临床综合能力测评”“教学能力”“临床科研能力”五大模块。其中，“临床实践培训指标”模块中“上交书面材料”由医学院毕教委组织专家评判，“临床综合能力测评”模块由各专家委员会负责命题，全市统一组织考试，其余模块内容均由培训医院或专科基地自行组织[17]。总体来说，考核方式以客观评价应考专科医师的临床核心能力为原则，结业考核结果作为取得专科医师规范化培训合格证的依据之一。

加拿大在培训质量中引入学科认证制度，由 RCPSC 或 CFPC 组织，对医学院的学科和培训基地进行认证[18]。考核标准分为“A”“B”两个版本，“A”标准主要适用于医学院和教学点，“B”标准适用于单个培训医院的学科认证。在培训基地评价和学员能力考核中，从形成性评价和总结性评价两个角度对 CanMEDs 的 7 个角色进行评价。形成性评价在培训期间进行，由带教老师将评估结果反馈给学员，使其主动分析这些信息，以促进自省，提高培训效果。总结性评价在培训结束后进行，衡量学员是否达到专科或阶段性培养目标，判断其是否具备在某医疗领域内开展工作的能力[19]。同时，学员在培训期限结束前需要参加综合结业考核，全科和专科住院医师分别参加由 CFPC 或 RCPSC 组织的考试，引入标准化患者和仿真模拟等，对 CanMEDs 的 7 个角色进行全面考核，考试通过后得到由 CFPC 或 RCPSC 颁发的合格证书[20]。在取得合格证书成为医师协会会员后，仍需取得地方政府的执业执照，之后才可行医。

五、对上海的启示

1. 充分发挥行业协会的力量

在上海，对于住院/专科医师的培训、考核工作基本都下放到各培训医院，主要由培训医院成

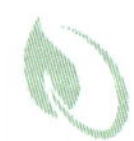

立相应的学科管理小组对住院医师进行具体的培训和考核，近年来由市医师协会参与制定标准和原则，上海市住院医师规范化培训专家委员会负责对各培训医院该项工作的考核和全程监督指导。虽然有市级标准做参考，但考核多由培训医院自主完成，很难保证对住院医师的培训成效最大化及考核的公平性。建议进一步发挥第三方专业机构或社会团体的力量，对住院/专科医师的规范化培训进行全程的监督，并且按照统一的考核标准对考生进行考核评价，以确保培训质量。以行业协会为例，可组织医师资格考试、核发医师执照或者组织并监督注册医师；评价、认定或审议、批准住院医师教育项目或机构或培训职位；颁发专科/全科（家庭）医师证书或专科/全科（家庭）医师注册；确定各专科/全科（家庭）医师培训目标，制定专科/全科（家庭）医师培训计划、内容或标准；组织管理住院医师和专科/全科（家庭）医师的资格考试。

2. 做实学科认证保证培训质量

上海目前针对住院医师和专科医师培训医院实施动态管理，定期抽查督导，每3～5年组织一次重新认定。为进一步提高培训质量和效果，建议借鉴加拿大的经验，对培训医院进行科学化认证，招募由经过住院医师培训教学的主治医师、志愿者及其他相关专家，根据行业协会设定的学科标准和岗位胜任力的各个角色进行综合评价，通过大量的访谈和同行评议，从组织架构、培养目标、资源投入、学科设置、培训内容和培训效果等多方面对培训医院进行认证。

3. 培养具备岗位胜任力的合格医师

在上海住院/专科医师培养中，虽然在临床实践能力基础上设有关于卫生法律法规、循证医学、人际沟通等的科目设置，但与加拿大CanMEDs培养模式相比，对于医师的综合能力培养略显不足。在临床实践培养过程中带教医生和培养对象都应注重与其他6个角色功能的同步协调，从而培养出具备岗位胜任力的优秀医师。

参考文献

[1] 上海市卫生局. 上海市教育委员会上海市住院医师规范化培训实施办法(试行)(沪卫科教〔2010〕5号). 2010.

[2] 上海市卫生和计划生育委员会. 关于印发《上海市住院医师规范化培训实施办法》的通知(沪卫计科教〔2015〕029号). 2015.

[3] 黄红，许铁峰，李宏为等. 上海市建立住院医师规范化培训制度的探索与实践中华医院管理杂志，2011，27(7)：514-516.

[4] 方吕，张勘. 上海市住院医师规范化培训的实践与探索. 中华医院管理杂志，2015，31(12)：894-896.

[5] 常春康，宋陆茜. 专科医师规范化培训的难点及对策初探. 卫生职业教育，2014，(19)：137-138.

[6] 陈英耀，唐檬，王婧妍等. 上海市住院医师规范化培训制度阶段性评估. 中国卫生资源，2011，14(6)：358-360.

[7] 王婧妍. 规范化培训医师和学生对上海市住院医师规范化培训的认知和态度调查分析. 上海：复旦大学，2012.

[8] 郑玉英. 中山医院住院医师规范化培训工作的实践和体会. 中国卫生资源，2011，14(6)：368-369.

[9] Pardhan A, Saad N. 8 Governance in Postgraduate Medical Education in Canada. Members of the FMEC PG consortium. 2011.

[10] 唐国瑶,陈建俞. 北美住院医师培养模式运行现状与发展趋势. 中华医学教育杂志,2006,26(1):88-91.

[11] Maman-Dogma J, Rousseau M, Dove M, et al. Length of Training in Postgraduate Medical Education in Canada. Members of the FMEC PG consortium, 2011.

[12] Frank JR, Snell L, Sherbino J. CanMEDS 2015 Physician Competency Framework. Ottawa: Royal College of Physicians and Surgeons of Canada, 2015.

[13] Whitehead C, Martin D, Fernandez N, et al. Integration of CanMEDS Expectations and Outcomes. Members of the FMEC PG consortium, 2011.

[14] Leblanc VR, Bould MD, Mcnaughton N, et al. Simulation in Postgraduate Medical Education. Members of the FMEC PG consortium, 2011.

[15] Ellaway RH, Topps M, Bahr T. Information and Educational Technology in Postgraduate Medical Education. Members of the FMEC PG consortium, 2011.

[16] 胡爱群,石珩,张勘. 中国医改之服务体系思考——关于"人"的思考体系之医生培养体系. 上海医药,2014,(18):14-20.

[17] 何珂,伍蓉. 复旦大学专科医师规范化培训年度考核工作的探索和创新. 继续医学教育,2015,(12):5-6.

[18] 王华,苏博,刘鉴汶等. 美国和加拿大毕业后医学教育的认可比较. 中国高等医学教育,2000,(6):47-48.

[19] Kennedy M, Rainsberry P, Kennedy M, et al. Accreditation of Postgraduate Medical Education. Members of the FMEC PG consortium, 2011.

[20] Regehr G, Eva K, Ginsburg S, et al. Assessment in Postgraduate Medical Education: Trends and Issues in Assessment in the Workplace. Members of the FMEC PG consortium, 2011.

附　　录

附录一　2016年上海市卫生计生统计公报

一、居民健康三大指标情况

2016年,本市户籍人口期望寿命83.18岁,其中:男性80.83岁,女性85.61岁。本市婴儿死亡率为3.67‰,其中:户籍为2.12‰,非户籍为5.37‰。本市孕产妇死亡率为5.51/10万,其中:户籍为2.42/10万,非户籍为8.95/10万,具体见表1。

表1　居民健康三大指标情况

指　　标	2016年	2015年
期望寿命(岁)		
男性	80.83	80.47
女性	85.61	85.09
合计	83.18	82.75
婴儿死亡率(‰)		
户籍	2.12	2.46
非户籍	5.37	6.58
合计	3.67	4.58
孕产妇死亡率(/10万)		
户籍	2.42	4.16
非户籍	8.95	9.08
合计	5.51	6.66

二、人口变动情况

(一)人口数

2016年末全市户籍人口1 449.31万人,较上年增加6.34万人,同比增长0.44%。其中:市区1 382.23万人,郊县67.07万人。

（二）死亡数

2016 年户籍人口死亡 12.35 万人，死亡率 8.54‰，较上年上升 0.3 个千分点。

（三）自然增长

2016 年人口自然增长率 0.50‰。

三、妇幼卫生情况

（一）婚前保健

2016 年全市接受婚前保健检查人数为 4.28 万人，婚检率 17.05%。

（二）妇女保健

2016 年妇女病普查受检人数为 79.60 万人，患病率为 30.79%，治疗率为 95.82%。

（三）儿童保健

2016 年全市 0～6 岁儿童保健管理率为 99.42%，较上年上升 0.20 个百分点。

四、防病工作情况

（一）预防接种

2016 年全市免疫规划疫苗常规免疫接种率为 99.89%，乙肝疫苗全程接种率为 99.80%，乙肝疫苗首剂及时接种率为 93.12%。

（二）牙病防治

2016 年学生牙病防治受检人数为 66.85 万人，龋齿患病率为 36.27%。

（三）眼病防治

2016 年中小学生视力受检人数为 120.90 万人，视力不良率为 53.02%。

五、卫生监督

（一）卫生监督户次数

2016 年全市卫生行政部门共监督检查 13.59 万户次（监督对象包括饮水卫生、职业卫生、放射卫生、传染病防治、消毒产品、场所卫生、医疗执业等单位）。

（二）行政处罚案件数

2016 年全市卫生行政部门行政处罚案件数 5 537 件，其中：警告案件 4 121 件，罚款案件4 523

件，没收违法所得案件126件，责令停产停业或(暂)停止执业案件8件，吊销证件案件16件。

(三) 许可及备案项目数

2016年全市卫生行政部门共完成许可及备案项目93 129件，其中完成公共卫生许可项目37 779件(其中包括公共场所、集中式供水单位、消毒产品生产企业、建设项目预防性审核卫生批件、涉及饮水卫生安全产品卫生批件、上海市现制现售水经营单位、职业病诊断资质批准、职业健康检查资质批准、职业卫生技术服务机构资质批准、放射诊疗许可、职业病诊断医师资质批准等许可证和许可批件)，完成医疗执业许可项目54 110件(其中包括母婴保健技术从业人员、医疗广告、母婴保健技术、大型医用设备、医师资格证书、医师执业证书、护士执业证书、护士执业注册、医疗机构冠名、医疗机构设置、医疗机构执业等许可证和许可批件)，完成备案等其他卫生审核项目1 240件(包括二次供水设施清洗单位卫生备案、75%酒精等部分消毒产品备案、1～2级病原微生物实验室备案、义诊备案、大型医用设备配置审核(乙类)。

(四) 投诉举报接报数

2016年全市卫生监督机构共接到投诉举报2 618件，其中医疗执业1 646件，公共卫生953件，公共卫生与医疗执业兼有的19件。

六、院前急救情况

2016年全市院前急救完成急救公里1 468.37万公里；急救车次72.97万车次，同比增长8.13%；急救人次65.36万人次，同比增长8.15%。

七、公民无偿献血、用血情况

2016年无偿献血49.0万人份，临床用血47.9万人份。

八、计划生育

(一) 流动人口计划生育行政事务办理情况

2016年全免费计划生育技术服务量6.1万件，流动人口免费计划生育技术服务量4.0万件，流动人口免费计划生育技术服务经费126.3万元。

(二) 流动人口计划生育区域协作情况

2016年发给外省市协查通报量31.9万条，反馈外省市协查通报量7.7万条。

(三) 再生育审批情况

2016年办理总量1 885件。

（四）计划生育奖励与补助情况

2016 年农村计划生育奖励扶助金发放 22.72 万人，发放金额 3.48 亿元。计划生育家庭特别扶助金伤残家庭发放 4.25 万人，发放金额 2.01 亿元；死亡家庭发放 2.26 万人，发放金额 1.31 亿元。年老退休一次性计划生育奖励发放 20.69 万人，发放金额 10.46 亿元。独生子女父母光荣证发放量 4.78 万份。

九、卫生计生资源*

（一）医疗卫生机构数

2016 年，全市各级各类医疗卫生机构总数达 5 011 所(含村卫生室)，其中：医院 349 所，基层医疗卫生机构 4 470 所，专业公共卫生机构 112 所。医疗卫生机构总数比 2015 年减少 5 家，其中：医院增加 11 所，基层医疗卫生机构减少 10 所，专业公共卫生机构减少 5 所，其他机构减少 1 所。

医院中，公立医院 178 所，民营医院 171 所；三级医院 47 所，二级医院 105 所，一级医院及未评级医院 197 所。

基层医疗卫生机构中，社区卫生服务中心(分中心)307 所，社区卫生服务站 732 所，门诊部 683 所，诊所、卫生所、医务室和护理站 1 530 所，村卫生室 1 218 所。

专业公共卫生机构中，疾病预防控制中心 19 所，卫生监督机构 17 所，妇幼保健机构 20 所，专科疾病防治机构 21 所，急救中心(站)11 所，采供血机构 8 所，健康教育机构 1 所，计划生育服务指导中心 16 所。

（二）床位数

2016 年，全市医疗机构实有床位 12.92 万张，其中：医院 11.01 万张(占 85.22%)，基层医疗卫生机构 1.67 万张(占 12.93%)，专业公共卫生机构及其他机构 0.24 万张(占 1.85%)。

医院中，公立医院 9.30 万张，民营医院 1.71 万张；三级医院 4.66 万张，二级医院 4.26 万张，其他医院 2.09 万张；民营医院床位占全市总床位 13.24%，具体见表 2。

表 2　医疗卫生机构及床位数

	机构数(所)		床位数(万张)	
	2016 年	2015 年	2016 年	2015 年
总计	5 011	5 016	12.92	12.28
医院	349	338	11.01	10.35
公立医院	178	177	9.30	9.05
民营医院	171	161	1.71	1.30

* 指机构、床位、人员数据不包含部队医院。

续 表

	机构数(所)		床位数(万张)	
	2016 年	2015 年	2016 年	2015 年
医院中：三级医院	47	47	4.66	4.48
二级医院	105	105	4.26	4.17
其他医院	197	186	2.09	1.70
基层医疗卫生机构	4 470	4 480	1.67	1.71
社区卫生服务中心	307	306	1.67	1.71
社区卫生服务站	732	729	—	—
门诊部	683	633	—	—
诊所、卫生所、医务室、护理站	1 530	1 541	—	—
村卫生室	1 218	1 271	—	—
专业公共卫生机构	112	116	0.15	0.15
疾病预防控制中心	19	19	—	—
卫生监督所(中心)	17	18	—	—
妇幼保健机构	20	21	0.13	0.13
专科疾病防治机构	20	21	0.02	0.02
急救中心(站)	11	11	—	—
采供血机构	8	8	—	—
健康教育机构	1	1	—	—
计划生育服务指导中心	16	17	—	—
其他卫生机构	80	82	0.09	0.07

注：其他医院指级别为一级和未评级的医院；其他卫生机构指疗养院、临床检验中心、卫生监督检验所(站)、医学科学研究机构、医学教育机构、临床检验中心、其他卫生事业机构等，下同。

按 2016 年末全市户籍人口 1 449.31 万人计算，每千人口医疗机构床位 8.91 张。

(三) 卫生人员

2016 年末全市卫生人员总数达 21.72 万人，比上年增加 0.86 万人。

卫生人员中，卫生技术人员 17.82 万人，占卫生人员总数的 82.04%；管理人员 1.23 万人，其他技术人员 1.07 万人，工勤技能人员 1.52 万人，乡村医生及卫生员 0.08 万人，分别占 5.66%、4.93%、7.00%、0.37%。

卫生技术人员中，执业(助理)医师 6.55 万人，注册护士 7.94 万人。与上年相比，卫生技术人员增加 0.8 万人。

执业(助理)医生中，中医类执业(助理)医师 0.78 万人，公共卫生类执业(助理)医师 0.35 万人。

按户籍人口统计：每千人口执业(助理)医师 4.52 人，每千人口注册护士 5.48 人，具体见表 3。

表 3 卫生人员情况

	2016 年	2015 年
卫生人员总数(万人)	21.72	20.86
卫生技术人员	17.82	17.02
其中：执业(助理)医师	6.55	6.31
注册护士	7.94	7.54
药师	0.98	0.95
技师	1.03	1.00
管理人员	1.23	1.18
其他技术人员	1.07	1.02
工勤技能人员	1.52	1.56
每千人口执业(助理)医师数(人)	4.52	4.37
每千人口注册护士数(人)	5.48	5.23

注：卫生人员总数含乡村医生 617 人、卫生员 189 人。

从卫生人员机构分布看，医院 14.73 万人(占 67.88%)，基层医疗卫生机构 5.45 万人(占 25.12%)，专业公共卫生机构 1.24 万人(占 5.71%)，卫生人员机构分布情况具体见表 4。

表 4 各医疗卫生机构卫生人员情况(单位：万人)

	卫生人员数	
	2016 年	2015 年
总计	21.72	20.86
医院	14.73	14.09
公立医院	12.93	12.47
民营医院	1.80	1.62
医院中：		
三级医院	7.77	7.40
二级医院	5.02	4.93
其他医院	1.94	1.76
基层医疗卫生机构	5.45	5.30
社区卫生服务中心(站)	3.50	3.46
门诊部	1.19	1.06
诊所、卫生所、医务室、护理站	0.55	0.54
村卫生室	0.21	0.24
专业公共卫生机构	1.24	1.19
疾病预防控制中心	0.31	0.31
卫生监督所(中心)	0.12	0.12
妇幼保健机构	0.32	0.32

续 表

	卫生人员数	
	2016年	2015年
专科疾病防治机构	0.15	0.14
急救中心(站)	0.25	0.22
采供血机构	0.06	0.06
健康教育	0.01	0.01
计划生育服务指导中心	0.01	0.01
其他卫生机构	0.29	0.28

十、医疗服务

(一)医疗服务量

1. 门急诊服务

本年度门急诊人次达24 940.07万人次,同比增长0.77%,其中急诊患者1 671.52万人次,占门急诊总量的6.70%。

医院中,公立医院门急诊服务量同比增长1.44%,民营医院增长5.50%。按级别分,三级医院同比增长3.77%,二级医院同比下降2.38%。其他医疗机构门急诊服务情况见表5。

表5 门急诊服务

	2016年(万人次)	构成比(%)	2015年(万人次)	构成比(%)	同比增长(%)
总计	24 940.07	100.00	24 748.83	100.00	0.77
医院	15 559.28	62.39	15 297.94	61.81	1.71
公立医院	14 496.07	58.12	14 290.12	57.74	1.44
民营医院	1 063.21	4.26	1 007.81	4.07	5.50
医院中:					
三级医院	9 343.11	37.46	9 003.25	36.38	3.77
二级医院	5 141.85	20.62	5 266.98	21.28	−2.38
其他医院	1 074.32	4.31	1 027.71	4.15	4.54
社区	8 364.99	33.54	8 451.50	34.15	−1.02
门诊部	529.49	2.12	541.96	2.19	−2.30
妇幼保健院	252.30	1.01	236.10	0.95	6.86
专科疾病防治院	224.95	0.90	213.67	0.86	5.28
其他医疗机构	9.06	0.04	7.66	0.03	18.28

社区卫生服务中心门急诊服务量为8 364.99万人次,同比下降1.02%,占全市门急诊总量的33.54%,具体见表5。

2. 出院人数

2016 年，全市医疗卫生机构出院人数达 394.12 万人，比上年同期增长 8.85%。

出院人数中，医院 370.29 万人，社区卫生服务中心 7.43 万人，妇幼保健院 8.40 万人，其他医疗机构 8.00 万人，分别占出院总人数的 93.95%、1.89%、2.13%、2.03%。

医院中，公立医院出院人数为 350.47 万人，民营医院出院 19.82 万人，分别占出院总人数的 88.92%、5.03%；民营医院出院人数同比增长 11.35%，高于公立医院增速。不同级别医院中，三级医院、二级医院、其他医院出院人数分别占出院总人数的 62.67%、26.08%、5.20%，具体见表 6。

表 6 出院人数

	2016 年(万人)	构成比(%)	2015 年(万人)	构成比(%)	同比增长(%)
总计	394.12	100.00	362.09	100.00	8.85
医院	370.29	93.95	339.40	93.73	9.10
公立医院	350.47	88.92	321.60	88.82	8.98
民营医院	19.82	5.03	17.80	4.92	11.35
医院中：					
三级医院	247.00	62.67	221.59	61.20	11.47
二级医院	102.78	26.08	98.39	27.17	4.46
其他医院	20.51	5.20	19.41	5.36	5.67
社区	7.43	1.89	8.39	2.32	−11.44
妇幼保健院	8.40	2.13	7.23	2.00	16.18
专科疾病防治院	0.10	0.03	0.11	0.03	−9.09
其他医疗机构	7.90	2.00	6.96	1.92	13.51

3. 手术服务

2016 年全市医疗机构手术人次数达 216.92 万人次，同比增长 16.24%。

医院手术人次达 208.80 万人次，社区卫生服务中心(站)0.02 万人次，妇幼保健院 7.98 万人次，分别占总手术人次数的 96.26%、0.009%、3.68%。

医院中，公立医院手术人次数达 198.52 万人次，民营医院 10.28 万人次，分别占手术总次数的 91.51%、4.73%；三级医院手术人次数占手术总人次数的 72.22%，具体见表 7。

表 7 手术服务

	2016 年(万人次)	构成比(%)	2015 年(万人次)	构成比(%)	同比增长(%)
总计	216.92	100.00	186.62	100.00	16.24
医院	208.80	96.26	179.76	96.32	16.15
公立医院	198.52	91.52	171.64	91.97	15.66
民营医院	10.28	4.74	8.12	4.35	26.60

续　表

	2016 年(万人次)	构成比(%)	2015 年(万人次)	构成比(%)	同比增长(%)
医院中：					
三级医院	156.67	72.22	133.82	71.71	17.08
二级医院	41.98	19.35	37.72	20.21	11.29
其他医院	10.15	4.68	8.22	4.40	23.48
社区	0.02	0.01	0.18	0.10	−88.89
妇幼保健院	8.10	3.73	6.67	3.57	19.64

本市 16 个区县中，各区县域内医疗服务量与 2015 年相比有增有减，同比增长 4%以上的有徐汇、嘉定两个区域。出院人数同比增长 10%以上的区域有徐汇、静安、普陀、闵行、宝山、嘉定、松江。各区县医疗服务情况具体见表 8。

表 8　各区县域内医疗机构医疗服务情况

区　县	门急诊人次			出院人数		
	2016 年(万人次)	2015 年(万人次)	同比增长(%)	2016 年(万人)	2015 年(万人)	同比增长(%)
黄浦区	2 718.74	2 703.22	0.57	54.18	49.78	8.84
徐汇区	2 673.97	2 562.03	4.37	58.72	51.84	13.27
长宁区	950.11	1 000.62	−5.05	19.45	20.49	−5.08
静安区	2 608.43	2 585.73	0.88	52.50	46.66	12.52
普陀区	1 281.82	1 289.78	−0.62	16.82	15.07	11.61
虹口区	1 601.81	1 635.85	−2.08	24.61	23.37	5.31
杨浦区	1 827.29	1 861.03	−1.81	40.90	38.74	5.58
闵行区	1 798.79	1 787.5	0.63	17.65	15.91	10.94
宝山区	1 370.23	1 324.39	3.46	17.19	15.23	12.87
嘉定区	1 062.56	1 003.47	5.89	11.30	9.16	23.36
浦东新区	4 021.24	4 009.09	0.30	40.66	38.55	5.47
金山区	578.54	579.59	−0.18	9.70	8.97	8.14
松江区	769.93	749.47	2.73	8.37	7.17	16.74
青浦区	559.69	545.26	2.65	5.31	4.91	8.15
奉贤区	602.83	590.46	2.10	8.78	8.41	4.40
崇明县	514.09	521.36	−1.39	7.99	7.81	2.30

注：2016 年卫生统计数据仍按 16 个区县汇总，下同。

（二）医师工作负荷

2016 年，全市医疗机构医师日均担负诊疗 16.59 人次，日均担负住院 2.02 床日，社区卫生服务中心(站)医师日均担负诊疗 27.74 人次、住院 1.18 床日。各级医院医师日均担负诊疗人次及住院床日情况具体见表 9。

表9　医师日均担负工作量

	日均担负诊疗(人次)		日均担负住院(床日)	
	2016年	2015年	2016年	2015年
总计	16.59	17.27	2.02	2.00
医院	14.38	14.82	2.52	2.5
公立医院	14.91	15.34	2.52	2.54
民营医院	9.73	10.04	2.55	2.16
医院中:				
三级医院	15.52	16.01	2.15	2.18
二级医院	14.17	14.56	2.93	2.87
其他医院	9.22	9.56	3.15	2.91
社区	27.74	28.75	1.18	1.21

(三) 病床使用情况

1. 病床使用率

2016年,全市医疗机构病床使用率为93.97%。三级医院病床使用率101.07%,社区卫生服务中心病床使用率为88.62%。与上年同期相比,医院病床使用率略有下降,社区病床使用率有所上升。

2. 病床周转次数

2016年,全市医疗机构病床平均周转次数29.53次,其中:三级医院病床周转达到48.42次,社区卫生服务中心病床周转次数为4.53次。

3. 出院者平均住院日

2016年,全市医疗机构出院者平均住院日10.88天,三级医院平均住院日为7.55天,与上年同期相比平均住院日减少0.40天。社区卫生服务中心住院者平均住院日为70.04天,具体见表10。

表10　病床使用效率

	病床使用率(%)		病床周转次数(次)		出院者平均住院日(天)	
	2016年	2015年	2016年	2015年	2016年	2015年
总计	93.97	93.66	29.53	28.42	10.88	11.36
医院	95.07	95.37	32.24	31.32	10.00	10.47
公立医院	98.11	98.09	35.14	33.35	9.63	10.22
民营医院	74.97	73.41	13.11	14.9	16.54	14.83
医院中:						
三级医院	101.07	101.11	48.42	45.77	7.55	7.95
二级医院	94.91	94.76	22.82	22.33	13.77	14.23
其他医院	79.18	79.6	10.90	12.21	20.64	20.13
社区	88.62	86.02	4.53	4.97	70.04	60.47

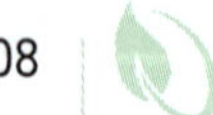

二、三级综合医院、中医（中西医）医院和三级专科医院等各医院病床使用情况具体见表11～表15。

表11　三级综合医院病床使用情况

顺位	单位名称	病床使用率（%）	周转次数（次）	出院者平均住院日（天）
1	上海市第一人民医院	133.92	70.83	6.91
2	上海市第十人民医院	111.05	54.27	7.49
3	上海交通大学医学院附属第九人民医院	110.38	57.99	6.98
4	上海市第六人民医院	110.33	51.79	7.72
5	上海市奉贤区中心医院	109.56	48.45	8.23
6	复旦大学附属华东医院	109.00	36.03	9.49
7	上海市杨浦区中心医院	108.17	45.24	8.94
8	上海市普陀区中心医院	105.52	42.05	9.17
9	上海交通大学医学院附属新华医院崇明分院	102.51	42.32	8.82
10	复旦大学附属中山医院	101.74	56.50	6.53
11	上海交通大学医学院附属瑞金医院	101.21	49.37	7.38
12	复旦大学附属华山医院	101.16	47.07	7.66
13	上海交通大学医学院附属新华医院	99.97	50.58	7.27
14	上海市第五人民医院	98.06	42.73	8.29
15	上海市同济医院	97.07	44.59	7.98
16	上海交通大学医学院附属仁济医院	96.97	59.08	6.12
17	复旦大学附属金山医院	95.89	42.20	8.33
18	上海交通大学医学院附属仁济医院南院	94.88	49.40	7.07
19	上海市第六人民医院东院	94.84	45.19	7.70
20	上海长征医院	92.38	48.21	7.01
21	上海长海医院	91.88	48.82	6.87
22	上海市东方医院	89.18	40.42	8.08
23	复旦大学附属中山医院青浦分院	88.80	38.11	8.34
24	复旦大学附属华山医院北院	81.74	36.78	8.19
25	上海交通大学医学院附属瑞金医院北院	79.67	41.43	6.93

表12　三级中医（中西医）医院病床使用情况

顺位	单位名称	病床使用率（%）	周转次数（次）	出院者平均住院日（天）
1	上海市中医医院	111.33	36.43	11.26
2	上海中医药大学附属岳阳中西医结合医院	107.32	39.94	9.79
3	上海市中西医结合医院	105.89	29.64	13.01
4	上海中医药大学附属龙华医院	101.23	38.41	9.61

续 表

顺位	单 位 名 称	病床使用率(%)	周转次数(次)	出院者平均住院日(天)
5	上海中医药大学附属曙光医院	98.57	53.52	6.79
6	上海市第七人民医院	94.03	40.97	8.40
7	上海市长宁区光华中西医结合医院	92.00	35.87	9.62
8	上海市宝山区中西医结合医院	91.67	47.21	7.06

表 13 三级专科医院病床使用情况

顺位	单 位 名 称	病床使用率(%)	周转次数(次)	出院者平均住院日(天)
1	上海交通大学医学院附属上海儿童医学中心	123.69	53.96	7.44
2	复旦大学附属儿科医院	117.12	61.58	6.97
3	上海市精神卫生中心	114.09	3.04	126.66
4	上海市肺科医院	108.90	77.19	5.34
5	上海市胸科医院	108.53	72.14	5.45
6	中国福利会国际和平妇幼保健院	104.25	83.61	4.56
7	上海市儿童医院	102.64	51.19	6.16
8	复旦大学附属妇产科医院	98.23	81.38	4.55
9	复旦大学附属肿瘤医院	94.24	51.67	6.93
10	上海市公共卫生临床中心	93.50	34.64	10.39
11	上海市第一妇婴保健院	86.12	70.61	4.45
12	复旦大学附属眼耳鼻喉科医院	82.48	85.14	3.56
13	上海市皮肤病医院	80.45	24.92	11.19
14	上海东方肝胆外科医院	69.43	25.11	10.05
15	上海市眼病防治中心	55.06	201.51	1.04
16	同济大学附属口腔医院	19.09	10.46	6.38

表 14 二级综合医院病床使用情况

顺位	单 位 名 称	病床使用率(%)	周转次数(次)	出院者平均住院日(天)
1	金山区亭林医院	116.86	49.69	8.61
2	上海市浦东新区浦南医院	112.12	34.04	11.85
3	上海市闵行区中心医院	111.35	49.85	8.15
4	上海航道医院	109.85	13.24	31.80
5	上海电力医院	105.89	29.52	13.16
6	上海中冶职工医院	105.80	23.33	16.52
7	中国人民解放军第四五五医院	101.22	31.32	11.80
8	上海市嘉定区安亭医院	100.48	38.98	9.41

续 表

顺位	单位名称	病床使用率（%）	周转次数（次）	出院者平均住院日（天）
9	上海市静安区中心医院	100.30	39.84	9.19
10	上海市浦东医院	100.07	40.68	9.01
11	上海交通大学医学院附属瑞金医院卢湾分院	99.64	45.02	8.10
12	上海市黄浦区中心医院	99.57	23.48	15.23
13	上海市静安老年医院	98.74	14.76	24.59
14	上海市徐汇区中心医院	98.46	30.72	11.83
15	上海市静安区北站医院	98.18	26.20	13.83
16	上海市第六人民医院金山分院	97.23	36.39	9.76
17	上海市宝山区罗店医院	96.90	40.86	7.83
18	上海市第八人民医院	96.73	37.44	9.52
19	上海市江湾医院	96.57	28.92	12.12
20	上海市邮电医院	95.90	25.36	13.80
21	上海市第一人民医院宝山分院	95.76	35.73	9.73
22	上海市浦东新区周浦医院	95.65	42.23	8.25
23	上海市松江区九亭医院	95.64	33.13	10.56
24	上海交通大学附属同仁医院	95.63	40.90	8.61
25	上海市第十人民医院崇明分院	94.91	38.60	9.06
26	上海市松江区泗泾医院	94.10	45.94	7.45
27	上海市浦东新区人民医院	93.30	35.04	9.75
28	中国人民解放军第四一一医院	93.09	30.45	11.17
29	上海市嘉定区南翔医院	92.79	35.92	9.37
30	上海市闵行区吴泾医院	92.54	31.21	10.46
31	上海市杨浦区市东医院	92.51	31.46	10.84
32	上海市宝山区仁和医院	92.41	36.03	9.43
33	上海健康医学院附属嘉定区中心医院	92.15	38.58	8.82
34	上海长航医院	91.36	17.95	18.64
35	上海市黄浦区东南医院	90.49	27.02	12.17
36	上海市第二人民医院	90.36	10.26	31.83
37	上海市第一康复医院	89.78	18.45	18.02
38	上海市浦东新区公利医院	89.70	40.65	8.14
39	上海市徐汇区大华医院	89.62	30.24	10.81
40	上海市普陀区利群医院	89.50	32.29	10.10
41	上海市奉贤区奉城医院	89.32	26.14	14.41
42	上海建工医院	89.18	24.83	13.03

续 表

顺位	单 位 名 称	病床使用率（%）	周转次数（次）	出院者平均住院日（天）
43	上海市第一人民医院分院	88.43	29.30	10.98
44	上海市松江区中心医院	87.93	36.64	8.89
45	上海市静安区市北医院	87.70	34.91	9.16
46	上海市普陀区人民医院	87.51	26.89	11.85
47	上海市崇明县第三人民医院	87.01	26.58	12.08
48	上海市静安区闸北中心医院	86.74	26.84	11.83
49	青浦区朱家角人民医院	86.17	26.72	9.39
50	上海市监狱总医院	83.16	8.88	35.16
51	武警上海总队医院	80.51	22.18	13.24
52	上海市宝山区大场医院	79.38	24.45	12.25
53	上海市杨浦区控江医院	79.12	20.73	14.41
54	中国人民解放军第八五医院	77.25	21.26	13.34
55	上海沪东医院	77.25	20.15	14.21
56	上海市杨浦区中心医院安图分部	74.22	28.58	9.54
57	上海曲阳医院	73.86	24.93	10.84
58	民航上海医院	50.20	16.06	10.63

表 15　二级中医（中西医）医院病床使用情况

顺位	单 位 名 称	病床使用率（%）	周转次数（次）	出院者平均住院日（天）
1	上海市静安区闸北中医医院	108.83	28.87	13.83
2	上海市浦东新区中医医院	108.60	29.40	13.62
3	上海市杨浦区中医医院	103.00	25.56	14.71
4	上海市长宁区天山中医医院	99.43	24.00	15.10
5	上海市浦东新区光明中医医院	95.18	37.07	9.42
6	上海市松江区方塔中医医院	94.32	35.66	9.68
7	上海市黄浦区中西医结合医院	93.41	14.52	23.24
8	上海市金山区中西医结合医院	89.94	32.00	10.30
9	上海市闵行区中医医院	89.63	24.38	13.39
10	上海市黄浦区香山中医医院	82.29	20.43	14.62
11	上海市普陀区中医医院	81.90	15.88	18.80
12	上海市奉贤区中医医院	78.13	28.04	10.26
13	上海市青浦区中医医院	75.58	27.36	10.37
14	上海市嘉定区中医医院	72.48	26.12	10.06

十一、医药费用

（一）医药总费用

2016年，全市医疗机构门急诊医药总费用718.07亿元，同比增长8.98%。其中：医院为538.63亿元，社区为121.84亿元。较去年同期分别增长7.60%、10.81%。

住院患者医药总费用达677.65亿元，同比增长14.88%。其中：医院为661.32亿元，同比增长14.84%；社区为9.01亿元，同比增长12.20%。各级别医院门急诊患者医药总费用及住院病人医药总费用情况具体见表16。

表16 医药总费用情况

	门急诊医药总费用			住院医药总费用		
	2016年(亿元)	2015年(亿元)	同比增长(%)	2016年(亿元)	2015年(亿元)	同比增长(%)
总计	718.07	658.90	8.98	677.65	589.89	14.88
医院	538.63	500.58	7.60	661.32	575.85	14.84
公立医院	487.72	455.92	6.97	621.94	542.88	14.56
民营医院	50.91	44.66	13.99	39.38	32.97	19.44
医院中：						
三级医院	346.14	316.60	9.33	460.33	399.69	15.17
二级医院	141.26	138.92	1.68	157.56	139.12	13.25
其他医院	51.22	45.06	13.67	43.43	37.03	17.28
社区	121.84	109.95	10.81	9.01	8.03	12.20

（二）门急诊患者医药费用

2016年医疗机构门急诊患者次均医药费用285.43元，较上年同比增长7.89%，药占比同期下降1.08%。

医院中，公立医院门急诊次均费用明显低于民营医院，但药占比明显高于民营医院。不同级别医院中，三级医院门急诊患者次均医药费用为370.48元，二级医院为274.73元，分别较上年同比增长5.35%、4.16%。

社区卫生服务中心(站)门急诊患者次均医药费用145.66元，同比增长11.97%，具体见表17。

表17 门急诊患者医药费用情况

	门急诊患者次均医药费用				
	2016年(元)	药占比(%)	2015年(元)	药占比(%)	同比增长(%)
总计	285.43	52.80	264.56	53.88	7.89
医院	346.18	50.66	327.22	52.10	5.79
公立医院	336.45	52.25	319.04	53.71	5.46
民营医院	478.79	35.52	443.18	35.58	8.04

续 表

	门急诊患者次均医药费用				
	2016 年(元)	药占比(%)	2015 年(元)	药占比(%)	同比增长(%)
医院中：					
三级医院	370.48	50.85	351.65	52.69	5.35
二级医院	274.73	55.44	263.76	55.88	4.16
其他医院	476.79	36.26	438.42	36.21	8.75
社区	145.66	76.47	130.09	75.68	11.97

各区县属医院门急诊患者次均医药费用高低不等，最高达 345.75 元，最低为 215.73 元；门急诊费用同比增长最高的达 15.97%，最低的同比增长 3.25%。

各区县社区卫生服务中心(站)门急诊患者次均医药费用最高为 204.72 元，最低为 117.33 元；门急诊费用同比增长最高达 19.50%，最低的同比增长 1.07%，具体见表 18。

表 18 各区县属医疗机构门急诊患者次均费用情况

区 县	区县属医院			社 区		
	2016 年(元)	2015 年(元)	增长(%)	2016 年(元)	2015 年(元)	增长(%)
黄浦区	331.35	299.63	10.59	164.89	146.02	12.92
徐汇区	275.60	266.92	3.25	172.60	150.83	14.43
长宁区	323.96	307.02	5.52	204.72	177.51	15.33
静安区	301.06	278.79	7.99	148.02	140.32	5.49
普陀区	345.75	316.69	9.18	149.82	137.58	8.90
虹口区	281.39	256.81	9.57	171.88	156.66	9.72
杨浦区	266.07	244.44	8.85	176.50	147.70	19.50
闵行区	231.42	213.28	8.51	138.91	117.70	18.02
宝山区	243.70	228.03	6.87	117.33	107.02	9.63
嘉定区	241.26	223.58	7.91	128.06	113.92	12.41
浦东新区	273.72	258.68	5.81	139.71	123.64	13.00
金山区	279.07	240.65	15.97	144.37	125.09	15.41
松江区	215.73	205.49	4.98	119.84	110.40	8.55
青浦区	272.58	256.76	6.16	122.15	120.86	1.07
奉贤区	294.01	271.91	8.13	129.14	125.17	3.17
崇明县	279.33	250.16	11.66	133.53	115.74	15.37

三级综合医院中，门急诊患者次均医药费用高低不等，最高达 523.83 元，最低为 198.72 元。门急诊药占比最高达 63.81%，最低为 27.30%，具体见表 19。

三级中医(中西医)医院中，门急诊患者次均医药费用最高为 376.70 元，最低为 272.14 元；门急诊药占比最高达 73.16%，最低为 50.50%，具体见表 20。三级专科医院门急诊患者次均医药费用情况见表 21。

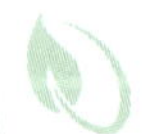

表 19 三级综合医院门急诊患者次均费用情况

顺位	单 位 名 称	费用(元)	药占比(%)
1	上海交通大学医学院附属第九人民医院	523.83	27.30
2	复旦大学附属中山医院	480.84	47.23
3	上海交通大学医学院附属仁济医院	438.00	41.71
4	上海交通大学医学院附属瑞金医院	422.69	43.76
5	上海长征医院	420.13	63.81
6	上海长海医院	418.62	53.05
7	复旦大学附属华东医院	379.78	54.23
8	上海市普陀区中心医院	377.58	61.60
9	复旦大学附属华山医院	365.23	53.20
10	上海市第一人民医院	360.22	48.61
11	上海市东方医院	358.44	53.34
12	上海市第六人民医院	353.43	57.54
13	上海交通大学医学院附属新华医院	334.23	49.79
14	上海交通大学医学院附属仁济医院南院	328.60	47.38
15	上海市第十人民医院	317.70	51.49
16	上海交通大学医学院附属瑞金医院北院	314.19	49.75
17	上海市同济医院	309.17	52.16
18	上海交通大学医学院附属新华医院崇明分院	296.69	48.31
19	复旦大学附属金山医院	294.63	54.41
20	上海市奉贤区中心医院	289.00	53.96
21	复旦大学附属中山医院青浦分院	280.87	50.76
22	复旦大学附属华山医院北院	280.04	51.17
23	上海市杨浦区中心医院	275.48	50.96
24	上海市第六人民医院东院	274.91	41.61
25	上海市第五人民医院	198.72	50.02

表 20 三级中医(中西医)医院门急诊患者次均费用情况

顺位	单 位 名 称	费用(元)	药占比(%)
1	上海市长宁区光华中西医结合医院	376.70	49.62
2	上海市中医医院	347.59	27.17
3	上海中医药大学附属曙光医院	342.10	43.70
4	上海市中西医结合医院	327.15	44.99
5	上海中医药大学附属岳阳中西医结合医院	296.40	29.13
6	上海市宝山区中西医结合医院	290.37	51.56
7	上海中医药大学附属龙华医院	286.57	27.02
8	上海市第七人民医院	272.14	40.43

表 21　三级专科医院门急诊患者次均费用情况

顺位	单位名称	费用(元)	药占比(%)
1	复旦大学附属肿瘤医院	1 271.96	64.20
2	上海市公共卫生中心	751.54	77.56
3	上海东方肝胆外科医院	530.33	53.73
4	上海市胸科医院	491.89	62.22
5	复旦大学附属眼耳鼻喉科医院	444.23	40.81
6	同济大学附属口腔医院	434.58	1.04
7	中国福利会国际和平妇幼保健院	401.34	24.25
8	上海市精神卫生中心、上海市心理咨询中心	385.10	84.26
9	上海市肺科医院	383.42	60.10
10	复旦大学附属妇产科医院	356.26	23.81
11	复旦大学附属儿科医院	323.15	55.16
12	上海市第一妇婴保健院	313.79	15.56
13	上海交通大学医学院附属上海儿童医学中心	283.38	46.78
14	上海市儿童医院	256.75	49.35
15	上海市眼病防治中心	247.39	42.37
16	上海市皮肤病医院	206.00	46.50

二级综合性医院中，门急诊患者次均医药费用最高达 646.94 元，药占比最高达 81.31%。各二级综合性医院门急诊次均费用情况见表 22。

表 22　二级综合性医院门急诊患者次均费用情况

顺位	单位名称	费用(元)	药占比(%)
1	民航上海医院	646.94	48.36
2	中国人民解放军第四五五医院	543.24	32.27
3	武警上海总队医院	484.12	31.50
4	中国人民解放军第四一一医院	436.94	24.94
5	上海市黄浦区中心医院	395.32	73.27
6	中国人民解放军第八五医院	388.35	31.39
7	上海建工医院	356.54	70.43
8	上海市静安区北站医院	351.61	60.95
9	上海长航医院	350.83	40.46
10	上海市第二人民医院	346.04	69.12
11	上海沪东医院	339.49	32.87
12	上海市同仁医院	334.71	51.15
13	上海市普陀区人民医院	328.67	67.09
14	上海交通大学医学院附属瑞金医院卢湾分院	325.95	61.35

续 表

顺位	单 位 名 称	费用(元)	药占比(%)
15	上海市奉贤区奉城医院	317.50	55.50
16	上海中冶职工医院	314.01	48.02
17	上海市静安区中心医院	311.91	59.92
18	上海市普陀区利群医院	310.09	60.21
19	上海市静安区市北医院	306.55	64.68
20	上海市静安区闸北中心医院	301.85	65.00
21	上海市第八人民医院	288.02	54.97
22	上海市第一人民医院宝山分院	287.89	49.14
23	上海市徐汇区中心医院	280.60	61.31
24	上海市第六人民医院金山分院	276.75	44.79
25	上海市江湾医院	275.69	62.39
26	上海市公惠医院	275.23	79.18
27	上海市浦东新区浦南医院	274.23	48.24
28	上海市浦东新区人民医院	268.62	50.96
29	上海市浦东医院	265.53	49.02
30	上海市第一人民医院分院	264.14	63.87
31	青浦区朱家角人民医院	263.22	48.45
32	崇明县第三人民医院	260.83	67.92
33	上海市杨浦区中心医院安图分部	260.36	57.46
34	上海市杨浦区控江医院	259.00	64.21
35	上海市杨浦区市东医院	256.97	61.77
36	上海健康医学院附属嘉定区中心医院	256.82	52.30
37	上海电力医院	255.05	62.76
38	金山区亭林医院	252.67	47.05
39	上海曲阳医院	251.23	40.71
40	上海市徐汇区大华医院	250.11	54.21
41	上海市黄浦区东南医院	246.83	65.08
42	上海江南造船集团职工医院	246.78	81.31
43	上海市静安老年医院	246.62	62.89
44	上海市浦东新区公利医院	246.36	51.31
45	上海市闵行区中心医院	245.05	41.10
46	上海市邮电医院	244.97	63.45
47	上海市浦东新区周浦医院	242.84	52.70
48	上海市松江区中心医院	235.02	48.87
49	上海市嘉定区安亭医院	234.68	47.27

续 表

顺位	单 位 名 称	费用(元)	药占比(%)
50	上海市第一康复医院	232.96	78.64
51	上海市第十人民医院崇明分院	231.49	55.68
52	上海市松江区泗泾医院	228.28	44.25
53	上海市嘉定区南翔医院	226.53	48.63
54	上海市闵行区吴泾医院	206.91	54.76
55	上海市宝山区大场医院	200.86	57.63
56	上海市宝山区仁和医院	194.35	54.32
57	上海市宝山区罗店医院	193.04	50.95
58	上海航道医院	179.77	74.85
59	上海市松江区九亭医院	158.95	53.39
60	上海市监狱总医院	62.67	23.05

二级中医、中西医结合医院中，门急诊患者次均医药费用最高达 413.28 元，最低为 193.07 元，药占比最高为 77.64%，最低为 46.63%。二级中医(中西医)医院门急诊患者费用情况见表 23。

表 23　二级中医(中西医)医院门急诊患者次均费用情况

顺位	单 位 名 称	费用(元)	药占比(%)
1	上海市黄浦区香山中医医院	413.28	45.01
2	上海市静安区闸北中医医院	334.74	28.07
3	上海市闵行区中医医院	332.12	35.19
4	上海市普陀区中医医院	282.48	55.28
5	上海市黄浦区中西医结合医院	281.54	52.05
6	上海市杨浦区中医医院	271.37	29.99
7	上海市长宁区天山中医医院	260.50	32.08
8	上海市奉贤区中医医院	259.52	51.59
9	上海市金山区中西医结合医院	256.84	45.01
10	上海市青浦区中医医院	254.58	52.78
11	上海市浦东新区中医医院	231.34	37.21
12	上海市嘉定区中医医院	229.30	38.49
13	上海市浦东新区光明中医医院	212.13	49.33
14	上海市松江区方塔中医医院	193.07	46.90

社区门急诊患者次均医药费用最高达 226.89 元，最低为 35.50 元，顺位前十和后十社区门急诊患者费用情况见表 24。

表 24 社区门急诊患者次均费用情况

顺位	前十			后十		
	单位名称	费用(元)	药占比(%)	单位名称	费用(元)	药占比(%)
1	长宁区新华街道社区	254.63	74.36	奉贤区奉城镇塘外社区	72.34	76.57
2	长宁区仙霞街道社区	244.32	75.92	宝山区光明社区	72.75	74.51
3	杨浦区大桥社区	223.11	75.18	浦东新区芦潮港社区	82.04	78.88
4	长宁区北新泾街道社区	221.75	73.35	奉贤区四团镇社区	83.78	79.49
5	徐汇区天平街道社区	213.32	77.93	浦东新区老港社区	86.28	75.73
6	长宁区天山路街道社区	211.43	77.27	松江区石湖荡镇社区	86.32	75.29
7	虹口区嘉兴社区	205.35	71.98	松江区永丰街道社区	89.85	59.76
8	长宁区虹桥街道社区	205.07	72.10	奉贤区四团镇平安社区邵厂分中心	92.66	96.12
9	杨浦区四平社区	202.89	71.52	浦东新区康桥社区	93.10	77.35
10	普陀区桃浦镇第二社区	202.41	69.73	奉贤区海湾镇燎原社区	93.23	86.71

（三）出院患者医药费用

2016 年出院患者人均医药费用 16 697.95 元，较上年同期增长 5.23%。出院患者日均医药费用 1 535.42 元，较上年同期上涨 9.89%。出院患者药占比为 31.70%。

医院中，公立医院出院患者人均医药费用较上年同期上涨 5.21%，日均医药费用上涨 11.67%；民营医院出院患者人均医药费用上涨 3.11%，日均医药费用下降 7.55%。不同级别医院中，三级医院出院患者人均医药费用、日均医药费用分别较上年同期上涨 3.90%、9.33%。二级医院的分别较上年同期上涨 7.66%、11.27%。

社区卫生服务中心出院患者人均医药费用较上年同期上涨 15.26%，日均医药费用同比下降 0.49%，药占比为 42.29%，具体见表 25。

表 25 出院患者医药费用情况

	出院患者人均费用(元)		出院患者日均费用(元)		药占比(%)
	2016 年	2015 年	2016 年	2015 年	
总计	16 697.95	15 867.73	1 535.42	1 397.28	31.70
医院	17 361.28	16 518.78	1 735.62	1 578.36	31.74
公立医院	17 239.52	16 385.59	1 789.58	1 602.59	32.31
民营医院	19 513.56	18 925.86	1 179.96	1 276.33	22.05
医院中：					
三级医院	18 206.19	17 522.50	2 410.75	2 205.04	30.44
二级医院	14 757.72	13 707.39	1 071.67	963.10	37.94
其他医院	20 233.65	19 310.41	980.45	959.25	23.17
社区	10 969.22	9 516.70	156.61	157.38	42.29

1. 各区县属医院出院患者医药费用

各区县属医院出院患者人均医药费用高低不等，最高为 17 325.31 元，最低为 8 950.54 元；与上年同期相比，人均医药费用最高上涨幅度达 19.69%，最低减少 2.29%。

各区县属医院出院患者日均医药费用最高为 1 485.39 元，最低为 788.50 元；与上年同期相比有升有降，上涨幅度最高达 51.52%，最低减少 9.70%。具体见表 26。

表 26　各区县属医院出院患者费用情况

区　县	各区县属医院人均费用			各区县属医院日均费用			药占比(%)
	2016 年(元)	2015 年(元)	增长(%)	2016 年(元)	2015 年(元)	增长(%)	
黄浦区	17 390.77	16 969.98	2.48	891.45	834.85	6.78	47.86
徐汇区	18 085.00	16 318.56	10.82	1 467.34	1 186.29	23.69	49.37
长宁区	19 221.54	17 325.31	10.94	1 556.44	1 485.39	4.78	26.19
静安区	15 991.15	16 505.46	−3.12	1 125.20	1 107.46	1.60	39.50
普陀区	16 420.30	14 852.86	10.55	1 321.49	1 159.82	13.94	39.14
虹口区	16 960.08	15 548.38	9.08	1 023.85	923.67	10.85	39.40
杨浦区	14 828.12	13 528.66	9.61	1 168.49	1 036.05	12.78	32.36
闵行区	13 102.61	12 385.71	5.79	1 330.84	1 208.91	10.09	36.24
宝山区	12 781.84	12 860.56	−0.61	1 080.01	789.44	36.81	41.94
嘉定区	9 812.70	8 950.54	9.63	926.15	844.93	9.61	33.63
浦东新区	15 341.30	14 145.92	8.45	1 424.75	1 306.50	9.05	34.60
金山区	11 800.46	10 926.41	8.00	1 194.17	1 056.03	13.08	39.25
青浦区	13 663.92	12 636.39	8.13	1 293.47	1 155.52	11.94	36.31
奉贤区	12 616.82	11 483.26	9.87	1 066.68	946.25	12.73	42.88
崇明县	11 639.19	10 741.81	8.35	1 179.69	1 064.68	10.80	45.61

2. 各医疗机构出院患者费用情况

三级综合医院出院患者人均费用最高为 29 073.85 元，最低为 12 548.44 元；日均费用最高为 4 271.27 元，最低为 1 422.80 元。药占比最高为 42.16%，最低为 22.99%。三级综合医院出院患者人均、日均费用情况具体见表 27。

表 27　三级综合医院出院患者费用情况

顺位	单　位　名　称	人均费用(元)	日均费用(元)	药占比(%)
1	上海长征医院	29 073.85	4 149.02	26.75
2	复旦大学附属中山医院	27 871.83	4 271.27	29.25
3	上海长海医院	26 310.01	3 828.17	27.65
4	复旦大学附属华山医院	25 533.99	3 334.84	31.50
5	上海市第六人民医院	21 448.55	2 776.74	22.99
6	复旦大学附属华东医院	20 377.73	2 147.91	38.78

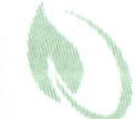

续　表

顺位	单 位 名 称	人均费用(元)	日均费用(元)	药占比(%)
7	上海交通大学医学院附属新华医院	19 898.75	2 738.84	28.29
8	上海交通大学医学院附属瑞金医院	19 832.98	2 687.54	26.47
9	上海市东方医院	19 448.36	2 406.70	29.93
10	上海市第一人民医院	18 601.70	2 693.68	26.00
11	上海市普陀区中心医院	17 532.61	1 912.26	37.06
12	上海交通大学医学院附属第九人民医院	17 249.92	2 818.61	27.38
13	上海交通大学医学院附属仁济医院	17 249.92	2 818.61	27.38
14	上海市第十人民医院	16 897.76	2 255.13	28.63
15	复旦大学附属华山医院北院	16 076.01	1 963.15	32.86
16	上海交通大学医学院附属仁济医院南院	15 528.63	2 195.93	30.90
17	复旦大学附属中山医院青浦分院	15 430.57	1 850.59	35.11
18	上海市同济医院	15 391.68	1 929.27	34.71
19	上海交通大学医学院附属瑞金医院北院	14 957.27	2 159.59	30.50
20	复旦大学附属金山医院	14 273.16	1 712.57	40.44
21	上海市第六人民医院东院	14 243.90	1 849.91	27.59
22	上海市杨浦区中心医院	14 235.16	1 591.71	32.23
23	上海市奉贤区中心医院	13 191.21	1 603.29	39.94
24	上海市第五人民医院	13 134.99	1 584.05	32.18
25	上海交通大学医学院附属新华医院崇明分院	12 548.44	1 422.80	42.16

三级中医(中西医)医院出院患者人均费用最高为 18 023.34 元,最低为 12 317.45 元;日均费用最高为 1 884.03 元,最低为 1 094.21 元。药占比最高为 46.60%,最低为 28.50%。其他三级中医医院出院患者人均、日均费用情况具体见表 28。各三级专科医院出院患者人均、日均费用情况具体见表 29。

表 28　三级中医(中西医)医院出院患者费用情况

顺位	单 位 名 称	人均费用(元)	日均费用(元)	药占比(%)
1	上海市中西医结合医院	18 023.34	1 384.86	40.91
2	上海市长宁区光华中西医结合医院	16 974.44	1 765.00	27.48
3	上海中医药大学附属岳阳中西医结合医院	13 765.24	1 405.39	40.55
4	上海市第七人民医院	13 549.77	1 612.16	31.21
5	上海中医药大学附属龙华医院	12 926.36	1 345.08	35.61
6	上海市宝山区中西医结合医院	12 852.88	1 820.40	44.21
7	上海中医药大学附属曙光医院	12 790.26	1 884.03	45.78
8	上海市中医医院	12 317.45	1 094.21	40.93

表 29 三级专科医院出院患者费用情况

顺位	单位名称	人均费用(元)	日均费用(元)	药占比(%)
1	上海市精神卫生中心	44 827.60	353.92	11.64
2	上海东方肝胆外科医院	31 503.62	3 133.97	38.46
3	上海市胸科医院	23 905.52	4 386.57	31.37
4	复旦大学附属肿瘤医院	21 392.55	3 088.93	38.93
5	上海交通大学医学院附属上海儿童医学中心	20 666.04	2 776.58	23.26
6	上海市公共卫生中心	16 808.52	1 618.29	50.95
7	上海市肺科医院	15 821.58	2 964.39	38.02
8	复旦大学附属儿科医院	14 499.33	2 080.83	21.19
9	复旦大学附属眼耳鼻喉科医院	11 779.31	3 304.96	9.65
10	上海市儿童医院	11 056.92	1 794.21	20.06
11	同济大学附属口腔医院	9 749.52	1 527.56	19.14
12	复旦大学附属妇产科医院	9 073.92	1 994.79	19.09
13	中国福利会国际和平妇幼保健院	7 613.79	1 668.63	16.00
14	上海市皮肤病医院	7 613.56	680.67	33.26
15	上海市第一妇婴保健院	6 968.69	1 565.26	19.27
16	上海市眼病防治中心	6 296.94	6 038.23	3.72

二级综合性医院中，出院患者次均医药费用最高达 27 840.10 元，日均费用最高为 2 358.71 元，具体各二级综合性医院人均、日均医药费用情况见表 30。

表 30 二级综合医院出院患者费用情况

顺位	单位名称	人均费用(元)	日均费用(元)	药占比(%)
1	中国人民解放军第四五五医院	27 840.10	2 358.71	35.06
2	上海市徐汇区中心医院	23 291.17	1 969.41	56.91
3	上海市第二人民医院	22 943.06	720.81	57.53
4	上海武警总医院	21 895.63	1 654.32	33.59
5	中国人民解放军第四一一医院	20 825.33	1 864.97	34.79
6	上海交通大学附属同仁医院	20 034.32	2 327.08	26.92
7	上海市第一人民医院分院	18 594.75	1 693.79	41.15
8	上海长航医院	18 311.31	982.46	32.37
9	中国人民解放军第八五医院	18 087.89	1 356.23	32.33
10	上海航道医院	18 040.19	567.33	24.00
11	上海市静安老年医院	18 003.84	732.18	8.72
12	上海市黄浦区中心医院	17 924.67	1 177.01	54.76
13	上海市静安区闸北中心医院	17 602.87	1 488.58	46.28
14	上海市浦东新区浦南医院	16 928.27	1 428.40	34.12

续 表

顺位	单 位 名 称	人均费用(元)	日均费用(元)	药占比(%)
15	上海交通大学医学院附属瑞金医院卢湾分院	16 727.34	2 064.30	39.83
16	上海市静安区中心医院	16 652.29	1 812.08	38.81
17	上海市普陀区人民医院	16 253.07	1 371.10	44.93
18	上海市杨浦区控江医院	16 110.70	1 118.33	40.11
19	上海市第一康复医院	16 058.38	891.27	28.15
20	上海中冶职工医院	15 903.38	962.52	29.06
21	上海建工医院	15 619.06	1 198.41	30.52
22	上海市第八人民医院	14 838.24	1 558.37	42.46
23	上海曲阳医院	14 733.29	1 358.71	37.85
24	上海市浦东新区周浦医院	14 584.19	1 766.97	32.90
25	上海市浦东医院	14 564.87	1 617.25	39.60
26	上海市浦东新区公利医院	14 451.28	1 774.40	33.62
27	上海市第一人民医院宝山分院	14 431.32	1 482.83	42.68
28	上海市杨浦区市东医院	14 394.34	1 328.18	32.18
29	上海民航医院	14 241.29	1 339.42	33.92
30	上海市浦东新区人民医院	13 981.53	1 433.45	37.70
31	上海市杨浦区中心医院安图分部	13 323.72	1 396.51	36.12
32	上海电力医院	13 321.38	1 012.46	39.24
33	上海市邮电医院	13 188.34	955.66	27.64
34	上海沪东医院	12 991.61	914.52	23.14
35	上海市闵行区中心医院	12 740.60	1 563.08	32.02
36	上海市普陀区利群医院	12 542.06	1 241.87	39.84
37	上海市黄浦区东南医院	12 395.75	1 018.41	36.82
38	上海市宝山区仁和医院	12 185.89	1 292.78	37.66
39	上海市松江区九亭医院	12 029.57	1 138.83	38.90
40	上海市静安区市北医院	12 015.78	1 311.90	42.74
41	上海市奉贤区奉城医院	11 929.96	827.71	50.52
42	上海市徐汇区大华医院	11 744.39	1 085.94	39.65
43	上海市松江区中心医院	11 553.61	1 300.25	34.18
44	上海市第六人民医院金山分院	11 539.25	1 182.47	40.87
45	上海市嘉定区中心医院	11 255.77	1 275.59	32.11
46	上海市静安区北站医院	11 018.29	796.71	50.92
47	上海市第十人民医院崇明分院	10 474.55	1 156.04	51.92
48	上海市宝山区大场医院	10 303.86	841.34	52.35
49	上海市江湾医院	9 683.80	798.93	40.63

续 表

顺位	单 位 名 称	人均费用(元)	日均费用(元)	药占比(%)
50	上海市崇明县第三人民医院	8 471.83	701.46	55.66
51	金山区亭林医院	8 242.65	957.61	31.58
52	上海市嘉定区安亭医院	8 198.25	871.59	35.50
53	上海市闵行区吴泾医院	7 652.62	731.38	29.78
54	青浦区朱家角人民医院	7 283.17	775.69	43.20
55	上海市嘉定区南翔医院	6 969.24	743.62	40.87
56	上海市监狱总医院	6 927.07	197.03	12.21
57	上海市松江区泗泾医院	6 252.12	839.17	39.20
58	上海市宝山区罗店医院	5 964.18	761.62	35.12

二级中医、中西医结合医院中，出院患者次均医药费用最高达 14 100.29 元，最低为 7 808.44 元；日均费用最高为 931.49 元，最低为 591.86 元；药占比最高为 53.70%，最低为 22.80%。具体各二级中医(中西医)医院人均、日均医药费用情况见表 31。

表 31　二级中医(中西医)医院出院患者费用情况

顺位	单 位 名 称	人均费用(元)	日均费用(元)	药占比(%)
1	上海市黄浦区中西医结合医院	14 100.29	606.62	53.24
2	上海市普陀区中医医院	13 969.69	743.03	37.37
3	上海市杨浦区中医医院	13 461.72	915.30	36.08
4	上海市黄浦区香山中医医院	13 199.77	902.78	37.89
5	上海市闵行区中医医院	12 468.19	931.49	41.57
6	上海市长宁区天山中医医院	11 047.63	731.40	20.49
7	上海市浦东新区光明中医医院	9 639.44	1 023.43	44.46
8	上海市青浦区中医医院	9 533.10	918.95	43.32
9	上海市浦东新区中医医院	9 379.39	688.64	47.46
10	上海市奉贤区中医医院	9 188.77	895.29	47.64
11	上海市静安区闸北中医医院	8 187.45	591.86	43.20
12	上海市嘉定区中医医院	8 080.30	802.83	36.40
13	上海市松江区方塔中医医院	7 869.75	813.38	46.42
14	上海市金山区中西医结合医院	7 808.44	758.44	41.33

附录二　2016年度国家主要卫生计生政策文件一览表

序号	文　件　名　称	文件文号	发文单位	发文日期
1	“健康中国2030”规划纲要		中国共产党中央委员会、中华人民共和国国务院	2016年10月
2	国务院关于整合城乡居民基本医疗保险制度的意见	国发〔2016〕3号	中华人民共和国国务院	2016年1月
3	国务院关于印发中医药发展战略规划纲要(2016—2030年)的通知	国发〔2016〕15号	中华人民共和国国务院	2016年2月
4	国务院关于修改《疫苗流通和预防接种管理条例》的决定	国令第668号	中华人民共和国国务院	2016年4月
5	国务院关于印发“十三五”卫生与健康规划的通知	国发〔2016〕77号	中华人民共和国国务院	2016年12月
6	国务院关于印发“十三五”深化医药卫生体制改革规划的通知	国发〔2016〕78号	中华人民共和国国务院	2016年12月
7	中共中央办公厅 国务院办公厅转发《国务院深化医药卫生体制改革领导小组关于进一步推广深化医药卫生体制改革经验的若干意见》的通知	厅字〔2016〕36号	中国共产党中央委员会办公厅、中华人民共和国国务院办公厅	2016年10月
8	国务院办公厅关于开展仿制药质量和疗效一致性评价的意见	国办发〔2016〕8号	中华人民共和国国务院办公厅	2016年3月
9	国务院办公厅关于促进医药产业健康发展的指导意见	国办发〔2016〕11号	中华人民共和国国务院办公厅	2016年3月
10	国务院办公厅关于印发深化医药卫生体制改革2016年重点工作任务的通知	国办发〔2016〕26号	中华人民共和国国务院办公厅	2016年4月
11	国务院办公厅印发《关于促进和规范健康医疗大数据应用发展的指导意见》	国办发〔2016〕47号	中华人民共和国国务院办公厅	2016年6月
12	国务院办公厅关于调整国务院深化医药卫生体制改革领导小组组成人员的通知	国办发〔2016〕75号	中华人民共和国国务院办公厅	2016年10月
13	国务院深化医药卫生体制改革领导小组关于增加上海等7省(区、市)开展综合医改试点的函	国医改函〔2016〕1号	中华人民共和国国务院深化医药卫生体制改革领导小组	2016年5月
14	国务院深化医药卫生体制改革领导小组关于印发深化医药卫生体制改革典型案例的通知	国医改发〔2016〕3号	中华人民共和国国务院深化医药卫生体制改革领导小组	2016年12月

续 表

序号	文件名称	文件文号	发文单位	发文日期
15	卫生计生委关于印发推进家庭医生签约服务指导意见的通知	国医改办发〔2016〕1号	中华人民共和国国务院深化医药卫生体制改革领导小组办公室、中华人民共和国国家卫生和计划生育委员会、中华人民共和国国家发展和改革委员会、中华人民共和国民政部、中华人民共和国财政部、中华人民共和国人力资源和社会保障部、中华人民共和国国家中医药管理局	2016年5月
16	关于做好2016年城乡居民大病保险工作的通知	国医改办发〔2016〕2号	中华人民共和国国务院深化医药卫生体制改革领导小组办公室、中华人民共和国国家发展和改革委员会、中华人民共和国民政部、中华人民共和国财政部、中华人民共和国人力资源和社会保障部、中华人民共和国国家卫生和计划生育委员会、中国保险监督管理委员会、中华人民共和国国务院扶贫开发领导小组办公室	2016年7月
17	关于在公立医疗机构药品采购中推行“两票制”的实施意见(试行)的通知	国医改办发〔2016〕4号	中华人民共和国国务院深化医药卫生体制改革领导小组办公室、中华人民共和国国家卫生和计划生育委员会、国家食品药品监管总局、中华人民共和国发展和改革委员会、中华人民共和国工业和信息化部、中华人民共和国商务部、国家税务总局、中华人民共和国国家中医药管理局	2016年12月
18	国家卫生计生委关于印发2016年卫生计生工作要点的通知	国卫办发〔2016〕6号	中华人民共和国国家卫生和计划生育委员会	2016年1月
19	国家卫生计生委关于贯彻落实中共中央国务院关于实施全面两孩政策改革完善计划生育服务管理的决定的通知	国卫指导发〔2016〕1号	中华人民共和国国家卫生和计划生育委员会	2016年1月
20	关于进一步做好维护医疗秩序工作的通知	国卫医发〔2016〕10号	中华人民共和国国家卫生和计划生育委员会、中央社会治安综合治理委员会办公室、中华人民共和国公安部、中华人民共和国司法部	2016年3月

续 表

序号	文件名称	文件文号	发文单位	发文日期
21	关于印发助理全科医生培训实施意见(试行)的通知	国卫科教发〔2016〕14号	中华人民共和国国家卫生和计划生育委员会、中华人民共和国国家发展和改革委员会、中华人民共和国教育部、中华人民共和国财政部、中华人民共和国人力资源和社会保障部、中华人民共和国国家中医药管理局	2016年4月
22	关于做好国家谈判药品集中采购的通知	国卫药政发〔2016〕19号	中华人民共和国国家卫生和计划生育委员会、中华人民共和国国家发展和改革委员会、中华人民共和国工业和信息化部、中华人民共和国人力资源和社会保障部、中华人民共和国商务部、中华人民共和国国家工商行政管理总局、国家食品药品监管总局	2016年4月
23	关于印发加强儿童医疗卫生服务改革与发展意见的通知	国卫医发〔2016〕21号	中华人民共和国国家卫生和计划生育委员会、中华人民共和国国家发展和改革委员会、中华人民共和国教育部、中华人民共和国财政部、中华人民共和国人力资源和社会保障部、中华人民共和国国家中医药管理局	2016年5月
24	关于确定第四批公立医院改革国家联系试点城市及有关工作的通知	国卫体改发〔2016〕20号	中华人民共和国国家卫生和计划生育委员会、中华人民共和国财政部、中华人民共和国国务院深化医药卫生体制改革领导小组办公室	2016年5月
25	关于做好2016年国家基本公共卫生服务项目工作的通知	国卫基层发〔2016〕27号	中华人民共和国国家卫生和计划生育委员会、中华人民共和国财政部、中华人民共和国国家中医药管理局	2016年6月
26	国家卫生计生委关于印发医疗机构设置规划指导原则(2016—2020年)的通知	国卫医发〔2016〕38号	中华人民共和国国家卫生和计划生育委员会	2016年7月
27	关于推进分级诊疗试点工作的通知	国卫医发〔2016〕45号	中华人民共和国国家卫生和计划生育委员会、中华人民共和国国家中医药管理局	2016年8月

续 表

序号	文件名称	文件文号	发文单位	发文日期
28	关于全面推进卫生与健康科技创新的指导意见	国卫科教发〔2016〕50号	中华人民共和国国家卫生和计划生育委员会、中华人民共和国科学技术部、国家食品药品监督管理总局、中华人民共和国国家中医药管理局、中央军委后勤保障部卫生局	2016年9月
29	国家卫生计生委关于印发全国护理事业发展规划(2016—2020年)的通知	国卫医发〔2016〕64号	中华人民共和国国家卫生和计划生育委员会	2016年11月
30	国家卫生计生委办公厅关于印发医养结合重点任务分工方案的通知	国卫办家庭函〔2016〕340号	中华人民共和国国家卫生和计划生育委员会办公厅	2016年4月
31	关于尽快确定医疗费用增长幅度的通知	国卫办体改函〔2016〕645号	中华人民共和国国家卫生和计划生育委员会办公厅、中华人民共和国国家中医药管理局办公室	2016年6月
32	关于确定第一批国家级医养结合试点单位的通知	国卫办家庭函〔2016〕644号	中华人民共和国国家卫生和计划生育委员会办公厅、中华人民共和国民政部办公厅	2016年6月
33	关于确定第二批国家级医养结合试点单位的通知	国卫办家庭函〔2016〕1004号	中华人民共和国国家卫生和计划生育委员会办公厅、中华人民共和国民政部办公厅	2016年9月
34	关于做好2016年县级公立医院综合改革工作的通知	国卫办体改函〔2016〕972号	中华人民共和国国家卫生和计划生育委员会办公厅、中华人民共和国财政部办公厅	2016年9月
35	关于印发推进医疗服务价格改革意见的通知	发改价格[2016]1431号	中华人民共和国国家发展和改革委员会、中华人民共和国国家卫生和计划生育委员会、中华人民共和国人力资源和社会保障部、中华人民共和国财政部	2016年7月
36	关于贯彻落实推进医疗服务价格改革意见的通知	发改办价格[2016]1864号	中华人民共和国国家发展和改革委员会办公厅	2016年8月
37	人力资源社会保障部关于做好贯彻落实《国务院关于整合城乡居民基本医疗保险制度的意见》有关工作的通知	人社部发〔2016〕6号	中华人民共和国人力资源和社会保障部	2016年1月
38	人力资源社会保障部 国家卫生计生委 民政部 财政部 中国残联 关于新增部分医疗康复项目纳入基本医疗保障支付范围的通知	人社部发〔2016〕23号	中华人民共和国人力资源和社会保障部、中华人民共和国国家卫生和计划生育委员会、中华人民共和国民政部、中华人民共和国财政部、中国残疾人联合会	2016年3月

续 表

序号	文件名称	文件文号	发文单位	发文日期
39	人力资源社会保障部关于积极推动医疗、医保、医药联动改革的指导意见	人社部发〔2016〕56 号	中华人民共和国人力资源和社会保障部	2016 年 6 月
40	关于做好基本医疗保险跨省异地就医住院医疗费用直接结算工作的通知	人社部发〔2016〕120 号	中华人民共和国人力资源和社会保障部、中华人民共和国财政部	2016 年 12 月
41	人力资源社会保障部办公厅关于开展长期护理保险制度试点的指导意见	人社厅发〔2016〕80 号	中华人民共和国人力资源和社会保障部办公厅	2016 年 6 月
42	人力资源社会保障部办公厅关于做好基本医疗保险跨省异地安置退休人员备案工作的通知	人社厅函〔2016〕478 号	中华人民共和国人力资源和社会保障部办公厅	2016 年 12 月
43	总局关于落实《国务院办公厅关于开展仿制药质量和疗效一致性评价的意见》有关事项的公告	2016 年第 106 号	中华人民共和国食品药品监管总局	2016 年 5 月
44	食品药品监管总局　国家卫生计生委关于贯彻实施新修订《疫苗流通和预防接种管理条例》的通知	食药监药化监〔2016〕74 号	中华人民共和国食品药品监管总局、中华人民共和国国家卫生和计划生育委员会	2016 年 6 月
45	民政部　财政部关于中央财政支持开展居家和社区养老服务改革试点工作的通知	民函〔2016〕200 号	中华人民共和国民政部、中华人民共和国财政部	2016 年 7 月
46	教育部办公厅　卫计委　国家中医药管理局办公室关于加强医教协同做好临床医学硕士专业学位研究生培养与住院医师规范化培训衔接工作的通知	教研厅〔2016〕1 号	中华人民共和国教育部办公厅、中华人民共和国国家卫生和计划生育委员会办公厅、中华人民共和国国家中医药管理局办公厅	2016 年 4 月

附录三　2016 年度上海市主要卫生计生政策文件一览表

序号	文 件 名 称	文 件 文 号	发 文 机 关	发文日期
1	上海市急救医疗服务条例	上海市人民代表大会常务委员会公告第 42 号	上海市第十四届人民代表大会常务委员会第三十一次会议通过	2016 年 7 月
2	上海市人民政府印发《关于深化本市院前急救体系改革与发展的指导意见》的通知	沪府〔2016〕12 号	上海市人民政府	2016 年 2 月
3	上海市人民政府关于印发《上海市深化医药卫生体制综合改革试点方案(2016—2020 年)》的通知	沪府〔2016〕45 号	上海市人民政府	2016 年 5 月
4	上海市人民政府关于印发《上海市卫生计生改革和发展“十三五”规划》的通知	沪府发〔2016〕57 号	上海市人民政府	2016 年 8 月
5	上海市人民政府关于贯彻《社会保险法》调整本市现行有关医疗保险政策的通知	沪府发〔2016〕58 号	上海市人民政府	2016 年 8 月
6	上海市人民政府关于印发修订后的《上海市因病支出型贫困家庭生活救助办法》的通知	沪府发〔2016〕90 号	上海市人民政府	2016 年 10 月
7	上海市人民政府关于职工自愿使用医保个人账户历年结余资金购买商业医疗保险有关事项的通知	沪府发〔2016〕106 号	上海市人民政府	2016 年 12 月
8	上海市人民政府办公厅转发市人力资源社会保障局等八部门关于本市开展高龄老人医疗护理计划试点工作意见的通知	沪府办〔2016〕67 号	上海市人民政府办公厅	2016 年 8 月
9	上海市人民政府办公厅关于印发《上海市中医药健康服务发展规划(2016—2020 年)》的通知	沪府办发〔2016〕36 号	上海市人民政府办公厅	2016 年 9 月
10	上海市人民政府办公厅关于充实加强上海市深化医药卫生体制改革领导小组的通知	沪府办〔2016〕82 号	上海市人民政府办公厅	2016 年 10 月
11	上海市人民政府办公厅关于本市推进仿制药质量和疗效一致性评价工作的实施意见	沪府办〔2016〕103 号	上海市人民政府办公厅	2016 年 12 月
12	上海市人民政府办公厅关于印发《上海市城乡居民大病保险办法》的通知	沪府办〔2016〕58 号	上海市人民政府办公厅	2016 年 12 月
13	上海市人民政府办公厅印发《关于本市推进分级诊疗制度建设的实施意见》的通知	沪府办〔2016〕59 号	上海市人民政府办公厅	2016 年 12 月

续　表

序号	文件名称	文件文号	发文机关	发文日期
14	关于印发《上海市2016年深化医药卫生体制改革工作要点》的通知	沪发改医政[2016]2号	上海市发展和改革委员会	2016年6月
15	关于印发《上海市深化医药卫生体制综合改革试点实施意见(2016—2020年)》的通知	沪发改医政[2016]4号	上海市发展和改革委员会	2016年8月
16	关于印发《上海市深化医药卫生体制改革"十三五"规划》的通知	沪发改医政[2016]7号	上海市发展和改革委员会	2016年10月
17	关于印发《加强本市儿童健康服务能力建设的指导意见》的通知	沪卫计妇幼〔2016〕2号	上海市卫生和计划生育委员会	2016年1月
18	关于印发《关于推进本市院前急救体系一体化管理的实施意见》的通知	沪卫计医政〔2016〕1号	上海市卫生和计划生育委员会、上海市发展和改革委员会、上海市人力资源和社会保障局、上海市规划和国土资源管理局、上海市财政局、上海市机构编制委员会办公室、上海市经济和信息化委员会	2016年1月
19	关于印发《关于加强本市院前急救体系网络布点、硬件设施和信息化建设的实施意见》的通知	沪卫计医政〔2016〕2号	上海市卫生和计划生育委员会、上海市发展和改革委员会、上海市财政局、上海市规划和国土资源管理局、上海市住房和城乡建设管理委员会、上海市经济和信息化委员会、上海市交通委员会、上海市公安局	2016年1月
20	关于印发《关于加强本市院前院内急救衔接工作的实施意见》的通知	沪卫计医政〔2016〕6号	上海市卫生和计划生育委员会、上海市医疗保险办公室	2016年1月
21	关于印发《关于完善本市院前急救体系分类救护的实施意见》的通知	沪卫计医政〔2016〕17号	上海市卫生和计划生育委员会、上海市发展和改革委员会、上海市交通委员会	2016年1月
22	关于印发2016年上海市卫生计生工作要点的通知	沪卫计〔2016〕6号	上海市卫生和计划生育委员会	2016年3月
23	关于进一步做好本市医疗技术临床应用管理工作的通知	沪卫计医政〔2016〕10号	上海市卫生和计划生育委员会	2016年3月
24	关于在浦东新区对"营利性医疗机构设置审批"事项实施改革试点的通知	沪卫计法规〔2016〕9号	上海市卫生和计划生育委员会	2016年4月
25	关于开展远郊地区定向医学生免费培养工作的实施意见	沪卫计科教〔2016〕28号	上海市卫生和计划生育委员会、上海市发展和改革委员会、上海市教育委员会、上海市财政局、上海市人力资源和社会保障局	2016年7月
26	关于鼓励社会力量发展本市护理站的通知	沪卫计医政〔2016〕36号	上海市卫生和计划生育委员会、上海市民政局、上海市人力资源和社会保障局、上海市医疗保险办公室、上海市财政局	2016年8月

续 表

序号	文件名称	文件文号	发文机关	发文日期
27	关于印发本市流动人口健康教育和促进行动计划实施方案(2016—2020年)的通知	沪卫计流管〔2016〕4号	上海市卫生和计划生育委员会	2016年9月
28	关于开展本市医疗机构药物临床应用路径管理试点工作的通知	沪卫计药政〔2016〕9号	上海市卫生和计划生育委员会	2016年9月
29	关于印发《上海市护理站管理办法》的通知	沪卫计医政〔2016〕46号	上海市卫生和计划生育委员会	2016年9月
30	关于加强本市公立医疗机构预约诊疗服务管理工作的通知	沪卫计医〔2016〕10号	上海市卫生和计划生育委员会	2016年11月
31	关于印发《上海市儿童健康服务能力建设专项规划(2016—2020年)》的通知	沪卫计〔2016〕21号	上海市卫生和计划生育委员会、上海市发展和改革委员会、上海市教育委员会、上海市财政局、上海市人力资源和社会保障局、上海市医疗保险办公室、上海市机构编制委员会办公室	2016年11月
32	关于印发《上海市院前医疗急救事业发展“十三五”规划》的通知	沪卫计医〔2016〕19号	上海市卫生和计划生育委员会	2016年12月
33	关于进一步加强本市乡村医生队伍建设的实施意见	沪卫计基层〔2016〕17号	上海市卫生和计划生育委员会、上海市发展和改革委员会、上海市财政局、上海市人力资源和社会保障局、上海市教育委员会、上海市农业委员会	2016年12月
34	关于调整本市诊查费等部分医疗服务价格的通知	沪价费〔2016〕2号	上海市物价局、上海市卫生和计划生育委员会、上海市医疗保险办公室	2016年2月
35	关于规范本市公立医疗机构等医疗器械价格行为的通知	沪价费〔2016〕6号	上海市物价局、上海市卫生和计划生育委员会、上海市医疗保险办公室	2016年6月
36	关于进一步降低本市公立医疗机构销售药品加价率的通知	沪价费〔2016〕9号	上海市物价局、上海市卫生和计划生育委员会、上海市医疗保险办公室	2016年9月
37	关于调整本市静脉输液等部分医疗服务价格的通知	沪价费〔2016〕11号	上海市物价局、上海市卫生和计划生育委员会、上海市医疗保险办公室	2016年9月
38	关于印发上海市公立医院药品集中采购工作实施意见的通知	沪人社医〔2016〕37号	上海市人力资源和社会保障局、上海市医疗保险办公室、上海市发展和改革委员会、上海市卫生和计划生育委员会、上海市食品药品监督管理局、上海市财政局	2016年1月
39	关于开展本市医保定点医疗机构医疗器械“阳光采购”有关事项的通知	沪人社医〔2016〕133号	上海市人力资源和社会保障局、上海市医疗保险办公室、上海市卫生和计划生育委员会、上海市物价局、上海市食品药品监督管理局、上海申康医院发展中心	2016年4月

续　表

序号	文件名称	文件文号	发文机关	发文日期
40	关于印发《关于本市高龄老人医疗护理计划有关事项的通知》的通知	沪人社医监发［2016］1号	上海市人力资源和社会保障局、上海市医疗保险办公室	2016年4月
41	关于做好本市大学生基本医疗保障工作的通知	沪人社医发〔2016〕42号	上海市人力资源和社会保障局、上海市医疗保险办公室、上海市教育委员会、上海市财政局、上海市民政局、上海市残疾人联合会	2016年8月
42	关于印发《上海市职工基本医疗保险综合减负实施办法》的通知	沪人社医发〔2016〕46号	上海市人力资源和社会保障局、上海市医疗保险办公室	2016年9月
43	关于进一步做好本市短缺药品采购供应有关工作的通知	沪人社医〔2016〕396号	上海市人力资源和社会保障局、上海市医疗保险办公室、上海市卫生和计划生育委员会、上海市食品药品监督管理局、上海市经济和信息化委员会、上海市物价局	2016年10月
44	关于本市试行部分药品集中采购后纳入医疗保险支付的通知	沪人社医〔2016〕496号	上海市人力资源和社会保障局、上海市医疗保险办公室、上海市卫生和计划生育委员会、上海市食品药品监督管理局	2016年12月